探寻对与错的真相

重新审视麻醉学中的经典内容

You're Wrong, I'm Right

Dueling Authors Reexamine Classic Teachings in Anesthesia

主　编　[美] 科里·S. 谢尔　　[美] 安妮·克利博恩
　　　　Corey S. Scher　　　Anna Clebone

　　　　[美] 桑福德·M. 米勒　[美] J.戴维·罗卡福尔特
　　　　Sanford M. Miller　　J. David Roccaforte

　　　　[美] 列翁·M. 卡潘
　　　　Levon M. Capan

主　译　张鸿飞

世界图书出版公司
上海·西安·北京·广州

图书在版编目(CIP)数据

探寻对与错的真相：重新审视麻醉学中的经典内容/
(美)科里·S.谢尔等主编；张鸿飞译. —上海：上海
世界图书出版公司，2021.5
　　ISBN 978-7-5192-8430-5

　　Ⅰ.①探… Ⅱ.①科… ②张… Ⅲ.①麻醉学 Ⅳ.
①R614

中国版本图书馆 CIP 数据核字(2021)第 050338 号

First published in English under the title
You're Wrong, I'm Right: Dueling Authors Reexamine Classic Teachings in Anesthesia
edited by Corey S. Scher, Anna Clebone, Sanford M. Miller, J. David Roccaforte and
Levon M. Capan
Copyright @ Springer International Publishing Switzerland, 2017
This edition has been translated and published under licence from
Springer Nature Switzerland AG.

书　　名	探寻对与错的真相：重新审视麻醉学中的经典内容
	Tanxun Dui yu Cuo de Zhenxiang: Chongxin Shenshi Mazuixue Zhong de Jingdian Neirong
主　　编	[美]科里·S.谢尔　[美]安妮·克利博恩　[美]桑福德·M.米勒
	[美]J.戴维·罗卡福尔特　[美]列翁·M.卡潘
主　　译	张鸿飞
责任编辑	胡　青
装帧设计	南京展望文化发展有限公司
出版发行	上海世界图书出版公司
地　　址	上海市广中路 88 号 9-10 楼
邮　　编	200083
网　　址	http://www.wpcsh.com
经　　销	新华书店
印　　刷	上海景条印刷有限公司
开　　本	787mm×1092mm　1/16
印　　张	32.5
字　　数	600 千字
印　　数	1-2200
版　　次	2021 年 5 月第 1 版　2021 年 5 月第 1 次印刷
版权登记	图字 09-2019-517 号
书　　号	ISBN 978-7-5192-8430-5/ R·586
定　　价	200.00 元

主译简介

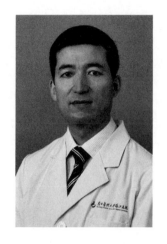

张鸿飞,医学博士,博士后,主任医师,学术型博士研究生导师,博士后合作导师,广东省首批杰出青年医学人才,南方医科大学珠江医院麻醉科主任,首届"珠江青年医师奖"获得者。

现为中国药理学会麻醉药理专业委员会常务委员、中华医学会麻醉学分会麻醉药理学组学术秘书、中国神经科学学会麻醉与脑功能分会第一届委员会委员、中国心胸血管麻醉学会脑与血管分会委员、广东省医疗行业协会麻醉医学管理分会副主任委员、广东省中西医结合学会麻醉学分会常委、广东省医学会麻醉学分会心脏麻醉学组副组长、广东省健康管理学会脑血管病防治和健康促进专业委员会常委、广州市医学会血液保护分会第四届委员会常务委员。担任 Anesthesia & Analgesia、国际麻醉学与复苏杂志、麻醉安全与质控杂志、中华行为医学与脑科学杂志等审稿专家。主持国家自然科学基金、广东省自然科学基金等 6 项,在 Anesthesiology、British Journal of Anaesthesia、Stroke、Anesthesia & Analgesia 等期刊发表 SCI 及核心期刊文章 20 余篇,主编/主译著作 7 部。主要研究方向为糖尿病合并脑卒中的炎症机制、围术期器官功能保护、危重病患者围术期血流动力学变化及容量管理。

副主译简介

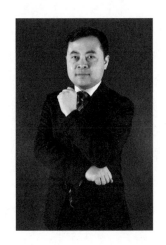

卞金俊,副主任医师、副教授,医学博士,硕士研究生导师。现任长海医院麻醉学部副主任、临床麻醉科主任、麻醉教研室副主任。担任中华医学会麻醉学分会青年委员会委员以及超声学组副组长、上海市医学会危重病专科分会委员兼秘书、上海市医学会麻醉科专科分会委员、中国人民解放军麻醉与复苏专业委员会青年委员会副主任委员以及中国人民解放军重症专业委员会青年委员。2009年赴美国圣路易斯华盛顿大学医学院BJH医院做访问学者一年。海军军医大学首批临床型研究医师,培养毕业硕士生6名。主持国家自然科学基金面上项目3项、上海市自然科学基金2项、军队青年培育项目以及教育部留学归国人员科研启动基金等多项科研项目。以第一或通讯作者发表论文40余篇。主编主译《麻海新知2019》、《机械通气:生理学与临床应用》、《创伤麻醉精要》等多部著作。

副主译简介

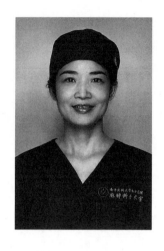

叶靖，广东省广州市第八人民医院麻醉科主任，学术型硕士生导师。麻醉学博士，副主任医师。中国心胸血管麻醉学会胸外麻醉分会委员；美国匹兹堡大学药理和生化实验室访问学者。专注胸科麻醉围术期肺保护策略及肺隔离技术应用创新 20 年，主持参与国家级、省部级课题 8 项；发表论文 31 篇，中文核心论文 19 篇，SCI 论文 6 篇。参编专著 6 部。

副主译简介

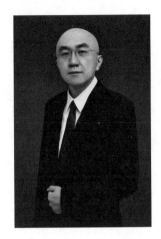

　　陶涛,医学博士,广东省首批杰出青年医学人才,斯坦福大学访问学者。现任广东省医学会疼痛学分会青年委员会委员,广东省医院协会疼痛科专业管理委员会常务委员,广东省中西医结合学会疼痛专业委员会委员,广东省医学会麻醉学分会区域神经阻滞学组成员。主要研究方向包括慢性疼痛的诊断和治疗,麻醉药物神经毒性,主持国家自然科学基金青年科学基金项目和广东省科技计划项目各1项,参与多项国家级和省级科研项目,在SCI收录期刊发表文章10余篇,有实用新型专利3项,作为副主译、译者和编者翻译编写专著6本。

译者名单

主　译

张鸿飞（南方医科大学珠江医院麻醉科）

副主译

卞金俊（海军军医大学长海医院麻醉学部）

叶　靖（广东省广州市第八人民医院麻醉科）

陶　涛（广东省湛江市中心人民医院麻醉科）

审　阅

邓小明（海军军医大学长海医院麻醉学部）

徐世元（南方医科大学珠江医院麻醉科）

译者名单（按姓氏拼音字母顺序排序）

邓国男（广东省惠州市中心人民医院麻醉科）

邓嘉丽（中山大学附属第八医院麻醉科）

古丽娟（武汉大学人民医院中心实验室）

何光庭（南方医科大学南方医院麻醉科）

黄轩轩（南方医科大学珠江医院麻醉科）

黄志斌（南方医科大学珠江医院麻醉科）

姜　妤（南方医科大学南方医院麻醉科）

赖露颖（南方医科大学珠江医院麻醉科）

李凤仙（南方医科大学珠江医院麻醉科）

林子诗（南方医科大学南方医院麻醉科）

马丽云（南方医科大学南方医院麻醉科）

孟庆元（海军军医大学长海医院麻醉学部）

王　晟（广东省人民医院麻醉科；林芝市人民医院麻醉科）

魏　宁(广东省人民医院麻醉科)

吴超然[南方科技大学第一附属医院(深圳市人民医院)麻醉科]

吴范灿(南方医科大学珠江医院麻醉科)

吴林琳[广东省东莞市第八人民医院(儿童医院)麻醉科]

熊晓星(武汉大学人民医院神经外科)

张庆国(南方医科大学珠江医院麻醉科)

郑子豪[南方科技大学第一附属医院(深圳市人民医院)麻醉科]

周祥勇(浙江大学医学院附属第二医院麻醉科)

朱颜融(中国医学科学院协和肿瘤医院肿瘤内科)

译者序

进入新千年,麻醉学、疼痛诊疗学和危重病医学方面的高质量研究呈井喷式增长,同时,患者病情越来越严重,麻醉医师的工作时间越来越长,只能顶着压力、利用碎片时间学习。因此,通过病例分享形式引入较新的知识点、处理常见麻醉并发症的新观点,有助于提高麻醉医师的学习效率、增强学习兴趣,有利于年轻医生的成长。

本书中 126 个病例不仅反映了麻醉医师之间对患者病情的认知和处理措施的正反方观点碰撞,更体现了任性的人性、社会热点、各专业间的对立、职业操守与判断力、决策和沟通能力。毕竟麻醉医师、手术医师和患者首先是社会中的人,他们有各自的知识面、视野、格局和不同的出发点。麻醉医师为了围术期患者安全所作的各种努力,可能不被部分手术医师认同,但通过有力的理论证据和良好的沟通技巧,两者终将达成共识,令患者受益。

此次翻译从 2019 年下半年开始策划,经过一年的翻译和反复审校,同时历经新冠疫情影响,终于成书,实属不易。本书的引进、翻译及出版,得到了世界图书出版上海有限公司的大力支持,感谢胡青编审,她的敬业负责深深地感染和激励着每名译者。

最后,诚挚感谢本书所有译者,正是他们精益求精的专业精神和求真务实的工作态度才使本书得以顺利和完整地呈现,尽管本书译者均具有相当临床知识和文字功底,力求进入"信达雅"的传神境界,但仍难免存在纰漏,希望广大读者不吝指正,以期再版时日臻完美。

张鸿飞

2020 年 7 月 21 日

编写者名单

艾琳娜·阿布拉查耶娃(Elina Abramchayeva),骨科博士,美国纽约州纽约市西奈山西圣卢克医院麻醉科

莎伦·E. 阿布拉莫维茨(Sharon E. Abramovitz),医学博士,美国纽约州纽约市纽约长老会医院威尔康奈尔医学院麻醉科

A. 伊丽莎白·阿布拉莫维奇(A. Elisabeth Abramowicz),医学博士,美国纽约州瓦尔哈拉市纽约医学院韦斯切斯特医学中心麻醉科

谢里尔·阿达米克文学士(Sherryl Adamic,BA),药剂师学会会员,美国俄亥俄州克利夫兰市克利夫兰大学医院麻醉科;导师,俄亥俄州,美国

奥尔佳·N. 艾伯特(Olga N. Albert),医学博士,美国加利福尼亚州斯坦福市斯坦福大学医学中心麻醉科、围术期和疼痛医学科

布鲁克·奥尔布赖特-特雷纳(Brooke Albright-Trainer),医学博士,美国弗吉尼亚州里士满亨特·霍姆斯·麦奎尔医疗中心麻醉科

戴维·阿马尔(David Amar),医学博士,美国纽约州纽约市斯隆-凯特林癌症研究中心麻醉和危重病医学部

梅莉莎·M. 安纳斯塔西奥(Melissa M. Anastacio),医学博士,美国华盛顿特区医疗之星华盛顿医院中心外科

玛格达莱纳·安尼特斯库(Magdalena Anitescu),医学博士,药学博士,美国伊利诺伊州芝加哥市芝加哥医科大学麻醉和危重病护理系

小约翰·L. 阿尔德(John L. Ard),医学博士,美国纽约州纽约市纽约大学朗格尼医学中心麻醉科

亚瑟·阿查巴西希安(Arthur Atchabahian),医学博士,美国纽约州纽约市纽约大学医学院麻醉科

杰弗里·伯恩斯坦(Jeffrey Bernstein),医学博士,美国纽约州布朗克斯蒙蒂菲奥里医学中心魏勒分部麻醉科

希曼尼·巴特(Himani V. Bhatt),骨科博士,公共管理硕士,美国纽约州纽约市西奈山医疗中心心胸外科、麻醉科

马特·比尔比利(Matt Bilbily),医学博士,加拿大安大略省金斯顿市金斯顿总医院麻醉科

伊恩·H. 布莱克(Ian H. Black),医学博士,美国怀俄明州夏延市夏延退伍军人医疗中心外科

布莱恩·布拉西奥莱(Brian Blasiole),医学博士,药学博士,美国宾夕法尼亚州匹兹堡市匹兹堡大学医学中心匹兹堡儿童医院麻醉科

史蒂文·D. 博格斯(Steven D. Boggs),医学博士,工商管理硕士,詹姆斯·J. 彼得斯退伍军人医疗中心,美国纽约布朗克斯西奈山医院麻醉科;美国纽约曼哈顿西奈山医学院麻醉科

简·鲍布利克(Jan Boublik),医学博士,药学博士,美国加利福尼亚州斯坦福市斯坦福大学斯坦福医学院麻系、围术期和疼痛医学系;美国纽约州萨默斯市

尼古拉斯·J. 布雷默(Nicholas J. Bremer),医学博士,美国纽约州纽约市哥伦比亚大学医学中心麻醉科、疼痛医学科

伊桑·O. 布赖森(Ethan O. Bryson),医学博士,美国纽约州纽约市西奈山伊坎医学院麻醉和精神病学科

马克·伯布里奇(Mark Burbridge),医学博士,美国加利福尼亚州斯坦福市斯坦福大学医学中心麻醉科

弗朗西斯科·卡里斯托(Francisco Calixto),医学博士,美国路易斯安那州新奥尔良市杜兰医疗中心麻醉科

列翁·M. 卡潘(Levon M. Capan),医学博士,美国纽约州纽约市纽约大学医学院麻醉科、围术期护理和疼痛医学科

M. 梅甘·查康(M. Megan Chacon),医学博士,美国内布拉斯加州奥马哈市内布拉斯加大学医学中心麻醉科

弗洛里亚·蔡(Floria Chae),医学博士,美国纽约州纽约市纽约大学朗格尼医学中心麻醉科,围术期护理和疼痛医学科

朱迪·张(Judy Chang),医学博士,美国纽约州纽约市纽约大学朗格尼医学中心麻醉科,围术期护理和疼痛医学科

杰里·Y. 赵(Jerry Y. Chao),医学博士,美国纽约布朗克斯区阿尔伯特·爱因斯坦医学院蒙蒂菲奥里医学中心麻醉科

陈俊平(Junping Chen),医学博士,药学博士,美国纽约州纽约市西奈山圣卢克医院、西奈山西医院麻醉科

大卫·S. 郑(David S. Cheng),医学博士,美国伊利诺伊州芝加哥市拉什大学整形外科、物理医疗与康复科

霍华德·程(Howard Ching),医学博士,美国纽约州纽约市纽约大学朗格尼医学中心麻醉科

凯瑟琳·丘伊(Katherine Chuy),医学博士,美国纽约州纽约市纽约大学朗格内医学中心麻醉科,围术期护理和疼痛医学科;美国新泽西州恩格尔伍德克利夫斯

安妮·克利博恩(Anna Clebone),医学博士,美国伊利诺伊州芝加哥市芝加哥大学麻醉和危重病护理系

克里斯托弗·J. 库拉托洛(Christopher J. Curatolo),医学博士,工程管理硕士,美国纽约州纽约市西奈山伊坎医学院麻醉科

马诺伊·达尔米亚(Manoj Dalmia),医学博士,美国纽约州纽约市纽约朗格尼医学中心麻醉科、围术期护理和疼痛管理科

阿莱尔丁·A. 达尔维奇（Alaeldin A. Darwich），医学博士，美国纽约州纽约市纽约长老会医院威尔康奈尔医学院麻醉科

胡安·达维拉–贝拉斯克斯（Juan Davila-Velazquez），医学博士，美国纽约布朗克斯蒙蒂菲奥里医学中心魏勒分部麻醉科

保罗·德拉霍赛耶（Paul Delahoussaye），医学博士，美国路易斯安那州新奥尔良市易斯安那州立大学健康科学中心麻醉科

克里斯托弗·德纳塔莱（Christopher DeNatale），医学博士，美国纽约州纽约市纽约大学朗格尼医学中心麻醉科，围术期护理和疼痛医学科

肖娜·多尔曼（Shawna Dorman），医学博士，美国纽约州纽约市纽约大学朗格医学中心关节疾病医院麻醉科

戴利亚·H. 艾尔默夫蒂（Dalia H. Elmofty），医学博士，美国伊利诺伊州芝加哥市芝加哥大学麻醉和危重病护理系

奥尔佳·艾德林（Olga Eydlin），医学博士，美国纽约州纽约市纽约大学医学院麻醉系、围术期护理和疼痛医学系

斯科特·A. 福尔克（Scott A. Falk），医学博士，美国宾夕法尼亚州费城宾夕法尼亚大学医院麻醉和重症监护科；美国新泽西州沃里斯

乔纳森·V. 费尔德斯坦（Jonathan V. Feldstein），医学博士，美国纽约州纽约市纽约大学朗格尼医学中心麻醉科

安东尼奥·冈萨雷斯·费奥尔（Antonio Gonzalez Fiol），医学博士，美国新泽西州纽瓦克市罗格斯大学新泽西医州立学院麻醉科；美国新泽西州塞库库斯

锡达·J. 福勒（Cedar J. Fowler），医学博士，药学博士，公共卫生学硕士，美国加利福尼亚州斯坦福市斯坦福大学麻醉系、围术期和疼痛医学系

伊丽莎白·A. M. 弗罗斯特（Elizabeth A. M. Frost），内外全科医学士，皇家妇产科医师学会证书，美国纽约州纽约市西奈山伊坎医学中心；美国纽约州普尔切斯市

安德鲁·戈德伯格（Andrew Goldberg），医学博士，美国纽约州纽约市西奈山伊坎医学院麻醉科

马克·M. 戈德芬格尔（Mark M. Goldfinger），医学博士，美国儿科学会会员，美国俄亥俄州克利夫兰彩虹婴儿和儿童医院大学医院病例医学中心麻醉和围术期医学科

米歇尔·N. 冈塔（Michelle N. Gonta），医学博士，美国纽约州纽约市纽约大学朗格尼医学中心麻醉科，围术期护理和疼痛医学科

斯蒂芬妮·R. 古德曼（Stephanie R. Goodman），医学博士，美国纽约州纽约市纽约长老会医院哥伦比亚大学医学中心麻醉科

丹尼斯·格雷奇（Dennis Grech），医学博士，美国新泽西州纽瓦克市罗格斯新泽西大学医学院麻醉科

瑞安·T. 瓜尔蒂耶尔(Ryan T. Gualtier),医学博士,美国纽约州纽约市纽约大学朗格尼医学中心麻醉科

尼科尔·R. 吉恩(Nicole R. Guinn),医学博士,美国北卡罗来纳州达勒姆市杜克大学医学中心(DUMC)麻醉科

凯特琳·J. 郭(Caitlin J. Guo),医学博士,工商管理硕士,美国纽约州纽约市纽约大学朗格尼医学中心麻醉科,围术期护理和疼痛医学科

本杰明·海勒(Benjamin Heller),医学博士,美国纽约州纽约市西奈山伊坎医学院麻醉科

约翰·休伊(John Hui),医学博士,美国纽约布朗克斯区阿尔伯特·爱因斯坦医学院蒙蒂菲奥里医学中心麻醉科;美国明尼苏达州罗切斯特市梅约诊所麻醉科。

安杰拉·勒妮·英格拉姆(Angela Renee Ingram),医学博士,美国宾夕法尼亚州匹兹堡市匹兹堡儿童医院(UPMC)麻醉科

马克·R. 琼斯(Mark R. Jones),文学士,美国马萨诸塞州波士顿哈佛大学医学院附属布列根和妇女医院外科

玛德琳·卡哈纳(Madelyn Kahana),医学博士,美国纽约州布朗克斯蒙蒂菲奥里医学中心麻醉科。

大卫·卡姆(David Kam),医学博士,美国佛罗里达州迈阿密市迈阿密大学麻醉系、围术期医学和疼痛管理系

龟山美铃(Misuzu Kameyama),骨科博士,美国纽约州纽约市纽约大学朗格尼医学中心麻醉科,围术期护理和疼痛医学科

艾伦·大卫·凯(Alan David Kaye),医学博士,药学博士,美国路易斯安那州立大学健康科学中心麻醉科,美国路易斯安那州新奥尔良大学医学中心

萨米尔·肯德尔(Samir Kendale),医学博士,美国纽约州纽约市纽约大学朗格尼医学中心麻醉科,围术期护理和疼痛医学科

M. 法哈德·卡恩(M. Fahad Khan),医学博士,理学硕士,公共卫生学硕士,美国纽约州纽约市纽约大学医学院麻醉科,围术期护理和疼痛医学科

艾琳·金(Irene Kim),医学博士,美国纽约州纽约市纽约大学朗格尼医学中心神经外科

金基努(Jinu Kim),医学博士,美国纽约州纽约市西奈山西圣卢克医院麻醉科

西蒙·金(Simon Kim),文学学士,医学博士,美国纽约州贝纽约市表维医院麻醉科;美国加利福尼亚州橘郡加利福尼亚大学欧文分校麻醉和围术期护理系

约瑟夫·基梅尔(Joseph Kimmel),教育学学士,医学博士,美国纽约州纽约市纽约大学朗格尼医学中心麻醉科,围术期护理和疼痛医学科

丹尼尔·科胡特(Daniel Kohut),医学博士,美国纽约州纽约市纽约大学朗格尼医学中心麻醉科

安娜·科尔班(Anna Korban),医学博士,美国新泽西州南河罗格斯大学新泽西医州立学院麻醉科

托马斯·J. 库塞拉(Tomas J. Kucera),医学博士,外科学硕士,美国威斯康星州麦迪逊市高级疼痛管理科

主治医师

阿格尼斯·麦克纳马拉·拉蒙（Agnes McNamara Lamon），医学博士，美国纽约州纽约市西奈山罗斯福医院麻醉科；美国北卡罗来纳州达勒姆

约瑟夫·托马斯·拉吉（Joseph Thomas Largi），医学博士，美国纽约州纽约市纽约大学医学院麻醉、围术期护理和疼痛医学系

詹姆斯·伦纳德（James Leonard），医学博士，美国纽约州纽约市纽约大学朗格尼医学中心麻醉科，围术期护理和疼痛医科

亚历山德拉·刘易斯（Alexandra Lewis），医学博士，美国纽约州纽约市斯隆·凯特林癌症研究中心麻醉和危重病医学部

索尔·利达桑（Thor Lidasan），医学博士，美国纽约州纽约市表维医院麻醉科，围术期护理和疼痛医学科

珍妮弗·L. 利德尔（Jennifer L. Liedel），医学博士，美国纽约州布朗克斯阿尔伯特·爱因斯坦医学院蒙蒂菲奥里儿童医院，儿科重症监护部，儿科

伊兰娜·B. 卢比特（Elana B. Lubit），博士，医学博士，美国纽约州纽约市纽约大学医学院表维医院麻醉科

布伦特·J. 卢里亚（Brent J. Luria），医学博士，美国纽约州纽约市纽约大学朗格尼医学中心麻醉科、围术期护理和疼痛医学科

阿努伊·马尔霍特拉（Anuj Malhotra），医学博士，美国纽约州纽约市西奈山伊坎医学院麻醉系、疼痛管理系

苏珊娜·K. W. 曼科维茨（Suzanne K. W. Mankowitz），医学博士，美国纽约州纽市约哥伦比亚大学医学中心麻醉科；美国新泽西州蒂内克

格伦·E. 曼（Glenn E. Mann），医学博士，美国纽约州布朗克斯阿尔伯特·爱因斯坦医学院蒙蒂菲奥里医学中心麻醉科

奥尔佳·费雷拉·马丁斯（Olga Ferreira Martins），医学博士，美国纽约州纽约市纽约大学朗格尼医学中心麻醉科、围术期护理和疼痛医学科

桑福德·M. 米勒（Sanford M. Miller），医学博士，美国纽约州纽约市纽约大学医学院；美国纽约州纽约市表维医院麻醉科

丽贝卡·纳姆（Rebekah Nam），美国纽约州纽约市纽约大学朗格尼医学中心麻醉科

迈克尔·J. 纳索（Michael J. Naso），医学博士，美国宾夕法尼亚州费城

克里斯蒂娜·纳坦（Kristina Natan），医学博士，美国纽约州雪莉市北谷麻醉科

霍华德·尼尔曼（Howard Nearman），医学博士，工商管理硕士，美国宾夕法尼亚州费城宾夕法尼亚大学医院麻醉和重症监护科；美国俄亥俄州克利夫兰大学医院病例医学中心麻醉和围术期医学科

彼得·J. 纽伯格（Peter J. Neuburger），医学博士，美国纽约州纽约市纽约大学朗格尼医学中心、纽约大学

医学院麻醉科、围术期护理和疼痛医学系

珍妮·Y. 纳吉(Jennie Y. Ngai)，医学博士，美国纽约州纽约市纽约大学(NYU)麻醉协会纽约大学医学院麻醉系、围术期护理和疼痛医学系

芭芭拉·奥兰多(Barbara Orlando)，医学博士，美国纽约州纽约市西奈山西医院麻醉科；美国纽约州斯卡德尔

赫什·帕特尔(Hersh Patel)，医学博士，工商管理硕士，美国纽约州纽约市纽约大学朗格尼医学中心麻醉科；美国新泽西州蒙茅斯章克申

普里特·帕特尔(Preet Patel)，医学博士，美国新泽西州纽布伦斯威克市罗格斯罗伯特·伍德·约翰逊医学院麻醉与疼痛管理系

拉胡尔·帕塔克(Rahul Pathak)，医学博士，美国纽约州纽约市纽约大学医学院麻醉科、围术期护理和疼痛医学科

阿拉蒂·帕蒂尔(Arati Patil)，医学博士，美国纽约州纽约市纽约大学朗格尼医学中心麻醉科、围术期护理和疼痛医学科

希塔尔·帕蒂尔(Sheetal Patil)，医学博士，美国伊利诺伊州芝加哥市芝加哥大学麻醉与疼痛管理系

明达尔·帕特(Minda L. Patt)，医学博士，美国纽约州纽约市纽约长老会医院威尔康奈尔医学院麻醉科

谢尔盖·皮斯科拉科夫(Sergey Pisklakov)，医学博士，美国纽约布朗克斯区阿尔伯特·爱因斯坦医学院蒙蒂菲奥里医学中心麻醉科

大卫·波邦德瓦拉(David Porbunderwala)，医学博士，美国纽约州纽约市纽约大学朗格尼医学中心麻醉科

阿米特·普拉巴卡尔(Amit Prabhakar)，医学博士，外科学硕士，美国路易斯安那州新奥尔良市路易斯安那州立大学健康科学中心麻醉科

格伦·D. 奎格利(Glen D. Quigley)，医学博士，工商管理硕士，美国宾夕法尼亚州韦恩伍德市兰克瑙医疗中心麻醉科

奥马尔·拉希德·库雷什(Omar Rashid Qureshi)，骨科博士，美国伊利诺伊州芝加哥市芝加哥大学医疗中心麻醉和重症监护科

萨德·拉希德(Saad Rasheed)，医学博士，美国纽约州纽约市纽约大学麻醉科

詹姆斯·里奥佩莱(James Riopelle)，医学博士，美国路易斯安那州新奥尔良市路易斯安那州立大学健康科学中心临床麻醉科

丽萨·Q. 容(Lisa Q. Rong)，医学博士，美国纽约州纽约市 NYP 威尔康奈尔医学中心麻醉科

德米特里·罗辛(Dmitry Rozin)，医学博士，美国纽约布朗克斯蒙蒂菲奥里医疗中心麻醉科

洛里·拉索(Lori Russo)，医学博士，美国纽约州纽约市纽约大学朗格尼医学中心麻醉科

米格达利亚·萨罗姆(Migdalia Saloum)，医学博士，美国纽约州纽约市西奈山西医院、西奈山圣卢克医院

麻醉科；美国纽约布鲁克林

科里·S. 谢尔(Corey S. Scher)，医学博士，美国纽约州纽约市纽约大学医学院、朗格尼医学中心麻醉科、围术期护理和疼痛医学科

埃里奥特·S. 施瓦茨(Elliot S. Schwartz)，医学博士，美国俄亥俄州克利夫兰凯斯西储大学大学医院麻醉和围术期医学科

萨米昂·沙巴谢夫(Samion Shabashev)，医学博士，美国纽约州纽约市纽约大学朗格尼医学中心麻醉科

尼拉利·沙-多西(Nirali Shah-Doshi)，医学博士，美国伊利诺伊州芝加哥市芝加哥大学医疗中心麻醉和重症监护科

齐拉格·D. 沙(Chirag D. Shah)，医学博士，法学博士，美国伊利诺伊州芝加哥拉什大学医学中心物理医学与康复科

大卫·沙普里奥(David Shapiro)，医学博士，美国纽约州纽约市西奈山伊坎医学院麻醉科

比米·夏尔玛(Beamy Sharma)，工商管理硕士，医学博士，美国纽约州纽约市纽约大学朗格尼医学中心麻醉科，围术期护理和疼痛医学科

保罗·谢凯恩(Paul Shekane)，医学博士，美国纽约州纽约市纽约大学朗格尼医学中心麻醉科

亚历山大·西诺夫斯基(Alexander Sinofsky)，医学博士，美国纽约州纽约市纽约大学朗格尼医学中心麻醉科，美国肯塔基州路易斯维尔

帕特里克·B. 斯莫伦(Patrick B. Smollen)，医学博士，美国纽约州纽约市纽约大学朗格尼医学中心麻醉科、围术期护理和疼痛医学科

詹米·杰曼·斯内尔(Jamey Jermaine Snell)，医学博士，美国马萨诸塞州波士顿市哈佛医学院附属波士顿儿童医院麻醉科，围术期和疼痛医学科

迈克尔·索弗(Michale Sofer)，医学博士，美国纽约州纽约市纽约大学朗格尼医学中心麻醉科，围术期护理和疼痛医学科

纳德·索利曼(Nader Soliman)，医学博士，美国纽约州纽约市纽约大学麻醉科；美国加利福尼亚州洛杉矶市

宋基文(Kiwon Song)，医学博士，美国纽约州纽约市纽约大学朗格尼医学中心麻醉科，围术期护理和疼痛医学科

蒂法尼·苏(Tiffany Sou)，医学博士，美国纽约州纽约市纽约大学朗格尼医学中心麻醉科

李·斯坦(Lee Stein)，医学博士，美国纽约州纽约市纽约大学表维医院麻醉科

阿加瑟·斯特雷夫(Agathe Streiff)，医学博士，美国纽约州纽约市西奈山圣卢克医院、西奈山西医院麻醉科

肯尼思·M. 萨廷(Kenneth M. Sutin)，医学博士，美国纽约州纽约市纽约大学医学院麻醉科、围术期护理和疼痛医学系

铃木玲子(Suzuko Suzuki),医学博士,美国纽约州纽约市纽约大学朗格尼医学中心关节疾病医院麻醉科

克里斯托弗·Y. 塔纳卡(Christopher Y. Tanaka),医学博士,美国纽约布朗克斯阿尔伯特·爱因斯坦医学院蒙特菲奥里医学中心麻醉科

莫汉·坦尼鲁(Mohan Tanniru),医学博士,医疗信息服务,美国密歇根州罗切斯特奥克兰大学工商管理学院

乔纳森·蒂茨(Jonathan Teets),美国纽约州纽约市纽约大学医学院麻醉系,围术期护理和疼痛医学系

施鲁蒂玛·坦加达(Shruthima Thangada),医学博士,美国纽约州纽约市纽约大学朗格尼医学中心麻醉科

雅各布·蒂格斯(Jacob Tiegs),医学博士,美国纽约州纽约市纽约大学医学院麻醉系,围术期护理和疼痛医学系

罗伯特·特雷纳(Robert Trainer),骨科博士,工商管理硕士,美国弗吉尼亚州里士满亨特·霍姆斯·麦奎尔退伍军人医疗中心麻醉科

保罗·A. 特里皮(paul A. Tripi),医学博士,美国儿科学会会员,美国俄亥俄州克里夫兰彩虹婴儿和儿童医院大学医院病例医学中心麻醉和围术期医学科

米奇尔·H. 蔡(Mitchell H. Tsai),医学博士,医疗管理硕士,美国佛蒙特州伯灵顿佛蒙特大学医疗中心麻醉科

凯文·图雷辛(Kevin Turezyn),文学士,医学博士,美国纽约州纽约市纽约大学朗格尼医学中心麻醉科;美国纽约州长岛市

乌切纳·O. 乌迈(Uchenna O. Umeh),医学博士,美国纽约州纽约市纽约大学朗格尼医学中心关节疾病医院麻醉科,围术期护理和疼痛医学;美国纽约皇后大道

露西亚·戴安娜·沃库勒斯库(Lucia Daiana Voiculescu),医学博士,美国纽约州纽约市纽约大学医学院麻醉系、围术期护理和疼痛医学系

辛迪·J. 王(Cindy J. Wang),医学博士,美国纽约市纽约长老会医院威尔康奈尔医学院麻醉科

辛西娅·王(Cynthia Wang),医学博士,美国德克萨斯州达拉斯德克萨斯大学西南医学中心麻醉和疼痛管理系

梅尔维尔·Q. 威奇(Melville Q. Wyche),医学博士,美国路易斯安那州新奥尔良市路易斯安那州立大学健康科学中心医学院麻醉科

安杰拉·赞加拉(Angela Zangara),注册护理学士,护理学硕士,家庭护理医师,美国纽约州纽约市纽约大学医学院麻醉科;美国纽约布鲁克林

杰隆·泽里略(Jeron Zerillo),医学博士,美国纽约州纽约市西奈山伊坎医学院肝移植科、麻醉科

前 言

本书主要针对高年资医师,帮助其判断最新出版的论文能否更好地促进临床实践。由于麻醉医师工作时间越来越长,而所能利用的资源却越来越少,同时患者病情比以往任何时候都要严重,因此即使麻醉医师希望维持现状也有难度。对于许多人而言,首先需要平衡个人事务与职业生活,而不是阅读与麻醉相关的专业内容。在待办事项列表中,通过复印或互联网获取专业期刊的投入很低。

麻醉医师喜欢与同事讨论病例。当一位麻醉医师说:"你永远不会相信上周在手术室里发生的事情。"此时即使是最不善言辞的临床医师也会变得巧舌如簧。显然,许多临床医生仍然固守着住院医生时所学到的专业知识,但这些内容至少有一小部分存在争议,有的甚至是错误的。

过去20年,麻醉学、疼痛医学和危重症医学方面的高质量研究呈井喷式增长。每本期刊的优劣通过"影响因子"量化,即文章被其他论文或报告引用的频率。过去5年麻醉学及其相关领域的影响力已飙升超过65%。完全压倒性的证据已经明确影响到我们对患者的临床诊疗,并因此获益。尽管使用了新的统计方法、研究设计并经过伦理委员会支持,但许多临床医生仍固执地坚持过时或并不相关的临床理论。临床实践的变革过程包括3个步骤。引入新的实践技术时,倡导者常需经历:① 拒绝接受新事物;② 理解该领域存在争议;③ 经历多次本应使用新技术而未使用的挫折后接受新事物。

本书主编大胆尝试编写一本针对该领域所有临床医师的书籍,无论他们是否保持现状。通过126个案例,按照亚专业细分,每个病例内容必须包括两种对立的观点:正方和反方,因此编写过程中作者存在"人格分裂"。病例中作者自由发言,且与其学术头衔或技术职称相称。讨论中作者在信马由缰和展示当前证据之间相互交替。因此,本书易于阅读,不拘泥于页码顺序。每个病例只有几页,可在很短的时间内吸引读者注意力。这也意味着本书不属于参考书。简言之,可以采取娱乐和"趣味阅读"的心态来欣赏本书。

几乎所有临床实践中,许多我们既往认为坚如磐石的概念都在成为神话。比如环状软骨压迫、使用生理盐水、子宫左侧移位,以及吸入麻醉剂对年幼儿童的神经毒性等。最近我们在高影响因子期刊上讨论的这些具有争议的话题只是冰山一角。对越来越多的专题进行大数据分析可能改变临床实践。

本书的另一个目标是帮助读者向前迈出一小步。通过非正式的专题讨论,我们相信这是向广大读者传递新知识的最便捷方式,这也是医学领域内外的"真实世界"中最常分享信息的方式。我们相信本书实现了信息共享的目标,书中大多数病例涵盖了当今麻醉学领域中最相关的争议内容。

与其他教学方法相比,pro-con方法优点明显。通过与苏格拉底反诘法(Socratic method)类似的方式将病例呈现给住院医师。根据我们的经验,住院医师更愿意接受以病例为基础的教学。手术接台期间常存在较长的时间间隔,尽管仍需保持警惕,但活动量甚少,结合病例进行专业讨论是度过这段时间的完美方式。本书可供上级医师挑选高质量的病例。

本书最令人满意的地方是每位作者的专业热忱,通过病例质量可见一斑。因为这些典型病例的专业智慧和熟练写作,所有作者均应受到褒奖。我们感谢所有为本书出版做出努力的专业同道,也希望读者钟爱本书并在临床实践中将其作为麻醉学教学的重要参考。

科里·S.谢尔

美国纽约

安妮·克利博恩

美国芝加哥

目 录

第三部分 胸 科

第四部分 儿 科

第五部分　产　　科

第六部分　神　经　外　科

第七部分　移　　植

第八部分　重症医学

第九部分　日间手术

第十部分　急性疼痛

第十一部分　局部麻醉

第十二部分　慢性疼痛

第十三部分　创　　伤

第十四部分　围术期管理

第十五部分　职　业　化

第一部分
常规内容

近期的临床研究能否改变有心脏危险因素患者的围术期管理?

1.

科里·S.谢尔

病例

患者：男性，75岁，已知有缺血性心肌病史，拟行肝脏恶性肿瘤切除术。过去1年半里患者接受了2次心脏支架植入术，服用药物包括螺内酯、赖诺普利、吡格列酮和阿托伐他汀，同时每日还服用阿司匹林81 mg。最近心导管检查显示其心脏支架开放，同时存在弥漫性心脏动脉疾病的证据，不适合接受支架植入术和外科手术。超声心动图显示心脏舒张功能不全，射血分数为32%。

问题

对于并存多种心脏危险因素的患者，最好的麻醉管理方案是什么？

反方：根据现有信息，我想我有足够的理由选择全身麻醉、术前胸段硬膜外穿刺和诱导前清醒动脉置管术。我会使用脉压变异度（pulse pressure variation，PPV）来判定容量状态，如果处于Starling曲线陡峭部分，提示必须给予液体，我会使用羟乙基淀粉或白蛋白。PPV>13%表示心脏每搏量随着吸气和呼气而变化，这些变化提示前负荷量减少，意味着PPV>13%的患者会出现容量反应[1]。PPV<13%时我不会补液，否则会有容量负荷过重和充血性心力衰竭的风险。我会少用一点晶体液，多给一点血液制品或胶体液去提高每搏量。另外，我会找同事进行经食道超声心动图（trans-esophageal echocardiogram，TEE）检查。

正方：我认为你的计划非常合理；我也很想知道这个计划如何进行。在重要临床研究的基础上，我认为你可以采取更多措施来改善患者的治疗。首先，如果患者服用他汀类药物，我相信他会从中获益。CARE试验（Cholesterol and Recurrent Events，CARE trial）清楚地显示，使用他汀类药物降低低密度脂蛋白（low-density lipoproteins，LDL），从而降低了心脏病患者发生心脏事件的风险[2]。需要注意这并非麻醉的研究，而只是一项关于他汀类药物对血脂和心脏病影响的研究。与安慰剂组相比，他汀类药物组心肌梗死发生率更低。当选择支架植入术或外科手术等干预措施时，使用他汀类药物降低了梗死和卒中的发生率。随着时间的推移，越来越多的证据表明，围术期服用他汀类药物可以预防并发症[2]。虽然CARE试验的成功归因于降低LDL及其相应斑块的形成，他汀类药物可能也影响了冠状动脉的炎症程度。

反方：每名患者均应采取个体化治疗。尽管CARE试验的结果很有趣，但我不会因为该患者术前使用脂蛋白治疗而推迟手术。如果患者运动耐量和一般功能良好，我今天就会实施麻醉。癌肿切除手术对患者的生存肯定更有利。手术时给予他汀类药物的证据并不明确，因为这项研究比较陈旧，心脏支架是比他汀类药物更有效的预防措施。

正方：我认为你还应该在患者的治疗方案中加入β受体阻滞剂。POISE试验（Perioperative Ischemic Evaluation，POISE）[3]是一项随机对照研究,探讨围手术期β受体阻滞剂对心脏死亡、非致死性心肌梗死和非致死性心脏骤停的影响。该研究发现,美托洛尔降低非致命性心肌梗死的风险,但提高了卒中和死亡的风险[3]。我有多年β受体阻滞剂使用经验,从未见过因灌注不足而导致卒中的病例,但我仅在持续性高血压患者中使用β受体阻滞剂,并未在低血容量患者中使用。我会仔细调节使用剂量。使用β受体阻滞剂时,应对每位患者进行个体化评估,以确定风险效益比。这个病例中我显然会使用β受体阻断剂。

正方: 我很高兴这名患者正在服用螺内酯。

反方: 为什么这也是一个影响因素?你必须有理由来说服我。

正方: 有良好证据表明醛固酮抑制剂对收缩期心力衰竭患者有效[4]。

反方: 然而,如您所说,来自射血分数正常的心力衰竭(heartfailure and a preserved ejection fraction,HFpEF)患者的证据有限。HFpEF患者中螺内酯的作用受到关注[5]。有研究比较了接受螺内酯治疗的HFpEF住院患者与未接受螺内酯治疗的HFpEF住院患者的疗效,分析1年时出院后死亡率和再入院率。运用多变量生存分析,对平均年龄79岁的1 212例HFpEF患者进行研究。多数患者(50.7%)患有高血压心脏病。结果发现,HFpEF患者服用螺内酯与全因再入院的比例增加有关,可能与高钾血症的发生率较高有关。

正方: Aldo - DHF随机对照研究,醛固酮拮抗剂用于治疗心功能正常的心力衰竭的研究(Treatment of Preserved Cardiac Function Heart Failure with an Aldosterone Antagonist trial)及其超声心动图的亚组研究显示,服用螺内酯的患者超声心动图舒张功能的测量有所改善。在第一个试验中,螺内酯治疗可显著降低由心力衰竭引起的住院率;因心血管死亡的主要结果并无差异。高危患者中,心血管死亡率可能降低。虽然仍没有得出最后结论,但越来越多的证据支持稳定的心力衰竭患者中使用螺内酯。

反方: 听起来,即使存在高钾血症的风险,其成本效益比似乎也在朝着有利于阻断醛固酮的方向发展。

但是,我如何避免液体过量呢?我不能让这个患者容量负荷过重,我会依据脉压变异度来滴定生理盐水的滴速。

正方: 液体治疗是一个非常重要的话题。给予生理盐水(normal saline,NS)没有意义,因为这些患者最终总是发生高氯代谢性酸中毒,与发病率和死亡率升高有关[6]。

我还想说,从我过去两年所读到的文献来看,胶体也不是很好。

反方: 那么你读了些什么文献让你得出这个结论的呢?在我看来,很明显,胶体复苏后需要的容量更小,患者看起来也更好。

正方: 我们不能把理论和实际混为一谈。至少有一些强有力的数据表明胶体复苏的问题较多。佩尔(Perel)等人最近的一项荟萃分析中,作者指出,"没有随机对照研究的证据表明,创伤、烧伤或手术患者中,胶体复苏比晶体复苏更能降低死亡风险。此外,使用羟乙基淀粉还可能提高死亡率。由于胶体并未提高存活率,而且比晶体昂贵得多,因此很难看出胶体在临床实践中继续使用的合理性。"[7] 这个问题的讨论已经非常多,纳入的78个研究中包括了数千名患者。

反方: 我开始接纳这个观点了,因为我还没有见过任何关于胶体随机对照研究的有力数据。我现在在怀疑我的临床实践了。

另外还有一件事困扰着我。虽然胶体似乎没有多大用处,但与晶体相比有区别吗?

正方: 实际上这是一个很重要的问题。平衡盐溶液比如复方电解质溶液、乳酸林格钠和等张溶液的复苏优于生理盐水。我将公开声明生理盐水在现代医学中不再占有一席之地。简单地说,这是麦克劳斯基(McCluskey)等[6]人2013年发表在 Anesthesia and Analgesia 杂志上的论文标题："非心脏手术后的高氯血症与发病率和死亡率的增加独立相关：一项倾向匹配的队列研究（propensity-matched cohort study）"。这些物质完全有毒。用了 1 L 之后，你就开始误入歧途。我想不出什么病例使用会有利。有些人担心给肾功能衰竭患者使用含有少量钾离子的平衡盐溶液；我发现在临床实践中这并非问题所在。复苏时，5%～7%高渗盐水的使用越来越多，因为是高渗液体，可作为容量扩张剂使用。高渗盐水可吸收液体进入血管内，仅需少量高渗液即可达到目标。尽管令人担忧，但只有在输注 100 mL 后才偶尔出现高钠血症。没有血液或没有准备好输血的情况下，一袋 5%盐水 100 mL 可以帮助患者度过危险桥接至输血。即便如此，仍须谨慎而行，因为高钠血症可导致显著的发病率甚至死亡率。

反方：过去 30 年我用生理盐水复苏了数百名患者，从来没有出过问题。

正方：也许你只是没有很好地随访患者术后的情况。

反方：做完这例肝段切除手术后我会在走廊等你。教授先生，关于这个病例您还有什么真知灼见吗？

正方：在肝叶切除术中，我们有优秀的外科团队，并放置了 1 个大口径静脉导管和一个血压袖带，在可视引导下行胸椎硬膜外穿刺。

反方：没有动脉导管?! 没有中心静脉导管，你如何测量中心静脉压（central venous pressure, CVP）？切割肝脏时外科医师总是希望 CVP 位于较低水平，以免肝脏充血。动脉导管对于潜在出血病例也必不可少。

正方：简单地说，CVP 与 TEE 测量的心脏充盈无关。如果你给任何患者小剂量去氧肾上腺素，CVP 会增加，而充盈压力不变。

马西科特（Massicotte）等人发表的一篇论文对我的实践起到了决定性作用[8]。在这个研究中，他们问，"TEE 测量的右心室舒张末期容积（right ventricular end-diastolic volume, RVEDV）和胸腔内血容量（intrathoracic blood volume, ITBV）是否比中心静脉压（central venous pressure, CVP）和肺毛细血管楔压（pulmonary capillary wedge pressure, PCWP）更能代表心脏前负荷？"左室舒张末期容积（Left ventricular end-diastolic volume, LVEDV）是心脏前负荷的真实测量，与其他测量具有可比性。

研究表明，许多因素如呼气末正压（positive end-expiratory pressure, PEEP）通气和使用血管加压素，对 CVP 均有显著影响，但对 LVEDV（真实的心脏前负荷）影响较小。当 CVP 增高时，很难通过其他任何方法降低 CVP，除非放血——而肝脏切除手术中你绝不想这样做[8]。简单地说，也许，我强调说是也许，CVP 的趋势可能有价值。如果中心静脉明显扩张，补充容量 CVP 可能并不会增加；如果所用静脉无法扩张，容量的微小变化即可导致 CVP 显著增加，但对前负荷并无影响。

还有这个患者存在糖尿病，你会如何处理？

正方：临床麻醉时我们中有许多人不知道术后随访时应注意什么。如果这个内容麻醉学杂志上没有，并不意味着问题不存在。

这个患者正在口服糖尿病药物吡格列酮。《围术期血糖的最佳管理》（Optimal Glucose Management in the Perioperative Period）[9]是一篇很好的论文，来自外科文献中我比较关注的主题。过去，我不会取消一个血糖值达 11.2 mmol/L 的病例。事实上，这些血糖临界值只会随着病情的进展而攀升。高血糖定义为葡萄糖浓度大于 10.6 mmol/L。导致血糖控制不良的因素包括"反调节激素、肝胰岛素抵抗、胰岛素刺激的葡萄糖摄取减少、使用含葡萄糖的静脉输液，以及肠内和肠外营养"[9]。围术期高血糖与发病率升高、生存率降低相关。理想的血糖管理可以降低手术前后的发病率和死亡率。我现在静脉采血测量葡萄糖，并把样本送到实验室要求立即检测动脉或静脉血气,几分钟内就会有结果。我现在针对高血糖的做法都是积极的处理。

反方:你觉得对于血糖浓度为 11.2 mmol/L 的病例处理也是积极的?

正方:手术刺激和伴随的皮质醇释放,葡萄糖只会上升,是的,只要血糖超过 10.1 mmol/L 均应接受胰岛素治疗强化。应该设置一个参考值作为血糖处理的触发点,但这在临床似乎已经司空见惯,同时设置参考值也存在诸多支持与反对的意见。让我们和科室同事讨论之后,再来看看其中的部分病例。

反方:我们需要更多讨论。我要去手术室了。尽管你提到的数据库令人印象深刻,但我还是会像以往一样处理这个病例。

总结

这些论文可能会改变你的实践方式。跟踪新知识,保持与时俱进至关重要,因为很多我做住院医师时的文献已经是错误的了。虽然并非每一项研究都能经得住时间考验,但与同事一起查阅和探讨最新文献非常必要,最终会为你每天照顾的患者带来益处。

(黄志斌　熊晓星　译,
张庆国　张鸿飞　校)

参考文献

[1] Luecke T, Roth H, Herrmann P, Joachim A, Weisser G, Pelosi P, Quintel M. Assessment of cardiac preload and left ventricular function under increasing levels of positive end-expiratory pressure. Intensive Care Med. 2004;30(1):119-126.

[2] Sacks FM, Pfeffer MA, Moye LA, Rouleau JL, Rutherford JD, Cole TG, et al. The effect of pravastatin on coronary events after myocardial infarction in patients with average cholesterol levels. Cholesterol and Recurrent Events Trial investigators. N Engl J Med. 1996;335(14):1001-1009.

[3] POISE Study Group, Devereaux PJ, Yang H, Yusuf S, Guyatt G, Leslie K, Villar JC, et al. Effects of extended-release metoprolol succinate in patients undergoing non-cardiac surgery (POISE trial): a randomized controlled trial. Lancet. 2008;371(9627):1839-1847.

[4] Edelmann F, Gelbrich G, Duvinage A, Stahrenberg R, Behrens A, Prettin C, et al. Differential interaction of clinical characteristics with key functional parameters in heart failure with preserved ejection fraction — results of the Aldo-DHF trial. Int J Cardiol. 2013;169(6):408-417.

[5] Bulluck H, Fröhlich GM, Mohdnazri S, Gamma RA, Davies JR, Clesham GJ, et al. Mineralocorticoid receptor antagonist pretreatment to MINIMISE reperfusion injury after ST-elevation myocardial infarction (the MINIMISE STEMI Trial): rationale and study design. Clin Cardiol. 2015;38(5):259-266.

[6] McCluskey SA, Karkouti K, Wijeysundera D, Minkovich L, Tait G, Beattie WS. Hyperchloremia after noncardiac surgery is independently associated with increased morbidity and mortality: a propensity-matched cohort study. Anesth Analg. 2013;117(2):412-421.

[7] Perel P, Roberts I, Ker K. Colloids versus crystalloids for fluid resuscitation in critically ill patients. Cochrane Database Syst Rev 2013;2:CD000567.

[8] Massicotte L, Perrault MA, Denault AY, Klinck JR, Beaulieu D, Roy JD, et al. Effects of phlebotomy and phenylephrine infusion on portal venous pressure and systemic hemodynamics during liver transplantation. Transplantation. 2010;89(8):920-927.

[9] Evans CH, Lee J, Ruhlman MK. Optimal glucose management in the perioperative period. Surg Clin North Am. 2015;95(2):337-354.

中心静脉置管是否应常规采用实时超声引导？

2.

詹姆斯·里奥佩莱

病例

患者：男性，67岁，拟行体外循环辅助非停跳下2支冠状动脉旁路移植术，有周围血管疾病史、2型糖尿病、高血压、近期非ST段抬高性心肌梗死（non-ST-segment elevation myocardial infarction，NSTEMI）。麻醉医师是一名心脏专科医师，这也是他成为心脏专科麻醉医师的第一天，顺利完成气管插管。当他做好定位并准备进行右侧颈内中心静脉导管（central venous catheter，CVC）置入时，主治医师走进手术间并注意到患者头侧的超声设备。

"等等，你为什么把这个仪器放在房间里？"主治医师问道。

"在我接受培训的住院医师项目中，每个人都在超声引导下放置中心静脉导管"。住院医师回答说。

"我放置中心静脉导管已经30年了，从未使用过超声，也从未发生过并发症。如果你清楚解剖标志，不需使用超声你也应该能够每次成功置入导管。"

问题

中心静脉置管是否应常规采用实时超声引导？

正方：绝大多数中心静脉导管（CVCs）放置于3个位置：颈内静脉（internal jugular，IJ）、锁骨下静脉或股静脉，采用解剖标记技术或实时超声引导技术。

虽然有许多技术利用标志进行颈内静脉穿刺置管，但最常用的方法是将穿刺针沿着胸锁乳突肌内侧头和外侧头之间、颈动脉外侧，并朝向同侧乳头方向进针。锁骨下静脉穿刺置管，患者位于头低足高位（Trendelenburg），肩部外展，从锁骨中部1/3外侧1 cm处进针。穿刺针从锁骨下穿过，指向胸骨上切迹，慢慢向前推进，直至穿刺到静脉。股静脉穿刺置管，触诊股动脉，于腹股沟韧带下方1～2 cm处动脉搏动内侧进针，直至穿刺到静脉。

超声引导技术可用于颈内静脉、锁骨下静脉和股静脉导管植入。基于现有证据，3个位置中颈内静脉最支持超声引导下中心静脉导管置入。包括成人和婴儿在内的随机试验的荟萃分析表明，与体表标志技术相比，超声引导技术有以下优点：成人和婴儿的置管成功率显著提高（分别为99%和78%），首次颈内静脉穿刺置管失败率减少（33% vs 57%），成人和婴儿总穿刺次数减少（平均减少1.5～2次），成人和婴儿的各种并发症减少，包括误穿动脉（分别从16%降至5%和从30%降至6%）[1,2]。

反方：心脏麻醉主治医师允许住院医师在超声引导下进行右侧颈内静脉中心静脉导管置入。超声检查发现右侧颈内静脉有明显的血管内血凝块，左侧颈内静脉相应水平也有血凝块。

"我们应该尝试锁骨下静脉穿刺置管，"主治医师对那位住院医师说，"我们也要用超声引导吗？"

相比颈内静脉置管，超声引导下行股静脉和锁骨下静脉置管的支持证据明显不够有力。1 项随机对照研究发现，与体表标志技术相比，儿科患者中采取超声引导下股静脉穿刺置管，首次成功率更高，所需穿刺次数更少[3]。对于锁骨下静脉穿刺置管，在重症监护室对 400 多名机械通气患者进行随机对照研究，结果显示，与解剖标志定位技术相比，采用超声引导技术，穿刺次数更少，成功率更高，耗时更短，误穿动脉和血肿更少[4]。

正方：该住院医师熟悉超声用于锁骨下静脉置管中的现有证据，并知道主治医师是在测试他的知识深度。

住院医师回答说："虽然我在超声引导锁骨下静脉置管方面的经验较少，但我相信我可以使用超声引导下完成操作。总的来说，超声是一种安全的技术，而且与我所知道的体表解剖标记技术相比，超声引导的血管穿刺置管不会有特殊并发症。如果你对这项技术感到满意，为什么不使用它呢？"

反方：主治医师强调说："你提出了非常重要的问题，这些超声引导技术的获益程度可能高度依赖于操作者。"

的确，主治医师的话可能有一定道理。在讨论超声引导下锁骨下静脉置管研究的相对优势和不足时，弗拉戈（Fragou）等承认，超声技术的优势要经过一段重要的学习期后才能积累，其学习曲线可能高度依赖于操作者[4]。因此，在使用超声引导技术时，应该考虑到这种依赖于操作者的学习曲线。

这位住院医师和主治医师成功地在解剖标志引导下在右侧锁骨下中线位置放置导管，将中心静脉导管连接到传感器时描记到一个漂亮的静脉波形。

"我们是否应该在恢复室做胸透以确定导管位置？"主治医师问道。

虽然通过影像学确认股静脉 CVC 导管置入位置并未常规进行，但已有各种方式来确认颈内静脉或锁骨下静脉 CVC 导管置入是否成功。一项回顾性分析发现，无法通过血流和颜色识别是否出现动脉穿刺时，可使用压力测量法判断[5]。一项随机对照研究表明，使用连续心电图检测能有效确定导管尖端的确切位置[6]。有观察性研究发现，CVC 导管置入后透视和胸片有助于确认导管尖端位置。然而，在透视下放置导管的病例（比如说在急诊病房），术后胸部 X 线检查并不必要，除非高度怀疑诸如气胸的并发症。最近，研究人员对首次穿刺即成功置入的非复杂性右侧中心静脉导管进行常规术后胸部 X 线检查的必要性提出了质疑，因为这种情况下并发症和导管错位的发生率非常低[7]。

总结

现有证据强烈支持在颈内静脉导管置入时使用超声引导技术。这一建议在 2012 年美国麻醉医师协会（ASA）关于中心静脉通道的操作指南中重点强调，该指南还指出，选择锁骨下静脉或股静脉进行置管时，也可使用超声引导[8]。此外，指南建议在使用静脉导管前应用波形法或压力测量法来确定静脉导管的位置是否正确。确定导管尖端合适位置的方法包括透视、胸片或连续心电图监测。虽然在透视下放置导管后再进行胸部 X 线检查并非必须，同时尽管最近也有研究对术后常规胸部 X 线检查在非复杂性右侧颈内静脉导管置入中的有效性提出质疑，但指南仍建议在术后进行胸部 X 线检查，以确认术中置入的颈内静脉和锁骨下中心静脉导管位置是否正确。

（黄志斌　熊晓星　译，
张庆国　张鸿飞　校）

参考文献

[1] Hind D, Calvert N, McWilliams R, Davidson A, Paisley S, Beverley C, et al. Ultrasonic locating

devices for central venous cannulation: meta-analysis. BMJ. 2003; 327(7411): 361.

[2] Calvert N, Hind D, McWilliams RG, Thomas SM, Beverley C, Davidson A. The effectiveness and cost-effectiveness of ultrasound locating devices for central venous access: a systematic review and economic evaluation. Health Technol Assess. 2003; 7(120): 1 - 84.

[3] Aouad MT, Kanazi GE, Abdallah FW, Moukaddem FH, Turbay MJ, Obeid MY, Siddik-Sayyid SM. Femoral vein cannulation performed by residents: a comparison between ultrasound-guided and landmark technique in infants and children undergoing cardiac surgery. Anesth Analg. 2010; 111: 724 - 728.

[4] Fragou M, Gravvanis A, Dimitriou V, Papalois A, Kouraklis G, Karabinis A, Saranteas T, Poularas J, Papanikolaou J, Davlouros P, Labropoulos N, Karakitsos D. Real-time ultrasound-guided subclavian vein cannulation versus the landmark method in critical care patients: a prospective randomized study. Crit Care Med. 2011; 39: 1607 - 1612.

[5] Ezaru CS, Mangione MP, Oravitz TM, Ibinson JW, Bjerke RJ. Eliminating arterial injury during central venous catheterization using manometry. Anesth Analg. 2009; 109: 130 - 134.

[6] Gebhard RE, Szmuk P, Pivalizza EG, Melnikov V, Vogt C, Warters RD. The accuracy of electrocardiogram-controlled central line placement. Anesth Analg. 2007; 104: 65 - 70.

[7] Lessnau KD. Is chest radiography necessary after uncomplicated insertion of a triple-lumen catheter in the right internal jugular vein, using the anterior approach? Chest. 2005; 127: 220.

[8] American Society of Anesthesiologists Task Force on Central Venous Access, Rupp SM, Apfelbaum JL, Blitt C, Caplan RA, Connis RT, Domino KB, et al. Practice guidelines for central venous access: a report by the American Society of Anesthesiologists Task Force on Central Venous Access. Anesthesiology. 2012; 116(3): 539 - 573.

慢性肾病患者急诊手术，你计划静脉输注什么液体？

雅各布·蒂格斯，亚瑟·阿查巴西希安

病例

患者：女性，56 岁，诊断为急性阑尾炎；患有慢性肾脏疾病（chronic kidney disease, CKD）三期；轻度高血压，有几年未明确诊断，现在用药物控制，具体药物不详；否认有其他疾病，及过敏史。患者住宿仍有排尿，而且及时找肾病科医生就诊，但不幸的是过去的一年肾功能依然逐渐恶化。其看起来血容量正常，血压正常。作为值班麻醉医师，该患者需要手术，你准备给她静脉输注什么液体？

问题

慢性肾脏疾病患者静脉输液的最佳选择是什么？患者有尿或无尿，有何不同？

正方：你注意到，当患者被转运到等候区时已经建立静脉通路，正在输注 0.9％ 的盐水（生理盐水）。麻醉技师说他需要到中央供应室去拿袋装生理盐水，因为手术室（operating room, OR）已经没有了。此时你打算把静脉输液换成 Plasma - Lyte 148。

反方：你正在签署知情同意书时，一个同事接到 OB 呼叫电话，到手术室看发生了什么事。他说产房（Labor and Delivery, L&D）唯一的患者刚刚分娩，他过来看看你是否需要帮助。你简单地告诉他这个病例，并提到你有点担心，因为患者合并肾脏疾病。他提醒你，患者处于慢性肾脏疾病的第三阶段，肾小球滤过率（glomerular filtration rate, GFR）为 30～59，仍有排尿。他表示不用太担心，他会继续输注生理盐水。当你问他为什么选择生理盐水时，他说："因为她已经在用了！"

正方：你回答："但你不担心生理盐水中超生理浓度的氯离子吗？可以导致高氯血症和代谢性酸中毒，可能导致肾脏血管收缩和 GFR 恶化。"

你的同事不知道你刚刚打扫完办公室，发现了一堆 2012 年的 JAMAs 杂志。尤诺斯（Yunos）等研究发现，与含氯化物较少的液体（如 Hartmann 溶液或 Plasma - Lyte 148）相比，使用富含氯化物的液体（如 0.9％ 生理盐水）与急性肾损伤风险增加和肾脏替代治疗需求相关[1]。

你告诉同事："因为 JAMAs 杂志的文章，我倾向于在这个病例中使用 Plasma - Lyte 液体。"

反方：同事很欣赏你的学识；但是他说："我也读过那篇文章，这个研究针对重症监护室患者，而部分手术室患者通常在手术室的时间比重症监护室短得多。"

你觉得他说的有一定道理，但你认为 Yunos 的发现仍需要重视。

同事以一个问题打断了你的思路，"你不担心使用 Plasma - Lyte 液体会导致高钾血症吗？它含有钾离子。"

正方：对于任何有肾脏疾病风险或慢性肾功能衰竭的患者，避免高钾血症至关重要。然而，你提醒同事并强调说，Plasma - Lyte 液体只含有 5 mmol/L 的钾，要纯粹靠 Plasma - Lyte 来增加钾离子则输注量必须非常大。而且，体内大部分钾离子位于细胞内，高钾血症更有可能是钾离子通过细胞膜转移所致，而不是由外源性给予少量钾引起。此外，Burdett 等[2]通过 Cochrane 综述发现，接受缓冲（4.02 mmol/L）和非缓冲（4.03 mmol/L）溶液的患者术后钾离子水平并无统计学差异。Khajavi 等[3]通过另一项临床研究也发现，与生理盐水相比，肾移植患者输注乳酸林格液治疗，血清钾明显降低。正因为如此，你觉得并不需要特别担心高血钾的问题。

然而，你仍然非常担心输注生理盐水时发生高氯性代谢性酸中毒。你分析了 0.9％的生理盐水和 Plasma-Lyte 148 液体中的氯离子组成，生理盐水中氯离子含量为 154 mmol/L，而 Plasma-Lyte 148 液体中中氯离子含量为 100 mmol/L。基本代谢检查（basic metabolic panel，BMP）的正常氯离子值约为 96～106 meq/L。众所周知高氯性酸中毒可引起肾动脉血管收缩和肾小球滤过率（GFR）降低。但你向同事解释说，"这种酸中毒不仅影响肾功能，还会导致钾向细胞外转移，导致血钾升高。"由于这些原因，你真的希望能避免输注生理盐水，尤其是对于已经处于危险之中的肾功能受损患者。

你决定把患者带到手术室开始麻醉，还决定选择静脉输注 Plasma-Lyte 液体。麻醉进行中你上午有一段休息时间，在此期间你快速地在 PubMed 上查阅了这个主题，找到另一篇 Shaw 等人的文章，与接受不含钙的平衡晶体液治疗的患者相比，腹部开腹手术后使用生理盐水后需要透析的肾功能衰竭比率更高，更易发生电解质异常，进一步支持你的决定，停止使用患者到达手术室时正在输注的生理盐水[4]。你打电话给麻醉技师，告诉他不必担心生理盐水的补充问题。

反方：随着麻醉的继续，一切似乎都很顺利，但患者血压开始波动。使用小剂量升压药提升血压后，你认为患者此时最需要容量治疗。正在这时同事走进手术间，看看情况如何及你是否需要午餐。他注意到了血压下降的趋势，并问为什么不输注胶体如羟乙基淀粉溶液（hydroxyethyl starch，HES），他说这将有助于扩充血容量，同时也将极大地减少肾损伤患者的补液量。

正方：虽然你也赞成同事的建议，但还是觉得这不是对患者的最佳处理。

你告诉他，"有很多研究，最著名的是 SATE 与 CRISTAL 试验，结果发现使用胶体和晶体对于发病率和死亡率并无显著差异。[5,6]"

事实上，你觉得 HES 对这个患者来说非常不好。并且你告诉同事，Kashy 等人最近的一项研究发现，与仅使用晶体液相比，在非心脏手术中使用 HES 后急性肾损伤（acute kidney injury，AKI）的风险增加 21％[7]，该效应呈剂量依赖性，也就是说患者输注的剂量越多，发生 AKI 的概率就越大。不仅如此，接受 HES 治疗的患者需要肾脏替代治疗的可能性也越增高。你告诉同事希望给患者输注 Plasma-Lyte，你也只需要一个短暂的休息。你不想离开太久，因为你有点不太相信同事的临床判断。

你休息完回来，看到同事给患者输注了 500 mL 的 Plasma-Lyte，血压已经回升，你松了一口气。手术结束后，你开始纠结如果患者存在急性肾损伤或无尿，你关于静脉输液和容量治疗的决策是否会因此而有所不同，但你相信你不会做出什么改变。你之前看过的 Cochrane 综述也发现两组患者（接受缓冲液与接受非缓冲液静脉输注的患者）在尿量、术后肌酐水平或肌酐清除率的变化方面没有统计学差异[2]。但根据本病例的其他情况，你仍然相信低氯晶体溶液仍然是最佳选择。

任何临床情况下，你所做的每一个决定均与患者相关。患者均存在个体差异，任何情况下都没有千篇一律的治疗方法。患者的生命体征和临床状况应该指导你的决策过程，但你知道本案治疗中的原则也适用于大多数肾功能受损的患者。如果你认为患者的低血压是由于血管内容量减少引起,那么就应该给予扩容治疗。正如我们已经讨论过的,所补充的液体应该是低氯离子的晶体,比如 Plasma - Lyte 或乳酸林格液。多数病例,补液的目的不应该局限于仅仅为了增加尿量,这也适用于急性肾脏损伤或慢性肾脏疾病的患者,无论患者是否有尿。补液的目的是给患者补充容量,同时避免液体过多,但也应避免容量过低。

总结

第二天你对患者进行术后随访,患者一切顺利,腹痛消失,改善明显。重要的是,她的肾功能保持在基础水平。从现在开始,你治疗的所有肾脏疾病患者,需要静脉输液时你均会选择使用低氯离子的晶体液。然而,需要更多的研究来确定哪一种晶体液(Plasma - Lyte 或乳酸林格体氏液)最适合肾损伤患者。此外,对于存在慢性肾功能不全或慢性肾病患者选择何种静脉输液,目前研究也不多。多数研究关注不同静脉输液对急性肾损伤疾病进程的影响。关于慢性肾功能不全患者液体选择的研究,将有助于指导我们治疗这些经常在手术室遇到的患者。

(黄志斌　熊晓星　译,
张庆国　张鸿飞　校)

参考文献

[1] Yunos NM, Bellomo R, Hegarty C, Story D, Ho L, Bailey M. Association between a chloride-liberal vs chloride-restrictive intravenous fluid administration strategy and kidney injury in critically ill adults. JAMA. 2012; 308: 1566 - 1572.

[2] Burdett E, Dushianthan A, Bennett-Guerrero E, Cro S, Gan TJ, Grocott MP, James MF, Mythen MG, O'Malley CM, Roche AM, Rowan K. Perioperative buffered versus non-buffered fluid administration for surgery in adults (Review). Cochrane Database Syst Rev. 2012; 12: CD004089.

[3] Khajavi MR, Etezadi F, Moharari RS, Imani F, Meysamie AP, Khashayar P, Najafi A. Effects of normal saline vs. Lactated Ringer's during renal transplantation. Ren Fail. 2008; 30: 535 - 539.

[4] Shaw AD, Bagshaw SM, Goldstein SL, Scherer LA, Duan M, Schermer CR, Kellum JA. Major complications, mortality, and resource utilization after open abdominal surgery: 0.9% saline compared to Plasma-Lyte. Ann Surg. 2012; 255: 821 - 829.

[5] Finfer S, Bellomo R, Boyce N, French J, Myburgh J, Norton R, SAFE Study Investigators. A comparison of albumin and saline for fluid resuscitation in the intensive care unit. N Engl J Med. 2004; 350: 22.

[6] Annane D, Siami S, Jaber S, Martin C, Elatrous S, Declère AD, Preiser JC, Outin H, Troché G, Charpentier C, Trouillet JL, Kimmoun A, Forceville X, Darmon M, Lesur O, Reignier J, Abroug F, Berger P, Clec'h C, Cousson J, Thibault L, Chevret S, CRISTAL Investigators. Effects of fluid resuscitation with colloids vs crystalloids on mortality in critically ill patients presenting with hypovolemic shock. The CRISTAL randomized trial. JAMA. 2013; 310: 1809 - 1817.

[7] Kashy BK, Podolyak A, Makarova N, Dalton JE, Sessler DI, Kurz A. Effect of hydroxyethyl starch on postoperative kidney function in patients having noncardiac surgery. Anesthesiology. 2014; 121: 730 - 739.

对氧化亚氮说不！

科里·S.谢尔

病例

患者：男性，65岁，正在接受前列腺切除术。既往有心肌梗死病史，射血分数为30%。存在广泛的冠状动脉疾病，放置了多个冠状动脉支架治疗。此外，患者正在接受美托洛尔和氟卡胺治疗以将房颤的心跳速度控制在正常水平。建议进行神经阻滞麻醉，但患者拒绝。向患者充分解释全麻风险和益处，决定采取小剂量七氟醚，联合氧化亚氮和芬太尼以保证"肌肉松弛"。晨会时大家对本病例进行了讨论，多数麻醉医师不同意使用氧化亚氮。

问题

是否有证据能最终表明患者使用氧化亚氮并无益处？

正方：在你脑海中，氧化亚氮引起的恶心呕吐是否是你不愿使用它的原因？

反方：在临床麻醉领域工作了30年后，我确信这可能真的有问题，尤其是日间手术麻醉的最后1名患者使用氧化亚氮麻醉后回家时更麻烦，但多数研究结果中关于术后恶心呕吐（postoperative nausea and vomiting，PONV）的问题有些含糊不清。

正方：当谈到恶心和呕吐时，必须使用"致吐"一词。毋庸置疑，化疗药物顺铂具有很高的致吐性，因为在正常临床剂量下多数患者会出现恶心呕吐。氧化亚氮总是与吸入麻醉药和阿片类药物联合使用，临床出现问题时很难区分。接受常规麻醉药物的多数患者不会出现恶心呕吐，简单地说，氧化亚氮并非强致吐药物。我确信在几个月前读过一篇文章，该研究发现，如果使用氧化亚氮的时间<1小时，那么氧化亚氮就不会导致PONV[1]。我知道你接下来要说什么。患者麻醉和消毒铺单至少1个小时过去了，那么重点是什么呢？

反方：我确实认为你低估了氧化亚氮在PONV中的作用。此外，外科医师普遍认为氧化亚氮会使肠管扩张。不管是不是事实，我不会在手术空间封闭的情况下使用，比如肠梗阻、耳部和眼睛手术，因为这种情况下总会有争议，而为了避免这种争议，我不会使用它。我的观点是，耳部病例中使用氧化亚氮，只有在耳咽管堵塞时才会有问题，但外科医师并不认同。眼部病例中，除非眼球内部有空气滞留，使用氧化亚氮后气泡膨胀，否则不会有问题。

正方：还有许多比PONV更重要的问题值得我们关注。多变量分析发现，接受氧化亚氮的患者术后慢性疼痛的风险降低[2]，这一点我认为非常重要。众所周知，术后慢性疼痛并不罕见，应该尽一切努力防止这种恶性循环的发生。此外，术后第1周剧烈疼痛、伤口并发症和腹部切口均会增加慢性疼痛的概率。

ENIGMA试验发现，"大手术后常见慢性疼痛……术中使用氧化亚氮可降低术后慢性疼痛的风险"[3]。

同样重要的是，许多患者使用大剂量阿片类药物并不理想，如患有睡眠呼吸暂停症时。氧化亚氮可降低术中此类药物的用量，增加安全性，并可能降低术后呼吸抑制的风险。

反方：是文献给出了这样的建议，还是仅仅因为"你的常识"？

正方：常识告诉我使用氧化亚氮有诸多好处，除非我们有理由不这么做；氧化亚氮提供有效麻醉的同时其带来的益处不容忽视。你在结束住院医师规范化培训后就不再关注我们这个领域里的最新进展了。

反方：我有阅读最新的文献。据我所知，ENIGMA 试验强烈表明，氧化亚氮会氧化维生素 B_{12} 上的钴，使蛋氨酸合成酶失活，导致术后几天血浆同型半胱氨酸浓度呈剂量依赖性升高。所以你怎么能以为我不读书!？同型半胱氨酸浓度的急性增加会损害内皮功能，诱导氧化应激，并可能破坏冠状动脉斑块的稳定[3]。使用氧化亚氮会增加心肌梗死的远期风险。如果这还不能让你停止使用氧化亚氮，那没有什么能说服你了[3]。

正方：你确实有看文献，但你只是看了摘要。ENIGMA 1 试验是一个有缺陷的回顾性研究，已经被 ENIGMA 2 试验取代。针对 ENIGMA 1 试验存在的问题，相同的作者设计了另一项前瞻性研究。你熟悉那个试验吗？或者了解两个项目存在什么区别？

反方：提到"回顾性"（retrospective）这个词时，人们首先会先入为主地认为该研究存在缺陷。我也注意到许多前瞻性研究，虽然统计数据很完美，但结果依然不可信。Meta 分析更有说服力，会考虑人群变量的多样性。进行荟萃分析时，应针对患者而非针对每个研究进行分析，这样结果更可信。

正方：让我给你看看这两项研究的不同之处。ENIGMA 试验 1 纳入了 2 050 例 18 岁以上的外科患者，回顾性随机分为两组：吸入 30％氧气与 70％氧化亚氮、吸入空氧混合气体。查阅病例报道和记录，由麻醉医师决定围手术期治疗方案。主要终点是住院时间。由于缺乏随访，超过

50％的患者被排除研究。简单地说，这项研究的可控性非常差，评价效能很低。对患者进行分析，结果发现给予氧化亚氮的患者术后心肌梗死率仅略有升高。在同型半胱氨酸水平下降的少数患者中，两组之间几乎没有差异。医师对患者发生心肌梗死和卒中的记录并不完善。比较而言，ENIGMA 试验 2 的缺陷要小得多，在其文章介绍中也提到了之前的研究。如果你只关注摘要而未阅读全文，那么你关于氧化亚氮的观点将是错误的，也就因此而不会使用氧化亚氮。

反方：我不是一个很好的批判性读者。试验 2 中哪些设计与 ENIGMA 试验 1 明显不同？

正方：ENIGMA 试验 2 是一项国际随机、评估盲法试验，纳入对象为至少 45 岁、已知或怀疑冠状动脉疾病并接受重大非心脏手术的患者。研究人员基本与和首次试验一致。通过一种自动电话服务系统随机分配患者，按部位分层，接受有或没有氧化亚氮的全身麻醉。虽然麻醉医师未采取盲法，但患者和评估人员采取了盲法。共纳入 7 112 名患者，其中 3 543 名患者接受了氧化亚氮治疗，3 509 名患者没有接受。评估的主要结果是死亡和心血管事件（非致命性心肌梗死、心脏骤停、肺栓塞和卒中）。术后心肌梗死定义为一个生物标志物升高，同时合并至少 1 项下列表现：症状性心肌缺血、病理心电图波、EKG 缺血表现、冠状动脉介入治疗、ECHO 显示新发局部心壁运动异常、尸检结果发现心肌梗死[4]。主要心血管事件发生率为 8％，组间无差异；伤口感染与 PONV 也无明显差异。该研究样本量大，观测指标明确，随访准确。令人欣慰的是，氧化亚氮的使用与术后心血管事件几乎没有关系。

反方：还有一些问题没有解决。我一直被教导说，氧化亚氮对神经髓鞘有害。我们在医学院也都学过这个，但现在却完全忽略了这个问题，这个问题可能重要，也可能不重要。你对此有什么看法？

正方：维生素 B_{12}（氰钴胺）是两种生化反应的组成部分：琥珀酰辅酶 A 转化为 L-甲基丙二酰辅酶 A 和同型半胱氨酸甲基化生成蛋氨酸。转甲基化反应是 DNA 合成和髓鞘基质蛋白甲基化维持髓鞘所必需。为了激活维生素 B_{12}，其中的钴必须保持其还原形式（Co^+）。钴与氧化亚氮接触时发生不可逆氧化，使维生素 B_{12} 失去作用。

如果患者一开始就存在严重的维生素 B_{12} 缺乏症，那么使用氧化亚氮会导致神经功能进一步加重甚至永久性损伤，严重时可致死亡[5]。有几例与之相关的亚急性脊髓变性的病例报道。因为发生率尚不清楚，因此对于维生素 B_{12} 无法吸收的恶性贫血患者或伴有恶病质的厌食症患者我会避免使用氧化亚氮。

反方：听了你讲的这 3 点，我对氧化亚氮的看法仍未改变。我在接受口腔科医师治疗时使用氧化亚氮后发生了呕吐，我也担心随时都有患者在维生素 B_{12} 水平低的情况下使用了氧化亚氮。另外，这个随机单盲研究仅仅只是一项研究而已。

总结

关于我们期刊上的文献，临床医师会选择性相信他们需要的内容。这 3 点并不是争论的终点。如果未使用氧化亚氮，那么你下班时就不必担心这些问题。也有人可能会认为氧化亚氮作为

麻醉剂的历史悠久，始于 1844 年 12 月，当时贺瑞斯威尔斯（Horace Wells）在康涅狄格州哈特福德（Hartford）使用这种气体进行了第一次牙科手术。此外，氧化亚氮可能有助于节约阿片类药物，因此能降低术后呼吸暂停的风险，特别是在老年、儿童和衰弱患者。氧化亚氮也有预防术后疼痛的潜在作用，同样值得深入研究。

（黄志斌　熊晓星　译，
张庆国　张鸿飞　校）

参考文献

[1] Peyton PJ, Wu CY. Nitrous oxide-related postoperative nausea and vomiting depends on duration of exposure. Anesthesiology. 2014; 120 (5): 1137-1145.

[2] Chan MT, Wan AC, Gin T, Leslie K, Myles PS. Chronic postsurgical pain after nitrous oxide anesthesia. Pain. 2011; 152(11): 2514-2520.

[3] Leslie K, Myles PS, Chan MT, Forbes A, Paech MJ, Peyton P, et al. Nitrous oxide and long-term morbidity and mortality in the ENIGMA trial. Anesth Analg. 2011; 112(2): 387-393.

[4] Myles PS, Leslie K, Chan MT, Forbes A, Peyton PJ, Paech MJ, et al. ANZCA Trials Group for the ENIGMA-II investigators. The safety of addition of nitrous oxide to general anesthesia in at-risk patients having non-cardiac surgery (ENIGMA-II): a randomised, single-blind trial. Lancet. 2014; 384 (9952): 1446-1454.

[5] Flippo TS, Holder WD Jr. Neurologic degeneration associated with nitrous oxide anesthesia in patients with vitamin B12 deficiency. Arch Surg. 1993; 128 (12): 1391-1395.

闭环麻醉：是否是未来的发展趋势？

5.

锡达·J.福勒，霍华德·程

病例

患者，健康男性，30 岁，拟行腹腔镜阑尾切除术。麻醉诱导平稳，手术中你突然想去洗手间，于是联系同事，她不是很情愿地来替换并对你说："我希望我们通过一个自动控制系统来管理这些健康患者的麻醉，这样我们就可以随时休息"。你回答道："即使有一个闭环麻醉系统，我们仍然需要在这里管理和监控患者的麻醉。"

问题

什么是闭环麻醉，这是个好主意吗？这在今天的临床实践中可行吗？

什么是闭环麻醉？

描述闭环麻醉之前，我们应该先谈谈闭环系统。闭环系统的一个例子是恒温器。用户可以设置所需的室温，恒温器将控制加热和冷却系统，以达到设定的温度。闭环系统中有一个用户希望控制的变量（室温）和该变量所需要达到的目标值（恒温器温度），其关键部分是反馈控制系统，告诉系统如何根据控制值实现目标值。如果是恒温器，应该打开加热器还是空调？闭环麻醉系统更为复杂，可以对不同个体实施麻醉。闭环麻醉的目标变量可以是我们每天使用的监测指标，如心率和血压。双频指数（bispectral index，BIS）可用于监测患者的睡眠等级。系统控制变量可以是从静脉输液到静脉药物的任何东西。

正方：自动化在我们生活中越来越普遍，同时扮演着越来越重要的角色。据报道，各大汽车公司计划在 2020 年前实现自动驾驶，届时我们的汽车将实现更多的自动化。因此，在不久将来，公众对自动化的接受程度可能会提高。

反方：自动化可能会剥夺我的独立性甚至导致失业。如果我使用经过批准的系统，但患者出了问题，那么谁是最终的责任人？我不确定我是否愿意用执业医师证去冒险使用一台机器。

正方：目前，还没有商业上可用的闭环麻醉系统，当然也没有一个系统可以控制患者麻醉管理的方方面面，所以你不存在失业的风险。一些系统还处于研究阶段，多数研究仍然试图梳理出使用闭环系统的风险与益处。文献目前主要集中于闭环液体复苏、催眠与镇痛的监测和控制。如果技术上可行，那么为了保住你的工作，同时遵从医院以结果判断并进行补偿的机制，使用闭环麻醉可能很有必要，因为 OR 事件也被逐渐整合到 EMR 系统中，更容易进行基准定标。文献数据报道支持这一观点。一项用于识别脊髓麻醉下患者重要事件的决策支持系统发现，与人工控制相比，该系统可显著减少低氧血症的发作，并缩短发现和治疗重要事件的时间[1]。这项随机对照试验还发现，与决策支持系统相比，人工对照组识别重要事件的可能性要低 25%。

印度的一项多中心试验发现，闭环系统比人工控制更能维持 BIS 和心率。他们采用以 BIS 为控制变量、丙泊酚输注为反馈控制的闭环麻醉给药系统。同时他们也注意到，与闭环系统相比，人工控制组中不同研究地点的变化更大[2]。闭环液体复苏方面，最近的一项临床试验发现，与人工控制相比,闭环目标导向液体治疗(goal-directed fluid therapy,GDFT)存在更好的依从性。他们还发现,与非目标导向液体治疗相比,自动化系统并没有显著降低麻醉医师的工作量[3]。

好消息是药理学和生理学并未改变。当时机成熟时,闭环系统应该很容易地融入我们的实践。这些系统仍然需要熟练的麻醉医师来操作,这样我们可以有更多的自由来执行更高层次的临床任务。

反方:与一个电脑程序相比,我做出的临床决策永远更好,因为给患者麻醉时,我都会根据多年的临床经验和医学知识进行。你刚才提到的那些系统只能监测和控制麻醉管理的某一方面。如果我已经在对患者实施麻醉和治疗,此时这个系统对我还有什么用?难道我就不能自己设置一个不怎么需要干预的异丙酚输注速度吗?我为什么需要这个系统?

正方:没错,你确实比闭环系统拥有更多的知识和技能,但我认为你应该把经验应用到更高级别的工作中,尤其是更复杂的危重患者。举个更实际的例子,麦吉尔大学(McGill University)正在研究一种名为 McSleep 的闭环系统,通过 BIS 和 Analgoscore 来监测睡眠与镇痛,Analgoscore 是其自行研究的评分系统,此前已被证明可用于评估抗伤害性刺激感受。他们的系统监控麻醉管理的 3 个方面。McSleep 使用丙泊酚催眠,瑞芬太尼镇痛,罗库溴铵松弛肌肉。结果发现,与人工全凭静脉麻醉相比,McSleep 更能维持催眠和镇痛作用于预期目标[4]。

上述研究表明,计算机系统擅长于处理重复的、"需要集中注意力"的任务,不会降低警惕性,并且可以使不同手术室治疗达到标准化。

反方:很好,所以计算机能比我更好地将目标变量保持在特定范围内,那又怎样?麻醉不只是一个数字游戏。

正方:你说的完全正确,所以你仍然需要在

场监测患者并发挥更高级的作用,将更多重复性工作交给闭环系统。

反方:所以你是说这些系统更像副驾驶,而不是自动驾驶?

正方:是的。

反方:我想我可以接受;这样我还是能够监测患者并提供治疗。我想我不用太担心这个问题,直到他们开发出一种可以插管并植入静脉的机器人……

正方:有点意思,但这也可能不会太遥远[5]……在此之前,我需要去洗手间,等会儿再见。

(黄志斌　熊晓星　译,

张庆国　张鸿飞　校)

参考文献

[1] Zaouter C, Wehbe M, Cyr S, Morse J, Taddei R, Mathieu P, Hemmerling TM. Use of a decision support system improves the management of hemodynamic and respiratory events in orthopedic patients under propofol sedation and spinal analgesia: a randomized trial. J Clin Monit Comput. 2013; 28: 41 - 47.

[2] Puri G, Mathew P, Biswas I, Dutta A, Sood J, Gombar S, et al. A multicenter evaluation of a closed-loop anesthesia delivery system. Anesth Analg. 2016; 122(1): 106 - 114.

[3] Rinehart J, Lilot M, Lee C, Joosten A, Huynh T, Canales C, Imagawa D, Demirjian A, Cannesson M. Closed-loop assisted versus manual goal-directed fluid therapy during high-risk abdominal surgery: a case-control study with propensity matching. Crit Care. 2015; 19(19): 94.

[4] Hemmerling T, Arbeid E, Wehbe M, Cyr S, Taddei R, Zaouter C. Evaluation of a novel closed-loop total intravenous anaesthesia drug delivery system: a randomized controlled trial. Br J Anaesth. 2013; 110: 1031 - 1039.

[5] Tighe P, Badiyan S, Luria I, Lampotang S, Parekattil S. Robot-assisted airway support. Anesth Analg. 2010; 111: 929 - 931.

急性呼吸窘迫综合征预防性通气策略能否作为成人手术中的标准？

6.

萨米尔·肯德尔

病例

在开始腹腔镜胆囊切除术的麻醉后，X 医生准备今晚离开医院，Y 医师走进手术室接班。患者为女性，45 岁，体重 70 kg，身高 160 cm，有高血压病史。手术在气管内全身麻醉下进行。X 医师采取容量控制呼吸模式，潮气量为 700 mL，呼吸频率为 12 次/分，吸入氧气浓度（fraction of inspired oxygen，FiO_2）为 50%，呼气末正压（positive end-expiratory pressure，PEEP）为 0。与 X 医师完成病例交接后，Y 医师将潮气量降低至 400 mL。X 医师问 Y 医师为什么要改变呼吸机的设置。

问题

急性呼吸窘迫综合征（acute respiratory distress syndrome，ARDS）时采取预防性通气策略能否作为成人手术中的标准？

正方：你不读文献吗？多年来重症监护病房（Intensive care unit，ICU）的医师一直在使用低潮气流量以降低 ARDS 患者的死亡率，我们也应该在手术患者中这样做。高潮气量可引起肺损伤，包括容量损伤和气压损伤。

反方：但我们怎么知道采取同样的低潮气量策略会对外科患者有效？

正方：由于肺损伤的机制相同，我们可以想象肺过度拉伸会引起呼吸机相关性损伤。应采取 6～8 mL/kg 理想体重的潮气量设置。有一项前瞻性试验支持这一点，潮气量较小的患者急性呼吸衰竭的发生率降低，住院时间缩短[1]。至少，即使你没有采取肺保护性通气策略，你也应该使用理想体重设置呼吸参数。

反方：我给你一个回答。这个患者的理想体重接近 50 kg，所以呼吸参数设置也应该基于此。你还没有回答我的问题：这项研究的对象是术后肺部并发症的中高风险患者[1]，而我们在手术室内的全麻患者多数没有肺损伤，也没有肺部并发症的高风险，因此其研究结果怎么能演绎至我们的正常患者呢？看，我确实有阅读文献。

正方：即使是开腹手术，对于术后肺部并发症风险并未增加的患者，采取保护性通气策略可以改善肺功能并提高氧饱和度[2]。

反方：所以该通气策略在腹部手术中可能有益，但我们不知道其他手术中是否仍然有效。传统上我们使用较高潮气量以预防低氧和肺不张，尤其是在腹腔镜时气腹可能加重肺不张的情况下。有一项前瞻性研究显示，上腹部手术中低潮气量并无益处[3]。

正方：这项研究中是否使用 PEEP 尚不清楚。我们应该结合低潮气量与 PEEP 来预防低氧和肺不张，可能有助于避免肺泡反复打开和关闭而引起的肺部炎症。实际上，不使用 PEEP 的肺保护性通气策略可能增加死亡率[4]。

反方：好的，我们需要使用多少 PEEP？

正方：呃……我不太清楚。

反方：是的，因为使用高 PEEP 和低 PEEP 的保护性通气策略（Protective Ventilation Using High Versus Low PEEP，PROVHILO）试验表

明,高 PEEP 可导致血流动力学不稳定和低血压的发生率升高[5]。

正方: 该试验比较 12 cmH_2O 与 ≤2 cmH_2O PEEP 的不同效果,这两个数值差别太大,可能并不足以发现问题。术中保护性通气(Intraoperative Protective Ventilation,IMPROVE)试验显示,使用 6～8 cmH_2O PEEP 有一定益处[6]。

反方: 只是 PEEP 和低潮气量?肺中仍有部分区域无法扩张并因此出现通气不良。

正方: 显然,我们也会使用肺复张手法,这样可以在使用 PEEP 的情况下保持肺扩张。

反方: 对于接受腹腔镜胃旁路手术的病态肥胖患者,肺复张手法可能不足以改善术后肺功能[7]。如果肺复张手法在术后极易出现肺不张的人群中不起作用,这时该怎么办?

正方: 这取决于我们希望观测的具体参数。如果评估其他指标,我们可能会发现明确的益处。我们还可能需要找到确切的患者群体以及肺保护性通气策略的正确组成和不同组合方式。

反方: 所以你的意思是我们应该在特定的患者群体中采取 PEEP 和肺复张手法的肺保护性通气策略。这些患者可能是术后肺部并发症的高发人群,实施开腹手术的患者,也可能只是接受大手术的患者。这种肺保护性通气策略,可能取决于这些因素中某几种特定因素的组合,但如果使用人群错误,则可能伤害患者。

正方: 是的,没错。

反方: 我们也不知道应该使用多少 PEEP,或者是否应该使用肺复张手法,以及在哪些人群中这些策略最有效。

正方: 是的,这也是对的,但我们确实知道肺保护性通气策略对特定患者有显著影响。

反方: 那么接下来我们应该通过临床判断吗?

正方: 是的,在这一点上很有可能。我们应该考虑患者是否有肺部并发症的风险,以及术中是否存在增加这一风险的事件,然后决定采取何

种通气策略。尽管如此,我认为最可能的是采取综合方法,包括低潮气量、PEEP 和肺复张手法的通气策略会被证明对许多患者有益。

(黄志斌 熊晓星 译,
张庆国 张鸿飞 校)

参考文献

[1] The Acute Respiratory Distress Syndrome Network Ventilation with lower tidal volumes as compared with traditional tidal volumes for acute lung injury and the acute respiratory distress syndrome. N Engl J Med. 2000;342(18):1301-1308.

[2] Severgnini P, Selmo G, Lanza C, Chiesa A, Frigerio A, Bacuzzi A, et al. Protective mechanical ventilation during general anesthesia for open abdominal surgery improves postoperative pulmonary function. Anesthesiology. 2013;118:1307-1321.

[3] Treschan TA, Kaisers W, Schaefer MS, Bastin B, Schmalz U, Wania V, et al. Ventilation with low tidal volumes during upper abdominal surgery does not improve postoperative lung function. Br J Anaesth. 2012;109:263-271.

[4] Levin MA, McCormick PJ, Lin HM, Hosseinian L, Fischer GW. Low intraoperative tidal volume ventilation with minimal PEEP is associated with increased mortality. Br J Anaesth. 2014;113:97-108.

[5] Hemmes SN, Gama de Abreu M, Pelosi P, Schultz MJ, PROVE Network Investigators for the Clinical Trial Network of the European Society of Anaesthesiology. High versus low positive end-expiratory pressure during general anaesthesia for open abdominal surgery (PROVHILO trial): a multicentre randomised controlled trial. Lancet. 2014;384(9942):495-503.

[6] Futier E, Constantin JM, Paugam-Burtz C, Pascal J, Eurin M, Neuschwander A, et al. A trial of intraoperative low-tidal-volume ventilation in abdominal surgery. N Engl J Med. 2013;369(5):428-437.

[7] Defresne AA, Hans GA, Goffin PJ, Bindelle SP, Amabili PJ, DeRoover AM, et al. Recruitment of lung volume during surgery neither affects the postoperative spirometry nor the risk of hypoxaemia after laparoscopic gastric bypass in morbidly obese patients: a randomized controlled study. Br J Anaesth. 2014;113(3):501-507.

3 小时前使用罗库溴铵，是否需要拮抗？

7

丹尼尔·科胡特,凯文·图雷辛

病例

患者：女性,58 岁,因腰椎椎板切除及融合术后神经损伤导致慢性腰痛入院。患者 3 年前因冠状动脉疾病接受支架置入治疗,肥胖和与吸烟相关的中度慢性阻塞性肺疾病(chronic obstructive pulmonary disease, COPD)。术中需要通过经颅运动诱发电位监测评估运动功能,因此不能使用神经肌肉阻滞药物。应外科医师要求,为了充分显露,手术开始时静脉注射罗库溴铵 30 mg,此后未追加肌松药。3 个小时后,患者自主呼吸,潮气量良好,似乎可以拔管。上级主治医师走进来,询问有没有对患者进行拮抗。

问题

是否应给予单次剂量的神经肌肉阻断拮抗？

反方：罗库溴铵是一种中效作用时间的非去极化肌松药,使用后几分钟内达到峰值效果,持续约 45~90 分钟。该患者可在保持气管内插管的情况下自主呼吸并维持足够的潮气量,并能保持头部抬起超过 5 秒。这些参数通常被认为是患者可维持足够通气的指标。因此,我认为她不需要任何拮抗。

正方：你说的是事实,但你怎么知道患者的肌肉力量真的恢复或者至少接近到了她的基础水平？潮气量"正常"不能给我们提供足够的信息,因为 80% 以上的受体可能仍被肌松药结合！即使患者能抬头 5 秒,也可能有多达 50% 的受体被占

据。这种情况下不进行拮抗就能拔除气管导管么？

反方：我明白你的意思,这就是为什么我还使用了一个肌松监测仪。我把导线放置于患者前额外侧的面神经上,发现其 4 个成串刺激(train-of-four, TOF)比值大于 0.9。此外,患者不存在强制刺激衰减的证据。综上所述,这两种表现均提示患者无肌松残余,无须药物拮抗即可拔除气管导管。

正方：好的,但你知道,作为临床医师,我们在准确定量评估 TOF 比值方面做的有多糟糕,对吧？如果你使用双爆发抑制可能会稍好一些,由 2 个间隔 750 ms 的 50 Hz 短刺激组成。第一次刺激的强度与首次 TOF 颤搐刺激的强度相当,第 2 次刺激的强度与第 4 次 TOF 颤搐刺激的强度相当。评估 2 次刺激之间肌肉收缩的力量差异要比评估 4 次刺激中的第 1 次和最后一次更容易。

此外,你使用面部肌肉来评估肌肉力量也令人担忧。眼轮匝肌和皱眉肌对神经肌肉阻滞均有较强的抵抗能力；因此,当你在这个位置可以观察到 4 次颤搐刺激,此时拇内收肌可能只有 2 或 3 次颤搐刺激反应。最近有研究表明,面部肌肉使用肌松监测仪与术后 PACU 神经肌肉残余阻滞的发生率增加有关[1]。

理想情况下,我们应该使用更能定量的指标来评估神经肌肉阻滞,如加速肌电图。利用这一技术,压电肌动描记器与受刺激的肌肉相连接,用来测量电刺激产生的肌肉收缩力量。然后,加速肌电图计算 TOF 比值,为临床医师提供一个客观

数值。Murphy 等研究发现,在预防 PACU 并发症(如需要进一步气道管理治疗和氧饱和度降低)方面,加速肌电图优于主观的 TOF 技术[2]。但该设备存在的问题是多数临床医师并不清楚怎样使用。使用神经肌肉阻滞剂之前,必须对每位患者的反应进行校准和定标,因为使用未校准的设备来定量 TOF 基本没有意义。

反方:哇,你就像一本活的杂志!好吧,你对我评估该患者肌肉力量的方法并不满意,我也想强调你力主采取逆转所带来的一些问题。神经肌肉拮抗药物并非好东西。即使以体重为基础给患者适当剂量的拮抗药,也可能产生不同的生理效应。新斯的明抑制乙酰胆碱酯酶导致副交感神经输出增加,心动过缓,引起低血压。糟糕的是,有时还会导致不稳定的交界性心律或室性节律。为了防止这种情况的发生,新斯的明通常与抗胆碱能药物联合使用,结果可导致患者心动过速。虽然这样通常不会有严重问题,但对于主动脉狭窄患者可能导致血流动力学不稳定。拮抗还会影响心肌需氧量与灌注的比例,像本例患者有冠心病病史,可能导致心肌缺血。

正方:你说得对极了!但心动过速和心动过缓均可以治疗,预防严重心脏病患者术后呼吸并发症也非常重要。

正方:好吧,医生……这才是真正棘手的地方!新斯的明不仅会对血流动力学产生不良影响,最近研究也表明会对呼吸系统产生不良影响!一项中等规模的前瞻性研究发现,使用新斯的明的患者术后肺不张的发生率增加。该研究还发现

了更大的问题,使用大剂量新斯的明后肺水肿发生率增加,住院时间和 PACU 时间延长[3]。虽然确切原因尚不清楚,但自主呼吸完全恢复的患者使用新斯的明时,可能对呼吸产生矛盾影响,推测新斯的明可导致呼吸肌力量下降,增加上呼吸道塌陷,使患者更易发生呼吸并发症。

反方:看来我们陷入僵局了。一方面,我们可以在不进行拮抗的情况下拔除气管导管,但存在术后肌无力和相关并发症的风险;另一方面,使用新斯的明拮抗则存在血流动力学的不良影响,甚至增加肌无力的风险。啊,不管那么多了,我们拔除气管导管并在 PACU 密切观察吧。

(黄志斌　熊晓星　译,
张庆国　张鸿飞　校)

参考文献

[1] Thilen SR, Hansen BE, Ramaiah R, Kent CD, Treggiari MM, Bhananker SM. Intraoperative neuromuscular monitoring site and residual paralysis. Anesthesiology. 2012; 117: 964 - 972.

[2] Murphy GS, Szokol JW, Marymont JH, Greenberg SB, Avram MJ, Vender JS, Nisman M. Intraoperative acceleromyographic monitoring reduces the risk of residual neuromuscular blockade and adverse respiratory events in the postanesthesia care unit. Anesthesiology. 2008; 109: 389 - 398.

[3] Sasaki N, Meyer MJ, Malviya SA, Stanislaus AB, MacDonald T, Doran ME, Igumenshcheva A, Hoang AH, Eikermann M. Effects of neostigmine reversal of nondepolarizing neuromuscular blocking agents on postoperative respiratory outcomes. Anesthesiology. 2014; 121: 959 - 968.

如何识别和治疗围术期过敏反应？

8.

阿米特·普拉巴卡尔，梅尔维尔·Q.威奇，
保罗·德拉霍赛耶，艾伦·大卫·凯

病例

患者：女性，60 岁，拟行择期脐疝修补手术。术前评估提示既往有高血压、肥胖和控制良好的 2 型糖尿病病史；家庭用药包括赖诺普利 10 mg，每日 1 次，二甲双胍 1 000 mg，每日 2 次。手术史包括在外院行 2 次剖宫产和 1 次择期腹壁成形手术。患者否认之前麻醉相关的并发症史及过敏史。体格检查结果显示，中度肥胖，牙齿良好，Mallampati 分级为 2 级。患者 ASA 分级为 2 级。

手术当天患者生命体征稳定，确认 NPO。转运至手术室之前给患者静脉注射咪达唑仑 2 mg。进入手术室后，患者接受标准的 ASA 监测，并在诱导前进行几分钟的预吸氧。静脉注射 2% 利多卡因 100 mg、异丙酚 150 mg、琥珀酰胆碱 120 mg 快速顺序诱导，采取直接喉镜尝试 2 次气管插管，但由于喉头过高，无法暴露声门。使用 1 根 Eschmann 导管辅助建立气道，吸入 2% 七氟醚，并应外科医生要求，静脉注射维库溴铵 4 mg 和头孢唑林 2g（先锋霉素Ⅴ）。

手术中血压波动较大，范围为 75～110/40～80 mmHg。为维持 70 mmHg 的平均动脉压（mean arterial pressure，MAP），分次静脉注射去氧肾上腺素 100 μg。尽管存在血压波动，但其他生命体征在整个手术过程中保持稳定。

手术结束时给予格隆溴铵 0.8 mg 和新斯的明 4 mg 拮抗神经肌肉阻滞。患者符合拔管标准，能遵循指令，自主呼吸，潮气量约为 500 mL，可保持抬头 5 s。

拔管后患者血压立即升高至 220/115 mmHg，并发现鼻出血。同时开始出现自主呼吸困难，发现舌头肿大。由于即将发生阻塞性呼吸衰竭，决定再次气管插管。直接喉镜与 Eschmann 探针联合尝试，因为上气道组织显著水肿，插管未能成功。然后采取 Eschmann 探针联合可视喉镜进行两次尝试，均因水肿和肿胀而插管失败。患者氧饱和度下降至 80%，与外科医师沟通后，为避免对患者造成进一步伤害，决定进行紧急气管切开。

实施紧急气管切开术后患者血氧饱和度上升至 99%。然而在气管造口期间血压仍然不稳定，需要多次肾上腺素 10 μg 方能维持 MAP 50～60 mmHg。明确建立气道后，通过经胸超声心动图检查以排除心血管病因，结果显示射血分数＞55%，无室壁运动异常和容量降低。同时术中支气管镜检查，发现气管和主支气管水肿。患者病情稳定后转送至 ICU 进一步复苏治疗。

问题

你如何识别和治疗围术期过敏反应？

正方：围术期过敏反应是一种罕见且可能致命的事件，需要临床医师快速识别。围术期过敏反应发生率估计为 1∶10 000～1∶20 000 例麻醉[1,2]。根据国家过敏反应研究所网络研讨会（National Institute of Allergy and Anaphylaxis Network symposium）的定义，过敏反应是指"一种严重的过敏反应，发病迅速，可能导致死亡"[3]。这个病例较难诊断，因为既往手术中并未发生过

敏,所以真的很难预料会出现与过敏反应一样糟糕的情况。

反方:虽然统计学上罕见,但过敏反应的实际发生率可能被低估,因为多数可能因反应轻微且短暂而未被诊断。作为麻醉医师,你在手术室永远不能做与治疗患者无关的其他事情。当其他人无能为力时,大家都期望你是手术室中能迅速识别并治疗过敏反应的那个人。

正方:好吧,如果怀疑过敏反应,你应该知道严重过敏反应的典型表现,包括红斑、水肿、瘙痒、低血压、心动过速以及支气管和胃肠平滑肌收缩[1]。

反方:是的,但对于全身麻醉的患者,一切都比较棘手。麻醉会掩盖过敏的多数体征和症状。患者通常被无菌敷料完全覆盖,因此过敏初期可能看不到皮肤表现[1]。由于使用多种麻醉药物,麻醉期间血压通常低于正常值。因此,麻醉医师可能将其视为血管张力降低而仅给予小剂量血管加压剂治疗。此外,由于自动调节曲线改变,高血压患者的血压波动非常常见。显然,气管插管患者也无法主诉存在瘙痒。发生对血管加压剂几乎无反应而吸气峰值压力增加的难治性低血压时,临床医师应警惕是否出现过敏反应。

正方:因此,最初的诊断只是一种假设和基于敏锐的临床判断。这非常重要,因为危及生命的过敏反应可以发生在出现症状的最初几分钟内。回顾一下,有 4 种不同类型的超敏反应,表现也各有不同。Ⅰ型过敏反应是 IgE 介导的反应,肥大细胞释放组胺,导致血管舒张,支气管痉挛,严重时发生心血管功能衰竭。这种类型的过敏常与药物反应有关,也最可能在手术中遇到。Ⅱ型过敏反应是 IgG 介导的反应,预先形成的抗体与抗原结合并激活补体级联系统。Ⅲ型超敏反应是指由抗体-抗原复合物形成并引起免疫应答。Ⅳ型超敏反应与 T 细胞介导的细胞因子释放有关,是机体针对之前接触过的抗原所产生的反应。

反方:初步诊断可以假设,一旦病情稳定,必须明确诊断。这至关重要,因为没有哪一项治疗策略可以预防可能发生的过敏反应。应对患者进行广泛的过敏测试,以识别过敏源[1]。虽然明确诊断取决于检测结果,但可以寻找一些支持过敏反应诊断的标记物。嗜碱性粒细胞和肥大细胞活化和细胞脱颗粒,释放之前已经形成的组胺,组胺半衰期为 15~20 分钟[4]。然而,严重的过敏反应中组胺水平可保持升高长达 2 小时,可能与酶促代谢饱和有关[4]。怀疑过敏反应的 2 小时内,如果血清类胰蛋白酶水平升高也支持肥大细胞活化和过敏反应[4]。

正方:麻醉医师还必须意识到可能导致过敏反应的潜在诱因。围手术期高敏反应和过敏的最常见原因包括药物、乳胶产品和静脉输液。与过敏反应相关的最常见药物是抗生素、神经肌肉阻滞剂、催眠药,而阿片类药物相对罕见。

反方:研究表明,神经肌肉阻滞剂是最常见诱发过敏反应的药物,发病率为 50%~70%[5,6]。第 2 个最常见的诱发因素是乳胶,据报道其占围手术期过敏反应的 16.9%[5,7]。手术室过敏反应的第 3 位常见原因包括抗生素,如 β-内酰胺类和万古霉素[5]。本病例中患者在术前使用头孢唑啉和咪达唑仑,诱导时使用维库溴铵;手术团队也使用乳胶手套。正如您所看到的,该患者存在无数种可能触发过敏的因素,而过敏的相关检测仍在进行中。

总结

过敏反应严重时可在最初几分钟内发展为危及生命的疾病。对患者的紧急治疗包括常规的紧急支持措施,包括静脉补液和单次注射肾上腺素以纠正难治性低血压,β_2 受体激动剂治疗支气管痉挛,皮质类固醇抑制细胞因子释放(无论是否使用组胺-1 受体拮抗剂)。因为不可能立即明确诊断,因此临床医师必须掌握围术期过敏反应的急性表现和治疗。一旦患者病情稳定,需要麻醉医师、过敏症专家和手术团队的多学科协作,明确诊断和治疗。

（黄志斌　熊晓星　译，

张庆国　张鸿飞　校）

参考文献

[1] Riou B. Anaphylaxis and anesthesia. Anesthesiology. 2009；111：1141 - 1150.

[2] Dewachter P, Mouton-Faivre C. What investigation after an anaphylactic reaction during anesthesia? Curr Opin Anaesthesiol. 2008；21：363 - 368.

[3] Sampson HA, Muñoz-Furlong A, Campbell RL, Adkinson NF Jr, Bock SA, Branum A, et al. Second symposium on the definition and management of anaphylaxis：summary report—Second National Institute of Allergy and Infectious Disease/Food Allergy and Anaphylaxis Network symposium. J Allergy Clin Immunol. 2006；117：391 - 397.

[4] French Society of Anesthesiology and Intensive Care Medicine. Reducing the risk of anaphylaxis during anesthesia. Ann Fr Anesth Reanim. 2002；21（suppl 1）：7 - 23.

[5] Reisacher WR. Anaphylaxis in the operating room. Curr Opin Otolaryngol Head Neck Surg. 2008；16：280 - 284.

[6] Mertes PM, Laxenaire MC. Allergy and anaphylaxis in anaesthesia. Minerva Anestesiol. 2004；70：285 - 291.

[7] Mertes PM, Alla F, Laxenaire MC. Anaphylactic and anaphylactoid reactions occurring during anesthesia in France in 1999 - 2000. Anesthesiology. 2003；99：536 - 545.

监测性麻醉对所有病例都是安全的吗？ **9.**

肯尼思·M.萨廷,乔纳森·蒂茨

病例

手术前患者比较焦虑,外科医师宽慰他说,"我可以用局部麻醉加一点镇静剂来做这个手术(活组织检查、面部拉皮手术、内窥镜检查、手部手术)。"为了进一步消除患者顾虑,外科医师接着说:"不,这种手术我从不选择全身麻醉,对于这么简单的手术来说选择全身麻醉反而增加危险。在你还没有反应过来的时候,手术就已经结束了。"

问题

作为当天为这个"简单手术"提供镇静和监测性麻醉(monitored anesthesia care,MAC)的麻醉医师,你被困在了一个没有出口的小角落里。查阅患者病历后发现,内科医师术前会诊建议,麻醉期间应避免低氧血症和低血压。患者曾行腹腔镜减肥手术(Lap-Band surgery),现在轻度超重,睡眠呼吸暂停症状也已经改善。而他整齐的胡须正好掩盖了小下颌畸形。

手术时机

在手术室(operating room,OR)里,你采用了温和的鸡尾酒模式镇静,给予芬太尼、咪达唑仑,并以 50 μg/(kg·min)的速度输注丙泊酚。同时监测鼻腔呼出的二氧化碳,通过鼻导管给予 2 L/min 的氧气,保持满意的脉搏血氧饱和度(pulse oximeter,SpO$_2$)。

开始时一切顺利,直到外科医生提出,"患者始终在动,你就不能多给点丙泊酚吗?"

你回答说:"是的,我是可以,但是如果我给了更大剂量的丙泊酚,患者可能会停止呼吸!"

外科医师嘲讽道:"你没必要待在这里了。如果你做不到,那么就找个能做到的人给我。"

你不情愿地给了更多的镇静剂,追加了一点芬太尼,然后把丙泊酚的输注量提高到 100 μg/(kg·min)。过了几分钟患者就平静下来了,但没多久 SpO$_2$ 下降到 88%,你提高氧流量后 SpO$_2$ 升高,不久后再次急剧下降! 你掀掉无菌单,尝试面罩辅助通气,但是只听到患者脸上吱吱的漏气声。插入喉罩失败,然后这个患者就不再动弹了,当你尝试进行气管插管时患者呕吐了,监护仪 SpO$_2$ 的声音越来越低沉,心率减慢,紧接着出现了无脉性电活动(PEA),你于是启动了 13 号手术间的呼救程序!

外科医师埋怨道:"我的患者最好没事,否则这就是你麻醉执业的最后一天!"

所幸的是,这个故事有一个幸运的结局:你成功地插入气管导管,患者恢复良好。外科医师取消了这个手术。显然,这在现实中从没有发生过吗? 这个场景听起来是否有些耳熟?

问题

是否我们应该"不惜任何代价"地讨好外科医师,附和他承诺给患者的麻醉方案?

正方: 使用镇静剂的 MAC 麻醉方式非常常见,在美国每年用于数以百万计的手术。外科医师是业务的主导者,患者是他的患者。手术中至少应有 1 名麻醉医师在场,实施麻醉的同时持续监测患者。越来越普遍的是,外科医师、检查者和牙医在进行操作的同时,自己也在兼管着"镇静"。仔细的操作者会谨慎地滴定并限制镇静剂的用量,但并非每个外科医师都是那么谨慎专业!

反方: 那说来也是一个可怕的情况,但这并不意味着外科医师就可以强迫麻醉医师去做一些对患者不利的事。

采取 MAC 的麻醉方法对于某些手术非常危险。当镇静水平从中度过渡到深度(低于某个特定值时),需要辅助给氧时,麻醉医师(更确切地说是他们的患者)如履薄冰。当然,无论是凭技术还是凭好运,除了那些不顺利的患者,几乎所有患者都还算顺利。但患者不顺利时,他们的故事就会被刊登在纽约最著名的医学杂志《纽约时报》上。这就是隐藏在 MAC 背后的弊端:当情况不好时,患者从通气不足到呼吸停止,表现的并非躁动,而是沉默。因此,哪怕放松一分钟的警惕,呼吸暂停的迹象也很容易被忽略。然而,一定要时刻牢记呼吸道处理不及时或无效所带来的灾难性后果——心脏骤停、脑损伤和死亡。由于多数患者能够耐受较深程度的"清醒"镇静,所以外科医师和麻醉实施者容易陷入一种错觉,即认为清醒镇静是安全的,因此适用于所有患者。

镇静剂的影响

通常用于镇静的药物会导致与剂量相关的通气不足,这些药物通过使 $PaCO_2$ 的呼吸反应曲线右移(阿片类药物)或减小其斜率(苯二氮䓬类,丙泊酚)来降低呼吸频率和潮气量。当联合使用镇静剂时产生协同作用,可加速氧饱和度降低、通气不足和/或呼吸暂停[1]。此外,特别是当镇静时间较长时,可发生进行性肺不张和功能残余气量(functional residual capacity,FRC)降低。最后,不同个体对镇静的反应差异较大。我们在部分患者中发现,虽然期望实现中度镇静,但最终镇静效果无法预测,甚至呈现极度躁动和呼吸暂停的双极分化。

镇静程度

美国麻醉医师协会已正式将镇静的程度分为:轻度、中度、深度和全身麻醉[2]。我们在实施MAC 麻醉时的主要目标是:中度镇静,患者对轻度刺激有反应,不需要呼吸道干预,自主呼吸充足。而在深度镇静时,患者对刺激反应较弱,可能需要呼吸道干预,自主通气可能不足。为避免通气不足的影响,除非控制气道,否则应避免长时间的深度镇静。

SpO_2 监测

麻醉医师使用可靠的脉搏血氧饱和度仪(SpO_2)无创评估动脉血氧饱和度(SaO_2)。遗憾的是,我们很少使用无创设备来评估动脉血二氧化碳分压($PaCO_2$),尽管市场上已经有这类设备。值得庆幸的是,当患者通气不足时,SaO_2 会降低,因此我们可以利用脉搏血氧饱和度仪来间接评估呼吸抑制,但这只有当患者呼吸室内空气时才比较适用!

二氧化碳波形图

镇静期间,麻醉医师经常通过口腔或鼻腔的呼气末二氧化碳(或二氧化碳波形图)测量呼吸频率,评估气道梗阻,排除呼吸暂停;二氧化碳波形图也能对这些指标实现有效监测。然而,$EtCO_2$ 的绝对值总是小于 $PaCO_2$,而且两者的差值会随着通气不足进行性加重而增大。保留意识的镇静手术中,潮气量不易测量或预测,$EtCO_2$ 的绝对值很容易造成误导。因此,二氧化碳波形图只适用于确认是否存在自主呼吸和循环，而不是评估两者是否充足。

室内空气氧与脉搏血氧饱和度

由于无创性 $PaCO_2$ 测量方法并不常用，我们来研究使用脉搏血氧饱和度仪测量的动脉血氧饱和度替代是否有无益处。详细的分析超出本书范畴，但有必要掌握几个计算公式。通过下面的方程式可以根据 SpO_2 估算出 $PaCO_2$ 的增加程度。

假设：

$$PaO_2 = FiO_2 * (P_{atm} - P_{H2O}) - PaCO_2/RQ - Ps$$

其中 $P_{atm} = 760$ mmHg，$P_{H_2O} = 47$ mmHg，$RQ = 0.8$，$Ps =$ 分流。

Hill 方程中从 PaO_2 中估算 SaO_2（$pH = 7.4$，$T = 37℃$）[3]：

$$SaO_2 = [23\,400 \times (PaO_2^3 + 150 \times PaO_2)^{-1} + 1]^{-1}$$

最后，假设 CO^- 和高铁血红蛋白水平可忽略不计：

脉搏血氧饱和度随 $PaCO_2$ 增加的变化曲线

$$SpO_2 = SaO_2$$

基于本讨论的目的，我们认为，当 $PaCO_2$ 上升到 55 mmHg 时，通气量会有一个合理的下降，超过该数值可能会达到呼吸抑制的潜在危险水平。此外，我们限定讨论的对象为相对健康的成年患者，并特意排除那些呼吸功能不全、睡眠呼吸暂停，或氧气依赖的患者。通过这些公式，我们估计在特定 FiO_2 和分流（Ps）情况下，$PaCO_2$ 的增加对 SpO_2 的影响（见图 9 - 1）。

对于一个健康的成年人，我们假设他没有分流，因此，$Ps = 0$。在室内空气中（RA，$FiO_2 = 21\%$），在 $PaCO_2$ 升高至 54 mmHg 之前，$SaO_2 \geq 96\%$。维持 $SaO_2 \geq 96\%$，是我们的安全界线。当 $PaCO_2$ 为 55 mmHg 时，PaO_2 为 81 mmHg，此时仍无不适。

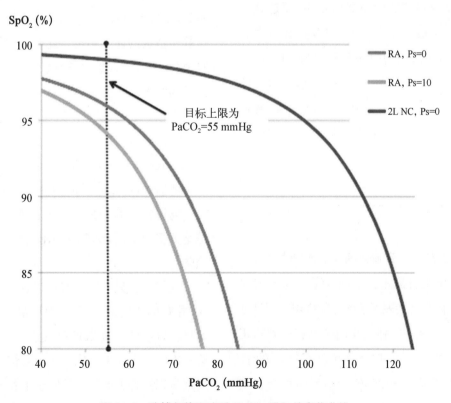

图 9 - 1　脉搏氧饱和度随 $PaCO_2$ 增加的变化曲线

如果患者存在肺不张,将如何影响这些计算呢?假设肺不张引起了一个小的分流,$Ps = 10$ mmHg。同样是呼吸室内空气,当 $PaCO_2$ 达到目标 55 mmHg 时,氧饱和度为 94%,而 PaO_2 为 71 mmHg,这就需要我们给予一定程度的关注了。因此,与没有分流的患者相比,分流导致 $PaCO_2$ 增加,SpO_2 的读数更低。这提示如果我们仔细监测 SpO_2,可以增加安全系数。

接下来,我们将估算通过鼻导管输送 2 L/min 氧气时的影响,并假设这会产生 200 mmHg 的 PiO_2。从直觉上看,我们可能认为如此少量的高浓度氧气只会产生轻微影响,但事实并非如此。同样,我们假设 $Ps = 0$。使用高浓度氧气后,保持 $SpO_2 \geq 97\%$,直到 $PaCO_2$ 上升至 88 mmHg。我们将可耐受的目标 $PaCO_2$ 设为 55 mmHg,当我们达到中度通气不足的下限时:① SpO_2 为 98.9%,并没有不适表现;② PaO_2 则达到了相当高的 131 mmHg。结果表明,吸入氧气可消除脉搏血氧饱和度仪检测通气不足的效用,而这并非一个新发现[4]。最后一个例子,假设存在较大分流,$Ps = 50$ mmHg,当通过鼻导管呼吸 2L 的 O_2 时,只有在 $PaCO_2$ 上升至 55 mmHg 后,SpO_2 才会下降到 96% 以下(图中未显示)。接下来,我们来了解肺不张和 FRC 下降的影响,看看与我们的病例是否一致。

肺不张

小潮气量容易导致肺不张,从而增加分流。尽管 10 mmHg 的分流相当小,只有在呼吸空气时通过 SpO_2 的降低才容易检测到它的影响,而且这可以通过让患者做一次肺复张动作迅速得到纠正(深呼吸或咳嗽)。相反,吸入高浓度氧气时,即使存在非常明显的肺不张(分流),SpO_2 也可能在正常范围内。

FRC

虽然通过监测 SpO_2 无法发现 FRC 的下降,但 FRC 在呼吸暂停或通气不足(hypopnea,AH)期间仍至关重要,而且这些情况也非常常见[5]。原因很简单:当 FRC 容积一定时,FiO_2 越大,FRC 中残余的 O_2 就越多,AH 可持续时间也就越长,直至 SpO_2 下降。事实上,也有争议认为这种现象具有一定益处,镇静的患者应该呼吸 100% 的氧气,以更好地耐受更长时间的 AH,而不引起 SpO_2 下降。然而,与其盲目忍受 AH,我们建议尽量避免 AH 才最安全;如果发生了 AH,应尽早发现并尽快给予适当的治疗。如前所述,当吸入 O_2 时,尽管 $PaCO_2$ 呈危险性上升,SpO_2 仍可能在较高数值。因此,发生 AH 时,之前已经存在呼吸性酸中毒了。

这意味着,为了避免过度镇静,患者应吸入空气并滴定镇静至 SpO_2 轻度降低。如果镇静仍然不足,不应首选吸入氧气,因为会掩盖中度或深度镇静所造成的通气不足。此时首先应考虑控制呼吸道(面罩,LMA 或气管导管),正压通气,再酌情给予高浓度氧气。

卡尔(Carl)博士在近十年前非常经典的认为:"MAC 应该代表最大程度的麻醉注意(maximum anesthesia caution),而不是最低限度的麻醉监护(minimal anesthesia care)"。[6]

与清醒镇静相关的许多严重并发症(如果不是绝大多数的话)由呼吸抑制引发,多数情况可以预防[7]。

我们建议只呼吸空气可以提供额外的安全界线,并有助于防止过度镇静和潜在的不良后果。如果你以前使用高浓度氧气进行清醒镇静,当你第一次使用 RA 时,你很可能会惊讶于镇静剂常规剂量时(你可能认为是安全剂量)SpO_2 的降低如此频发。使用 RA 并注意监测脉搏血氧饱和度计的每一次节拍和音调,可将药物滴定到使 SpO₂ 达到可接受的轻度下降的程度;这样有助于维持足够的呼吸动力,并避免过度的呼吸抑制。呼吸空气还有另一个好处:因为高浓度氧气是导致手术室火灾的最重要因素,因此火灾的风险也降低了。

总结

也许约瑟夫·普里斯特利(Joseph Priestley)(被认为发现了氧气)在 1776 年说得最好:"……大自然为我们提供的空气正好就是我们所应得的!"当必要的镇静产生过度抑制(如 SpO₂ 下降、气道反射消失、无法唤醒、气道梗阻或呼吸暂停)时,应考虑早期控制气道并通气。最后,作为资深麻醉医师,我们应当培训同事使其认识到中度或深度镇静的潜在风险,特别是当存在睡眠呼吸暂停、困难气道、饱胃,或当患者对镇静的反应不可预测或不可耐受等危险因素时。

(邓国男　张庆国　译,

王　晟　张鸿飞　校)

参考文献

[1] Bailey PL, Pace NL, Ashburn MA, Moll JW, East KA, Stanley TH. Frequent hypoxemia and apnea after sedation with midazolam and fentanyl. Anesthesiology. 1990;73(5):826-830.

[2] American Society of Anesthesiologists Task Force on S, Analgesia by N-A. Practice guidelines for sedation and analgesia by non-anesthesiologists. Anesthesiology. 2002;96(4):1004-1017.

[3] Severinghaus J. Simple, accurate equations for human blood O₂ dissociation computations. J Appl Physiol Respir Environ Exerc Physiol. 1979;46(3):599-602.

[4] Fu ES, Downs JB, Schweiger JW, Miguel RV, Smith RA. Supplemental oxygen impairs detection of hypoventilation by pulse oximetry. Chest. 2004;126(5):1552-1558.

[5] Anand GW, Heuss LT. Feasibility of breath monitoring in patients undergoing elective colonoscopy under propofol sedation: a single-center pilot study. World J Gastrointest Endosc. 2014;6(3):82-87.

[6] Hug CC Jr. MAC should stand for Maximum Anesthesia Caution, not Minimal Anesthesiology Care. Anesthesiology. 2006;104(2):221-223.

[7] Bhananker SM, Posner KL, Cheney FW, Caplan RA, Lee LA, Domino KB. Injury and liability associated with monitored anesthesia care: a closed claims analysis. Anesthesiology. 2006;104(2):228-234.

电休克治疗前一定要通过电生理重新编程患者的心脏起搏器吗？

10.

伊桑·O. 布赖森

病例

雅各布斯（Jacobs）博士刚完成住院医师规范化培训并找到了一份新工作，今天早上她被指派负责电休克治疗（electroconvulsive therapy，ECT）。尽管在规范化培训中从来没有学习过此类治疗的麻醉，但她相信自己有能力处理每一个病例所需的短暂全麻。她想，"真的，这会有多复杂呢？"

计划中的第1个病例是1位86岁的男性，有长期的严重抑郁症（major depressive disorder，MDD）病史，过去2年中经历多次药物治疗失败，因此拟行ECT治疗。其主要症状包括情绪麻木、缺乏动力、精神不振和消极的自杀想法。病史包括严重的长期高血压（long-standing hypertension，HTN）、冠心病（coronary artery disease，CAD）和慢性阻塞性肺疾病（chronic obstructive pulmonary disease，COPD）。该男子两年前进行了超声心动图和应激反应试验；根据心脏病专家的记录，其患有弥漫性冠状动脉疾病，射血分数为20%，放置了植入式心脏复律除颤器（implantable cardioverter-defibrillator，ICD）。

记录表内并未显示植入装置的类型，而且患者没有设备识别卡。雅各布斯博士接诊患者，进行了气道检查，回顾了记录表中的现有信息，并想知道：

问题

电休克治疗前一定要通过电生理（electro-physiology，EP）重新编程患者的起搏器吗？

雅各布斯博士意识到自己并不知道答案，于是向两位资深同事佩雷斯（Perez）博士与辛格（Singh）博士请教。佩雷斯博士已完成心胸麻醉专科培训，目前担任心胸（cardiothoracic，CT）麻醉中心主任；辛格博士为麻醉中心的主管和协调人。这3位医生一起回顾了现有信息，并对此展开讨论。

正方：佩雷斯博士首先发表了评论："目前尚不清楚患者使用的是哪种设备，所以谨慎的做法是让负责电生理的技术人员对其进行确认，必要时重新编程。"

反方：在深思熟虑了佩雷斯博士的意见后，辛格博士回答说："你说的是理想状态下的处理方法，但你知道，EP人员不会很快到达ECT室，而这是今天需要治疗的20名患者中的第一个。另外，我们从记录中得知这个患者植入有ICD，为什么不放一块磁铁在脉冲发生器上，这样不就可以了吗？"

正方："如果这只是一个简单的ICD，那么我可能同意你的观点，因为假设磁铁会使ICD失去检测和治疗恶性心律失常的能力，也是安全的。但如果是起搏器呢？那么我们就不知道起搏器对磁铁的反应如何了。"[1]

反方："等一下，佩雷斯博士，我们怎么知道这个患者有起搏器？我印象中这是因为低射血分数而植入的ICD。"

正方："所有的ICD设备也都是潜在的起搏器，因为它们均具有超速心律失常或在除颤电击后根据需要起搏的能力。"[2]

反方:"当然,但如果这个患者不依赖起搏器,那有关系吗?"

很显然,讨论到了这个时候,这3个人需要更多信息才能对这个患者安全的实施麻醉,于是他们把患者带到了治疗区,进行心电图(ECG)和其他监测。通过5导联ECG监测,在监视器上Ⅱ导联和胸前导联5中均能看到清晰的起搏尖峰。

正方:"现在看来,我们的患者实际上是起搏器依赖,事情有点复杂。雅各布斯博士,你打电话给我们非常明智。"

反方:"佩雷斯博士,我并不认为所有这些都是必要的。我们到底想做什么? ECT所需的全身麻醉时间很短,能出什么错呢?"

正方:"我们希望避免的潜在不良后果包括:设备的物理损坏(包括导致设备故障的引线断裂或位置变化)、设备功能的改变(如意外的重新编程、不适当的除颤器激活以及无意中重置到备份模式)。这些变化中的任何一个对这个患者来说都可能是灾难性的,因为他显然存在自身心脏起搏能力不足。"[1]

反方:"我理解你说的这些我们应该尽量避免的不良事件,但实际上,这些事情发生的可能性有多大? 在设备上放置磁铁是否比手术本身风险更大?"

正方:"这个患者治疗时需要接受较强烈的电刺激,其强度足以诱发治疗性癫痫发作。刺激本身具有电磁干扰(Electromagnetic interference, EMI)的可能,足以干扰ICD的正常工作。"[2]

反方:"是的,但如果距离设备超过15 cm,任何电磁干扰对设备功能的影响较小。这些干扰包括来自ECT刺激的干扰,甚至来自周围神经监视

器的干扰。"[2]

正方:"确实是这样。但我们仍然必须认识到,当患者依赖起搏器时,简单地将磁铁放在设备上并不能可靠地保护设备不被重新编程。"

反方:"好吧,那就联系EPS服务,明确这个患者的设备类型。雅各布斯博士,请把下一个患者带到治疗区,这样我们就可以在解决这个问题的同时处理其他事情了。"

总结

带有心脏植入电子设备的患者准备接受ECT治疗时,面临的首要问题应该是:"它是什么类型的装置?"患者不依赖起搏器时,只要放置一个磁铁就可以避免设备失效。如果患者依赖于起搏器,可以通过重新编程或使用磁铁调整设备至非同步模式。如果患者有ICD,应该通过编程或使用磁铁使其失效。但是,请记住,如果ICD设备被停用,必须备用外部除颤。如果患者依赖起搏器,使用磁铁不会将起搏器置于非同步模式,此时应请EPS人员重新编程会诊。任何情况下,均应备用外部起搏,以免设备故障。

(邓国男 张庆国 译,

李凤仙 张鸿飞 校)

参考文献

[1] Bryson EO, Kellner CK, Popeo D, Briggs M, Pasculli R. AICD in electroconvulsive therapy (ECT). J Electroconvuls Ther. 2015;31(1): e22.

[2] Stone ME, Salter B, Fischer A. Perioperative management of patients with cardiac implantable electronic devices. Br J Anaesth. 2011;107(S 1): i16-i126.

11. 经食管和经胸超声心动图什么情况下使用会对非心脏病例有益？

丽萨·Q.容

病例

患者：男性，83 岁，因外伤性股骨颈骨折入手术室，拟行紧急髋关节置换术，患者既往有高血压、高脂血症病史，且以前有过短暂的脑缺血发作，没有残余神经功能缺陷。因为膝盖和背部疼痛，患者运动耐量只有 2～3 个街区。EKG 显示窦性心动过速，心率 105 次/min，电轴左偏，左心室肥厚；胸部 X 线检查显示轻度肺充血；实验室检测显示血红蛋白浓度为 85 g/L，电解质正常，肌酐升高 123.8 μmol/L。在手术室内鼻导管吸氧 2 L/min 情况下生命体征为 HR 105 次/min，BP 179/80 mmHg，RR 18 次/min，SpO₂ 96%。常规麻醉诱导后，尽管补充了 2 L 液体和多次使用去氧肾上腺素，患者仍存在低血压。建立动脉测压及另一条大口径静脉输液通道，滴注去氧肾上腺素，血压略有改善。动脉血气显示血红蛋白为 80 g/L。这位麻醉医生通过了基本的经食管超声心动图（transesophageal echocardiography，TEE）资质认证，他给患者放置了 TEE 探头，以评估持续低血压的原因。TEE 检查显示左房扩张，左心室收缩功能减退，估计射血分数为 30%～35%。启动强心治疗，患者被带到介入手术室进行冠状动脉造影，结果提示需要改善心脏功能后再考虑手术。

问题

该患者术中使用 TEE 是否适当恰当？非心脏麻醉医师能做出正确诊断吗？这种情况下，置入肺动脉（pulmonary artery，PA）导管是否也能达到同样效果甚至更好？诱导前经胸超声检查是否可推迟手术而避免诱导后出现的血流动力学不稳定？

正方： 这绝对是术中超声心动图使用的适应证。诸多研究表明，TEE 对于指导术中"抢救"的诊断和治疗均有用，甚至可能挽救生命。美国麻醉医师协会（American Society of Anesthesiologists，ASA）和心血管麻醉医师学会（Society of Cardiovascular Anesthesiologists，SCA）在 2010 年指南中建议，非心脏手术患者治疗后仍表现持续低血压或缺氧的患者推荐使用 TEE 检查[1]。希尔科特（Schillcutt）等学者进行了一项病例研究，观察对象与我们的患者具有相似特征和情况，结果发现，"所有患者发生血流动力学不稳定时进行超声心动图检查后均获得了一个可以解释的诊断"，其中最常见的诊断包括左心功能不全、右心功能不全、低血容量和心肌缺血[2]。

反方： ASA 和 SCA 的推荐属于 2B 和 3B 类证据，这意味着缺乏随机对照试验，也没有大量证据表明 TEE 在手术中的作用和成本/效益比。多数证明 TEE 有益的文献为急诊医学和危重病医学领域[3-6]，指南也主要基于专家意见[7]。希尔科特等学者的这篇文章是一项包括 TEE 和经胸超声心动图（transthoracic echocardiography，TTE）的回顾性研究，纳入的患者数也较少（N＝31）[2]。此外，对于何时或如何使用超声心动图，尚缺乏标准化的指导方法。这项研究也没有对成像切面进行标准化或对超声心动图的操作者（包括麻醉医师、心脏麻醉医师和心脏病专家)进行资格审定。目前尚不清楚由基础 TEE 训练有素的麻醉医师来诊断左心室功能障碍,是否超出其工作范畴。

正方: 希尔科特的这项研究发表于 2012 年,是麻醉领域 TEE 在诊断和早期治疗中有用性的最新研究之一[2]。非心脏专业的麻醉医师接受术中 TEE 的基本培训,关于其标准切面与操作范围的指南发表于 2013 年[8]。指南规定,术中 TEE 的目的是"监测而非具体诊断,除非在紧急情况下。心脏手术术中需要诊断或指导术后医疗/外科治疗时,必须由具有 TEE 经验丰富的医师或通过其他诊断技术予以确认"[8]。鉴于上述病例的紧急情况,通过基本超声心动图识别"可能需要先进成像技术和能力的具体诊断"在其执业范围内。此外,基础超声心动图能够定性诊断心功能不全,通过视觉评估心脏收缩功能。虽然视觉评估并不精确,但可以借此识别那些可能对强心治疗有效的患者。多篇文献支持在严重血流动力学紊乱和心室功能不明的患者中使用 TEE[2-5]。即使是简单的通过经胃(TG)乳头肌中部短轴切面(SAX)获得乳头肌中部的 6 个节段成像,也足以完成与治疗相关的重要诊断[8]。

反方: 虽然紧急情况下由一个基本的超声心动图专家放置 TEE 探头可能是必要的,但其主要目的是术中监测而非诊断。如前所述,理想可控情况下,应邀请具有高级超声心动图技术的医师确认诊断。同样,2015 年美国超声心动图学会(American Society of Echocardiography, ASE)发布超声心动图用于成人治疗监测的指南,无论应用于何种临床情况,都需要有 2 级或以上的高级培训经验,才能使用 TEE 作为定量监测工具[7]。指南同时强调,"在使用超声心动图指导创伤治疗或其他危重病及外科手术方面目前尚缺乏基本的临床试验",作者建议"应进行更多的临床试验,以证明 TTE 和 TEE 动态监测在几种紧急情况和外科疾病治疗方面的有效性"[7]。这样又

回到了我们开始时所面临的那个问题,即在紧急情况下,超声心动图与其他诊断工具(如 PA 导管)相比,尚无法确定哪个更有益处。

正方: 为了解决 PA 导管与 TEE 存在的争论,需要强调 PA 导管不受欢迎的原因。一项关于慢性心力衰竭和脓毒症等危重患者的大型随机对照试验中,并未发现使用 PA 导管能改善患者的生存率或缩短住院时间[9]。PA 导管具有创伤性,伴有多种潜在并发症如出血、感染、气胸、心律失常和肺动脉破裂;由于波形伪影、衰减、三尖瓣反流导致监测并不准确;热稀释计算心输出量时可能受呼吸和容积状态的影响[9]。此外,与其他血流动力学测量工具(如肺动脉导管)相比,经食管超声心动图能提供更多关于瓣膜功能和舒张功能障碍的信息,且速度更快,创伤性更小。

反方: 虽然 TEE 相对安全,但仍可导致严重吞咽困难、牙齿损伤、上消化道出血和食管穿孔等并发症。TEE 的禁忌证包括胃肠道疾病症状(严重吞咽困难、反流、呕血)或病史,近期手术[3]。使用 TEE 需要接受良好的培训,至少需要 TEE 一级专业人员才能放置探头并解释其结果;PA 导管则可由一般的麻醉医师放置。对于手术后、重症监测患者,PA 导管可能比 TEE 更实用,因为其可以提供即时、连续的监测,而不像 TEE 一样需要受过高级训练的人员操作和解释结果。因此,PA 导管仍然是评价急性血流动力学变化较好的方法之一,特别是在没有高级超声心动图专业人员、存在 TEE 禁忌证或需要术后持续监测的情况下。

正方和反方达成的共识

多数诊断基于病史和体格检查。该患者吸氧情况下开始氧饱和度为 96%,而呼吸空气时的氧饱和度不清楚。病例中的所有信息提示心力衰竭的急性加剧,呼吸空气时氧饱和度明显低于 96%,提示术前需要经胸心脏超声(trans-thoracic echo,

TTE)检查,创伤性均低于 TEE 或 PA 导管。根据检查结果,在麻醉诱导前对患者进行优化治疗。也许未雨绸缪的最主要目的是避免意外在第一时间发生。

由于针对性 TTE 的易用性和成本效益,通过其对潜在心肺疾病的高危患者进行评估,可能改变术中麻醉管理,已经引起了人们的极大兴趣。有文献表明,使用者可以相对较快的熟练掌握针对性 TTE,包括左心室功能和瓣膜功能的评估,以及彩色多普勒的基本应用。坎蒂(Canty)等学者[3]最近的一项观察性研究发现,术前对 65 岁以上或疑似心脏病患者行针对性 TTE 检查,改变患者的治疗达 50% 以上(提高或降低治疗等级)。文章也提到了针对性 TTE 的局限性和适用范围;其并不能取代全面的 TTE 检查,但可以提供比体格检查更多的临床信息,这就是所谓的"超声辅助检查"。

针对性 TTE 可用于我们的患者,通过检查确定是否应提高麻醉等级(动脉置管测压或升压药物支持)或推迟手术。有研究发现,100 例患者中有 2 例因为明显的异常发现而延迟手术,包括严重二尖瓣反流合并肺动脉高压、主动脉瓣狭窄伴左心室空虚[3]。这些情况可能不会出现在舒张功能障碍者身上,而且不需延迟手术。单纯的舒张功能障碍可能不需要额外的监测,但动脉置管测压可以最大程度地降低甚至避免血流动力学崩溃。

患者低氧可能与多种因素有关,比如肺不张、内源性肺疾病、肺栓塞等,未必一定与心力衰竭有关,但针对性 TTE 用于评估高危患者低氧是否与心脏有关是合理的。该病例的主要特点是心脏超声结果呈动态变化,术前超声检查可能有帮助但也可能相对正常,术中心脏功能急性变化时仍需要紧急 TEE 诊断。

（邓国男　张庆国　译，

李凤仙　张鸿飞　校）

参考文献

[1] Thys DM, Abel MD, Brooker RF, Cahalan MK, Connis RT, Duke PG, et al. Practice guidelines for perioperative transesophageal echocardiography: an updated report by the American Society of Anesthesiologists and the Society of Cardiovascular Anesthesiologists task force on transesophageal echocardiography. Anesthesiology. 2010; 112: 1084 - 1096.

[2] Shillcutt SK, Markin NW, Montzingo CR, Brakke TR. Use of rapid "rescue" perioperative echocardiography to improve outcomes after hemodynamic instability in noncardiac surgical patients. J Cardiothoracic Vase Anesthesia. 2012; 26: 362 - 370.

[3] Canty DJ, Royse CF, Kilpatrick D, Bowman L, Royse AG. The impact of focused transthoracic echocardiography in the pre-operative clinic. Anesthesia. 2012; 67(6): 618 - 625.

[4] Kallmeyer IJ, Collard CD, Fox JA, Body SC, Shernan SK. The safety of intraoperative transesophageal echocardiography: a case series of 7200 cardiac surgical patients. Anesth Analg. 2001; 92(5): 1126 - 1130.

[5] Memtsoudis SG, Rosenberger P, Loffier M, Eltzschig HK, Mizuguchi A, Shernan SK, Fox JA. The usefulness of transesophageal echocardiography during intraoperative cardiac arrest in non-cardiac surgery. Anesth Analg. 2006; 102: 1653 - 1657.

[6] Rebel A, Klimkina O, Hassan ZU. Transesophageal echocardiography for the noncardiac surgical patient. Int Surg. 2012; 97: 43 - 55.

[7] Porter TR, Shillcutt SK, Adams MS, Desjardins G, Glas KE, Olson JJ, et al. Guidelines for the use of echocardiography as a monitor for therapeutic intervention in adults: a report from the American Society of Echocardiography. JASE. 2015; 28: 40 - 56.

[8] Reeves ST, Finley AC, Skubas NJ, Swaminathan M, Whitley WS, Glas KE, Council on Perioperative Echocardiography of the American Society of Echocardiography, Society of Cardiovascular Anesthesiologists, et al. Basic perioperative transesophageal echocardiography examination: a consensus statement of the American Society of

Echocardiography and the Society of Cardiovascular Anesthesiologists. J Am Soc Echocardiogr. 2013; 26 (5): 443 - 456.

[9] Sandham JD, Hull RD, Brant RF, Knox L, Pineo GF, Doig CJ, et al. A randomized, controlled trial of the use of pulmonary artery catheters in high-risk surgical patients. N Engl J Med. 2003; 348: 5 - 14.

全关节置换术患者是否应使用抗纤溶药？

12.

铃木玲子

病例

在术前检查区域，我遇到了一位瘦小的老年女性患者，拟行左全髋关节置换后修复术。我叫她来我的办公室，她拄着拐杖走得很慢，迈出的每一步都非常艰难，即使只有 3 m 的距离对她来说似乎仍然很遥远。她在 5 年前因乳腺癌行乳房切除术和化疗后病情改善。她存在地中海贫血，既往手术中需要输血。我查看了血液检测结果，其血红蛋白为 111 g/L，红细胞比积为 34%。血型和交叉配血结果显示血液中存在红细胞表面抗原的抗体。

她坐在我对面，用充满希望的眼睛看着我说："我的外科医师说，有一种神奇的药物可以减少出血，我可以再次做髋关节置换手术，这次不需要输血。"

问题

全关节置换术中是否应使用抗纤溶药？

氨甲环酸（Tranexamic acid，TXA）主要用于心脏手术和部分骨科手术。快速在 PubMed 中搜索"氨甲环酸和全髋关节置换术"会出现大量文献。浏览检索结果中的荟萃分析，似乎可以得出使用 TXA 进行血液保护几乎一致的有利结论[1,2]。2011 年的 Cochrane 分析认为，抗纤溶药物降低了输血率[3]。同时该研究警告临床医师，抑肽酶会增加心肌梗死（myocardial infarction，MI）的发生率，而对 TXA 或氨基己酸则没有类似

的警告[3]。

部分研究中全关节置换输血率较高，从 20%～45% 不等[4]。术前贫血的患者输血率更高[4,5]。该患者贫血较严重，接受髋关节置换手术中需要输血的可能性较高。

我打电话给主要负责区域麻醉的同事，询问他们临床使用 TXA 的经验。"那么，TXA 是一种可用于术中止血的神奇药物吗？"

正方：作为一个重要的骨科手术中心，没有禁忌证时，我们经常在关节置换手术中使用 TXA，但其他医院不一定这么做。有充分证据表明，TXA 可减少失血，减少全膝和全髋关节置换术中输血的需要[1-3]。外科医师认为 TXA 确实能减少术中出血。

反方：考虑到减少失血的重要性和避免输血的意义，术中使用 TXA 听起来是个好主意，但有没有结果能确实得到改善的证据呢？这些研究的样本量较小，且均为单中心数据。我们怎样才能自信地告诉患者，采取这种方法对他们是有效的，因此就不需要输血，更重要的是，他们不会受TXA 不良反应或血栓栓塞性并发症的影响？

正方：血液保护在骨科手术中尤为重要，因为手术操作和内固定会导致大量失血。围术期输血在全关节置换术中非常普遍，有时甚至把血换了一遍。此外，贫血在髋关节置换患者中普遍存在，甚至在手术之前就有贫血[4,5]。已知贫血与更高的并发症、感染和住院时间延长有关[6]。约半数患者最终可能需要输血。因此，减少失血意味着更好的结果和避免部分并发症。TXA 的使用

也可能具有较好的成本效益比。

反方： 有部分证据表明，对于那些有危险因素的患者，TXA 血栓栓塞的风险可能更高[7]。进行风险与收益评估是我们的职责，就像在使用其他任何药物时一样。

反方： 存在许多潜在的血栓栓塞危险因素。除既往存在肺栓塞（pulmonary embolism，PE）、深静脉血栓形成（deep vein thrombosis，DVT）、心肌梗死（myocardial infarction，MI）、冠心病（coronary artery disease，CAD）等危险因素外，高凝状态的危险因素还包括恶性肿瘤、化疗、激素替代治疗、口服避孕药和激素、慢性炎症疾病和抗狼疮抗体等。手术本身就是 DVT 的一个危险因素。骨科手术患者常见肥胖，运动较少，肢体相对固定，常合并导致其关节问题的风湿病或免疫学功能异常。此类患者是血栓栓塞的高发人群。如果考虑到所有这些因素，我们不能使用 TXA 的患者群体就会非常大。

正方： 目前为止，还没有研究表明 TXA 的使用与血栓并发症（包括 MI、PE、DVT 和卒中）的增加有关[1,2,8]。

反方： 这很难让人相信。重新回到我之前的观点：这些数据来自样本量较小的患者。"Cochrane 评论"也认为数据较少。你觉得凭借这些小样本量的数据得到的结论可靠吗？

正方： 最近有一项大型数据库分析，纳入超过 800 000 名全髋关节和膝关节置换手术患者，该研究发现使用 TXA 有益处，而血栓栓塞并发症并未增加[8]。

反方： 我们讨论的这名患者有乳腺癌病史，5 年前接受化疗，如果给她使用 TXA 结果会怎么样？目前认为该患者癌症已经缓解，现在因为髋部疼痛而久坐不动，血栓形成风险增加。

正方： 但患者有贫血史和抗体，交叉配血具有一定难度，需要进行全髋关节置换修复术。患者体瘦，需要输血的可能性也很大。她是否继续

服用抗肿瘤药物？仅从与癌症相关的血栓栓塞风险来看，风险的程度取决于恶性肿瘤的类型、疾病程度，以及患者是否正在接受化疗和联合治疗[9]。因此，对于那些因近期恶性肿瘤而积极接受化疗的患者，和那些曾因低级别癌症行乳房肿瘤切除术的相对健康患者来说，这种风险可能完全不同。如果她没有服用这种药物，也没有任何血栓栓塞史，而且手术后已经 5 年，我会考虑使用 TXA，特别是她也存在很高的输血风险。

反方： 该患者不再服用抗肿瘤药物，但致命性 PE 可能很多而且很难发现和治疗，而贫血就不一样了，更容易发现和治疗。

正方： 关于 TXA，另一个有趣和新兴的观点是局部或关节内应用，而不是静脉注射。有部分证据表明非劣势结果[10,11]。对于存在血栓栓塞风险的患者，局部使用 TXA 可能是一个较好的折中方案，可以避免许多全身性并发症，但目前尚缺乏足够的证据支持，也需要外科医生的同意。

总结

有证据表明 TXA 可减少全关节置换手术术中失血，降低围术期输血率。然而，虽然尚未明确定义，但危险因素不同时血栓栓塞的风险仍然存在。TXA 治疗的风险和益处应由临床医生进行评估或基于个体化治疗使用。

（邓国男　张庆国　译，

李凤仙　张鸿飞　校）

参考文献

[1] Alshryda S, Sukeik M, Sarda P, Blenkinsopp J, Haddad FS, Mason JM. A systematic review and meta-analysis of the topical administration of tranexamic acid in total hip and knee replacement. Bone Joint J. 2014; 96 - B(8)：10005 - 10015.

[2] Yang ZG, Chen WP, Wu LD. Effectiveness and

safety of tranexamic acid in reducing blood loss in total knee arthroplasty: a meta-analysis. JBJS. 2012; 94: 1111 - 1143.

[3] Henry DA, Carless PA, Moxey AJ, O'Connell D, Stokes BJ, Fergusson DA, Ker K. Anti-fibrinolytic use for minimising perioperative allogeneic blood transfusion. Cochrane Database Syst Rev. 2011; 1, Jan 19. Art. No.: CD001886.

[4] Spahn DR. Anemia and patient blood management in hip and knee surgery: a systematic review of the literature. Anesthesiology. 2010; 113 (2): 482 - 495.

[5] Lasocki S, Krauspe R, von Heymann C, Mezzacasa A, Chainey S, Spahn DR. PREPARE: the prevalence of perioperative anaemia and need for patient blood management in elective orthopaedic surgery: a multicenter, observational study. Eur J Anaesthesiol. 2015; 32(3): 160 - 167.

[6] Saleh A, Small T, ChandranPillai AL, Schiltz NK, Klika AK, Barsoum WK. Allogenic blood transfusion following total hip arthroplasty: results from the national inpatient sample, 2000 to 2009. J Bone Joint Surg Am. 2014; 96(18): e155.

[7] Whiting DR, Gillette BP, Duncan C, Smith H, Pagnano MW, Sierra RJ. Preliminary results suggest tranexamic acid is safe and effective in arthroplasty patients with severe comorbidities. Clin Orthop Relat Res. 2014; 472(1): 66 - 72.

[8] Poeran J, Rasul R, Suzuki S, Danninger T, Mazumdar M, Opperer M, et al. Tranexamic acid use and postoperative outcomes in patients undergoing total hip or knee arthroplasty in the united states: retrospective analysis of effectiveness and safety. BMJ. 2014; 349: g4829.

[9] Lee AY, Levine MN. Venous thromboembolism and cancer: risks and outcomes. Circulation. 2003; 107 (Suppl 1): 117 - 121.

[10] Gomez-Barrena E, Ortega-Andreu M, Padilla-Eguiluz NG, Perez-Chrzanowska H, Fugueredo-Zalve R. Topical intra-articular compared with intravenous tranexamic acid to reduce blood loss in primary total knee replacement: a double-blind, randomized, controlled, non-inferiority clinical trial. J Bone Joint Surg Am. 2014; 96(23): 1937 - 1944.

[11] Wang C, Xu GJ, Han Z, Ma JX, Ma XL. Topical application of tranexamic acid in primary total hip arthroplasty: a systemic review and meta-analysis. Int J Surg. 2015; S1743 - 9191(15): 00007 - 2.

麻醉医师参与管理，手术室会运行得更有效率吗？

13.

史蒂文·D.博格斯，米奇尔·H.蔡，莫汉·坦尼鲁

病例

手术室在不断扩大的过程中遇到了管理问题。就在几年前，有 7 个手术间每年完成大约 3 400 例手术。医院增建 5 个手术间，员工 11 人，到本财政年度结束时，将完成约 6 000 例手术。

出现的问题包括：手术取消率增加，围术期不同亚专业分组 Press - Ganey 评分[1] 逐渐降低，外科医生抱怨缺乏器械，人员配置困难，PACU 使用率低于预期，以及由于重症监护病房（intensive care unit，ICU）床位不足而导致手术患者"滞留"在麻醉恢复室（post-anesthetic care unit，PACU）。

手术室的护士长在这个职位上已经有 20 年了，在此之前她是一名手术室护士。当手术量稳定，收入和支出在预测范围内时很少有投诉。然而，随着手术量的日益增加，即使以往对她最坚定的支持者，也在质疑 OR 的管理方式。

反方：在我看来，我们需要对整个手术过程进行全面的重新评估[2]。首先，我们需要检查患者的围术期管理流程并进行优化，最大可能地减少手术取消的发生。其次，似乎存在未能有效利用 OR 资源的情况，反映在择期手术的器械缺乏。最后，需要对患者整个围术期过程进行分析，从术前评估、术中管理到术后治疗直至出院。必须对存在的问题如 PACU 滞留进行分析评估，纠正所有共性问题。

正方：你的建议确实听起来不错，但对解决事情帮助不大。过去每隔几年医院就会聘请咨询公司对运行情况进行审查。他们采访每个部门的工作人员，整理大家的意见，并针对存在的问题提出解决方案。然后，顾问们向管理层提出了这些计划，就好像是他们自己的想法一样，但从来没有改变过任何东西[3]。

反方：我并不怀疑你所说的情况。即使管理层同意按照顾问的建议去做，如果这些计划没有恰当的执行、跟进和监督，任何方案都不会提高 OR 的工作效率。关于 OR 管理的研究有很多，部分问题可以通过定量指标解决[4]。从根本上说，OR 的管理与其他管理职能并无不同。缺乏致力于变革的领导和鼓励大家做出改变的环境，任何变革都不可能得到有效实施[5]。此外，如果 OR 人员未能获得相应的授权或感觉参与度较低，那么所采取的解决方案和工作流程就无法持续下去。

正方：你说的听起来像军队的领导力训练。然而，我们是民用单位，不能只是"命令"周围的人。大家都知道需要做什么，你也可以采取威胁的方式，即使你告诉他们，如果不执行命令就会解雇他们。但最终，组织本身存在的惰性[6]会使改革变得非常困难，而多数员工只是做了本职工作而已。

反方：这相当悲观，说实话，并不是工作场所的准确反映。你是对的，对一个领导者而言，只是简单的命令人们做需要做的事情并不明智。同样，对本职工作采取激励措施可能会最终失败[7]。相反，我们必须审视 OR 中的人为因素，并创造一种良好的工作氛围或生态环境，使每个成员都能

感觉到他们正在为团队的总体使命做出贡献。

从手术后打扫房间的护工到器械护士,从麻醉医师到外科医师,大家都必须认识到每个人对患者治疗所做的重要贡献,需要了解哪些 OR 指标对患者治疗至关重要,以及他们中的每一个人如何在解决这些指标方面发挥作用[8]。这种透明的沟通交流既符合 OR 的战术(短期)需求,也符合战略(长期)需求。这样,团队的所有成员(护士、医生、技术人员和辅助人员)均能致力于任务的核心价值——为患者提供服务。如果这种使命感不能贯穿整个组织,那么人们就会开始看到所说的和所做的并不一致,最终导致现状不会改变。

正方: 那么,你觉得我们的 OR 管理结构应该怎么改变? 它已经运行了 20 多年。

反方: 嗯,你可以说它已经运行了 20 年。但是,你也可以这样说,在这 20 年里它运行的并不是很好。过去,OR 的管理相对容易且问题不多,因为回报还是比较丰厚。但随着医疗行业的竞争加速,保险和政府提高了预付费用,利润空间缩小。我们知道手术室是医院业务运作的中心[9],在某种意义上至关重要,因为既可以为医院创造收入,也可以造成重大的经济损失[10]。但是,在OR 中使用的设备和药品复杂性呈指数级增长,包括特殊设备(例如用于腹腔镜手术的视频吊塔)、机器人系统、复杂的生理监测系统[例如用于心血管疾病的体感诱发电位(somatosensory evoked potential,SSEP)],以及不久前还闻所未闻的全新治疗方法[如左心室辅助装置(left ventricular assist device,LVAD)]等。由于这些原因,OR 中的每个成员或团队不仅需要接受本职工作相关的培训,还需要在管理方面接受与成本和效益有关的培训[11]。

正方: 我们知道医疗技术日益复杂,创造一个可行、充满活力的工作场所合作至关重要。过去 20 年,该机构的护士一直担任主要的看门人、管理者和资源人员,来管理医师所要求的所有临床工作流程。你认为谁来负责这个管理工作更合适且具备相应的社交能力?

反方: 我认为麻醉医师完全可以成为这个群体中 OR 的领导者。想想看,不像外科医师,麻醉医师和护士一样每天 24 小时待在手术室里。所经历的培训使得麻醉医师具备在整个围术期担任顾问所需的丰富经验。此外,麻醉医师更能深刻理解外科医师和护士之间为治疗患者所进行的合作。我们每天都会这么做,很可能在一开始时不经意就这样做了。麻醉科住院医师在 OR、ICU、镇静场所、分娩镇痛等亚专业进行轮转工作,是医院的一线医师和急性疼痛治疗的专业人员。从系统层面,麻醉医师了解平稳运行 OR 的管理和策略需求[12]。事实上,该国的许多培训项目均预见到麻醉医师需要在 OR 中发挥这样的领导作用,并为住院医师制定了 OR 管理的培训课程。

正方: 我同意麻醉医师每日都出现在手术室的说法。但是,你怎么能确定他们能担任这样的领导角色呢? 我们有麻醉医师每日迟到,手术当天取消已经完成术前准备的患者,他们经常表现出完全缺乏意识或主动性来承担这一新角色? 他们似乎不是团队成员。

反方: 我们退一步讲。你指出了一个非常中肯、深刻和痛苦的事实。首先,并非所有麻醉医师(或外科医师或护士)都愿意从事心脏麻醉、产科麻醉或门诊麻醉工作。同样,在任何限定的住院医师群体中,只有少数几个人是 OR 管理的理想人选。然而,所有麻醉医师均应该了解与这一过程相关的内容,因为就像所有其他专业一样,甚至比其他专业要求更高,这将影响所有人的职业生涯。

手术室管理应该划分为不同的级别,就像手术室运行和战略管理一样,取决于所使用的度量标准[13]。运行管理可以使用效率度量来改进 OR 过程,因为它们需要科学的检查和持续改进的措施。例如,为了了解患者在手术当天被取消的原因,我们需要分析目前分配 OR 患者的工作流程,以及导致患者手术取消的数据。我们知道麻醉医师对术前过程的评估可以降低手术取消率,减少检查费用,提高患者和外科医生的满意度。在 20 世纪 90 年代,Fischer[14] 发现,术前评估门诊可以成功减少不必要的术前会诊,减少 55% 的诊断性检查,手术日取消率降低 87.9%。通过这种模式,每名患者节省了 112 美元。

战略层面,我们需要解决文化问题。医生缺乏兴趣和参与的积极性,表明需要提高认识,如果治疗患者是 OR 的首要任务,就必须协调和有效地管理 OR 的运行。除非领导层将 OR 运行改进与战略目标(患者治疗)及费用和资源管理(例如设备供应)联系起来,并开始影响 OR 团队的文化,否则不可能成功。

正方: 个人认为,部分麻醉医师有兴趣和意愿成为围术期领导。那么,管理良好的 OR 组织架构应该是什么样呢? 传统方式的 OR 管理中护士可以支配医生,而医生对护士和 OR 资源有影响。

反方: 我同意,传统的 OR 文化和组织架构会制造冲突,医师和护士之间的争执比较常见。我们需要改变护士和医生间的关系。事实上,我们需要一个公平的竞争环境。Pronovost 博士能够推进预防中心静脉导管感染的方案,因为他授权护士在看到违反预防感染措施时应对其进行制止[15]。这与丰田公司的改进方法并无不同:生产线工人有权在他们发现生产线上的缺陷时,未事先得到管理层批准的情况下,停止数十亿美元行业的装配线[16]。从表面来看,似乎是 Pronovost 博士列出了一份必须遵循和管理的清单,而实际上,他通过授权护士而改变了 ICU 的文化。

我建议未来 OR 的领导架构必须带来这种文化变革。部分机构 OR 由三方管理:护士、麻醉医师和外科医师。每天,三方管理小组处理所有的 OR 运行问题:安排手术病例,处理日程安排中的例外情况,急诊手术和患者的需要。由护士、麻醉医师和外科医师代表组成一个小组,他们被授权在 OR 中处理问题并享受豁免权。

正方: 一个外科医师拟行择期皮瓣移除术,但因为急诊 AAA 手术而影响到他的手术安排,他因此很不满意,此时该怎么办? 谁来监督管理小组?

反方: 这种情况下,我会参考使用商业上的矩阵管理模式[17]。让每一位主管代表知道他们是与上级部门(或高级管理人员)直接沟通。三方中的麻醉医师向麻醉科主任报告,外科医师向外科主任报告,护士向围术期管理主任报告。回到前面的例子,如果外科医师不同意三方小组的决定,那么他就会将这些问题向管理层直接汇报。当外科医师向外科主任解释一个皮瓣移除手术比出血、危及生命的 AAA 手术还重要时,我倒是非常乐意想偷听一下看看他会怎么说。

正方: 我想你忘记了这个过程中的另一个主要角色:医院管理部门。即使他们不会在手术当天直接决策,但管理部门仍然希望 OR 团队成功合作。他们会指导 OR 管理,以便能带来财务和患者治疗的双丰收。因此,有效的 OR 管理者(或上文所述的上级部门)需要一个清晰明了的制度和可靠的组织结构,在冲突发生时不仅有助于决策,而且还能利用这种机会进行患者治疗相关的改革[18]。同时,每名成员均需要了解这些指标(例如,每个外科医师或每个部门的贡献),因此各级领导可以通过这些指标来指导提供哪些服务和在哪里提供服务的所有战术或战略决策。

反方: 那么,你是说,当遇到类似问题时,所有流程都不尽相同吗? 这似乎是一种政治上非常令人讨厌的观点。

正方: 从长远角度来看,如果医院想要保持经济增长,就不可能为每一个患者提供医疗服务。正如我前面提到的,今天的环境与 10~20 年前的医疗保健系统有很大的不同。虽然所有病例都有机会得到治疗,但医院会更愿意选择哪些能为医院带来更多财政收入的治疗。必须指出的是,一项服务在医院中可能具有较低的优先权,但在日间手术中可以优先权更高(收入贡献更大)。商业模式使用矩阵式组织结构来解决这种权衡问题,与之类似,每个团队成员的上级部门会协调彼此之间的分歧,或根据医院的战略愿景目标与组织领导层合作。

反方:与几十年前的医学实践相比,这似乎是一个巨大的变化。

正方:是的,正如我前面所说,这种环境与10~20年前的医疗保健系统有很大不同。我们现在必须更多地考虑"系统",而不是基于单一治疗患者的个体考虑。20世纪70年代,有2.5名临床工作人员参与了对每名住院患者的治疗,到了20世纪90年代参与的临床工作人员则超过了15名。目前,参与住院患者治疗人数更多。因此,当其成为流程运转的环节时,那些指责患者是"我的"或"你的"的医护人员完全误解了以患者为中心的治疗的概念。医院中与患者治疗有关的所有人都关系到患者的临床转归和所在医院的效率。请不要误解我的意思。必须要有义务和责任,但我们也必须开始思考,从团队、合作和"游戏计划"来为患者服务。当今复杂的医疗环境中,没有一个成员能够满足患者所需要的全部治疗。

反方:我们再次回到这次谈话开始的地方。团队、协作和流程改变需要领导者。我们知道,管理顾问只是建议而非协助执行。那么,我们如何进行必要的改变来运行一个高效的OR?

正方:今天的挑战不是管理方式的简单改变,而是支持创造性变化,要求组织机构不断改变,以满足环境变化的需求。如果一个人要经历管理变化的过程,而周期性变更经常发生,那么管理人员必须花费更多时间来管理每一个变化。目标是在组织中创造一个创新和学习的环境,以便驱使人们在没有重大管理干预的情况下改

变[19,20]。有很多工作在进行——创建一个学习组织,可以创建一个反馈系统来支持创新和改变创造,或者在需要时随时准备改变[21]。医护人员必须接受教育,了解有效提供治疗和支持获益(意识)所需的知识,并增强工作人员挑战决策的能力。组织中的每个人都必须在无风险或低风险的环境(能力)中协调解决冲突,并通过明确或隐含的激励机制,促使团队合作并分享奖励(目的)。意识、能力和目的是任何有兴趣创建组织生态系统以支持学习的医院的关键因素。

反方:现在,我想我们都站在同一条战线上了。

(邓国男　张庆国　译,

李凤仙　张鸿飞　校)

参考文献

[1] http://www.pressganey.com/. Accessed 29 Oct 2015.

[2] Hall R. Patient flow: reducing delay in healthcare delivery. International series in operations research and management science. 2nd ed. New York: Springer; 2013. p. 553.

[3] Arfman D, Barbe FGT. The value of lean in the service sector: a critique of theory & practice. Int J Bus Soc Sci. 2014; 5(2): 18 - 24.

[4] Guerriero F, Guido R. Operational research in the management of the operating theatre: a survey. Health Care Manage Sci. 2011; 14(1): 89 - 114.

[5] Hersey P, Blanchard KH, Johnson DE. Management of organizational behavior. 10th edn. Englewood: Prentice-Hall; 2012. p. 360.

[6] Pentland BT, Feldman MS, Becker MC, Liu P. Dynamics of organizational routines: a generative model. J Manage Stud. 2012; 49(8): 1484 - 1508.

[7] Kohn A. Why incentive plans cannot work. Harv Bus Rev. 1993 (September-October): 54 - 63.

[8] Gawande A. Cowboys and pit crews, New Yorker. 26 May 2011.

[9] Herman B. Seven strategies to help hospitals break even on Medicare. Becker's Hospital Review. 2 April 2012.

[10] Randa K, Heiser R, Gill R. Strategic investments in the operating room: information technology to generate rapid return on investment and long-term

competitive advantage. http://healthleader-smedia. com/content/242938. pdf.

[11] http：//www. franklindexter. net/education. htm. Accessed 29 Oct 2015.

[12] Boggs SD, Frost E, Marn R, Feinleib J. Anesthesiologists as operating room directors. 13 - 14 Dec 2014. The New York State Society of Anesthesiologists Post-Graduate Assembly.

[13] McIntosh C, Dexter F, Epstein RH. The impact of service-specific staffing, case scheduling, turnovers, and first-case starts on anesthesia group and operating room productivity: a tutorial using data from an Australian Hospital. Anesth Analg. 2006; 103(6): 1499 - 1516.

[14] Fischer SP. Development and effectiveness of an anesthesia preoperative evaluation clinic in a teaching hospital. Anesthesiology. 1996; 85: 196 - 206.

[15] Pronovost P, Needham D, Berenholtz S, Sinopoli D, Chu H, Cosgrove S, et al. An intervention to decrease catheter-related bloodstream infections in the ICU. N Engl J Med. 2006; 355: 2725 - 2732.

[16] Spear SJ. Learning to lead at Toyota. Harv Bus Rev. May 2004. https://hbr. org/2004/05/learning-to-lead-at-toyota.

[17] Milgrom P, Roberts J. Complementarities and fit strategy, structure, and organizational change in manufacturing. J Acc Econ. 1995; 19(2 - 3) March-May: 179 - 208.

[18] Stavros JM, Cooperrider D, Kelley L. SOAR: a new approach to strategic planning. In: Homan P, Devane T, Cady S, editors. The Change handbook: the definitive resource on today's best methods for engaging whole systems. 2nd ed. San Francisco: Berrett-Koehler Publishers, Inc. ; 2007. pp. 375 - 380.

[19] Agarwal R, Krudys G, Tanniru M. Infusing learning into an information systems organization. Eur J Inf Syst. 1997; 6(25): 40.

[20] Gilley JW, Maycunich A, Gilley AM. Organizational learning, performance, and change: an introduction to strategic human resource development. Cambridge: Perseus; 2000.

[21] Weiner BJ. A theory of organizational readiness for change. Weiner; Licensee BioMed Central Ltd; 2009.

14. 早期接受凝血因子治疗的创伤患者预后会更好吗？

史蒂文·D.博格斯,伊恩·H.布莱克

病例

患者：男性,72岁,已知患有冠状动脉疾病,严重机动车事故后发生多发性长骨骨折,血压为65/40 mmHg,同时发现纵隔增宽,就诊社区医院急诊科(emergency department,ED)。

作为值班麻醉医师,你到达后发现急诊科医师已经给患者输注了2 L晶体液,并正在指示护士再输注2 L。

问题

对出血患者大量输血预后会更好吗？

你开始进行对话：

正方：不好意思,你开始给这个患者输血制品了吗？

反方：不,我们用晶体液扩容来治疗患者的血压。最初的红细胞压积是33,我们将用刚为ED购买的床旁瞬时检测仪器观察这个患者的血细胞比容。然后,根据测试结果预约不同成分血制品。

正方：这确实是一个我们应该启动大输血流程(massive transfusion protocol,MTP)的病例。对于普通人群的创伤患者,只有3%～6%需要MTP治疗,这个患者有可能需要超过10个单位的血液,特别是他除了存在长骨骨折,也有主动脉夹层。可以预测需要大量输血的情况,如主动脉夹层、产科大出血和肝移植。大量输血的情况下,宜采用损伤控制性复苏,即1∶1∶1的浓缩红

胞/新鲜冷冻血浆/血小板输入[1-10]。

虽然大量输血的定义随时间推移而演变,但重要的是要注意到,新定义包括失血速度,而不仅仅是总量[11]。你会发现,这个患者的临床状况高度提示其符合多项需要大量输血的指征。大输血包括：

1. 24小时内输血20 U(相当于70 kg患者的血容量)

2. 24小时内输血大于10 U

3. 3小时内丢失血容量超过50%

4. 24小时内输注血液成分50 U

5. 12小时内输注浓缩红细胞(packed red blood cells,PBRCs)大于6 U

6. 1小时大于4 U

7. 失血速度大于150 mL/min并存在血流动力学不稳定

反方：你所说的困难在于我们不是创伤中心,而是一个独立的医疗机构。我们血库提供不了全天候未解冻的新鲜冷冻血浆(fresh frozen plasma,FFP),因为类似这个病例非常罕见,否则的话我们的浪费率就会高到无法接受的程度。我们现在就可以使用PRBCs,但你建议我们给这个红细胞压积仍可接受的患者输注血小板和FFP。缺乏低血红蛋白的证据,更不用说凝血功能异常,这样治疗不符合指征。

正方：事实上,由于这个患者表现为休克,所以猜测他已经失血较多,可能高达40%,这样假设尚可接受。如果继续且仅使用晶体,其红细胞压积将明显低于目前检测水平。虽然这可能暂时改

善患者血容量,但就其携氧能力而言已经明显降低。诚然,我们不会给所有患者输血以使红细胞压积达到某种程度,但对于这个已知冠心病和大量失血的患者,维持较高的血红蛋白是合理的。稍高的血红蛋白也可能通过将血小板推向内皮而使其更有效[12]。

此外,如果患者存在内出血,然后在术中额外丢失更多血液,此时不仅需要输注红细胞,而且凝血因子也会明显稀释。大量证据表明,这种情况下积极给予血小板和凝血因子效果更好[13]。一旦存在凝血功能异常,治疗会更为困难。因此,PRBCs/血小板/FFP 的使用比例通常为 1∶1∶1。

反方:支持你论点的这些研究存在的问题是生存者偏倚对数据的混淆性影响。那些生存时间较长的患者已经度过了非常危险的阶段,有机会接受血浆和血小板治疗,而更多创伤严重的患者在最初几小时即出现死亡。因此,你引用的支持 1∶1∶1 或其他比值的数据并不能令人信服。这正是我们目前所处的实际情况。如果我们确实为这个患者预定了血小板和 FFP,使用至少需要 1 个小时以上。

正方:你的观点很有说服力。然而,某些学者恰恰研究了这个问题[5]。虽然部分研究确实存在生存者偏倚(11/26 研究),但有 10 项研究显示血浆与 PRBC 比值高的益处,并且在使用队列前后或作为时间依赖性协变量进行分析时,不太可能出现生存者偏倚。因此,我们目前掌握的最佳数据表明,大量失血情况下,应尽早进行血液成分治疗[13-16]。由于这个原因,这个患者应尽早启动大输血方案,在这种罕见情况下更是如此。此外,有基础研究表明,早期使用 FFP 可减少内皮细胞渗漏[14]。

反方:即使应在复苏早期使用血制品,血小板、血浆与红细胞从 1∶1∶1 到更高比例,我们该选择什么比例?有研究表明 FFP/RBC 为 1∶3 时结果更好[13]。需要注意,1 个单位 FFP 只包含 1 个单位全血的 80% 凝血因子。

正方:你说得对,这方面确实存在争议。事实上,Borgman 等学者通过原创性研究发现,FFP 与 PRBCs 之比为 1∶1.4 时可提高生存率(译者注:原著中为 PRBCs 与 FFP 之比为 1∶1∶4,查阅 Borgman 等学者的文章后进行了修正),四分位数范围为 1∶1.7~1∶1.2[1]。某种程度上研究结果取决于测量终点:24 小时死亡率、30 天死亡率、肺损伤或多器官功能衰竭。同样,使用血小板后死亡率也有所降低。迄今为止最大、最近、最优的 PROPPR 研究表明,PRBCs 与 FFP 的比例为 1∶1 与 1∶2 之间时,24 小时或 30 天死亡率并无显著差异,但 1∶1 比例时似乎止血效果更好[3]。

反方:那么,我们应该如何使用床旁检测(point of care testing, POC)?如果你计划输入固定比例的红细胞、血小板和血浆,为什么还要进行检测呢?

正方:不,POC 测试对于管理这些患者非常有价值。你必须了解固定比率的概念从何而来。20 世纪的战争中输注全血[17]。然而,随着血库的发展和血液不同成分的单独存储,观念逐渐转变为通过不同比例的成分输血达到与全血相当的效果[13]。

大出血初期,通常没有时间检测与治疗。因此,作为首选方法,在 MTP 中使用固定比例。这种情况下的凝血功能检测也会滞后——当有凝血功能异常的证据时,你应该已经开始治疗了。因此,最好是根据临床情况启动大量输血方案并开始治疗,然后再进行 PT/PTT、INR、血小板、纤维蛋白原及其他参数(如 D-二聚体)测定。如果患者存活足够长时间,出血停止,此时可根据检测结果进行滴定治疗。

反方:我听说部分中心使用血栓弹性成像(thromboelastography, TEG),这在我们 ED 中行不通,因为我们没有这个能力,量也太少。

正方:我认为在偶尔接受创伤患者的医院中

使用 TEG 并不具有说服力。来自美国交通部的高速公路生存数据显示，对于机动车事故，接近一级或二级创伤中心可以提高存活率。对于接受患者但并非创伤中心的医疗机构，应该建立处理流程，固定的输血比例可能最简单易行。

然而，Ben Taub 医院 10 多年来一直使用 TEG 指导预计输注超过 10 个单位 PRBC 的 MTP[18]。结果发现，采取固定比例的输血方案，进行 TEG 检测对凝血功能的改变低于预期。这样就可需要更精确地治疗凝血功能异常。部分中心还使用 TEG 指导氨甲环酸（tranexamic acid，TXA）的使用。

反方：那么，如果我们采取积极的治疗策略，希望增加凝血因子，我们为什么不直接使用Ⅶa 因子呢？

正方：美国创伤治疗中Ⅶa 因子尚未得到许可，只能在没有其他办法可以选择时使用。一般在创伤治疗中超说明书用药的情况一直在降低。Ⅶa 因子非常昂贵，除非患者体温特别是 pH 得到优化，否则Ⅶ因子的效果并不明显[19]。因此，治疗大出血的最佳方法是给予适当剂量的血小板、冷沉淀和 FFP，并使患者体温和 pH 正常。此外，手术未能控制出血时不适合使用Ⅶa 因子。也就是说，如果你的机构制定有包含Ⅶa 因子的治疗流程，并且基于临床判断适于使用，那么就应该使用Ⅶa 因子。最新的创伤研究中Ⅶa 因子的用法是初始剂量 200 μg/kg 静脉注射，在 1 小时和 3 小时重复剂量 100 μg/kg[9]。其他试验使用的剂量为 90 μg/kg，每 1～3 小时重复一次。

反方：在我看来，你的考虑超出了血制品的管理范围。如果这样，我会在创伤病例中考虑使用 TXA。你应该阅读 CRASH - 2 试验，TXA 的使用非常符合成本效益比且不良结果非常低[4]。

正方：CRASH - 2 试验发现氨甲环酸有用，这是唯一一项显示全因死亡率有所改善的研究。二次分析表明，最初 3 小时内给药最有益，而该时间窗之后使用则可能有害。因此，如果患者有明显出血风险，可以给予 TXA 1 g 注射 10 分钟以上，然后在 8 小时内继续输注 1 g。事实上，TXA 已经用于空中医疗运输的院前救治以减少失血[20]。

然而，如果考虑 TXA 和Ⅶa 因子，我们也应该考虑该情况下如何实施 MTP，这非常重要且容易被忽视。即使所有的血液成分和药物可用，MTP 也需要医师、护士、技术人员和血库之间的良好协调。这意味着，ED 与血库（blood bank，BB）之间的沟通必须即时可靠，同样，血制品的运输方法也必须同样可靠。

最近一项关于执行 MTP 的人为因素分析的研究表明，某些情况下，必须在 BB 和 ED 之间建立一条专用的通信线路。也可在医院使用气动输送管道系统，加快从 ED 到 BB 的标本传送[2]。医院电子医疗系统中应有"一键"通知 BB 将使用 MTP 的功能装置[2]。有研究表明，即使血制品比例保持不变，启动 MTP 后死亡率仍有所降低。最终，希望通过实施 MTP 而改变原有模式，以更早且使用更大量的血液产品，限制晶体液，为罕见病例建立治疗流程。所有这些可能都很重要。

反方：当然，如果想要如您所建议的那样进行改进，则需要对基础设施进行部分改进。通过一个专用通信线路来启动 MTP 非常理想。然而，我认为，培训和熟悉 MTP 比之前提到的任何治疗措施都更为重要。不仅每个人都需要知道 MTP 是什么以及如何启动，而且通过 MTP 模拟培训将是提高能力的最佳方式。此外，您没有提到，还需要明确何时停止 MTP。

总结

总之，MTP 非常有用，可以通过使用 TXA、床旁检测（如 TEG）以及关注人为因素的流程演练等方式得到加强。未来研究应关注 MTP 成分

输血的理想比例以及在小的创伤机构实施 MTP
的最佳方法。

（邓国男 张庆国 译，

李凤仙 张鸿飞 校）

参考文献

[1] Borgman MA, Spinella PC, Perkins JG, Grathwohl KW, Repine T, Beekley AC, et al. The ratio of blood products transfused affects mortality in patients receiving massive transfusions at a combat support hospital. J Trauma. 2007; 63: 805 - 813.

[2] Enticott JC, Jeffcott S, Ibrahim JE, Wood EM, Cole-Sincaire M, Fitzgerald M, et al. A review on decision support for massive transfusion: understanding human factors to support the implementation of complex interventions in trauma. Transfusion. 2012; 52: 2692 - 2705.

[3] Holcomb JB, Tilley BC, Baraniuk S, Fox EE, Wade CE, Podbielski JM, et al. Transfusion of plasma, platelets, and red blood cells in a 1 : 1 : 1 vs a 1 : 1 : 2 ratio and mortality in patients with severe trauma: the PROPPR randomized clinical trial. JAMA. 2015; 313: 471 - 482.

[4] Shakur H, Roberts I, Bautista R, Caballero J, Coats T, Dewan Y, et al. CRASH-2 trial collaborators. Effects of tranexamic acid on death, vascular occlusive events, and blood transfusion in trauma patients with significant haemorrhage (CRASH-2): a randomised, placebo-controlled trial. Lancet. 2010; 376: 23 - 32.

[5] Ho AM, Dion PW, Yeung JH, Holcomb JB, Critchley LA, Ng CS, et al. Prevalence of survivor bias in observational studies on fresh frozen plasma: erythrocyte ratios in trauma requiring massive transfusion. Anesthesiology. 2012; 56: 215 - 216.

[6] Mitra B, O'Reilly G, Cameron PA, Zatta A, Gruen RL. Effectiveness of massive transfusion protocols on mortality in trauma: a systematic review and meta-analysis. ANZ J Surg. 2013; 83 (12): 918 - 923.

[7] Levi M, Levy JH, Andersen HF, Truloff D. Safety of recombinant activated factor VII in randomized clinical trials. N Engl J Med. 2010; 363(19): 1791 - 1800.

[8] Roberts I, Shakur H, Afolabi A, Brohi K, Coats T, Dewan Y, Crash-2 Collaborators, et al. The importance of early treatment with tranexamic acid in bleeding trauma patients: an exploratory analysis of the CRASH-2 randomised controlled trial. Lancet. 2011; 377(9771): 1096 - 1101.

[9] Hauser CJ, Boffard K, Dutton R, Bernard GR, Croce MA, Holcomb JB, CONTROL Study Group, et al. Results of the CONTROL trial: efficacy and safety of recombinant activated Factor VII in the management of refractory traumatic hemorrhage. J Trauma. 2010; 69(3): 489 - 500.

[10] Mitra B, Gabbe BJ, Kaukonen KM, Olaussen A, Cooper DJ, Cameron PA. Long-term outcomes of patients receiving a massive transfusion after trauma. Shock. 2014; 42(4): 307 - 312.

[11] McDaniel LM, Etchill EW, Raval JS, Neal MD. State of the art: massive transfusion. Transfus Med. 2014; 24: 138 - 144.

[12] Escolar G, Mazzara R, Castillo R, Ordinas A. The role of the Baumgartner technique in transfusion medicine: research and clinical applications. Transfusion. 1994; 34(6): 542 - 549.

[13] Zink KA, Sambasivan CN, Holcomb JB, Chisholm G, Schreiber MA. A high ratio of plasma and platelets to packed red blood cells in the first 6 hours of massive transfusion improves outcomes in a large multicenter study. Am J Surg. 2009; 197 (5): 565 - 570.

[14] Pati S, Matijevic N, Doursout MF, Ko T, Cao Y, Deng X, et al. Protective effects of fresh frozen plasma on vascular endothelial permeability, coagulation, and resuscitation after hemorrhagic shock are time dependent and diminish between days 0 and 5 after thaw. J Trauma. 2010; 69(Suppl 1): S55 - 63.

[15] Chapman MP, Moore EE, Ramos CR, Ghasabyan A, Harr JN, Chin TL, et al. Fibrinolysis greater than 3% is the critical value for initiation of antifibrinolytic therapy. J Trauma Acute Care Surg. 2013; 75(6): 961 - 967 (discussion 967).

[16] Kutcher ME, Kornblith LZ, Narayan R, Curd V, Daley AT, Redick BJ, et al. A paradigm shift in trauma resuscitation: evaluation of evolving massive transfusion practices. JAMA Surg. 2013; 148(9): 834 - 840.

[17] Hess JR, Thomas MJG. Blood use in war and disaster: lessons from the past century. Transfusion. 2003; 43(11): 1622 - 1633.

[18] Tapia NM，Chang A，Norman M，Welsh F，Scott B，Wall MJ Jr，et al. TEG-guided resuscitation is superior to standardized MTP resuscitation in massively transfused penetrating trauma patients. J Trauma Acute Care Surg. 2013；74（2）：378 - 386.

[19] Meng ZH，Wolberg AS，Monroe DM III，Hoffman M. The effect of temperature and pH on the activity of factor VIIa：implications for the efficacy of high-dose factor VIIa in hypothermic and acidotic patients. J Trauma. 2003；55(5)：886 - 891.

[20] Vu EN，Schlamp RS，Wand RT，Kleine-Deters GA，Vu MP，Tallon JM. Prehospital use of tranexamic acid for hemorrhagic shock in primary and secondary air medical evacuation. Air Med J. 2013；32（5）：289 - 292.

脑氧饱和度是否应用于肥胖症患者的减肥手术？

15.

大卫·波邦德瓦拉

病例

患者：男性，40 岁，病态肥胖，体重指数（body mass index，BMI）为 60，并发症包括阻塞性睡眠呼吸暂停、高脂血症、高血压和 2 型糖尿病，正在接受 Roux－en－Y 胃旁路减肥手术。患者颈围较大，Mallampati 评分为 3 分。预计插管困难，计划通过纤维喉镜进行气管插管。通过患者额头放置近红外光谱（near-infrared spectrometry，NIRS）脑氧饱和度仪监测脑静脉饱和度（cerebral venous saturation，$rScO_2$），基础值为 73%。超声引导下建立外周静脉通路。

采取异丙酚诱导，气管插管顺利。手术开始，建立气腹时患者处于仰卧位，血压稳定在 100/65 mmHg，脑静脉氧饱和度为 72%。10 分钟后，外科医师要求 25°反向 Trendelenburg 体位。1 分钟后，$rScO_2$ 降至 64%，血压降至 98/65 mmHg。此后的几分钟内，$rScO_2$ 逐渐下降至 55%，BP 值为 64/43 mmHg。

正方：脑氧饱和度可持续监测患者的循环状态。由于没有进行有创动脉压力监测，如果我只是消极的等待血压袖套定时测量，可能导致处理延迟较多。针对目前情况，我会提高 LR 输注速度，并给予单次剂量的苯肾上腺素。

反方：这种情况下，$rScO_2$ 的测量并未有效改变治疗；相反，平均动脉压（MAP）的明显下降超过 $rScO_2$ 的意义，需要立即处理。$rScO_2$ 为 64% 代表了饱和变化 10%，尚未达到需要紧急升压的

程度。

正方：脑氧饱和度明显下降在其他腹部手术中可能并不常见，但肥胖患者接受减肥手术中较常出现。2006 年吉普森（Gipson）等学者[1]通过队列研究发现，腹部手术中较少发生 $rScO_2$ 显著下降，但在接受胃旁路手术的体重较大患者和手术时间较长患者中更易发生。

反方：毫无疑问，这些因大量交感神经阻滞而血管内空间变大的患者中，血压或脑氧饱和度的下降完全可以预料。估计到患者体位变化后血压下降，我会检查头部和气管导管，增加吸入氧浓度，打开静脉输液通道，然后基于可接受的最低 BP 进行处理。

正方：脑氧饱和度计的益处超越了手术中全身灌注的其他监测，属于非血管、心脏或神经的监测。一项前瞻性随机试验表明，老年患者腹部手术时监测脑静脉饱和度对患者有益[2]。用 $rScO_2$ 作为治疗指标，不仅脑静脉饱和度维持在较高水平，而且在低脑饱和度患者（定义为小于基线的 75%）中其持续时间和程度均与术后 7 天最小精神状态指数（Mini Mental State Examination，MMSE）的下降相关，提示术后认知功能障碍可能与低脑氧饱和度密切相关[2]。最近另一项荟萃分析支持该结果，并发现对脑氧饱和度降低的迅速处理可缩短住院时间[3]。

反方：这些数据相当一部分来自老年患者和病情严重的患者，例如肝移植。虽然这个患者可能有多种并发症，但到了最后，他的心脏仍然很好，而且还比较年轻，而且从这个手术或任何轻微

脑损伤中恢复过来的能力更强。这些病例的MMSE 评分是在第 7 天进行，如果不出现并发症，到那时这个患者已经在家里待了好几天。此外，上述试验中的另一个治疗是单次剂量的丙泊酚，可降低脑氧消耗量[2]，如果是给一位低血压患者，我就不会感到兴奋了。

正方：虽然我不准备使用丙泊酚，但我仍然认为丙泊酚并不影响脑氧饱和度监测。更确切地说，我会在患者出现脑氧饱和度下降时即给予处理，理想情况下，绝不会发生其 MAP 或 rScO$_2$下降到这个程度，无论这样是否会对患者造成伤害。

总结

当病态肥胖患者处于反向 Trendelenburg 体位时，可以预计会出现术中低脑氧饱和度和血压明显下降。文献表明，对低脑氧饱和度及时处理可以减少术后认知功能障碍，但这一结论在肥胖人群中的有效性尚需仔细研究。随着术后认知功能障碍病因不断被阐明，用 NIRS 监测 rScO$_2$可简单、无创、廉价地评估脑灌注，并可能较术中低血压更为领先发现脑低灌注。

（邓国男 张庆国 译，

李凤仙 张鸿飞 校）

参考文献

[1] Gipson CL, Johnson GA, Fisher R, Stewart A, Giles G, Johnson JO, et al. Changes in cerebral oximetry during peritoneal insufflation for laparoscopic procedures. J Minim Access Surg. 2006；2(2)：67-72.

[2] Cavati A, Fanelli G, Pietropaoli P, Proietti R, Tufano R, Danelli G, Fierro G, De Cosmo G, Servillo G. Continuous monitoring of cerebral oxygen saturation in elderly patients undergoing major abdominal surgery minimizes brain exposure to potential hypoxia. Anesth Analg. 2005；101：740-747.

[3] Sørensen H, Grocott HP, Secher NH. Near infrared spectroscopy for frontal lobe oxygenation during non-vascular abdominal surgery. Clin Physiol Funct Imaging. 2015；p. 1-6. doi：10. 1111/cpf. 12244.

容量复苏的最佳晶体液是生理盐水吗？

16.

萨德·拉希德

病例

患者：男性，30 岁，无明显病史，因严重腹痛急诊入院。患者主诉疼痛始于两天前，之后疼痛转移至右下腹部。相关症状包括恶心、厌食和自觉发热，但没有呕吐；体温约 39.7℃，心率 110 次/min，血压 80/50 mmHg。体格检查显示腹部弥漫性压痛、肌卫和反跳痛。术前相关实验室结果显示 WBC 为 22 000/u（mu）L、乳酸 5.8 mmol/L。怀疑发生阑尾炎穿孔，腹部计算机断层扫描（computed tomography，CT）证实诊断。普通外科住院总医师会诊后推荐静滴抗生素，并行急诊剖腹手术阑尾切除和腹腔灌洗引流术。

你在急诊室建立了 2 条大口径静脉通道，并开始输注乳酸林格氏液。进入手术室后行标准 ASA 监测，快速顺序诱导。诱导后建立有创动脉测压。考虑到存在严重脓毒症的临床表现，你给患者输注了 30 mL/kg 的乳酸林格氏液。输液后患者血流动力学改善：心率为 95 次/min，血压提升至 110/65 mmHg。ABG 显示乳酸呈下降趋势。阑尾切除、冲洗、引流均顺利完成，患者拔管顺利。你把患者送到麻醉后恢复病房（postanesthesia care unit，PACU），并向负责恢复病房的麻醉医师报告。他告诉负责患者的护士关掉乳酸林格液，而挂了 1 袋生理盐水，并责怪你说："你难道不知道生理盐水是复苏患者的最佳液体吗？"

问题

容量复苏的最佳晶体液是生理盐水吗？

正方：复苏病房麻醉医师指出，生理盐水是全球最常用的晶体溶液，美国每年使用超过 2 亿 L。他倾向于经验丰富的临床医师们支持使用生理盐水的共同论点，"我已经从事麻醉专业 20 多年，使用生理盐水从未出现问题。既然如此，为什么要试图修改这种补液策略呢？"

反方："虽然生理盐水是最早选择的晶体液，但它并非'生理液体'。其组成来源于 19 世纪末的红细胞裂解研究，结果表明，人体血中盐浓度为 0.9%，而实际浓度为 0.6%。较新的晶体液如乳酸林格液更接近于细胞外液——直观地说，一种更接近生理的液体应该能改善患者预后，我相信有研究支持这一常识的说法。"

通过快速文献检索证明了你的怀疑：有大量的最新研究显示使用生理盐水进行液体复苏存在缺陷。新英格兰医学杂志（New England Journal of Medicine）上米堡（Myburgh）和米森（Mythen）的文章总结了有关生理盐水的问题[1]。文章指出，"大量使用生理盐水会导致高氯性代谢性酸中毒"。这个论断是合理的，因为生理盐水的氯离子浓度为 154 mmol/L，远高于血清氯离子浓度。此外，文章指出，这种酸中毒与免疫功能及肾功能不全有关[1]。这篇综述引用了肖（Shaw）等学者[2]对生理盐水与 PlasmaLyte（一种类似于乳酸林格氏液的平衡液）进行比较的一项研究，结果发现，与生理盐水相比，手术患者中使用 PlasmaLyte 主要并发症如术后感染、肾脏替代治疗及需要输血的比例减少。基于这些发现,文章认为外科患者推荐使用生理性平衡液体[2]。

正方:你的同事仍然不为所动。他也阅读了NEJM 的文章,发现了自认为是关键缺陷的内容。"你提到高氯代谢性酸中毒会导致免疫功能和肾功能障碍的增加,但米堡和米森自己承认'这些结果的临床影响尚不清楚'。此外,这是使用PlasmaLyte 的结果,而不是乳酸林格液。这项研究排除了乳酸林格液,由于存在微血栓的风险,含钙溶液不能用于需要输血的患者。你怎么能确定这项结果可推及其他液体? 最后,该研究结果来自一个数据库回顾性分析! 如果没有随机对照试验的金标准,你真的能放心改变临床实践?"

反方:"你说的这几点确实存在。尽管在过去Myburg 和 Mythan 提到高氯血症临床意义模棱两可,但越来越多证据表明其存在有害影响。McCluskey 等学者[3]进行了一项回顾性队列研究,结果显示高氯血症与非心脏手术后的发病率和死亡率增加有关,特别是高氯血症(血清氯离子浓度大于 110 mmol/L)与术后 30 天死亡率增加、住院时间延长和术后肾功能不全的可能性更高有关。

尽管肖等学者[2]的结果仅适用于 PlasmaLyte,但我相信这些结果可推及其他液体。由于生理盐水氯离子浓度高达 154 mmol/L,因此导致高氯性酸中毒。PlasmaLyte 溶液氯离子浓度为 98 mmol/L,在正常范围内,而乳酸林格液氯离子浓度为 109 mmol/L,仅略高于血浆氯离子浓度的正常上限。诺里托米(Noritomi)等学者[4]研究失血性休克期间使用晶体液复苏,结果发现生理盐水复苏可引起高氯性酸中毒,而使用乳酸林格液和PlasmaLyte 溶液复苏则不会发生。因此,有理由相信患者可以从乳酸林格液和 PlasmaLyte 溶液中获得类似的益处。

最后,你提出的随机对照试验合情合理。尽管越来越多的证据表明,生理盐水会导致有害的代谢状态,反过来对患者预后产生负面影响,但如果没有大规模随机对照试验可能会难以制订明确的指导方案。然而,这并不意味着不应该改变临床实践。没有证据表明生理盐水是一种更好的补液方案,继续盲目使用会对患者造成伤害。"

正方:"你是说生理盐水就没有使用适应证吗?"

反方:"我默认的复苏液是乳酸林格液,根据最近的研究,我不认为有理由改变。对于存在低氯代谢性碱中毒的患者,例如持续严重呕吐的患者,生理盐水正常情况下的有害效应可能会带来部分益处。然而,除了在这种特殊情况下存在应用价值,没有其余适应证可以用生理盐水作为复苏溶液。"

总结

生理盐水是全球和美国最常用的静脉液体,很大程度上是因为其作为治疗脱水的传统液体以及费用低廉。随着更加平衡、符合生理液体的出现,而费用仅略有增加,继续使用生理盐水复苏的理由已经不充分。我们建议仅在低氯代谢性碱中毒患者中使用生理盐水,因为高氯离子溶液如生理盐水对此类患者治疗有益。考虑到最近大量研究表明乳酸林格液优于生理盐水,我们期待有随机对照试验能明确证明生理性平衡溶液如乳酸林格液的优越性。

(邓国男　张庆国　译,

李凤仙　张鸿飞　校)

参考文献

[1] Myburgh JA, Mythen MG. Resuscitation fluids. N Engl J Med. 2013; 369: 1243 - 1251.

[2] Shaw AD, Bagshaw SM, Goldstein SL, Scherer LA, Duan M, Schermer CR, et al. Major complications, mortality, and resource utilization after open abdominal surgery: 0.9% saline compared to Plasma-Lyte. Ann Surg. 2012; 255: 821 – 829.

[3] McCluskey SA, Karkouti K, Wijeysundera D, Minkovich L, Tait G, Beattie WS. Hyperchloremia after noncardiac surgery is independently associated with increased morbidity and mortality: a propensity-matched cohort study. Anesth Analg. 2013; 117: 412 – 421.

[4] Noritomi DT, Pereira AJ, Bugano DD, Rehder PS, Silva E. Impact of Plasma-Lyte pH 7.4 on acid-base status and hemodynamics in a model of controlled hemorrhagic shock. Clinics. 2011; 66 (11): 1969 – 1974.

第二部分
心　脏

局部麻醉复合清醒镇静是否应该常规用于股动脉入路经导管主动脉瓣置换术？

格伦·D.奎格利，珍妮·Y.纳吉

病例

心脏外科新人琼斯（Jones）医师刚刚受雇于医院来开展经导管主动脉瓣置换术（transcatheter aortic valve replacement，TAVR）。琼斯医师事先请求与心脏麻醉主治医师讨论一下所有经股动脉 TAVR 都在局部麻醉复合清醒镇静（local anesthesia with conscious sedation，LACS）下进行的可行性。他提及最近在欧洲参加一个会议时得知在欧洲大多数经股动脉 TAVR 病例都是在 LACS 下进行的。另外，Jones 指出，一些研究表明在 LACS 下进行 TAVR 手术和在全身麻醉（general anesthesia，GA）下一样安全，并且可以缩短患者停留在手术室内的时间。

其中一名高年资麻醉医师提出："我做心脏麻醉已经很长时间了，对于患者在基本清醒的状态下实施像 TAVR 这样复杂的手术，我有许多顾虑。而其中最大的顾虑是如果患者在人工瓣膜释放时发生体动会出现什么后果。这不仅仅可能会导致人工瓣膜位置不正，甚至有可能导致主动脉撕裂或者因冠状动脉分支之一受阻而发生心肌梗死。我不确定仅仅为了缩短患者几分钟手术室停留时间而冒这样的风险是否值得。"

琼斯医师反驳道："这不仅仅是为了节省时间。我还担心一些危重的老年患者会在术后长时间保留气管插管，特别是那些合并严重肺部疾病的患者。对于这些患者来说，顺利完成瓣膜置换后却因为长时间保留气管插管而遭受更多痛苦，

这样做是否值得？"

作为一名比较年轻的心脏麻醉主治医师，对于在 LACS 下做这样的手术我也是心存顾虑的。但是我不确定单凭这些顾虑是否足以说明不应该在 LACS 下进行这些手术，特别是在其他大型心脏中心研究已显示 LACS 是安全的情况下。医院已经投入了很多的资源来推动 TAVR 项目的开展，心脏麻醉医师和琼斯医师在这件事上达成共识是非常重要的。

问题

局部麻醉复合清醒镇静是否优于全身麻醉，应该常规用于股动脉入路经导管主动脉瓣置换术？

经导管主动脉瓣置换术（TAVR）在 2002 年首次在临床应用，比外科主动脉瓣置换术（aortic valve replacement，AVR）创伤小。目前 TAVR 越来越多地被用于那些不适合行传统 AVR 手术的高风险主动脉瓣狭窄的患者。TAVR 使用的是支架-瓣膜技术，生物瓣被安装在一个可扩张的支架装置内，该生物瓣可以释放安置在患者自身有疾患的主动脉瓣中。尽管该装置有许多入路可以选择（经股动脉逆行、经心尖顺行、经腋动脉逆行等），但全世界大多数 TAVR 都是经股动脉逆行入路来实施[1,2]。在股动脉逆行入路中（下文以"经股动脉入路"代替），支架-瓣膜装置通过股动脉穿刺在透视引导下采用导丝引导技术逆行送至主动脉，类似于冠状动脉造影和支架植入术。因此，在某种程度上 TAVR 手术更接近于心脏内科

医师在导管室所做的手术,而不像心脏外科医师在手术室做的 AVR 手术。由于 TAVR 手术过程和步骤与心导管手术相似,在过去几年中,TAVR 能否像其他导管介入手术一样安全的在 LACS 下进行引起了大家的兴趣。尽管有很多相似的方面,但是经股动脉 TAVR 和冠状动脉造影术无论是在并发症类型和严重程度上都有很大的不同。典型高风险患者 TAVR 术后 30 天死亡率大约为 10%,远远高于冠状动脉造影支架放置术后死亡率(<1%)[1]。

正方:我的高年资麻醉医师同事反复表达他对此麻醉方案的担心:"在 TAVR 中全身麻醉是唯一安全的方法,是唯一能够保证患者在进行术中关键步骤时制动的方法。全身麻醉在手术一开始就能够保证气道安全,并且避免了因发生严重外科并发症时需紧急改为全身麻醉的顾虑。TAVR 术中可能发生的外科并发症有股动脉损伤所致的腹膜后出血、主动脉夹层、主动脉钙化斑块栓塞引起卒中、冠状动脉开口堵塞所致的心肌梗死、心包压塞和快速心室起搏后的室颤,所有这些并发症都可能迅速发生而且威胁生命;全身麻醉下发生这些并发症时,至少不需要担心患者的气道安全问题。"

反方:琼斯医师反驳:"我赞同在术中可能会发生这些威胁生命的并发症。但是,我认为不应该因为外科严重并发症的可能性就把 LACS 排除在外。就如我之前所提到的,很多研究已经证明 LACS 和全身麻醉一样安全,并且能够加快患者术后康复。"

正方:"好吧,我还没有看过这方面的研究,我想我会持保留意见,"我的高年资麻醉医师同事说,"但是我觉得仅仅在 LACS 下进行 TAVR 看起来会增加患者的风险,特别是当外科并发症出现时。另外,在 LACS 下进行手术意味着不能使用经食管超声心动图(transesophageal echocardiography,TEE)。TEE 极其重要,它可以直接判定瓣膜置

入的位置正确与否,并且可以快速检查和评估瓣周漏和反流的分级。明显的瓣周漏在 TAVR 中很常见,据我所看过的研究有 8%~10%,比传统开放性 AVR 要高许多[3]。围术期 TEE 在某种程度上能够解决这些问题,TEE 能够判定在瓣膜释放后是否需要额外进行球囊瓣膜成形术,甚至通过测定瓣周漏的严重程度来判定是否需要使用瓣上瓣(即在第一个瓣中再放置一个瓣)。"

反方:"我赞同 TEE 在术中有非常大的作用,特别是在诊断瓣膜释放后的漏方面。但是,我不认为 TEE 是必不可少的,"Jones 医师回答,"首先,在患者进入手术室前,我们已经做了术前的 TEE,获取了所有我们需要的信息,包括瓣环大小、瓣环位置、主动脉根部的测量值。对于实施 LACS 的患者,我们也可以在手术室内使用经胸超声心动图(transthoracic echocardiography,TTE)。虽然在获取主动脉图像方面 TTE 不及 TEE,但在大多数情况下,TTE 已经可以给出足够的信息来判定是否有严重的瓣周漏。而且我们还可以进行主动脉造影来进一步判断反流的严重程度。不如我们先休息一会,接下来再讨论吧。我看能不能拿一些资料回来给大家看看,让我们在做决定之前进行更仔细地考虑。"

休息期间,我回到我的办公室翻阅琼斯医师所说的文献。我快速搜索了一下文献,找到了过去 3 年的 5 篇对比全身麻醉和 LACS 下 TAVR 术后转归的临床试验文章。我简单记了点笔记,把文献给每个人打印了一份,回到会议室给大家分享我获得的资料。

在会议开始之前,我将文章与琼斯医师进行了比较,发现我下载的文章与他所提到的文章相同。所有人回到会议室后,我拿出了那些打印的文章,给大家分组讨论。我决定分享一下我对这些研究文献的见解。

"我知道关于这个话题大家肯定有一些不同的意见,并且这个问题可能没有一个统一的答案。

放在你们面前的是 3 年内 5 篇临床研究文献，都是对比了 GA 和 LACS 在 TAVR 手术中应用的有效性和安全性的。"

我继续阐述我的观点："总的来说，共有 617 名行 TAVR 手术的患者纳入研究，其中 346 名患者实施 LACS，276 名实施 GA[4-8]。正如 Jones 医师前面所说的，5 篇文献的研究结果都表明在 GA 和 LACS 下行 TAVR 手术在病死率、手术成功率方面都没有差异[4-8]。其中有 4 项研究表明在 LACS 下行 TAVR 可以比 GA 减少手术室停留时间，有时甚至可以减少 30～45 分钟[5-8]。此外，其中有 3 篇文献表明在 LACS 下行 TAVR 可以减少术中和术后正性肌力/缩血管药物的用量[4-6]。综上所述，这些新的研究支持了在 LACS 和 GA 下行 TAVR 具有一样的有效性和安全性的观点，并且在 LACS 下行 TAVR 还具有减少手术室停留时间和减少正性肌力/缩血管药物用量的优势。"

正方：我的资深麻醉医师同事提出："这些研究都很有意思，我对其中的一些结果印象深刻。但是，我仍然不肯定是否所有经股动脉 TAVR 都常规在 LACS 下进行。首先，你提供的文献中有两篇显示有较高的比例需要紧急从 LACS 改成 GA。Yamamoto 团队的研究显示约有 5％的患者需要改变麻醉方式，而 Bergmann 团队的研究更是达 17％[4,7]。这是一个非常高的比例，如果有 17％的患者需要紧急从 LACS 改成 GA，这对我来说是不可接受的。其次，其中 1 篇文章提到，有 2 例患者改为 GA 是因为患者不配合发生体动。虽然现在看起来没有因为体动而导致并发症的发生，但是很有可能已经产生了严重的损害。我仍然不确信 LACS 适用于所有行经股动脉 TAVR 的患者。"

反方：琼斯医师回应："我同意 17％的比例是非常高的，但是，这只是其中一个研究的结果；另外 1 个研究的这一比例是 5％，而其他 3 个研究无

一例需要改全身麻醉。另外，绝大多数的改变麻醉方式的病例，都是由于股动脉部位血管入路的并发症，并且都是一些很早期的病例（2006—2009 年）。在过去的几年，随着瓣膜释放装置的明显缩小（以前是 22～25F，现在是 16～19F），股动脉损伤率大大减少，特别是穿刺后血管闭合技术的提高后，血管损伤率就更小了[1]。基于这些事实，我认为现在因为血管并发症而需要从 LACS 改成 GA 的比例会远远小于 17％。"

正方让步：我的高年资麻醉医师同事说："说得很有道理，我知道是仅仅只有一个研究显示了 17％的比例。但是，我们必须谨记其中某些病例确实需要紧急从 LACS 改成 GA。我们应该考虑尝试从一开始就要去预测哪些患者直接实施 GA 能够从中获益，而不是说所有病例都应该在 LACS 下完成。以下建议如何？我们尝试先给出评估标准看一下哪些患者不适合 LACS。然后把这些标准作为指南在手术当日评估每个患者是否适合做 LACS。我们的目标是在第一年至少有 50％实施 LACS，然后当我们的团队积累经验之后我们有可能会增加这一比例。这样可以吗？"

反方的让步：琼斯医师说："尽管我更倾向于绝大部分的病例都使用 LACS，但是我想第一年我们的目标是 50％的患者实施 LACS，然后再根据经验逐渐提高这个比例，这样看起来很合理。让我们开始建立适用 LACS 的指南然后着手实施吧。"

总结

随着需要实施 TAVR 的老年患者和能够实施 TAVR 的介入科医师的数量增加，TAVR 在全球范围内越来越流行。不仅如此，TAVR 目前正在逐渐被用于中等风险的严重主动脉瓣狭窄的患者，这些患者可以选择创伤更小的 TAVR（研究仍不够充分）或者目前的金标准术式-开胸主动脉瓣

置换术;如果 TAVR 应用在这类人群中,TAVR 的手术量将会每年剧增。因此对于这一重要性不断增加的手术,麻醉医师持续评估麻醉方式对患者预后的影响变得也十分重要。

正如前面讨论所提及的,LACS 虽然仍然存在争议,但是相比 GA 有许多优势,包括避免气道操作及其可能的长期保留气管导管,缩短手术室停留时间,减少正性肌力药物/缩血管药物的用量,与此同时,具有与 GA 相似的病死率和手术成功率。

然而,某些高风险患者并非 LACS 的合适人选,他们很有可能在术中紧急从 LACS 改成 GA。识别各种危险因素,利用这些数据来制订指南并选择合适的患者,有助于降低 LACS 的失败率。TAVR 患者行 LACS 的禁忌证可能有以下这些:① 严重阻塞性睡眠呼吸暂停;② 既往或体格检查有困难气道;③ 因肌肉骨骼疾病或其他原因导致不能平卧;④ 严重的胃食管反流病;⑤ 精神状态改变,严重痴呆,或其他原因所致的沟通障碍;⑥ 解剖上考虑需要使用 TEE(即不确定的瓣环尺寸,TTE 声窗不佳,瓣环断裂或冠状动脉闭塞等高风险因素)。随着研究的继续深入,TAVR 手术的麻醉将持续优化,以为每一位患者提供安全性和舒适性的最佳麻醉方案。

(郑子豪 译,吴超然 卞金俊 校)

参考文献

[1] Alfirevic A, Mehta AR, Svensson LG. Transcatheter aortic valve replacement. Anesthesiol Clin. 2013; 31: 355 - 381.

[2] Bufton KA, Augoustides JG, Cobey FC. Anesthesia for transfemoral aortic valve replacement in North America and Europe. J Cardiothorac Vasc Anesth. 2013; 27: 46 - 49.

[3] Bleiziffer S, Mazzitelli D, Opitz A, Hettich I, Ruge H, Piazza N, et al. Beyond the short-term: clinical outcome and valve performance 2 years after transcatheter aortic valve implantation in 227 patients. J Thorac Cardiovasc Surg. 2012; 143: 310 - 317.

[4] Bergmann L, Kahlert P, Eggebrecht H, Frey U, Peters J, Kottenberg E. Transfemoral aortic valve implantation under sedation and monitored anaesthetic care—a feasibility study. Anaesthesia. 2011; 66: 977 - 982.

[5] Dehédin B, Guinot PG, Ibrahim H, Allou N, Provenchère S, Dilly MP, et al. Anesthesia and perioperative management of patients who undergo transfemoral transcatheter aortic valve implantation: an observational study of general versus local/regional anesthesia in 125 consecutive patients. J Cardiothorac Vasc Anesth. 2011; 25: 1036 - 1043.

[6] Motloch LJ, Rottlaender D, Reda S, Larbig R, Bruns M, Müller-Ehmsen J, et al. Local versus general anesthesia for transfemoral aortic valve implantation. Clin Res Cardiol. 2012; 101: 45 - 53.

[7] Yamamoto M, Meguro K, Mouillet G, Bergoend E, Monin JL, Lim P, et al. Effect of local anesthetic management with conscious sedation in patients undergoing transcatheter aortic valve implantation. Am J Cardiol. 2013; 111: 94 - 99.

[8] Balanika M, Smyrli A, Samanidis G, Spargias K, Stavridis G, Karavolias G, et al. Anesthetic management of patients undergoing transcatheter aortic valve implantation. J Cardiothorac Vasc Anesth. 2014; 28: 285 - 289.

冠状动脉支架植入术后患者术前是否应该停止抗血小板治疗？

18.

凯特琳·J. 郭，凯瑟琳·丘伊

病例

患者：男性，55 岁，既往有高血压病、糖尿病和冠心病（coronary artery disease，CAD）。3 个月前放了 2 枚药物洗脱支架（drug-eluting stent，DES），目前正在服用阿司匹林和氯吡格雷进行双抗血小板治疗（dual antiplatelet therapy，DAPT）。新近诊断为结肠癌，准备择期行结肠切除术。

该患者来到术前门诊进行术前评估。麻醉医师需要针对其正在接受抗血小板治疗的情况给出围术期管理的意见。心脏内科医师已经进行术前评估，确认其心功能可适应手术。由于近期置入了支架，阿司匹林和氯吡格雷在整个手术期应该继续使用。但是，外科医师对手术期继续使用 DAPT 表示担忧，认为会增加出血风险。

背景

在美国，每年有 600 000～900 000 枚支架用于治疗急、慢性冠心病[1,2]，其中至少有 10% 的患者在 1 年内需行外科手术，这些患者同时在进行着抗血小板治疗。这样的情形越来越多见了——麻醉医师在围手术期如何平衡外科出血风险与发生严重心血管不良事件的风险。心脏支架放置术后为了预防支架内血栓形成，目前的治疗标准是采用口服阿司匹林复合一种 P2Y12 受体抑制剂（氯吡格雷、普拉格雷或替卡格雷）的 DAPT 方案。

目前，心脏支架的种类有两种：金属裸支架（bare metal stent，BMS）和药物洗脱支架（drug-eluting stent，DES）。20 世纪 80 年代 BMS 的发展是继球囊血管成形术后的一项重大进步[3]，因为球囊成形术与急性血管闭合和再狭窄的发生率相关。BMS 系通过减少动脉的回弹和收缩来预防再狭窄的发生，因此成为有症状冠心病的有效治疗方法。截至 1999 年，84% 的经皮冠脉介入手术（percutaneous coronary interventional，PCI）都是使用 BMS[3]。然而，随着时间的推移支架植入术引起血管平滑肌细胞增殖和迁移导致新内膜增生，再狭窄率高达 20%～30%[3]。

DES 是一种涂有抗增殖药物的金属支架，用于减少新内膜增生。DES 可以显著降低再狭窄的发生率（58%～70%[3]），使得 DES 的应用呈指数级增长。截至 2005 年，80%～90% 的 PCI 术都是使用 DES[3]。从那时开始，新型的更安全的 DES 陆续出现，目前为止，DES 的使用率约占 PCI 的 75%[3]。DES 的缺点是它需要更长时间的 DAPT 来预防血栓形成，这种新型专利支架形成血栓栓塞会出现严重的并发症。它常常导致完全性的堵塞，造成心肌梗死伴随 ST 段抬高，相关死亡率达 40%～60%[2]。患者在放置支架后的早期（血管再内皮化之前）风险最高，BMS 的血管再内皮化需要 4～6 周，而 DES 需要 6～12 周。过早停止 DAPT 与支架血栓形成高度相关。

问题

对于外科手术和 DAPT，该患者应该做些什么？本病例的这名患者应该在 DES 支架置入后 3 个月行非心脏手术吗？如果不需要的话，该外科手术应该推迟多久呢？

正方：这个手术是为了切除肿瘤，并且有可能因此治愈。任何延误都有可能导致肿瘤转移和失去完整切除肿瘤的机会。当然，外科医师和心脏内科医师能够就抗凝方案达成共识，以最大程度减少支架血栓形成和外科大出血的风险。

反方：非心脏手术术后，支架置入后的患者因炎症反应、应激和长期制动，有 8%～10% 的风险会发生严重不良心脏事件，而未置入支架的患者仅有 1%～5% 的风险[2]。从支架置入到进行手术的间隔时间长短与发生这些并发症的风险相关。虽然他的肿瘤科医生和外科医生不得不对此进行权衡，但许多类型的结肠癌生长都很缓慢。如果患者围手术期死于心脏事件，这对治愈他的癌症是没有帮助的。因此，手术可以等待的时间越长，患者发生支架血栓形成和不良心脏事件的可能性就越低。

根据 2014 年美国心脏病学会（American College of Cardiology，ACC）和美国心脏协会（American Heart Association，AHA）的"接受非心脏手术患者的围手术期心血管评估和管理指南"[4]，使用 DAPT 时间的最少时间建议，BMS 为 1 个月，DES 为 12 个月（1 级证据）。因此，择期手术应该延迟至 DAPT 完成。

正方：是的，但我认为这种手术不应该延迟更长时间，而且指南也是这么写的。对于急诊手术，建议继续使用 DAPT（1 级证据）[4]，除非出血风险大于支架内血栓形成的风险。

结肠癌的结肠切除术真的是生死攸关的紧急情况吗？或者说它是紧迫的吗？若延迟手术的风险超过缺血和支架内血栓形成的风险[4]，ACC/AHA 建议至少等待 6 个月（2b 级证据）进行手术。但对于这名患者而言，他支架置入 3 个月后新近诊断了结肠癌，我们的评估不应简单地从心

血管的角度来进行。我们还必须考虑 DAPT 期间进行手术的出血风险以及延迟手术的所致肿瘤学后果。

结直肠癌是美国癌症死亡的第三大常见原因，2015 年新诊断病例约为 132 700 例，死亡人数为 49 700 例[5]。美国国家癌症研究所 2004—2010 年数据统计显示，局灶性结肠癌的早期诊断可使 5 年相关存活率达到 90%[6]。这也使得完全切除的治愈性治疗成为可能。相比之下，更晚期的局部扩散癌症的 5 年相关存活率为 71%，而全身扩散的仅有 13%[6]。因此，虽然局灶性癌症的结肠切除术不被认为是紧急情况，但如果他的癌症发生扩散，推迟长达一年时间的早期治疗和手术切除可能会降低患者的远期存活率。

共识

该患者最终的决定需要外科医师、心脏内科医师和麻醉医师与患者一起深入讨论，权衡围术期停止 DAPT 导致的严重心脏不良事件和支架血栓形成以及继续 DAPT 所致的出血风险。对于这名患者，人们可以质疑手术应该立即进行，并且不停止 DAPT。简单的结肠切除术通常被认为出血风险较低，该患者继续 DAPT 的获益超过了出血的风险。然而，没有人能够预测术中并发症。比如说，如果肿瘤侵蚀大血管，出血的风险将会大大增加。所以，如果继续 DAPT，麻醉医师对诊断和治疗方案的熟悉程度是非常重要的。

问题

哪种抗血小板药物在术前需要继续使用或者停用？如何使用这些药物？

对于择期手术，大多数美国和欧洲的指南建议心脏支架置入患者在可能的情况下继续围术期 ASA 治疗[2]。这个建议是基于 meta 分析，继续使用阿司匹林不会增加出血所致的严重不良后果，而停用阿司匹林与显著增多的心脏不良事件

相关。对于被认为具有高出血风险的手术，即使是极小的出血也会产生严重后果的手术，例如脊椎、颅内、眼外、泌尿重建性大手术，应该停用阿司匹林和 PY2 抑制剂。

对于不能推迟的紧急手术，要取决于 DES 的置入时间，大多数人认为要继续 DAPT，除非出血会带来严重不良后果。然而，在围术期管理方面争论仍很多。一些人建议进行血小板功能测定以确定合适的手术时机，但对于使用何种血小板检测或出血的阈值应为多少尚未建议。

对于行高出血风险手术的高风险心脏病患者，应用静脉注射可逆性糖蛋白抑制剂（如依替巴肽或替罗非班）进行桥接是合理的替代方案，这应由患者的心脏内科医生进行管理。由于作用机制不同，不建议使用低分子肝素（low-molecular-weight heparin，LMWH）进行桥接。

对于此例接受结肠切除术的患者，许多人会建议他继续服用阿司匹林，并且考虑到最近置入 DES，他还应该继续服用氯吡格雷。如果在手术期间或手术后发生明显的出血，应用血栓弹力图评估血小板功能或凝血级联反应可用于指导输血。输注血小板可以逆转抗血小板治疗。

问题

抗血小板治疗应该在术前多久停止？在术后多久恢复？

如果在关键时期因为考虑出血风险认为有必要停止 DAPT，目前尚无统一的相关临床指南。有的建议术前 5 天停止 DAPT，有的建议 7～10 天，而 ACC/AHA 等则没有对此做任何表述[2]。出于实用目的，大多数美国的医院采用术前 7 天停止 DAPT 的方案。而术后恢复 DAPT 方面大家有着较宽松的共识，认为如果没有外科禁忌证，大多数建议应该在 24～48 小时内尽快恢复 DAPT。然而值得注意的是，这些指南大多是作为叙述性评论发表的。它们是基于未说明证据水平的证据，或者不一定有高质量证据支持，又或者是仅基于专家共识、病例研究或当前的医疗准则[2]。

总结

心脏支架置入后的患者行非心脏手术的管理颇具挑战性和复杂性。虽然目前指南对于置入 DES 患者的择期手术建议延后 1 年，但是确实存在需要实施紧急手术的病情。临床医师必须权衡延迟手术所带来的风险和发生不良心血管并发症的风险。

此外，继续 DAPT 的患者出血的风险会增加，而停止 DAPT 的患者支架内血栓和不良心血管事件的风险也会增加。美国有数据显示，在支架置入后一年内进行非心脏手术的 4 000 多名患者中，无论支架是何种类型，其心肌梗死、死亡和支架内血栓形成的发生率为 1.9%[7]。心脏支架置入后 42 天内行非心脏手术患者的围术期不良心血管事件发生率比 42 天后的患者显著升高[8]。

指南很有帮助，但是对大多数人来说证据等级更有说服力。最近的研究显示即便是最权威的 ACC/AHA 指南也缺乏认同。2010 年，对 295 名退伍军人管理局医师调查显示，所有的麻醉医师和心脏内科医师都知悉当前 ACC/AHA 对非心脏手术围术期心血管评估和护理的指南，而仅有 78% 的外科医师对此知悉。此外，只有 78% 的麻醉医师、90% 的心脏内科医师和 64% 的外科医师认同已发表的指南[9]。这些人对冠脉支架血栓形成与出血风险的看法也各不相同。麻醉医师和心脏内科医师更关注支架内血栓形成的风险，而继续抗血小板治疗。外科医生更关注的是出血[9]。因此，统一贯彻执行这些指南有一定困难。

虽然现有指南在指导非心脏手术前围术期 DAPT 管理方面非常有用，但大多数医疗机构已根据现行指南采用自己的方案。盲目遵照指南而不考虑临床实际可能会导致不良后果。重要的是召集合适的专家评估高风险患者,所有管理该患者的临床医师和患者本人一起讨论风险和益处,并允许突破指南实施各自医院的一些方案。

（郑子豪　译，吴超然　卞金俊　校）

参考文献

[1] Vetter TR, Hunter JM, Boudreaux AM. Preoperative management of antiplatelet drugs for a coronary artery stent: how can we hit a moving target? BMC Anesthesiol. 2014; 23(14): 73.

[2] Darvish-Kazem S, Gandi M, Marcucci M, Douketis J. Perioperative management of antiplatelet therapy in patients with a coronary stent who need noncardiac surgery: a systematic review of clinical practice guidelines. Chest. 2013; 144(6): 1848 - 1856.

[3] Garg S, Serruys PW. Coronary stents: current status. J Am Coll Cardiol. 2010; 56 (10 Suppl): S1 - 42.

[4] Fleisher LA, Fleischmann KE, Auerbach AD, Barnason SA, Beckman JA, Bozkurt B, et al. 2014 ACC/AHA guideline on perioperative cardiovascular evaluation and management of patients undergoing noncardiac surgery: executive summary. J Am Coll Cardiol. 2014; 64(22): 2373 - 2405.

[5] Siegel R, Miller K, Jemel A. Cancer statistics. CA Cancer J Clin. 2015; 65: 5 - 29.

[6] American Cancer Society: Cancer Facts and Figures 2015. Atlanta: American Cancer Society. 2015. http://www.cancer.org/acs/groups/content/@ editorial/documents/ document/acspc-044552. pdf. Accessed 28 Apr 2015.

[7] Berger PB, Kleiman NS, Pencina MJ, Hsieh WH, Steinhubl SR, Jeremias A, et al. Frequency of major noncardiac surgery and subsequent adverse events in the year after drug-eluting stent placement results from the EVENT (Evaluation of Drug-eluting Stents and Ischemic Events) Registry. JACC Cardiovasc Interv. 2010; 3(9): 920 - 927.

[8] Bell AD, Roussin A, Cartier R, Chan WS, Douketis JD, Gupta A, et al. The use of antiplatelet therapy in the outpatient setting: Canadian Cardiovascular Society guidelines. Can J Cardiol. 2011; 27 (Suppl A): S1 - 59.

[9] Graham LA, Maddox TM, Itani KM, Hawn MT. Coronary stents and subsequent surgery: reported provider attitudes and practice patterns. Am Surg. 2013; 79(5): 514 - 523.

心脏手术患者术后在手术室内拔除气管导管是不是一个好主意？

19.

约瑟夫·基梅尔，彼得·J.纽伯格

病例

患者：男性，66岁，因二尖瓣重度反流在家中多次发作呼吸困难，拟行择期小切口开胸二尖瓣修补术。既往有糖尿病和高血压病内科病史，目前用二甲双胍和美托洛尔控制。他过去是一名业余网球运动员，但最近在家上楼梯时感到气短。他的手术是当天的首台。麻醉诱导、气管插管和各种穿刺都很顺利，手术顺利完成。在手术结束时，外科医师和他的助手开玩笑地说道："这位煤气工人的工作最简单了，他只是用他的'食谱'敲打每个患者头部，并希望他们在当天晚些时候醒来。"

问题

我是否应该调整我的患者的麻醉苏醒方案使患者手术结束时在手术室内拔除气管导管？

反方：体外循环（cardiopulmonary bypass，CPB）诱发的应激反应表现为交感神经兴奋，在术后可持续数小时。尽管如此，患者在 CPB 后还会经历一定程度的心肌顿抑和休眠，导致心脏收缩和舒张功能异常。此外，已知心肌缺血在 CPB 后的 18～24 小时达到顶峰，通过强化镇痛可使之改善[1]。正压通气通过降低心脏后负荷和左心室舒张末期压（left ventricular end diastolic pressure，LVEDP）来减轻心脏负担，因此可增加冠状动脉灌注压（coronary perfusion pressure，CPP）。此外，术后机体代谢增快，导致二氧化碳生成增加和

呼吸做功增加。因此，机械通气可以改变心肌氧供需曲线，有利于促进良好的修复和心肌重塑。

正方：首先，冠状动脉灌注压公式的另一半是主动脉舒张压。CPB 后对存在舒张功能障碍的患者进行正压通气，降低前负荷，以及 Starling 曲线改变引起每搏输出量减少时，都可导致主动脉舒张压降低。也许这就是为什么那些表明正压通气和强化镇痛可以减少心肌缺血的研究从未证明在长期心室功能、病死率方面对患者的总体预后有任何益处。实际上，那些证实了 CPB 后快通道（fast-track，FT）恢复安全性（手术后 4～6 小时内拔管，与传统的术后 18～24 小时内 ICU 内带管和镇静对比）的前瞻性随机试验显示快通道人群中心肌缺血时间增加，但其仅仅是通过对比 ST 段抬高/压低的曲线下面积（area under the curve，AUC），而不是血液标志物，或是更重要的心室功能障碍[2]。

此外，20 多年前，快通道的概念才刚刚提出就受到反对意见。在陈（Cheng）的研究团队的前瞻性研究中[2]，患者被随机分到快通道拔管组和传统治疗组。快通道拔管组的平均拔管时间为 4.1 小时，而传统治疗组是 18.9 小时。尽管快通道组在所谓的缺血期拔管，但是两组的心脏发病率和死亡率没有区别。我们知道 CPB 后的患者在术后心肌缺血期拔管是安全的，而且最近这个概念又更进了一步。在我们从大剂量麻醉性镇痛药物的"食谱"方案转变为包含吸入剂的平衡麻醉以来的几年中，发现在关胸后 15 分钟内拔管不再遥不可及。尽管目前没有相关的前瞻性随机对照

研究,但是大量的回顾性研究显示术后快速拔管或者是超快通道麻醉是可行且安全的。

反方:对于患者群体老龄化的担忧该怎么办?患者不仅仅有越来越多的合并症状,而且在进行手术治疗之前他们已经受越来越长期的内科治疗。对于这些病情更重的患者,围术期并发症发生率会升高,我们使用激进的技术时需要更加谨慎。尽管 10 年前的研究显示快通道适合我们当时的患者群体,而对于我们目前的患者可能更容易发生我前面所提及的并发症。这些研究中的选择偏倚可能意味着它们不能推广到我们目前更加衰弱的患者群体中。

正方:每隔 10 年左右的麻醉杂志会发表文章提及患者人群老龄化和病情加重的现状,增加围手术期风险和麻醉并发症发生率。但是,随着我们的患者病情加重,也使我们拥有更丰富的经验和围手术安全管理的能力。就像快通道(如果你看一下最早发表的关于快通道麻醉的文章,他们都在一开始就阐明人口正在老龄化)那样,创造超快通道麻醉仅仅要求我们确定合适的人群。前面所提到的研究中的一些常见排除标准包括需要大剂量升压药或正性肌力药,或需要 IABP 支持;病态肥胖患者;严重肺高压患者;再次手术患者[3]。由于几乎没有前瞻性分析,已知的困难气道通常不被列为排除标准,但我对这些患者也会更为保守。

反方:安全并不代表就值得去做。早期拔管明显使患者面临更大的风险,无论是缺血造成的还是潜在的因呼吸衰竭而再次插管的风险;为什么要在获益甚少的情况下增加额外的风险呢?没错,我们的钱包越来越紧,但是超快通道并不一定能降低医疗成本。事实上,手术室是医院里每分钟花费最多的地方,等待患者达到拔管标准会增加成本。如果我们的患者无论如何都要在心脏手术 ICU 过夜,为什么急于在 OR 中拔管?为什么不让他在更充分的疼痛管理下慢慢苏醒?

正方:任何时候一个新方案的应用都有相应

的学习曲线。当快通道提出时,一些早期研究显示 ICU 停留时间和医疗成本并没有改善。然而,在这些研究中,患者在实际转出 ICU 之前的很长一段时间就已经达到了转出 ICU 的标准,这造成了很大的资金缺口。随着医疗机构对在 ICU 外管理 CPB 后的患者越来越得心应手,医疗成本的降低变得更加明显了。至于超快通道,有文献显示患者可以很安全,并完全不需要进入 ICU,而在特殊的心脏术后单元中接受相对 ICU 较低一级的管理。即便患者在 ICU 进行术后恢复,2010 年胸外科医师协会的数据显示在手术室内拔管的患者可减少 23 小时的 ICU 停留时间,并且大多数患者可在 6 小时内转出 ICU[4]。

此外,这有助于降低发生呼吸机相关性肺炎和肺损伤的可能性,还有患者心理健康方面的获益也是不能忽视的。大量研究表明,外科 ICU 停留后发生的创伤后应激失调或抑郁症是真实存在的现象。事实上,手术后 6 个月对患者进行的一些研究表明,与健康相关的生活质量下降和术后 ICU 停留时间成正比。更重要的是,年轻人住进 ICU 后似乎更容易产生心理影响,而这恰恰是在超快通道流程中最可能获得成功的人群。很显然,在这个领域我们需要做更多的研究,但是在手术室拔管可能是一个可以减轻术前焦虑并且有可能改善术后生活质量的方法。

反方的让步:我承认超快通道麻醉可能在我们未来的心脏外科模式中占有一席之地,因为我们开始逐渐摆脱术后转入 ICU 的模式,特别是对于实施微创手术的年轻患者。我想,既然我们的外科手术创伤越来越小,为什么我们不能呢?

(郑子豪 译,吴超然 卞金俊 校)

参考文献

[1] Siliciano D. Early extubation is not preferable to late extubation in patients undergoing coronary artery

surgery. J Cardiothorac Vasc Anesth. 1992；6：494 - 498.

[2] Cheng DC. Karski J，Peniston C，Asokumar B，Raveendran G，Carroll J，Nierenberg H，Roger S，Mickle D，Tong J，Zelovitsky J，David T，Sandler A. Morbidity outcome in early versus conventional tracheal extubation after coronary artery bypass grafting：a prospective randomized controlled trial. J Thorac Cardiovasc Surg. 1996；112：755 - 764.

[3] Singh K，Baum V. Pro：Early extubation in the operating room following cardiac surgery in adults. Semin Cardiothorac Vasc Anesth. 2012；16：182 - 186.

[4] Straka Z，Brucek P，Vanek T，Votava J，Widimsky P. Routine immediate extubation for off-pump coronary artery bypass grafting without thoracic epidural analgesia. Ann Thorac Surg. 2002；74：1544 - 1547.

如果你已在常规冠状动脉旁路移植术中应用了经食管超声心动图，是否还需要肺动脉导管？

20.

克里斯托弗·Y.塔纳卡，约翰·休伊

病例

医院新来的麻醉医师"正方"医师，晚上来接班"反方"医师的一台冠状动脉旁路移植术（coronary artery bypass grafting，CABG）。"正方"医师进入手术间，他看到手术正在进行中，并且还没开始体外循环（cardiopulmonary bypass，CPB）。"反方"医师显然很着急要走，他开始交班："很常规的 CABG，患者 67 岁，3 支血管病变，射血分数正常，各瓣膜正常，其他没有特殊，容易插管……"

"正方"医师看了一下监护仪，皱着眉头说："肺动脉（pulmonary artery catheter，PAC）导管在哪里？在我以前培训的地方，所有心脏手术都放置 PAC。"

"反方"医师回答："在我们医院，我们只在特殊患者放置 PAC，例如心室功能差或者瓣膜异常的患者。这个患者有中心静脉导管（central venous catheter，CVC）和经食管超声心动图（transesophageal echocardiography，TEE），应该没有问题[1]。"

问题

如果在常规 CABG 中已有 TEE，是否还需要肺动脉导管？

正方：当然，所有 CABG 都需要 PAC。让我们看一下通过 PAC 能够获取多少有用的信息。

第一，可以直接测量肺动脉压（pulmonary artery pressures，PAP）。第二，通过楔入 PAC，您可以测量肺毛细血管楔压（pulmonary capillary wedge pressure，PCWP）。第三，可以通过热稀释法测定心排血量（cardiac output，CO）。通过这些数值，可以计算出很多参数：体循环阻力（systemic vascular resistance，SVR）、肺血管阻力（Pulmonary vascular resistance，PVR）、每搏量等。最后，可以通过测定混合静脉血氧饱和度（SvO_2）使用 Fick 方程来计算心排血量，以评估氧供是否充足[2]。

反方：的确，我们可以通过 PAC 获得很多数据，但是其中有一些潜在的问题。精确测量 PCWP 是基于假设导管尖端在肺 West 3 区[3]，而正压通气可能导致高估左心室舒张末压[4]。如果操作不正确，或者是有严重的三尖瓣或肺动脉瓣反流，热稀释法则会不准确。除了 SvO_2 外，TEE 可以估测所有 PAC 能测量的数值[2]。例如，利用多普勒测量三尖瓣反流可以很容易得到肺动脉收缩压。你可以很容易计算 SVR、PVR、CO 和 PCWP。你还可以评估患者的瓣膜功能、舒张功能、室壁运动和射血分数。

正方：看起来你是觉得我认为 PAC 比 TEE 好。PAC 应该是 TEE 的补充。接受 CABG 的患者，如果术中发生急性肺动脉压升高会发生许多灾难性的高风险事件，包括左室功能不全、二尖瓣反流和肺动脉收缩[5]。PAC 的优势在于它可以持续测量 PAP 并有助于这些并发症的快速诊断。

用 TEE 监测 PAP 的急性变化需要持续操作探头和进行多普勒测量。而如果说起不精确，那么 TEE 就很多了。使用 TEE 来测量心排血量是高度依赖操作者的，且被认为其没有热稀释法准确[2]。更重要的是，只有 53% 的患者有足够的三尖瓣反流来估测肺动脉收缩压[6]。至于您提到的一些其他计算非常复杂，难以在手术室快速完成。

反方：但是，你必须考虑到经济成本和放置 PAC 可能的并发症。一台基础的体外循环下 CABG，需要 4 小时的账单，总共 34 个时间单位的费用[7,8]。麻醉医师放置 PAC 要加收 10 个时间单位，这使得麻醉费用增加了 29%[9]。对于普通商业保险患者来说，这意味着多付 700 美元[10]。如果每例 CABG 都放置 PAC，费用将快速上涨。

放置 PAC 是一种额外的有创操作，具有很大风险：心律失常、血栓形成、肺动脉破裂、感染、心肌损伤、瓣膜损伤和手术卡压[11]。其中的一些风险并不少见。例如，菌血症的发生率为 1.3%～2.3%，高达 70% 放置 PAC 的患者会发生心律失常[12]。

正方：绝大多数所谓的 PAC 相关"并发症"是在放置过程中短暂出现的心律失常，且重新定位导管后可消失；少于 1% 的患者会出现需要处理的显著的室性心律失常[12]。严重并发症的发生率实际上相当低。在一项纳入 3 700 余例心脏手术患者的研究中，仅有 4 例发生严重机械并发症[13]。

反方：当没有证据表明 PAC 可以改善患者预后时，为什么我们要让患者承担任何额外的风险或费用？事实上，Schwann 等人[14]的一项前瞻性观察试验发现 PAC 的使用与 CABG 患者的预后较差相关。该研究分析了 2 500 例患者，发现 PAC 与心脏事件、脑事件、肾功能衰竭、ICU 留住时间和死亡率显著增加有关。另一项研究发现，只有 61% 的心脏麻醉医师能够准确识别和解读 PCWP 数据[15]。如果临床医生滥用 PAC，患者的结局可能会受到影响。

正方：Schwann 等人[14]的研究存在缺陷。首先，它不是随机对照试验，所以放置 PAC 的决策取决于麻醉医师。其次，PAC 数据的使用缺乏标准化管理。最后，该研究排除了术中 TEE 监测的患者，我重申一次 PAC 应该与 TEE 一起使用。

我们还必须考虑到患者术后在 ICU 的监测。在 ICU 中他们没有 TEE 可以用来持续监测患者。

反方：那么，科克伦（Cochrane）回顾得出了明确的结论，在 ICU 中使用 PAC 并没有改善死亡率、ICU 入住时间和住院时间[16]。而且我们有可替代的技术在重症加强治疗病房使用。我们可以在 ICU 中进行重点经胸超声心动图（transthoracic echocardiography，TTE）。越来越多的重症治疗医师和麻醉医师正在使用床旁 TTE 来指导患者的术后管理[17]。

还有多种新兴技术可以用来定量评估心排出量，如 CO_2 复吸入、食管多普勒、脉搏轮廓分析、锂稀释、经肺热稀释、胸部生物阻抗和生物电阻抗[18]。大多数可以在 OR 和 ICU 中提供连续监测，其中一些不需要额外的有创性置管。

正方：我可以同样使用你刚刚提出的争议：这些新的无创 CO 监护仪能够改善患者转归的证据在哪里？没有证据表明他们可以改善心脏手术的发病率或死亡率[18]。此外，将这些新技术纳入患者管理决策中也缺乏熟悉感，会感觉不适应。在 2015 年的一项调查中显示，只有 26% 的麻醉医师会使用无创 CO 监护仪代替 PAC[19]。在同一项调查中，大多数心脏外科医师不支持使用这些作为替代 PAC 的血流动力学监护仪。

目前尚无关于这些较新技术使用的指南，而 PAC 则在美国麻醉医师协会（American society of anesthesiologists，ASA）的实践指南中被提出[11]。他们指出："对于经过挑选的患者在实施可能出现血流动力学改变相关并发症的手术（如心脏手术……）时，PAC 是合理和必需的监测手段。"这是对 PAC 用于常规 CABG 手术的明确认可。

反方：ASA 的推荐最多只能说是含糊的。他们没有定义什么是"经过挑选的患者"，也没有明确什么类型的心脏手术应该使用 PAC。不要忘记，这些推荐是在 2003 年发表的，现在已经过时了。在 2000—2009 年 CABG 的死亡率降低了接近 25%[20]。常规 CABG 现在是一个比较安全的手术，已经不再需要 PAC 了。

另外，PAC 的指南中没有提到和 TEE 一起使用。它们是在 TEE 没有广泛应用的时候编写的。术中 TEE 已经广泛普及，现在超过 90% 的麻醉医师在心脏手术中使用 TEE[19]。

在 2011 年，美国心脏病学院基金会（American College of Cardiology Foundation，ACCF）和美国心脏协会（American Heart Association，AHA）特别工作组提出了三项关于在 CABG 手术中使用 PAC 的建议[21]：

1. Ⅰ级：行 CABG 的心源性休克患者有放置 PAC 的指征，最好在麻醉诱导前或手术切皮前放置 PAC（证据等级：C）。

2. Ⅱa 级：在急性血流动力学不稳定患者的术中或术后早期，放置 PAC 可能具有一定的用途（证据等级：B）。

3. Ⅱb 级：对于临床表现稳定的接受 CABG 手术患者，在经过对患者的基础风险、外科手术预案和实际情况考虑后放置 PAC 可能是合理的措施（证据等级：B）。

因此，在我们的常规 CABG 患者中，PAC 的使用仅仅是 Ⅱb 级推荐，并且是"可以考虑"。这仅由 B 级证据支持，这种证据仅来自单个随机试验或非随机研究的数据。这与我们强烈支持使用 PAC 相去甚远，特别是考虑到我们在临床实践中使用术中 TEE。

正反：但是，ACCF/AHA 指南确实指出 PAC 可合理用于稳定的 CABG 患者中，我认为许多麻醉医师仍然会赞同。PAC 目前仍广泛应用在心脏麻醉实践中。1 项 2015 年的调查发现，35% 的麻醉医师在所有 CPB 病例中都使用 PAC，

45% 的麻醉医师在不停跳 CABG 中使用 PAC[19]。调查还发现，68% 的麻醉医师在至少 75% 的 CPB 病例中使用 PAC。

反方：这意味着有 32% 的麻醉医师在他们不到 75% 的病例中使用 PAC[22]。我想我会找到这其中的一个来接我的班。不管怎样，很高兴见到你。

总结

当使用 TEE 时 PAC 是否有必要应用于常规 CABG，文献中仍然没有明确的共识。指南含糊不清，但是在常规 CABG 中 PAC 的使用至少是合理的。

在获得更确凿的证据之前，是否放置 PAC 应该根据具体病例情况由各个临床医师和机构层面做出决定。外科医生和重症治疗医师应该参与进来共同评估患者和手术风险因素。此外还应考虑麻醉医师的 TEE 技能水平和对 PAC 的熟悉程度。

（郑子豪 译，吴超然 卞金俊 校）

参考文献

[1] Lang RM, Rierig M, Devereux RB, Flachskampf FA, Foster E, Pellikka PA, et al. Recommendations for chamber quantification: a report from the American Society of Echocardiography's Guidelines and Standards Committee and the Chamber Quantification Writing Group, developed in conjunction with the European Association of Echocardiography, a branch of the European Society of Cardiology. J Am Soc Echocardiogr. 2005; 18(12): 1440 - 1463.

[2] Ranucci M. Which cardiac surgical patients can benefit from placement of a pulmonary artery catheter? Crit Care. 2006; 10 (Suppl 3): S6.

[3] Summerhill EM, Baram M. Principles of pulmonary artery catheterization in the critically ill. Lung. 2005; 183(3): 209 - 219.

[4] Brandstetter RD, Grant GR, Estilo M, Rahim F, Singh K, Gitler B. Swan-Ganz catheter: misconceptions, pitfalls, and incomplete user knowledge — an identified

trilogy in need of correction. Heart Lung. 1998; 27(4): 218 - 222.

[5] Denault A, Deschamps A, Tardif JC, Lambert J, Perrault L. Pulmonary hypertension in cardiac surgery. Curr Cardiol Rev. 2010, 6(1): 1 - 14.

[6] Abramson SV, Burke JB, Pauletto FJ, Kelly JJ Jr. Use of multiple views in the echocardiographic assessment of pulmonary artery systolic pressure. J Am Soc Echocardiogr. 1995; 8(1): 55 - 60.

[7] Centers for Medicare and Medicaid Services. 2014 base units by CPT code [Microsoft Excel File on Internet]. 2014. [Cited 2015 Oct 11]. Available from: https://www. cms. gov/Medicare/Medicare-Fee-for-Service-Payment/PhysicianFeeSched/Downloads/2014 - Anesthesia-BaseUnits-CPT. zip.

[8] Centers for Medicare and Medicaid Services. Chapter 12 - Physicians/Nonphysician practitioner. Medicare claims processing manual, Rev. 3096. [PDF File on Internet] 2014 Oct. [Cited 2015 Oct 11]. Available from: https://www. cms. gov/Regulations -and-Guidance/Guidance/Manuals/Downloads/clm104c12. pdf.

[9] Troianos C. Making dollars and sense from a cardiac anesthesia practice. [Online Meeting Syllabus PDF from Internet] Society of Cardiovascular Anesthesiologist 33rd Annual Meeting and Workshops; 2011 Apr. ; Savannah, GA. [Cited 2015 Oct 11]. Available from: http://www.scahq.org/sca3/events/2011/annual/syllabus/annual/submissions/sat/The%20Dollars%20and%20Sense%20of%20Providing%20a%20Cardiac%20Anesthesia%20Service%20 -%20Troianos. pdf.

[10] Stead SW, Merrick SK. Payment and practice management: ASA 2014 survey results for commercial fees paid for anesthesia services. Am Soc Anesthesiol Newsl. 2014; 78(10): 64 - 69.

[11] American Society of Anesthesiologists Task Force on Pulmonary Artery C. Practice guidelines for pulmonary artery catheterization: an updated report by the American Society of Anesthesiologists Task Force on Pulmonary Artery Catheterization. Anesthesiology. 2003; 99(4): 988 - 1014.

[12] Evans DC, Doraiswamy VA, Prosciak MP, Silviera M, Seamon MJ, Rodriguez Funes V, et al. Complications associated with pulmonary artery catheters: a comprehensive clinical review. Scand J Surg. 2009; 98(4): 199 - 208.

[13] Bossert T, Gummert JF, Bittner HB, Barten M, Walther T, Falk V, et al. Swan-Ganz catheter-induced severe complications in cardiac surgery: right ventricular perforation, knotting, and rupture of a pulmonary artery. J Cardiol Surg. 2006; 21(3): 292 - 295.

[14] Schwann NM, Hillel Z, Hoeft A, Barash P, Mohnle P, Miao Y, et al. Lack of effectiveness of the pulmonary artery catheter in cardiac surgery. Anesth Analg. 2011; 113(5): 994 - 1002.

[15] Jacka MJ, Cohen MM, To T, Devitt JH, Byrick R. Pulmonary artery occlusion pressure estimation: how confident are anesthesiologists? Crit Care Med. 2002; 30(6): 1197 - 1203.

[16] Rajaram SS, Desai NK, Kalra A, Gajera M, Cavanaugh SK, Brampton W, et al. Pulmonary artery catheters for adult patients in intensive care. Cochrane Database Syst Rev. 2013; 2: CD003408.

[17] Royse CF, Canty DJ, Faris J, Haji DL, Veltman M, Royse A. Core review: physician-performed ultrasound: the time has come for routine use in acute care medicine. Anesth Analg. 2012; 115(5): 1007 - 1028.

[18] Marik PE. Noninvasive cardiac output monitors: a state-of the-art review. J Cardiothorac Vasc Anesth. 2013; 27(1): 121 - 134.

[19] Judge O, Ji F, Fleming N, Liu H. Current use of the pulmonary artery catheter in cardiac surgery: a survey study. J Cardiothorac Vasc Anesth. 2015; 29(1): 69 - 75.

[20] ElBardissi AW, Aranki SF, Sheng S, O'Brien SM, Greenberg CC, Gammie JS. Trends in isolated coronary artery bypass grafting: an analysis of the Society of Thoracic Surgeons adult cardiac surgery database. J Thorac Cardiovasc Surg. 2012; 143(2): 273 - 281.

[21] Hillis LD, Smith PK, Anderson JL, Bittl JA, Bridges CR, Byrne JG, et al. 2011 ACCF/AHA Guideline for Coronary Artery Bypass Graft Surgery. A report of the American College of Cardiology Foundation/American Heart Association Task Force on Practice Guidelines. Developed in collaboration with the American Association for Thoracic Surgery, Society of Cardiovascular Anesthesiologists, and Society of Thoracic Surgeons. J Am Coll Cardiol. 2011; 58(24): e123 - 210.

[22] Armstrong WF, Ryan T. Physics and instrumentation. Feigenbaum's echocardiography. 7th ed. Philadelphia: Lippincott, Williams and Wilkins; 2010.

体外循环后出血的患者应该何时开始输血？

21.

辛迪·J.王

病例

患者：男性，68岁，患有高血压、高脂血症、糖尿病和冠状动脉疾病（2年前于冠状动脉回旋支放置一枚药物洗脱支架），过去几个月出现心绞痛加重。冠状动脉导管造影显示多支冠状动脉病变，右冠状动脉（right coronary artery，RCA）、左前降支（left anterior descending，LAD）和回旋动脉（circumflex artery，Cx）有明显狭窄。患者拟行冠状动脉旁路移植术（coronary artery bypass graft，CABG），你就是他的麻醉医师。患者告诉你他5天前停止服用氯吡格雷，但那天早上服用了阿司匹林和美托洛尔。

麻醉诱导，气管插管和各种穿刺、监护均顺利进行。在手术开始时采集的动脉血气（arterial blood gas，ABG）显示初始血细胞比容为32%。游离左乳内动脉（left internal mammary artery，LIMA）和大隐静脉（saphenous vein，SV）备用，接着开始进行体外循环（cardiopulmonary bypass，CPB），外科医师用左侧乳内动脉和大隐静脉对LAD、Cx和RCA进行旁路移植术。CPB前和CPB期间均没有输注血制品。CPB即将结束时，血细胞比容为24%。患者在恢复自主窦性心律后成功撤离CPB。经食管超声心动图（transesophageal echocardiography，TEE）显示双心室功能良好，无节段性室壁运动异常。CPB后，使用低剂量输注去甲肾上腺素维持血压平稳。此时，外科医师要求给予鱼精蛋白。缓慢注入鱼精蛋白后，血压

仍保持稳定，收缩力保持不变。此时测定的活化凝血时间（activated clotting time，ACT）显示返回基础ACT值，表明肝素已经充分拮抗。告知外科医师后，该外科医师表示他没有看到任何血凝块形成并且患者仍然在渗血和出血。他要求你立即输注血制品以帮助止血。

问题

出血的原因是什么？你此时应该输血制品吗？如果应该输，那么应该输注何种血制品？

正方：在心外科手术中，有许多原因可以导致CPB后出血。包括手术出血、残留肝素化作用、纤维蛋白溶解和凝血病。许多因素可能影响血小板功能和凝血功能，包括术前抗血小板或抗凝治疗、低体温、低钙血症、凝血因子和血小板稀释、肾功能不全等。在使用鱼精蛋白后，ACT已恢复至基础值，可排除肝素残留作用。标准的抗纤维蛋白溶解治疗（氨甲环酸或氨基己酸）有助于减少CPB病例中的纤维蛋白溶解。减轻血液稀释（即CPB前减少输液、降低CP预容量），补充钙和保温等这些标准策略旨在进一步降低心脏手术中出血的风险。一旦排除了外科出血，常规实验室和即时床旁检查（point-of-care，POC）可以帮助确定出血和凝血异常的原因。常规实验室检查，如凝血酶原时间（prothrombin time，PT），部分凝血活酶时间（partial thromboplastin time，PTT），国际标准化比值（international normaliaed ratio，INR）和纤维蛋白原可有助于识别凝血异常，但可能需要超过30分钟才能获得结果，这在快速而显

著的出血时是不切实际的。POC 检查包括 ABG、INR 和黏弹性试验、血栓弹力描记图（TEG）和血栓弹性测定（ROTEM），这些检查可以在手术室中运行，结果获取更快（其中一些可在数分钟内获得）。

如果出血时已经确定凝血异常的具体原因，则可以针对具体病因选择血制品来输注。在确定出血原因之前，不应输入血制品（红细胞、血小板、新鲜冰冻血浆、冷沉淀）。这有助于减少不必要的血制品输注，避免费用增加和其携带的风险。有一种情况是例外的，当患者快速大量出血，并且需要加缩血管药的用量，有远端器官受损的迹象和（或）血流动力学不稳定时，可以在确定凝血异常具体原因之前就输血。

反方：外科医师说，他已经检查了所有的吻合口、移植血管获取部位和插管部位，排除了外科出血。尽管采取了减少血液稀释的措施，但通常需要添加液体以维持 CPB 的足够血容量。因此，所有 CPB 后的患者都会存在红细胞（RBCs）和凝血因子稀释所致的一定程度的凝血功能异常。此外，该患者在手术前因有药物洗脱支架正在接受抗血小板治疗，可能有残留的血小板抑制。外科医师表示持续的出血是因为残留的血小板抑制作用和稀释性凝血功能异常，需要立即输注血小板和新鲜冰冻血浆来纠正这些异常。在血细胞比容达到危及氧供的临界水平之前，也可能需要输注 RBCs。

外科医师继续说，所有心脏手术患者都应该在 CPB 后常规输注血小板和 FFP，因为总会存在一定程度的稀释性凝血功能障碍。

问题

心脏手术患者常规输注血制品有什么风险吗？

正方：是的。文献不断地证明与输注血制品相关的许多风险。因此，对于所有患者最好都要避免输血。除非患者在短时间内存在活动性出血并失去大量血液，否则最好先确定出血原因。数据（通常以常规实验室或 POC 检查的形式）可有助于识别凝血异常和出血原因。这有助于指导特定的成分输血，以利于治疗，并希望能最大限度地减少每位患者的输血量。现已证明输血本身具有多种风险，包括传播感染、输血相关性急性肺损伤（transfusion-related acute lung injury，TRALI）、输血反应等。大量研究还表明，心脏外科手术中的输血与死亡率和并发症发生率增加有关，包括胸骨伤口感染、术后心房颤动、呼吸系统问题、肾功能衰竭和神经系统事件[1~3]。

反方：尽管输血可能存在风险，但贫血也是死亡的独立危险因素，组织氧供不足是贫血的不良影响。对于患有冠状动脉疾病的患者尤其如此，这些患者本就已经存在了心肌氧供减少，贫血可使心肌氧供进一步恶化。多项大型研究表明，心脏手术术中和术后贫血与肾功能恶化、心肌损伤增加、呼吸机支持时间延长、术后卒中风险增加有关[1]。为了维持足够的氧供并改善心脏手术患者的预后，应避免贫血并在整个过程中维持足够的血红蛋白水平，这可能就需要输注红细胞。心脏病患者贫血的风险可能超过输血的风险。

正方的反驳：虽然贫血给心脏手术患者带来了更高的风险和罹病率，但目前尚未确定血红蛋白的确切阈值。为避免贫血输血到较高的血红蛋白阈值并未显示出任何额外的益处。数项大型随机试验（TRACS 和 TITRe2）已证明在接受心脏手术的患者中宽松输血与限制性输血对比并没有优势[2,3]。宽松输血与限制性输血并未显示可降低死亡率或罹病率，也未显示对患者有益。由于没有定义明确的血红蛋白水平或贫血阈值界定贫血的风险超过输血的风险，因此没有证据支持心脏手术患者的常规输血。这也进一步支持对于输血绝对适应证也应该限制输血。

问题

血液保护策略是否能减少心脏手术中血制品的输注？

正方：是的。心脏手术患者的贫血和输血风险已经非常明确，并推荐采用多种方法来实施血液保护策略。2007 年，胸外科医师协会（Society of Thoracic Surgeons，STS）和心血管麻醉医师协会（Society of Cardiovascular Anesthesiologists，SCA）发布了心脏外科围手术期输血和血液保护的临床实践指南，并于 2011 年更新。根据随机试验、观察性研究和病例报告的证据，血液保护的推荐方案包括术前干预、术中血液管理、血液回收干预、灌注干预、床旁检测和血液资源管理。这些指南强调了多模式方法（推荐等级 I 级），其中包括采用基于床旁检测的输血方案，以优化心脏手术中的血液保护[4,5]。

一些比较床旁检测指导的输血方案实施前后血液管理的研究表明，成分输血减少，患者预后更好，包括急性肾损伤发生率降低、术后机械通气时间缩短、住院时间缩短和费用降低[6-8]。

反方：尽管 2007 年发布了针对心脏手术中多模式血液保存的建议，但心脏手术中的输血率并未发生变化。2014 年罗比奇（Robich）等人在美国对心脏手术患者进行的一项大型回顾性研究[9]显示：整体血制品使用实际上在增加。尽管 2007 年血液保护指南已经发布，但心脏手术中的输血并没有下降。这可能是由于医疗机构延迟或并未实施指南，缺乏对指南的认识，接受心脏手术的患者风险较高和/或其他因素。各医疗机构之间在进行心脏手术和输血实践中仍然存在很大的差异。这表明大多数心脏外科医师和麻醉医师由于一种原因或其他原因并未采用血液保护策略。

问题

在心外科手术中，我们是否应该常规使用床旁检测来指导输血？

正方：与常规实验室检查（如 PT、PTT 和纤维蛋白原）相比，POC 测试结合了黏弹性试验，如血栓弹力描记图（TEG）或血栓弹性测定（ROTEM）。常规实验室检查的周转时间很长，在持续出血时通常要在得到检查结果之前就开始经验性地输血。POC 检查的周转时间要短得多（凝血功能障碍相关的初始信息可在 10～15 分钟内获得）。通过 TEG 和 ROTEM 可以获得特定的凝血动力学功能障碍的信息，包括血凝块形成、血凝块强度和血凝块破坏（纤维蛋白溶解）。这使得我们可以有针对性地输注恰当种类的成分血以解决所确定的功能障碍，而不是凭经验输注多种成分血。这已被证明可以减少输血量并总体降低患者的输血风险。

额外的 POC 检查如 ACT 可以帮助排除肝素残余作用所致的出血。使用鱼精蛋白后 ACT 仍然延长通常表明肝素中和不足，可以补充使用鱼精蛋白来解决。

反方：虽然 POC 检查可用于识别凝血中的特定异常，但它也具有许多局限性。虽然黏弹性试验比传统实验室检查可以在更短时间内提供结果，但仍然需要至少 10～15 分钟来获得血凝块形成的初步结果，这个时间在快速大量出血时可能是不可接受的。这种检查的实施、质量控制以及结果解读通常需要一定的培训和宣教。

此外，黏弹性试验可能无法识别出血的所有原因，并且在某些情况下可能在出血时和凝血异常时给出正常结果。出血时，如果 POC 检查的结果是正常的，这种情况通常的推测出血原因是外科出血。但这种推测并不一定正确。TEG 和 ROTEM 的血液样本是通过加热至 37℃ 的正常体温，并加入钙和血小板活化因子来制备的。因此，结果正常并不排除由抗血小板治疗（即阿司匹林或氯吡格雷），低体温或低钙血症引起的有临床意义的血小板功能障碍。在 2014 年威尔士（Welsh）

及其同事的一项研究中,TEG 与传统的实验室检查进行了比较,发现 TEG 并不能独立预测 CPB 心脏手术的术后出血。凝血异常的患者的常规实验室检查结果都是异常,而有 15 例活动性出血患者的 TEG 结果在正常范围内[10]。对于 TEG 结果正常且持续出血的患者,手术出血可能存在不能识别的原因,进一步证明了 POC 检查可能无法发现潜在的凝血异常。POC 检查在出血时结果并不总是可靠,并且可能无法作为成分输血的准确指导。因此,心脏手术中急性出血而 POC 检查结果正常时,仍可能需要成分输血。

总结

尽管发布了心脏手术血液保护指南,但心脏手术的总体用血量仍然巨大。许多文献支持心脏手术患者存在诸多输血相关的风险。虽然贫血也与风险有关,但贫血风险明显超过输血风险的确切的血红蛋白或血细胞比容水平尚未确定。大量研究表明,在心脏手术中实施血液保护策略和 POC 指导的输血方案时,输血需求减少,患者预后改善。因此,目前尚不清楚为什么过去几年美国心脏手术患者的总体输血率增大,以及为什么各个机构之间的输血率仍然存在很大差异。一些潜在的原因可能是缺乏对 STS/SCA 指南的认识或实施,贫血或出血风险较高的患者比例增高,以及缺乏对 POC 检查的理解或实施。

心脏手术患者的血液保护是一种多学科的方法,术前即可开始实施并持续到术后。心内科医师、心外科医师、灌注医师、麻醉医师和重症治疗医师都应接受现行指南的宣教培训,并且共同努力,来尽量减少患者的贫血和输血。我们应该采用多种策略,包括 POC 检查的指导。目前,改进 POC 检查的速度、准确性和 POC 检查的范围等正在进一步的研发中,这将使 POC 检查对心脏手术中持续出血情况的实时决策更有价值。例如,

可能需要更特异的血小板功能检查来确定黏弹性试验所不能发现的药物诱导的血小板抑制[11]。对指南的实施和宣教,改进 POC 检查和多学科协作途径对于改善心脏手术患者的血液保护和限制输血至关重要。

(郑子豪 译,吴超然 卞金俊 校)

参考文献

[1] Kilic A, Whitman GJR. Blood transfusions in cardiac surgery: indications, risks, and conservation strategies. Ann Thorac Surg. 2014; 97: 726-734.

[2] Hajjar LA, Vincent JL, Galas FRBG, Nakamura RE, Silva CMP, Santos MH, et al. Transfusion requirements after cardiac surgery: the TRACS randomized controlled trial. JAMA. 2010; 304(14): 1559-1567.

[3] Murphy GJ, Pike K, Rogers CA, Wordsworth S, Stokes EA, Angelini GD, et al. Liberal or restrictive transfusion after cardiac surgery. N Engl J Med. 2015; 372: 997-1008.

[4] Ferraris VA, Ferraris SP, Saha SP, Hessel EA II, Haan CK, Royston BD, et al. Perioperative blood transfusion and blood conservation in cardiac surgery: The Society of Thoracic Surgeons and The Society of Cardiovascular Anesthesiologists clinical practice guideline. Ann Thorac Surg. 2007; 83: S27-86.

[5] Ferraris VA, Brown JR, Despotis GJ, Hammon JW, Brett Reece T, Saha SP, et al. Update to the Society of Thoracic Surgeons and the Society of Cardiovascular Anesthesiologists blood conservation clinical practice guidelines. Ann Thorac Surg. 2011; 2011(91): 944-982.

[6] Gross I, Seifert B, Hofmann A, Spahn DR. Patient blood management in cardiac surgery results in fewer transfusions and better outcome. Transfusion. 2015. Epub 2015 Jan 6.

[7] Karkouti K, McCluskey SA, Callum J, Freedman J, Selby R, Timoumi T, et al. Evaluation of a novel transfusion algorithm employing point-of-care coagulation assays in cardiac surgery: a retrospective cohort study with interrupted time-series analysis. Anesthesiology. 2015; 122: 560-570.

[8] Weber CF, Görlinger K, Meininger D, Herrmann

E, Bingold T, Moritz A, et al. Point-of-care testing: a prospective, randomized clinical trial of efficacy in coagulopathic cardiac surgery patients. Anesthesiology. 2012; 117: 531 - 547.

[9] Robich MP, Koch CG, Johnston DR, Schiltz N, Pillai AC, Hussain ST, et al. Trends in blood utilization in United States cardiac surgical patients. Transfusion. 2015; 55(4): 805 - 814.

[10] Welsh KJ, Padilla A, Dasgupta A, Nguyen AND, Wahed A. Thromboelastography is a suboptimal test for determination of the underlying cause of bleeding associated with cardiopulmonary bypass and may not predict a hypercoagulable state. Am J Clin Pathol. 2014; 142(4): 492 - 497.

[11] Tanaka KA, Szlam F, Kelly AB, Vega JD, Levy JH. Clopidogrel (Plavix) and cardiac surgical patients: implications for platelet function monitoring and postoperative bleeding. Platelets. 2004; 15(5): 325 - 332.

无症状主动脉瓣重度狭窄患者的椎管内麻醉与全身麻醉

22.

帕特里克·B.斯莫伦,亚瑟·阿查巴西希安

病例

患者:男性,72 岁,既往有无症状主动脉瓣重度狭窄(aortic stenosis，AS),因在家摔倒入院拟行右髋关节置换术。他在几个月前体检发现心脏杂音被诊断为重度 AS,超声心动图显示主动脉瓣口面积为 0.9 cm^2,平均压差为 40 mmHg,左心室射血分数为 55%。他的日常生活活动没有障碍,否认在运动时出现呼吸困难、心绞痛或晕厥发作。体格检查未发现困难气道的危险因素,您被请求为他的髋关节置换术制订安全的麻醉方案,根据他的心脏状况权衡椎管内麻醉与全身麻醉的风险和益处。

支持全身麻醉方

在主动脉瓣重度狭窄的患者中,两个重要的麻醉目标分别是保持足够的前负荷和后负荷[1]。椎管内麻醉,无论是蛛网膜下腔麻醉还是硬膜外麻醉,均会导致血管扩张并因此减少静脉回流和降低外周血管阻力。不能维持这些指标的正常会导致不能充分代偿这种固定的梗阻、低血压和冠状动脉灌注减少。这会产生恶性循环,心排血量下降会进一步降低冠状动脉灌注,很容易导致心脏骤停[2]。

支持椎管内麻醉方

在经过液体负荷的患者中缓慢滴定给药时,鞘内和硬膜外给药均可以保持血流动力学稳定

性,特别是在硬膜外或鞘内使用导管时[3]。其中,蛛网膜下麻醉可获得更完善的阻滞,并且不太可能遗漏某些节段。虽然没有证据比较 AS 患者实施椎管内麻醉和全身麻醉血流动力学变化差异的证据,但与全身麻醉相关的直接喉镜、气管插管和拔管刺激会导致血流动力学不稳定[3]。

支持全身麻醉方

在 AS 患者中,只有少数椎管内麻醉的个案报道,虽然成功了但不适合普及。根据美国心脏病学会的资料显示,像这名患者一样的无症状 AS 患者,只要主动脉瓣口面积大于 0.8 cm^2,平均压差小于 50 mmHg,有一定的左心室收缩功能,做非心脏手术的风险不高[1]。通过反复可靠的气道检查,以阿片类药物和依托咪酯为主的麻醉和诱导,对于重度 AS 的患者应该可以达到血流动力学平稳的麻醉效果。

支持椎管内麻醉方

挥发性麻醉药对 AS 患者的血流动力学具有重要影响。除了维持前负荷和后负荷外,避免心动过速和心律失常是重度 AS 患者麻醉管理的关键要素。例如,由于失去心房收缩进而使左心室充盈不良,重度 AS 患者对心房颤动耐受性很差[2]。

异氟烷和地氟烷可降低体循环阻力(systemic vascular resistance，SVR),并通过代偿性心率增加来维持心排血量。尽管这些药物不太可能产生明显的心动过速,但心率增加会增加心肌氧耗,减

少用以维持左室舒张末容积的充盈时间和减少冠状动脉灌注。七氟烷会降低心肌收缩力和 SVR，心率几乎不增加，使心排血量下降，并降低冠状动脉灌注压。使用椎管内麻醉可以消除这些药物潜在的不良血流动力学作用[2]。

支持全身麻醉方

单独使用椎管内麻醉时不能应用经食管超声心动图（transesophageal echocardiography，TEE），TEE 可以实时、更深入了解心脏功能。与其他血流动力学监测相比，TEE 创伤性更小，并发症发生率更低。经验丰富的心脏超声操作者，利用 TEE 可以提供快速准确的信息，有助于维持或恢复血流动力学稳定[2]。而单独使用椎管内麻醉，就不能选择使用 TEE。

共识

虽然尚无随机对照临床试验比较重度 AS 患者的全身麻醉和椎管内麻醉，但专家的观点认为全身麻醉是首选。有一些个案报道，某些经过挑选的 AS 患者成功进行了椎管内麻醉，因此椎管内麻醉不一定就是禁忌证。每个病例都应根据患者自身特殊的病情进行评估，特别注意避免前负荷和后负荷下降，心率加快和心律失常。

无论选择何种麻醉剂，患者都应充分扩容，并配备有创血压监测（动脉血压），以及中心静脉导管，以区分前负荷不足或体循环阻力降低。可以考虑使用肺动脉导管，但风险很高，有可能导致无法耐受的心律失常。此外，对于全身麻醉，可考虑使用 TEE[1]。

当然，任何有症状的 AS 或收缩功能障碍的择期非心脏手术患者都应由心内科医师进行评估和优化。此外，那些被美国心脏病学会评为高风险、预后差的患者（主动脉瓣口面积小于 0.8 cm^2，平均压差大于 50 mmHg），应该仔细评估[2]。

（郑子豪 译，吴超然 卞金俊 校）

参考文献

[1] McDonald S. Is neuraxial blockade contraindicated in the patient with aortic stenosis? Reg Anesth Pain Med. 2004；29：496-502.

[2] Samarendra P, Mangione M. Aortic stenosis and perioperative risk with noncardiac surgery. J Am Coll Cardiol. 2015；65：295-302.

[3] Kim YS, Park JH, Lee SY, Lim BG, Kim H, Lee IO, Kong MH. Combined spinal-epidural anesthesia for lumbar discectomy in a patient with asymptomatic severe aortic stenosis：a case report. Korean J Anesthesiol. 2014；67：129-132.

高危心脏病患者应该接受围术期他汀类药物治疗吗？

23.

希曼尼·巴特

病例

患者：女性，86 岁，因患有腹主动脉瘤拟行腔内血管修补术。患者既往无心肌梗死（myocardial infarction，MI）或心绞痛症状病史。心电图（electrocardiogram，ECG）显示无 ST 段改变、Q 波或 T 波异常，超声心动图无明显异常。她目前没有服用任何药物。由于血管外科手术患者有很高风险发生心肌梗死，因此你决定给患者服用 20 mg 瑞舒伐他汀[1]。不久之后，你进入手术室给患者实施了蛛网膜下腔麻醉，血管外科医师准备开始手术。

反方：过了一会，1 名同事进到手术室说："我听说你最近准备退出麻醉领域而去治疗高胆固醇。真是让人佩服！但我听说这名患者的胆固醇是正常的，而且从来没有出现过心肌梗死。"

正方：这名患者不知道自己已有心脏疾病。但大多数血管外科手术患者即使没有发现或者没有任何症状，也可能患有冠状动脉疾病，并且这些手术通常并发围术期心肌坏死。虽然他汀类药物在治疗和预防心血管疾病方面的作用机制主要在于其可以降低胆固醇，但它也被证明具有抗炎和稳定斑块的作用，这在围术期可能会对这位患者有益[2]。

反方：好吧，我承认血管手术患者的心肌梗死率很高，他汀类药物对冠心病患者也很有用，但是现在你是否让这名患者暴露于他汀类药物的风险当中，而并不真正知道是否有益处？

正方：最近，有一项对接受血管手术患者的荟萃分析显示服用他汀类药物的患者的预后更好。与没有接受他汀类药物治疗的患者相比，接受他汀类药物治疗的患者的卒中和心肌梗死发生率较低，并且全因素死亡率也较低[2]。

反方：在安东尼奥（Antoniou）博士的荟萃分析中，大多数患者纳入的为观察性试验[1]。在这种情况下，只能说明预后更好和服用他汀类药物之间存在相关性，而不能说明他汀类药物是导致差异的原因。血管外科手术患者服用他汀类药物可获得更好预后的这个事实可能仅仅是因为这些患者经常随诊，从而得到了更好的术前优化[2]。

正方：服用他汀类药物很容易就被认为是增加患者疾病负担的标志。而事实上，当服用他汀类药物的患者在手术前接受额外剂量的他汀类药物时，与安慰剂相比，他们的心血管和脑血管事件发生率更低。

反方：前瞻性研究固然备受欢迎，但我们的这名患者以前并没有服用他汀类药物，所以这不适用于这种情况。你真的可以说，给那些尚未开始服用他汀类药物的患者服用他汀类药物有好处吗？

正方：另一篇综述仅关注之前没有服用他汀类药物而在手术前接受他汀类药物治疗的患者。与安慰剂相比，这些患者的死亡率、心肌梗死发生率、卒中发生率和心房颤动发生率均较低，并有统计学意义[3]。

反方：您提到的大部分内容仅适用于接受心脏手术的患者。让我们期望我们的患者不需要在体外循环下进行腔内血管修补。

正方：确实，从未接受过他汀类药物治疗的患者在手术前服用他汀类药物的确切益处仅限于降低心肌梗死和死亡的风险。虽然研究中没有足够的患者证明在其他方面有益，但该研究还是显示对卒中或心房颤动发生率有所改善。

反方：虽然所有这些关于伤心事和死亡的谈话都非常刺激，但是你也不能把这位女士置于横纹肌溶解症的风险之中吧？

正方：你说得对，他汀类药物有肌肉毒性，这是阻碍患者长期服用他汀类药物的常见阻碍原因。最常见的症状是肌肉不适，尽管肌肉毒性的表现范围可以从肌酸激酶无症状上升到横纹肌溶解症；后者极为罕见。在许多研究中，肌肉毒性并没有上升到足够重视的程度，可能是因为与所关注的他汀类药物问题相比，肌肉毒性只是个小问题[4]。

反方：在许多研究中，出现他汀类药物严重症状的患者可能会从受试者中脱落，因此根本没有公布。你是不是准备让她继续服用瑞舒伐他汀，直到她出现症状并决定自行停药？或许，这将是她的用药调整清单上的又一个项目，即使她已经不需要再用药了，也没有人会去费心是否应该停止？

正方：理想情况下，患者应在手术前1周以上开始服用他汀类药物，以获得最佳效果。但是，目前尚不清楚手术后患者应继续服用他汀类药物多长时间，以获得最大益处。可能需要更多的研究。另一方面，冠心病患者中不服用他汀类药物的人群越来越小，将来这些研究可能会不再可行。

反方：患者服用在这些药物的时间越长，就越有可能出现并发症。例如，肝毒性并不常见，但随着患者服用药物的时间延长，就很有可能出现[5]。任何围术期预后的研究都可能不足以充分关注这些问题，但是，肝毒性和横纹肌溶解却是危及生命的严重问题。

正方：虽然我不想回避服用他汀类药物的风险，但这可能需要大量的人群来充分研究这些风险，因为它们非常罕见。不幸的是，心肌梗死和死亡并不罕见。

此时，被我们遗忘了很长时间的患者决定插话，"虽然我很感谢你们两位为我的利益进行的激烈辩论，但我还很清醒，我想我更希望安静一些，或者给我点麻醉吧！"

总结

他汀类药物是普通人群心肌缺血一级和二级预防的有效药物。有良好的数据支持他汀类药物在围术期以及对冠状动脉疾病患者接受心脏和非心脏手术的益处[1-3]。虽然他汀类药物存在着一定风险[4,5]，但与其相关的潜在不良事件的发生率远低于它们可以有效预防的不良事件的发生率。

（郑子豪　译，吴超然　卞金俊　校）

参考文献

[1] Antoniou GA, Hajibandeh S, Hajibandeh S, Vallabhaneni SR, Brennan JA, Torella F. Meta-analysis of the effects of statins on perioperative outcomes in vascular and endovascular surgery. J Vasc Surg. 2015；61：519 - 532.

[2] Xia J, Qu Y, Yin C, Xu D. Preoperative rosuvastatin protects patients with coronary artery disease undergoing noncardiac surgery. Cardiology. 2015；131：30 - 37.

[3] de Waal BA, Buise MP, van Zundert AA. Perioperative statin therapy in patients at high risk for cardiovascular morbidity undergoing surgery: a review. Br J Anaesth. 2015；114：44 - 52.

[4] Sathasivam S. Statin induced myotoxicity. Eur J Intern Med. 2012；23：317 - 324.

[5] Björnsson E, Jacobsen El, Kalaitzakis E. Hepatotoxicity associated with statins: reports of idiosyncratic liver injury post-marketing. J Hepatol. 2012；56：374 - 380.

体外循环病例：是否需要血液稀释？ 24.

尼科尔·R.吉恩

病例

当我们把患者送到重症加强治疗病房（intensive care unit，ICU）时，我看了看胸部引流管：非常干燥。我们刚刚对一名患有主动脉瓣狭窄、主动脉瓣二叶瓣畸形和主动脉根部扩张的中年患者实施了 Bentall 手术（主动脉根部和主动脉瓣置换）。该患者无其他显著并发症，他的初始血红蛋白为 140 g/L，因此除了采用标准血液保护技术外，我还选择进行急性等容血液稀释（acute normovolemic hemodilution，ANH）。我们设法让患者在不需要输血的前提下使他们在转入 ICU 时的血红蛋白水平大于 110 g/L。此外，患者看起来血容量刚好，不需要使用缩血管药物，尿量也很多。"为什么我们不对所有患者这样做呢？"一名住院医师问。他问了一个很好的问题。

我们在那天早上讨论这个病例时，在回顾了病史和实验室检查之后，我向我的住院医师建议我们可以实施 ANH——这是这名住院医师从未听说过的东西。我解释说："急性等容血液稀释是指在手术前放出全血，替代以适量的晶体和（或）胶体来维持血容量。该理论认为，通过在预期的失血之前进行血液稀释，每毫升流失的血液量中的红细胞会相应减少。等不再出血后，在手术结束时，之前放出来的全血将回输给患者。"

问题

急性等容血液稀释是否应该用于所有接受手术且预期出血量大的患者？

正方： ANH 长期以来被用作减少同种异体输血的技术。它比同种异体输血或术前自体血捐赠（PAD）更安全，更便宜。PAD 就是患者在手术前捐献自己的血液。与 PAD 不同，ANH 不必在手术前数周完成，这对许多患者来说需要停止工作很长时间，并且由于不需要检测和储存，因此降低了感染风险和管理失误的风险。对文献进行了快速回顾后，发现 ANH 减少术中失血并减少使用了异体输血，虽然对于是否减少输血仍不确切[1,2]。这可能是因为血液稀释仅在出血量大的情况下才有效，而我们并不总是能很好地预测哪些病例会大出血。ANH 在需要体外循环的病例中特别有用，因为可以在肝素化之前放出血液，使患者在 CPB 后能够输注未经冷藏和肝素化的，以及没有进入 CPB 的全血，从而改善凝血功能。主动脉手术时，患者在 CPB 期间需要降到更低的体温（低温会损害血小板功能），所以主动脉手术特别受益于全血，使用 ANH 可降低血小板的输注需求和输注量。

反方： 对于你的这名初始血红蛋白高的健康中年患者来说，这一切都很好。但并不是所有患者都能安全使用 ANH。足够高的初始血红蛋白水平对于耐受血液稀释引起的贫血很有必要。我们通常将血液稀释后目标血红蛋白水平定为 90 g/L，一旦 CPB 开始时预期血红蛋白会降至 80 g/L。对已经有严重血容量不足的患者进行 ANH 也是不合理的。此外，对于患有严重主动脉瓣狭窄或左主干（或其他等效分支）冠状动脉疾病的患者必须谨慎使用，因为这些患者通常不能耐受前负荷的急剧下降。

反方：当我和住院医师在患者的床边讨论这项技术的优点和风险时，我的 ICU 主治医师同事，当时也在手术室工作。他插话说："我知道当你为拒绝输血的患者做 ANH 时，你是几乎没有其他选择。但为什么要为这个患者浪费你的时间呢？使用 ANH 很耗费人力，而且现在输血真的已经很安全。"

正方的让步：她说的有道理。当我们收集自体血时，我们要有一个人专门负责这项任务，而另一人则负责监护治疗患者。实施 ANH 时，我们通过连接大口径中心静脉通道，通过重力作用把血液收集到含有枸橼酸盐抗凝剂的储存袋中。收集过程中要非常小心，确保血液流出速度合适以防止血凝块形成，因为血液在到达储存袋之前尚未抗凝。放血量通过刻度来确定。储血袋储量过多也会有血液凝固的风险，因为每个储存袋装有的枸橼酸酸盐只够用于 450 mL 血液的抗凝。在更换储存袋的间歇，中心静脉管冲洗后，输注替代液体，期间要根据需要使用血管活性药物来维持足够的平均动脉压。除了在收集期间需要确保有足够的流量外，还必须密切监测患者是否有任何缺血迹象，如果有需要，立即停止 ANH。在肝素化之前应完成血液收集的目标，这对于麻醉医师来说可能是一个繁忙的时段，特别是如果他们想同时进行超声心动图检查。如果外科医师的效率很高，时间将会非常紧迫。值得庆幸的是，我们拥有技术娴熟的灌注医师，他们接受过这项技术的培训，并可以安全和无菌地协助使用这项技术。但是，如果缺乏受过这种技术培训的人可以给你提供帮助，在实施过程中出现血液凝固，或者患者出现缺血现象，你就轻而易举地从做好事变成做坏事了。

正方继续：我继续反驳她的另一个论点："的确，现在有先进的检测技术，异体输血感染传染病的风险确实很低，乙型肝炎和丙型肝炎的感染率为 10 万分之一，艾滋病病毒感染率为 100 万分之一。但是，现在不断有新出现的传染病，仅举几例，比如朊病毒病、非典型肺炎（severe acute respiratory syndrome，SARS）、登革热和基孔肯雅热等等[3]。"

我的住院医师插话道："更别提还有 TRALI（输血相关性急性肺损伤）和 TACO（输血相关循环超负荷）这类更常见的风险。"

也许医疗成本方面的论点更具有说服力。在这个需要负担得起的医疗保健时代，每单位 PRBCs 的收集和管理花费超过 750 美元[4]，通过其他方式来减少用血量可能会变得更普及。

总结

我们针对不同的病例来继续讨论这个话题。我们对所有实施体外循环手术并拒绝输血的患者使用 ANH，这些患者大多是耶和华见证会的信仰者。耶和华见证会根据对圣经几节经文的解释而拒绝输血。根据"守望塔"的教义，他们拒绝全血、红细胞、血浆和血小板，但可以接受血液的"次要成分"，包括免疫球蛋白，白蛋白和凝血因子，这都是基于他们个人的意愿。他们大多数都能接受自己的血，只要是被保存在一个封闭的回路，而不进行存储，如自体血回输和 ANH。对于那些即使处于危及生命的出血状态中也拒绝同种异体输血的患者，ANH 在进行心脏大手术时是一种确定有效的且可能挽救生命的操作[5]。但是对于其他人呢？对于这些患者，这将继续取决于他们独自的手术团队，包括麻醉医师、外科医师和灌注医师，以及根据患者自己的舒适度、经历及当天 ANH 实施的可用性。

（郑子豪　译，吴超然　卞金俊　校）

参考文献

[1] Segal JB, Blaso-Colmenares E, Norris EJ, Guallar

E. Preoperative acute normovolemic hemodilution: a meta-analysis. Transfusion. 2004; 44(5): 632 - 644.

[2] Jamnicki M, Kocian R, Van der Linden P, Zaugg M, Spahn DR. Acute normovolemic hemodilution physiology, limitations, and clinical use. J Cardiothorac Vasc Anesth. 2003; 17(6): 747 - 754.

[3] Perkins HA, Busch MP. Transfusion-associated infections: 50 years of relentless challenges and remarkable progress. Transfusion. 2010; 50: 2080 - 2099.

[4] Shander A, Hofmann A, Ozawa S, Theusinger OM, Gombotz H, Spahn DR. Activity-based costs of blood transfusion in surgical patients at four hospitals. Transfusion. 2010; 50: 753 - 765.

[5] McCartney S, Guinn NR, Roberson R, Broomer BW, White W, Hill SE. Jehovah's Witnesses and cardiac surgery: a single institution's experience. Transfusion. 2014; 54(10 Pt 2): 2745 - 2752.

使用抗纤溶药物后癫痫发作真的是一个问题吗?

德米特里·罗辛,玛德琳·卡哈纳

病例

患儿,7 天龄,患有主动脉弓发育不全和室间隔膜部缺损,行主动脉弓成形术和室间隔补片修补术。总体外循环(cardiopulmonary bypass, CPB)时间为 181 分钟;主动脉阻断时间为 66 分钟。深低温停循环(deep hypothermic circulatory arrest, DHCA)时间为 26 分钟,局部脑灌注时间为 11 分钟。在 CPB 中未出现明显问题。因手术操作细致,使用了氨甲环酸(tranexamic acid, TXA)和适当的血制品,止血非常成功。在术后第 1 天,患者出现新发广泛性癫痫发作。小儿重症治疗医师打电话说你的患者因使用 TXA 正在发作癫痫[1-16]。

问题

这名患儿有哪些癫痫发作的潜在原因? TXA 会导致癫痫吗?

反方:在体外循环下行心脏大手术后,特别是应用 DHCA 时,神经损伤非常常见。取决于 DHCA 的时间长短,围术期癫痫发作是常见的并发症。正如这名患儿一样,如果患者出现术后癫痫发作,则及时诊断并进行相应处理非常重要。这包括检查患者与癫痫发作相关的一些异常,包括血液生化检查和影像学检查,因为癫痫有很多鉴别诊断:低血糖、低钙血症、低钠血症、颅内出血、急性缺血缺氧性损伤和卒中等,此外还有很多。

正方:但所有的生化检查和 CT(computed tomography, CT)检查都是正常的。手术室常规使用的一些药物已被证明具有致癫痫可能。为什么要选择与癫痫发作风险增加相关的抗纤溶药物 TXA,而不选择效果一样并且与癫痫发作无关的 ε-氨基己酸呢? 乔汉(Chauhan)[14] 的研究结论表明,与对照组相比,ε-氨基己酸和 TXA 在降低发绀型心脏病患儿的矫治术后失血量和输血需求方面具有相同效果。伊顿(Eaton)[15]回顾了 22 项随机对照试验,其结论认为,TXA 和 ε-氨基己酸在减少出血和降低输血需求方面没有显著差异。

反方:TXA 和 ε-氨基己酸这两种赖氨酸类似物的作用机制相似,但有几个关键的差异。它们都可与纤溶酶原可逆性地结合,使赖氨酸类似物-纤溶酶原复合物从纤维蛋白凝块中移位,并阻止纤溶酶原转化为纤溶酶,最终延迟纤维蛋白溶解[1]。在浓度较高的情况下,TXA 还具有直接抑制纤溶酶的作用[2,3],所以它的效果更强。另外,TXA 的效能约是 ε-氨基己酸的 6~10 倍。波士顿某研究小组最近发表的一篇文章描述了实施 CPB 的婴儿和儿童的 TXA 药代动力学,并且未发现与使用 TXA 相关的围术期癫痫发作[16]。

正方:已有研究证明 TXA 作用在中枢神经系统时,会通过拮抗 GABA 受体作用而引起抽搐[5]。许多研究已经证实,使用 TXA 是体外循环患者术后出现癫痫发作的危险因素[6,8-10],并且至少有一项研究[10]发现使用 TXA 后癫痫发作的风险是 ε-氨基己酸的 4 倍。

在大量使用抗凝药物时,体外循环结束后的

止血是一个复杂的问题。在决定选择哪种药物时，必须权衡各种可用药物的风险和益处。因此，在对话的最后，癫痫发作可能与使用 TXA 或 DHCA 有关，又或者与两者均有关。ε-氨基己酸可能是抗纤溶药物的更好选择，因为 ε-氨基己酸的不良反应较少，出现癫痫发作时，不会因使用了 ε-氨基己酸而掩盖癫痫发作的真正病因。

总结

抗纤溶解疗法是现代小儿心脏手术中的重要止血手段。关于使用 TXA 还是 ε-氨基己酸的争论一直没有停止过。许多数据支持 TXA，因为它具有更好的效果，而也有研究认为两者效果相当。此外，有数据表明使用 TXA 可显著增加癫痫发作的风险，也有研究认为没有。争论还在继续，但有一方面是没有争议的：需要为婴儿和儿童专门制订一个关于抗纤溶药物最佳用量、最佳用药时机和用药持续时间的建议。在波士顿研究团队[16]对 TXA 药代动力学的研究数据发表前，几乎没有关于儿童 TXA 用量的可靠科学依据。我们不断从成人的研究中推断小儿的数据。显然，我们需要更多关于小儿药代动力学和药效学的数据，也包括损害的风险。

（郑子豪 译，吴超然 卞金俊 校）

参考文献

[1] Hoylaerts M, Lijen HR, Collen D. Studies on the mechanism of antifibrinolytic action of tranexamic acid. Biochim Biophys Acta. 1981; 673; 75 - 85.

[2] Verstraete M. Clinical application of inhibitors of fibrinolysis. Drugs. 1985; 29; 236 - 261.

[3] Ogston D. Current status of antifibrinolytic drugs. Blood Rev. 1989; 3; 1 - 4.

[4] Koster A, Schirmer U. Re-evaluation of the role of antifibrinoltyic therapy with lysine analogs during cardiac surgery in the post aprotinin era. Curr Opin Anesthesiol. 2011; 24; 92 - 97.

[5] Furtmuller R, Schlag MG, Berger M, Hopf R, Huck S, Sieghart W, Redl H. Tranexamic acid, a widely used antifibrinolytic agent, causes convulsions by a gamma-aminobutyric acid（A）receptor antagonistic effect. J Pharmacol Exp Ther. 2002; 301; 168 - 173.

[6] Martin K, Wiesner G, Breuer T, Lange R, Tassani P. The risk of aprotinin and tranexamic acid in cardiac surgery; a one year follow-up of 1188 consecutive patients. Anesth Analg. 2008; 107; 1783 - 1790.

[7] Murkin JM, Falter F, Granton J, Granton J, Young B, Burt C, Chu M. High dose tranexamic acid is associated with nonischemic clinical seizures in cardiac surgical patients. Anesth Analg. 2010; 110; 350 - 353.

[8] Ender J, Brüning J, Mukherjee C, Mohr W. Tranexamic acid increases the risk of postoperative seizures in adults undergoing on-pump cardiac surgery. Abstract presented at the EACT meeting 2010. J Cardiothorac Vasc Anesth 2010; 24; Supplement P-78.

[9] Sander M, Spies CD, Martiny V, Rosenthal C, Wernecke KD, von Heymann C. Mortality associated with administration of high-dose tranexamic acid and aprotinin in primary open-heart procedures; a retrospective analysis. Crit Care. 2010; 14(4); R148.

[10] Martin K, Breuer T, Gertler R, Hapfelmeier A, Schreiber C, Lange R, et al. Tranexamic acid versus e-aminocaproic acid; efficacy and safety in paediatric cardiac surgery. Eur J Cardiothorac Surg. 2011; 39 (6); 892 - 897.

[11] Arnold DM, Fergusson DA, Chan AK, Cook RJ, Fraser GA, Lim W, et al. Avoiding transfusions in children undergoing cardiac surgery; a meta-analysis of randomized trials of aprotinin. Anesth Analg. 2006; 102; 731 - 737.

[12] Schouten ES, van de Pol AC, Schouten AN, Turner NM, Jansen NJ, Bollen CW. The effect of aprotinin, tranexamic acid, and aminocaproic acid on blood loss and use of blood products in major pediatric surgery; a meta-analysis. Pediatr Crit Care Med. 2009; 10(2); 182 - 190.

[13] Pasquali SK, Li JS, He X, Jacobs ML, O'Brien SM, Hall M, et al. Comparative analysis of antifibrinolytic medications in pediatric heart surgery. J Thorac

Cardiovasc Surg. 2012；143(3)：550 - 557.

[14] Chauhan S，Das SN，Bisoi A，Kale S，Kiran U. Comparison of epsilon aminocaproic acid and tranexamic acid in pediatric cardiac surgery. J Cardiothorac Vasc Anesth. 2004；18：141 - 143.

[15] Eaton PM. Antifibrinolytic therapy in surgery for congenital heart disease. Anesth Analg. 2008；106：1087 - 1100.

[16] Wesley MC，Pereira LM，Scharp LA，Emani SM，McGowan FX Jr，DiNardo JA. Pharmacokinetics of tranexamic acid in neonates，infants，and children undergoing cardiac surgery with cardiopulmonary bypass. Anesthesiology. 2015；122：746 - 758.

区域麻醉用于心脏手术是一个好主意吗?

M. 梅甘·查康

病例

患者:女性,47岁,因二尖瓣后叶脱垂导致二尖瓣重度反流,拟行二尖瓣成形或置换术。她既往有高血压病史,很久前有过吸烟史以及轻度哮喘病史。心脏外科医师计划通过右前胸部切口对瓣膜进行微创修补手术。患者担心在重症加强治疗室(intensive care unit,ICU)醒来时仍然插着管,还害怕术后疼痛。你们已经讨论过麻醉方式和各种导管脉穿刺,并得到患者的同意使用经食管超声心动图。患者问你她能否使用硬膜外麻醉。

高位胸段硬膜外麻醉(high thoracic epidural anesthesia,HTEA)已经成功应用,并且具有许多潜在的优势。然而,其安全性和实用性受到质疑,因为在体外循环之前需要全身肝素化,产生应用肝素与椎管内麻醉之间的相关风险,并且硬膜外导管置入发生损伤性事件时会导致心脏手术延迟。您咨询对在胸段硬膜外下实施心脏手术的风险和收益有各种看法的同事们。

问题

在心脏手术之前实施 HTEA,硬膜外血肿的发生率是否更高?胸段硬膜外麻醉对这种患者群体有什么好处?椎旁阻滞是一种合理的替代方案吗?

正方:高位胸段硬膜外麻醉对比单纯全身麻醉可提供更好的术后止痛。有证据表明还有其他许多益处,包括减少术后肺部并发症、术后室上性心律失常和急性肾损伤发生率降低,以及血糖控制得到改善。一些研究表明 HTEA 的心脏交感神经阻滞可通过舒张狭窄的冠状动脉起到直接的抗缺血作用,并且可以减轻应激诱发的心肌缺血[1]。一项随机对照试验表明 HTEA 可以改善心脏手术围术期心脏指数[2]。虽然使用 HTEA 是否有利于快通道麻醉和早期拔管仍然存在争议,但它肯定是一种有用的技术,它可以避免静脉使用大剂量阿片类药物所致苏醒延迟和拔管延迟。

反方:HTEA 有诸多益处,但其并发症却是灾难性的。影响 HTEA 得到广泛接受和使用的最大限制是硬膜外血肿的风险可能会增高,因为开始体外循环前需要给予大量的肝素。随着越来越多的患者在心脏手术当天才入院,硬膜外导管在手术当天早晨放置。虽然美国区域麻醉和疼痛医学协会认为在肝素化前1小时放置硬膜外导管是安全的,但许多临床医师更倾向于置管间隔更长一些[1]。当然,如果在实施过程中出现损伤,手术可能要推迟至少24小时,以降低硬膜外血肿的可能性。很少有外科医师愿意接受神经系统并发症的风险,以及因手术意外延迟而打乱手术计划。

正方:我能理解由于理论上有危害而对 HTEA 在心脏手术中的应用持保留意见。然而,目前还没有任何研究表明在心脏手术中使用硬膜外麻醉会增加硬膜外血肿的风险。事实上,在最近发表的两篇荟萃分析中,由于缺乏事件数据,尚无法估计心脏手术中 HTEA 的风险[1,3,4]。没有证据能够表明心脏手术中抗凝会增加血肿的风险。

反方：椎旁阻滞（paravertebral blockade，PVB）作为替代技术可以吗？许多前瞻性随机对照研究已经证明在胸科手术中 PVB 和 HTEA 一样有效，并且在不良反应和并发症方面优于 HTEA，PVB 极少穿破硬膜且引起硬膜外血肿的风险较低。单次注射可有效维持长达 23 小时。纽伯格（Neuburger）等人的一项前瞻性随机对照[5]研究表明，在接受微创心脏手术时，与单纯全身麻醉相比，使用 PVB 联合全麻可减轻术后疼痛和减少麻醉性镇痛药用量。Rodrigues 等人的回顾性研究[6]表明在全身麻醉中复合 PVB 可减少术中麻醉性镇痛药物的用量，术后立即拔管的可能性更大。

正方：HTEA 已被证明不仅可以改善术后疼痛，还能降低心律失常、肺部并发症和急性肾损伤的发生率。但是，随着微创技术的普及，PVB 可能因为不良反应发生率更低而更易被接受用于常规用于心脏手术[5]。PVB 在胸腔镜手术后的镇痛中具有确切的作用。

总结

HTEA 非常适合术后镇痛，有证据表明 HTEA 可对短期死亡率产生积极影响。这些益处可能超过硬膜外血肿的风险。然而，手术团队、麻醉团队、围术期服务人员或医院管理部门可能无法接受由于硬膜外穿刺损伤所导致的潜在的手术延迟。椎旁阻滞可以改善术后疼痛，促进早期拔管和提高患者满意度，是安全且同样有效的替代方案。对于双侧 PVB 用于正中胸骨切开术需要更多的研究，但 PVB 在微创心脏手术中具有切实的作用，其益处远大于风险。

（郑子豪 译，吴超然 卞金俊 校）

参考文献

[1] Jakobsen CJ. High thoracic epidural in cardiac anesthesia：a review. Semin Cardiothorac Vasc Anesth. 2015；19：38 - 48.

[2] Jakobsen CJ, Bhavsar R, Nielsen DV, Ryhammer PK, Sloth E, Greisen J. High thoracic epidural analgesia in cardiac surgery：part 1 —high thoracic epidural analgesia improves cardiac performance in cardiac surgery patients. J Cardiothorac Vasc Anesth. 2012；26(6)：1039 - 1047.

[3] Svircevic V, van Dijk D, Nierich A, Passier M, Kalkman C, van der Heijden G, Bax L. Meta-analysis of thoracic epidural anesthesia versus general anesthesia for cardiac surgery. Anesthesiology. 2011；114：271 - 282.

[4] Bignami E, Landoni G, Biondi-Zoccai G, Boroli F, Messina M, Dedola E, Nobile L, Buratti L, Sheiban I, Zangrillo A. Epidural analgesia improves outcome in cardiac surgery：a meta-analysis of randomized controlled trials. J Cardiothorac Vasc Anesth. 2010；24(4)：586 - 597.

[5] Neuburger PJ, Ngai JY, Chacon MM, Luria B, Manrique-Espinel AM, Kline RP, Grossi EA, Loulmet DF. A prospective randomized study of paravertebral blockade in patients undergoing robotic mitral valve repair. J Cardiothorac Vasc Anesth. 2015.

[6] Rodrigues ES, Lunch JJ, Suri RM, Burkhard HM, Li Z, Mauermann WJ, Rehfeldt KH, Nuttall GA. Robotic mitral valve repair：a review of anesthetic management of the first 200 patients. J Cardiothorac Vasc Anesth. 2014；28：64 - 68.

对中-低收入国家的外科和麻醉医疗援助是有帮助的还是有害的？——全球麻醉和外科正在发展的领域

27.

詹米·杰曼·斯内尔

病例

1名参加慈善性国际非政府组织的儿外科志愿者医师与您联系，请求您为即将到危地马拉进行腭裂修复的外科医师提供帮助。她是世界著名的口腔和面部外科专家，需要熟练的儿科麻醉医师提供协助，所以需要您与她的护士和外科助理一起加入她的团队。

抵达一个小型城市医院后，您会发现医疗资源贫乏，当地的麻醉技师带您参观了一下。您发现他们的麻醉机只配备了氟烷蒸发罐，虽然过时但还可以使用；耗材储备匮乏；麻醉药物只有硫喷妥钠、琥珀胆碱、吗啡、地西泮、利多卡因和丁哌卡因。幸运的是，您自己带来了耗材和药品，因此您有信心在这里保证患者安全。

筋疲力尽的1周过去了，您和团队很自豪地完成了120多例手术，没有1例出现术中并发症，其中还包括1例意料之外的新生儿先天性梗阻性气道肿物切除的病例。

回家几周后，您通过电子邮件向危地马拉的麻醉技师了解医院最近的情况。他回复的消息让人感到沮丧。那名实施气道肿物切除的婴儿，术后需要保留气管插管和ICU护理，最后没有存活。由于医院很少新生儿病例，因此该患儿无法获得合理的机械通气或所需要的肠外营养。现在，这个家庭对医院工作人员感到非常不满，因为患儿长期、昂贵的治疗过程耗尽了他们所有的钱，

他们目前正努力养活剩余的孩子。他还告诉您，那位在援助日程的最后1天成功修复了腭裂的5岁患者，在几天后出现明显的伤口感染，并且目前仍未改善。患者目前只用抗生素治疗，因为在援助团队来了以后，那名唯一能够处理这个问题的当地外科医师就离开城镇了，并且还没回来。很显然，这是因为在任务团队到来之前的几个星期，小医院清空了所有的患者，以便为腭裂患者腾出空间，导致当地外科医师在那段时间都没有工作，也就没有理由再留在医院了。这名麻醉技师对他们医院的外科和麻醉的情况，以及他所在国家的医疗状况感到悲哀，并希望你们的团队能够很快再来帮助他们。

问题

致力于国际中低收入国家（low- and middle-income countries，LMICs）的手术和麻醉到底是有帮助的还是有害的？对120名患者的成功治疗是否可以忽略对2个家庭造成的伤害？对全球性的外科和麻醉的努力，我们如何做得更好？

正方：传统上，全球健康领域集中关注能越过边界并因此影响全世界的病情——即传染病。然而，当初原本旨在减少中低收入国家传染病负担的计划，在实施过程中已经越来越认识到扩大医疗保健系统的规模才是最终的解决方案，对全球健康的更全面的定义也已经包括了非传染性疾病。这包括慢性疾病和可通过手术治疗的疾病。据估计，可通过手术治疗的疾病占全球疾病总量

的 28%,并且在一些国家,30% 的死亡是由这类疾病造成的。全球有近 20 亿人无法获得安全的外科治疗。虽然中低收入国家占世界人口的 70%,但他们每年接受的手术仅占全球年手术量 2.3 亿多人次的 4%～25%。如果获得安全医疗服务被视为是一种人权和道德责任,那么安全实施手术、强制提供安全麻醉和围术期治疗也是如此[1,2]。

反方: 退一大步说,全球卫生保健是西方国家自第二次世界大战结束以来为促进中低收入国家发展而提供的多种形式的全球援助、对外援助之一。如果我们以撒哈拉以南的非洲国家为例,自 1970 年以来他们获得了全球超过 3 000 亿美元的援助,统计数据明确证明了援助的无效性。在援助期间,大多数国家的贫困、疾病和腐败现象并没有改善,而且对外国援助依赖程度最高的国家的经济增长率为 −0.2%,并且贫困率从 11% 增长到 66%。据估计,最多只有一半的援助资金真正落实到了预定意向目标上[3]。解释这种失败甚至可能是伤害的原因是复杂的,并因地理、文化和政治环境而异。然而,有一个现象似乎是普遍的:当外国人试图通过援助强加他们的解决方案来解决贫穷国家的问题时,这些国家的情况并没有改善,实际上可能会使情况变得更糟。为别人解决问题只会消除他们自己解决问题的压力和动力。如果他们不能找到解决问题的办法,我们的激励就不是利他主义而是家长式地统治了。全球经济援助这种陈词滥调也可以在跨国军事民主运动中看到,并且类似于现在全球健康方面的努力。上面所提到的危地马拉故事中的麻醉技师表达了需要外国手术团队返回的需求——说明了这种慈善项目会导致无休止的依赖关系。

正方: 那么,就所有的观点来说,我们也必须认识到,作为西方国家的公民和医生,我们是地缘政治的决策者和商业财富的受益者,这当中剥削了许多中低收入国家,至少我们要对其经济和医疗保健系统的低迷状态负有部分责任。当我们能

够做和应该做点什么事情时,我们怎么能够无动于衷地坐观他们死亡呢?

反方: 在某些情况下,风险收益率无可争议地倾向于全球卫生援助。由于原有卫生保健系统的阙如或匮乏,在自然灾害,武装冲突和传染病暴发的情况下很有必要提供人道主义援助和医疗保健。如果全球麻醉领域确实需要那些有经验和受过训练的人,那么就让他们参与到这些情况当中,这些情况下不会造成意料之外的伤害。重点是患者优先,制度其次。但对于计划内的非紧急的内科和外科任务,优先级应该相反。全球卫生援助的宗旨应该是可持续性。外科援助任务本质上依赖于自愿的时间、慈善捐赠以及引进所需的人力和技术资源——在这种情况下,需要所有的手术人员和必要的医疗用品——这绝对是不可持续的。虽然这个病例给出了 120 例中只有 2 例并发症的乐观情况,但围术期死亡率或并发症发生率的实际统计数据在很大程度上是未知的。但是,看到上述的这种常见情况,死亡率可能会更高。外科援助的参与者,就像我们的麻醉医师,必须经常在一个新的,通常是严峻的环境中提供服务,各种障碍还包括不熟悉的药物、过时的设备、能力有限的助手,以及语言障碍。由于全面的术前检查、术后护理和随访工作的不足,很可能导致不良的预后。但这些统计数据可能是未知的。正如全球经济援助的情况一样,参与这些医疗任务的"投资方"希望看到他们的经济援助能带来的良好结果。志愿者组织和接受援助者都不想记录下证明皇帝确实没有穿衣服或者波将金村庄一片混乱的数据。除了外部资金外,还存在外部特权。决定手术类型和围术期护理方式的不是根据这些资源有限的人群需要什么,而是根据资源丰富的任务团队想要提供什么。这种权力往往被一种好客的文化所复杂化,这并不利于东道主想变成什么样,而是对到访团队想要做什么和他们想怎么做表示妥协。这种优先级的不平等也可能导致扰乱医院中

原有的手术，取代当地医疗保健专业人员，甚至干扰教育活动和对其他患者的合理治疗，来为手术援助团队腾出空间[4]。

正方：因此，如果可持续性是最终目标，那么解决方案应注重于通过教育来建立当地的人力资源。事实上，中低收入国家人力资源的匮乏被认为是扩大医疗保健系统的最终瓶颈。当不是紧急情况或人道主义问题时，全球麻醉和外科手术的努力重点应该是互利的国际教育合作。理想情况下，这将是学术医疗机构之间的合作伙伴关系，两个组织都可以获得一些东西——为捐助方的住院医师和教师提供专门的培训和研究机会，以换取被捐助方临床和教育的支持。走出单一外科医师主导的模式，加强与多学科（麻醉、外科、内科等）和跨专业（医师、护士、技师等）的协作，可以进一步提高可持续性。领导结构应包括高级地方官员，以提供具体的目标和宗旨。合作应该有足够长的持续时间，以传递必要的知识和临床技能，但也要有预期的终点。最终期望是当地的人才逐步承担建立医疗保健领域人力资源的全部责任[5]。

反方：也许那种设计的项目在理论上是可行的，但离现实仍然很远。就我个人和坦桑尼亚、乌干达、埃塞俄比亚、卢旺达、哥斯达黎加和意大利的全球卫生合作的第一手经验来看，我已惊人地发现，即便是最具善意的、精心设计的项目，由于文化不和谐所造成破坏的程度是一致的。奇闻轶事层出不穷，例如：中低收入国家的患者在接受有风险的干预之前不需要提供知情同意；使用"消毒"自封袋用于覆盖开放性伤口；采取双重标准或者低标准的治疗；医疗从业人员在患者身上"试验"不同麻醉技术；使用氯己定和自来水混合液来灌洗腹腔；使用在志愿者本国机构审查委员会永远不用通过的研究方案；工作超出了自己的执业范围或所接受的培训经历；当外国医师做出即使非恶意的抱怨时，当地医疗工作者也会被上司解雇等等，还有很多很多类似的事情。虽然这些文化失礼往往是例外，而不是常态，但很少有人不同意西方人在资源匮乏的环境中工作时经常遇到的挫折感——"当地人做得还不够！"。这不是被观察到的冷漠，而是一种文化上的误解。这是他们在中低收入国家援助背景下的看法。因此，对于长期从事国际医疗工作的医师，他们更愿意获得人类学或社会学的辅修学位而非教育或公共卫生的辅修学位。文化上的误解不仅会导致搭档关系不那么有效，甚至会对他们想要服务的人造成意想不到的伤害。

对于当地专业人员的无意伤害，例子也很多，包括当地医师不与外国医师合作，因为在决定将外国医师送到那里时没有咨询他们，同时他们感到受到了冒犯，因为外国医师比较年轻和少经验，但是由于他们的资格使他们认为自己是平等甚至优异的。当地医师实际上打断了外国医师的扩展教学，因为他们担心失去竞争力而造成职业和工作不保，会使其离开他们的工作岗位或因为外国医师的存在而间接被解雇。外国医师通过专业的方式对当地医师的尊重和地位进行损害，他们在公共场合不同意或贬低当地医师的行为，尽管这些做法在发达国家被认为是可以接受的。并且，最糟糕的是，在患者死亡或外国医师造成并发症之后，当地医师的社区信任会受到医疗法律的影响和损害。

关于对患者的意外伤害，一个经典的例子是英勇的外科医师（以及随行的麻醉医师）在整个系统中执行不寻常的手术，需要不寻常的资源——为了挽救一个急需手术的患者的生命。如果没有外国团队，该手术就不能也不会进行。医师们甚至捐出自己的钱，或采取极端措施，为患者建立一个微型医疗体系，而这种情况并不少见。乍一看，这对外国医师而言似乎是道德领域的一种值得称赞的回应，这种回应是不可忽视的。但其短视目标未能提出以下问题：

- "这个家庭能负担得起这个孩子术后或长

期需要的治疗吗?"

●"我是否在消耗其他患者无法获得的本地资源?"

●"在我离开后,我教的外科医师会愿意并且能够做这个手术吗?"

●"仅仅因为我能,就意味着我应该吗?"

这些问题是对道德难题的挑战,没有简单或容易的答案。然而,它们应该被询问和考虑。

可持续的方法是从长远的角度出发,旨在通过可能已经崩溃的系统来工作,而不是围绕着它。一个现实生活中的例子说明了这一点,这是一位最近在撒哈拉以南的非洲国家一所资源匮乏、经常需要向外转诊患者的医院担任麻醉医师的经历。经过观察发现全身麻醉常规诱导后缺氧发生率很高。经调查,造成这一现象的诸多因素之一是在 6 个手术室中只有 4 个喉镜。医师经常离开去寻找设备或试图在没有合适喉镜的情况下继续工作。调查结果表明,喉镜的缺乏直接影响患者的安全,并作为客观数据和支撑,说服医院领导拨款购买更多的喉镜。大约 1 个月后,医院就提供了更多的喉镜。在这种情况下,我们作为外国医师,必须有意识地在这个支离破碎的系统中工作,抵制自己提供或捐赠资源的冲动,以促进系统的发展和演变。这种方法需要更多的时间、更少的自我、更少的在我们的控制之下,远没有引用手术的数量那样令人印象深刻,甚至可能需要看到患者因为医院资源缺乏而遭受悲惨的后果,看到他们在我们不在的时候一直处于痛苦之中。但这种以系统为中心的方法有可能帮助成千上万的患者,而以患者为中心的方法每次只能帮助一个人。

总结

可以放心地假设,无论效果如何,无论是在经济还是医疗发展的背景下,国际援助都不会很快消失。因此,我们必须接受这样一个事实,发展全球手术和全球麻醉的努力也将继续下去。但我们永远不应忽视这样一个事实,即最终目标是志愿者不再被需要——建立一个能够自主维持自身运转的系统。我们所有的努力都应该以这种以系统为中心的标准进行筛选和评估,将领导权和优先顺序放在当地的人手中,并尊重伦理和文化的考虑。让我们希望,随着这一领域的发展,每次特定合作的新的更替都是建立在先行者的经验教训之上。这样,总有一天,我们可以实现在资源有限的环境下改善卫生保健的可持续模式,确保无论患者居住在哪个国家,他们都能获得高质量的服务。

（郑子豪 译,吴超然 卞金俊 校）

参考文献

[1] Schecter WP. Academic global surgery: a moral imperative. JAMA Surg. EPub 2015 May 6.

[2] Steffner KR, McQueen KA, Gelb AW. Patient safety challenges in low-income and middle-income countries. Curr Opin Anesthesiol. 2014;27:623 - 630.

[3] Moyo D. Dead aid. New York: Farrar, Straus and Giroux; 2009.

[4] Ginwalla R, Rickard J. Surgical missions: the view from the other side. JAMA Surg. 2015;150(4):289 - 290.

[5] Binagwaho A, Kyamanywa P, Farmer PE, Nuthulaganti T, Umubyeyi B, Nyemazi JP, et al. The human resources for health program in Rwanda—new partnership. N Engl J Med. 2013;369(21):2054 - 2059.

第三部分

胸　科

胸腔手术单肺通气时抑制低氧性肺血管收缩是否影响氧合?

28

丽贝卡·纳姆

病例

患者:男性,60岁,胸腔镜手术(video-assisted thoracoscopic surgery,VATS)行肺部肿物切除术。全身麻醉诱导后,使用双腔管行气管插管,肺隔离效果良好,并通过纤维支气管镜确认导管位置。单肺通气期间,FiO_2为1.0,患者可耐受,未出现低氧血症或血流动力学波动。术中,心胸外科主治医师(Fellow)主动与我们讨论低氧性肺血管收缩(hypoxic pulmonary vasoconstriction,HPV)这一主题。

问题

究竟什么是低氧性肺血管收缩?是否存在HPV对机体影响弊大于利的情况?麻醉情况下,与该反射相关的介导因素有哪些?

正方:低氧性肺血管收缩是一种高度保护性反射,使肺血流从重力依赖性、通气不良的相对缺氧区域转移到通气良好的区域。该反射使整个肺部的通气和血流灌注比(V/Q)得到有效优化,并在低氧条件下最大限度地改善氧合。肺泡以及肺毛细血管氧含量是这种反射的主要刺激因素。HPV可分为2个不同的时相。第1时相在缺氧发生几秒钟内开始作用,并在15分钟达到峰值。缺氧持续阶段(30~60分钟),第2时相启动,肺血管阻力(pulmonary vascular resistance,PVR)持续稳步上升并超过2小时。氧合恢复正常后,血管张力和PVR在数小时内缓慢下降至基础值[1]。

哮喘、慢性阻塞性肺部疾病、肺炎、成人呼吸窘迫综合征和肺不张发生低氧血症时,HPV发挥重要的代偿作用,尤其在麻醉和单肺通气期间,作用显著。

反方:尽管HPV的目的是通过调整V/Q比例改善氧合,但也存在长期低氧使肺血管阻力增加,进而导致肺动脉高压甚至肺源性心脏病的风险。高原性肺水肿(high-altitude pulmonary edema,HAPE)就是一个有趣的实例,当登山者攀爬至低FiO_2区域时,会发生非心源性肺水肿。

正方:导致HPV减弱或增强的其他因素包括氧含量、二氧化碳、酸碱平衡状态、体温及并存疾病。麻醉药物也会影响HPV的强度。例如,吸入性麻醉药(异氟烷、七氟烷、地氟烷)均抑制HPV,而芬太尼和丙泊酚似乎没有显著影响。肺血管系统含有 α、β 和多巴胺受体,由于激动这些受体的作用剂量不同,因此肺血管系统对升压药反应不一致。研究证实去氧肾上腺素可改善特定人群的氧合。此外,血管活性药物和钙通道阻滞剂、β 受体阻滞剂、ACEI、前列环素、磷酸二酯酶抑制剂和吸入性一氧化氮(inhaled nitric oxide,iNO)等多种药物均影响肺血管收缩的程度。

反方:肺血管收缩程度的最终决定因素太多,包括患者复杂的病史和用药史,以及麻醉和手术操作引起的各种生理变化。后者通过患者自身因素(生理参数)和医源性因素(如麻醉药物和机械通气参数)影响HPV。此外,关于低氧性肺血管收缩的诸多研究集中于实验动物,其研究结果可能并不适用于人体[2]。

总结

单肺通气期间发生严重低氧血症时,麻醉医师必须做好准备,以维持足够的氧供。应增加FiO_2,并确认双腔管位置正确。吸入性麻醉药的浓度可降至小于 1 MAC 以减轻对 HPV 的抑制,并且可在肺复张后通气侧肺使用 PEEP($5\ cmH_2O$)。后续干预措施包括在肺复张后给予非通气侧肺 CPAP($1\sim2\ cmH_2O$)、间歇膨胀非通气侧肺,或采用支气管封堵器选择性隔离手术肺叶。OLV 时发生严重低氧血症,及时与外科医师沟通至关重要。必要时应恢复双肺通气,也可由外科医师阻断或压迫术侧肺血流以改善氧合[3]。

低氧性肺血管收缩是一种非常重要的适应性反射,可以代偿低氧血症。麻醉医师可通过已知的 HPV 介导因素来优化氧合,但必须认识到 HPV 对诸多刺激因素的反应非常复杂。最佳的麻醉用药策略应以维持正常生理状态为目标,严重低氧血症时应注意治疗措施和药物对 HPV 的影响。

（林子诗　叶靖　译,张鸿飞　校）

参考文献

［1］Lumb AB, Slinger P. Hypoxic pulmonary vasoconstriction physiology and anesthetic implications. Anesthesiology. 2015；122：932－946.

［2］Nagendran J, Stewart K, Hoskinson M, Archer SL. An anesthesiologist's guide to hypoxic pulmonary vasoconstriction：implications for managing single-lung anesthesia and atelectasis. Curr Opin Anaesthesiol. 2006；19(1)：34－43.

［3］Miller RD. Miller's anesthesia. 8th ed. Philadelphia：Elsevier；2015.

支气管封堵器是否可达到双腔管相同的肺隔离效果？

29.

亚历山德拉·刘易斯，大卫·阿马尔

病例

患者：女性，48 岁，身高 155 cm，体重 64 kg。有中度慢性阻塞性肺疾病（chronic obstructive pulmonary disease，COPD）病史，因右下肺 2.5 cm×2.4 cm 肿物，拟行胸腔镜（video-assisted thoracoscopic surgery，VATS）右下肺段切除术。麻醉前评估该患者气道 Mallampati 分级为 II 级，高腭穹，张口度大于 3 cm，颈部活动度良好。丙泊酚和维库溴铵麻醉诱导。直接喉镜下喉部暴露为 3 级，仅可见会厌下缘。使用 Mac♯3、Miller♯3 和可视喉镜 3 次插管失败后，置入声门上气道工具（supraglottic airway，SGA），氧饱和度大于 95%。由于气道水肿持续加重，麻醉团队担心可能导致"不能通气，不能插管"的状态，所以寻求帮助。

纤维支气管镜引导 8.0 气管导管经声门上气道成功置入气管内。此时，胸外科医师要求放置双腔管（double-lumen tube，DLT）以达到最佳肺隔离效果。麻醉医师回应："考虑到这名患者的气道解剖结构和插管造成的气道水肿加重，我们计划使用支气管封堵器（bronchial blocker，BB）。"

问题

这种情况下如果将单腔管更换为 DLT，你觉得是否明智？

正方（外科医师）：为什么我们不能使用导管交换器？我见过许多麻醉医师用它来放置 DLT。

使用 BB 我最担心影响术野暴露，对于这类设备我的体验都不好。

反方（麻醉医师）：我们用 BB 可以达到充分的肺隔离。鉴于该患者存在已知的困难插管史，因此用 DLT 更换单腔气管导管会有气道损伤和插管失败而无法建立气道的风险。临床实践中，我们在换管期间会使用可视喉镜直视下引导 DLT，使上述风险降至最低。但对于这个病例，我们遭遇了未预料的困难气道和多次插管尝试导致气道水肿加重的特殊情况，可视喉镜视野不佳，几乎不可能实现直视下换管。因此，这种情况下使用交换导管充满危险，我不愿意冒这种风险。

正方：是否有证据表明，DLT 的肺隔离效果优于 BB？

反方：一项随机试验[1]显示，与 3 种不同类型的 BB（～203 秒）相比，DLT 获得充分肺隔离的时间较短（93 秒），我认同这个结果。虽然 BB 经常需要再次定位，但该研究也显示使用 BB 同样可充分暴露术野。虽然使用 BB 时可能需要手术医生更耐心地等待，但我相信本病例不更换气管导管对患者而言更安全。

正方：好的，BB 用于阻塞性肺疾病患者并不理想。与 DLT 相比，BB 的管腔狭窄，气道阻力增加。该患者 CXR 提示有中度 COPD 伴肺气肿，由于过度充气和残气量增加，该患者的肺萎陷速度可能比肺实质正常的患者更慢。这种情况下使用 BB 你如何能快速地实现肺萎陷？

反方：有几种技术可以加速肺萎陷，包括呼吸暂停并断开呼吸道或支气管吸引技术。呼吸暂停技术,就是断开呼吸回路,在 $EtCO_2$ 降至 0 时给 BB 气囊充气[2]。如果胸腔打开后仍然存在肺轻微充气,则再次实施呼吸暂停;并断开呼吸回路,BB 气囊放气,术者轻压肺部辅助排气,使肺部进一步萎陷。但对于肺储备功能有限的患者,例如病态肥胖和严重肺实质病变的患者,不推荐使用该技术。此时可采取支气管吸引技术,通过 BB 吸引口以 $30 \ cmH_2O$ 的负压缓慢间歇吸引[3]。

正方: 即使你实现了肺隔离,我印象中 BB 的移位发生率更高。术中肺部操作时 BB 位置容易变化。如果我们在肺动脉周围进行解剖分离过程中发生 BB 移位,不仅影响手术操作,而且有潜在危险。你如何降低移位风险?

反方: 虽然 BB 的移位发生率高于 DLT,但这种情况并不常见。市场上有不同类型的 BB。有一种新型单腔管,管端安装有摄像头,可以与 BB 结合使用,持续可视化监测 BB,可立即识别即将发生的套囊突出或移位,并轻松纠正。

正方: DLT 的主要优点是易于自由切换双肺通气并根据需要抽吸和灌洗。这个优势毋庸置疑,如果不是困难气道或长时间气管插管病例,我想知道 BB 是否还有其他优点。如果主支气管中有肿瘤,BB 可导致气道严重出血,并妨碍手术操作。插入对侧的 DLT 可以避免对支气管树的影响。

反方: 你提出了一个强有力的论点,我同意你的部分观点,尤其是存在腔内肿瘤时。然而,我不认为 DLT 在通气或吸引方面比 BB 更具优势。必要时,BB 仅需要放气作短时间呼吸暂停就能进行残气抽吸并通气。

总结

BB 与 DLT 的选择仍然是胸科麻醉医师和外科医师争论的焦点话题之一。越来越多的研究表明两种设备的肺萎陷程度并无显著性差异。BB 常用于临床双腔管禁忌的情况。患者牙关紧闭、气道肿胀或面部创伤导致张口受限的情况下,无法使用 DLT,纤维支气管镜引导下经鼻插入单腔管是唯一的选择。BB 也可用于患有严重肺部疾病的患者,通过选择性肺叶隔离以最大程度的降低肺内分流[4-6]。综合考虑上述情况,BB 是用于肺隔离的最通用的气道设备,明显优于 DLT。

BB 未被广泛接受的原因之一是在解剖变异患者中定位具有一定难度,并存在错位的风险。因此,需要经验丰富且熟悉气道解剖的麻醉医师经纤维支气管镜放置 BB。进行肺隔离手术时麻醉医师均应准备 BB,并在培训计划中鼓励他们使用,以确保麻醉医师在需要时使用 BB。随着带有集成摄像头的单腔管在培训和监测中的应用,BB 将获得更广泛的认可。目前,VivaSight 单腔管已成功用于 BB 的可视化连续监测[7],但经验不足的麻醉医师使用这些新型气道装置,并与传统 BB 的效果进行对比,类似研究较少,未来这一研究领域将会受到密切关注。

(林子诗 叶靖 译,张鸿飞 校)

参考文献

[1] Narayanaswamy M, McRae K, Slinger P, et al. Choosing a lung isolation device for thoracic surgery: a randomized trial of three bronchial blockers versus double-lumen tubes. Anesth Analg. 2009; 108: 1097 - 1101.

[2] Yoo JY, Kim DH, Choi H, et al. Disconnection technique with a bronchail blocker for improving lung deflation: a comparison with a double-lumen tube and bronchial blocker without disconnection. J Cardiothorac Vasc Anesth. 2014; 28: 916 - 919.

[3] El-Tahan MR. A comparison of the disconnection technique with continuous bronchial suction for lung deflation when using the Arndt endobronchial blocker during video-assisted thoracoscopy: a randomized trial. Eur J Anaesthesiol. 2015; 32: 411 - 417.

[4] Karzai W, Schwarzkopf K. Hypoxemia during one-lung ventilation: prediction, prevention, and treatment. Anesthesiology. 2009; 110: 1402 - 1411.

[5] Slinger P, Suissa S, Triolet W. Predicting arterial oxygenation during one-lung anaesthesia. Can J Anaesth. 1992; 39: 1030 - 1035.

[6] Campos J. Effects on oxygenation during selective lobar versus total lung collapse with or without continuous positive airway pressure. Anesth Analg.

1997; 85: 583 - 586.

[7] Gaitini L, Yanovski B, Mustafa S. A feasibility study using the VivaSight Single Lumen™ to intubate the trachea through the fastrach laryngeal mask airway: a preliminary report of 50 cases. Anesth Analg. 2013; 116: 604 - 608.

胸段硬膜外麻醉无效：开胸手术后如何镇痛？

30.

安杰拉·勒妮·英格拉姆，阿努伊·马尔霍特拉

病例

您被疼痛寻呼机呼唤到一位患者所在楼层，该患者行开胸肺叶切除术后第2天（POD#2），当她从椅子移到床上时，硬膜外导管意外脱出，现在疼痛剧烈。是否应该重置硬膜外导管或采用其他方法镇痛？

问题

胸段硬膜外镇痛是治疗开胸术后疼痛的金标准吗？还有哪些区域阻滞技术和全身用药可用于有效控制开胸术后的疼痛？这些不同的方法是否具有等效镇痛作用和类似的不良反应？

正方：20世纪80年代以来，硬膜外阻滞为术后患者提供了可靠的疼痛治疗，并已成为开胸术后疼痛管理的"金标准"。业已证明，硬膜外麻醉可减轻手术应激反应导致的儿茶酚胺大量释放的促炎状态和潜在心血管事件。术后硬膜外镇痛有助于预防严重疼痛对这种炎症状态的影响。多种因素导致开胸术后疼痛，包括皮肤切口、肋间肌肉和韧带的术中收缩、肋间神经的直接损伤和胸膜刺激。术后疼痛也与胸管放置以及残余胸水和血液对胸膜的刺激有关[1]。有效的硬膜外镇痛有助于患者深呼吸、咳嗽和早期运动，预防肺不张，同时减少阿片类药物的用量。布洛克（Block）等在对术后硬膜外镇痛效果的荟萃分析显示，在包括术后第2～4天的所有时间点，使用硬膜外镇痛的疼痛评分均优于静脉注射阿片类药物[2]。该患者

开胸术后肺功能储备下降。若无椎管内阻滞的绝对禁忌证，重新放置硬膜外导管尽快解除患者痛苦为最佳选择。

反方：好的，硬膜外镇痛从20多年前起就被认为是开胸术后疼痛管理的金标准，然而，它们并非没有风险。与硬膜外阻滞相关的并发症包括低血压、尿潴留、胃排空延迟和后果严重的硬膜外血肿。虽然硬膜外阻滞在控制急性疼痛方面确实表现出更好的短期效果，患者可以早期下床运动并更快恢复肠道功能，但尚无确凿证据证明胸科术后硬膜外阻滞的死亡率低于其他镇痛方式（包括全身应用阿片类药物）。而且将胸段硬膜外阻滞治疗急性术后疼痛的成功经验用于慢性疼痛的治疗，尚未发现能有效预防开胸术后的慢性疼痛综合征。另外，由于胸椎棘突的陡峭角度，因此胸段硬膜外置管在技术上可能比腰段更具挑战性，导致置管困难，可能延误急性疼痛的治疗。胸段硬膜外操作失败并不少见，成功率取决于患者的解剖结构和操作者的经验水平。全身使用阿片类药物联合其他辅助药物如NSAIDs、对乙酰氨基酚和加巴喷丁同样可以控制开胸术后的疼痛。多模式镇痛有助于将每种药物的不良反应降至最低。

正方：目前没有特定数据表明开胸术后胸段硬膜外阻滞有益于患者的生存率，因为这种研究终点相对罕见，很少进行相关的前瞻性随机临床试验。然而，最近有一项荟萃分析表明硬膜外阻滞确实可降低患者的死亡率[3]。另外，患者可能存在某些全身性用药的禁忌证，因此难以实现多

模式镇痛。全身使用阿片类药物可加重术后恶心呕吐并使肠蠕动减弱，导致术后肠梗阻及相关后遗症。阿片类药物引起的呼吸抑制可能导致误吸或高碳酸血症型呼吸衰竭（译者注：Ⅱ型呼吸衰竭）。肝功能不全患者可能禁忌使用对乙酰氨基酚。NSAIDs 可能不适用于术后出血或肾功能不全的患者。已被证明在最初 24 小时加巴喷丁可降低术后疼痛评分，但 24 小时后则并未发现其可降低阿片类药物剂量[1]，而镇静作用增强。

反方：这是术后第 2 天，许多患者已经重新开始抗凝治疗，因此禁忌重新放置胸段硬膜外导管。如果担心胸段硬膜外阻滞相关的血肿或低血压风险增加（例如，计划内抗凝治疗、血容量不足），可采用单次区域阻滞。如果没有绝对禁忌证，可放置椎旁导管。Davies、Miles 和 Graham 等学者通过荟萃分析发现，与胸段硬膜外置管相比，椎旁置管在开胸术后镇痛的效果无统计学差异，且不良反应少，操作失败率低，肺部并发症减少[4]。如果该患者疼痛剧烈，只需在床边进行单次椎旁阻滞复合全身用药即可减轻急性疼痛。肋间神经阻滞是开胸术后可行的另一种区域阻滞技术，但需要多点注射以涵盖疼痛区域。使用布比卡因脂质体进行单次椎旁和肋间阻滞的研究正在进行中，可能用于开胸术后疼痛的治疗。

正方：我同意胸段硬膜外阻滞禁忌的患者不应该更换导管，可能时应采用区域阻滞技术复合全身用药；然而我需要指出，前面引用的荟萃分析中的多数椎旁导管是手术结束时由外科医师直视下置入。术中直视置管增加椎旁阻滞的成功率，并能减少并发症。在我确信椎旁导管可替代硬膜外导管成为开胸患者术后镇痛的有效措施之前，需要进行开胸患者超声引导椎旁导管置入与胸段硬膜外阻滞的更多研究。另外，椎旁注射和阻滞仍被认为是"深部神经阻滞"，穿刺操作损伤血管时无法压迫止血。虽然抗凝和低血压并非椎旁阻滞的绝对禁忌证，但这种情况下更倾向于选择其他方法如肋间神经阻滞。

总结

治疗严重的急性开胸术后疼痛时，麻醉医师必须权衡椎管内阻滞、其他区域阻滞技术或肠外药物对不同患者的风险利弊。虽然胸段硬膜外阻滞是治疗开胸术后疼痛的金标准，但还有多种替代技术可以有效缓解疼痛。通常使用区域阻滞麻醉复合肠外药物的多模式镇痛技术联合缓解疼痛。比较超声引导区域阻滞技术与胸段硬膜外阻滞的研究以及长效脂质体布比卡因在区域阻滞应用的研究正在进行中[5]，可能为开胸术后疼痛治疗提供新的选择。

（林子诗 叶靖 译，张鸿飞 校）

参考文献

[1] Pennefather SH, McKevith J. Pain management after thoracic surgery. In: Slinger PD, editor. Principles and practice of anesthesia for thoracic surgery. New York: Springer; 2011. p. 675 - 707.

[2] Block BM, Liu SS, Rowlingson AJ, et al. Efficacy of postoperative epidural analgesia: a meta-analysis. JAMA. 2003; 290: 2455 - 2463.

[3] Pöpping DM, Elia N, Van Aken HK, et al. Impact of epidural analgesia on mortality and morbidity after surgery: systematic review and meta-analysis of randomized controlled trials. Ann Surg. 2014; 259: 1056 - 1067.

[4] Davies RG, Myles PS, Graham JM. A comparison of the analgesic efficacy and side-effects of paravertebral vs epidural blockade for thoracotomy — a systematic review and meta-analysis of randomized trials. Br J Anaesth. 2006; 96: 418 - 426.

[5] Rice DC, Cata JP, Mena GE, et al. Posterior intercostal nerve block with liposomal bupivacaine: an alternative to thoracic epidural analgesia. Ann Thorac Surg. 2015; 99: 1953 - 1960.

小儿上呼吸道感染：你准备取消手术并让家长重新安排时间吗？

31.

布莱恩·布拉西奥莱

病例

9月的一个清晨，一对年轻夫妇带着小孩经过3小时的长途跋涉后来到里诺（Rhino）医师的术前评估门诊，给其4岁的儿子预约扁桃体和腺样体切除术（tonsillectomy and adenoidectomy，T&A）。随后患儿被安置在术前评估室，护士采集生命体征并进行评估。这时，1位儿科麻醉专科医师来到房间查看病历资料，发现这位准备行T&A的4岁儿童，经过正规的睡眠研究评估后诊断为睡眠呼吸紊乱和阻塞性睡眠呼吸暂停（obstructive sleep apnea，OSA），身体其他方面都正常。

他敲了敲门走了进来，可刚进门就差点被房间里弥漫着的陈腐烟味呛了出去。这时护士告诉他该患儿1周前感冒并且出现发热，问是否取消手术。孩子父母听到后迅速打断了护士，说他们的孩子已经连续3天服用当地儿科医师开的抗生素，而且那个儿科医师也知道孩子准备做手术。他们还说，孩子总是咳嗽和流鼻涕，儿科医师告诉他们做了T&A后，感冒的频率会降低。

随后麻醉专科医师采集了更多病史，得知患儿开始服用抗生素后未再发热且行为正常，其症状包括非化脓性鼻涕和偶尔干咳，咳嗽后听诊可闻及清晰的粗糙呼吸音。

麻醉专科医师向家长解释了近期患上呼吸道感染（upper respiratory infection，URI）时患儿麻醉的风险，并隐约透露出可能会取消手术。家长显得十分沮丧，跟麻醉专科医师争论说儿科医师告诉他们孩子可以安全进行手术，为此他们俩都请了1天假并开了3小时车到医院，还安排好了其他孩子的照看和上学交通问题。麻醉专科医师见状迅速收回取消手术的想法并表示会和主治医师一起再次评估病情。

离开术前评估室后，麻醉专科医师咨询了一位同事，这位同事给他看了一篇由儿科URI与麻醉领域杰出的研究员撰写的文章，文中指出，全面取消患URI儿童的手术"可能已经成了历史[1]"。

问题

麻醉专科医师汇报了患儿的病情后，这位资深麻醉医师问："你准备取消手术申请并告诉家长重新安排时间，是吗？"

正方： 一般认为，活动性和/或近期出现URI的患儿应取消择期手术，因为URI会增加围术期呼吸道事件的风险。URI会引起炎症介质释放，这些炎症介质会引起气道高反应性并可导致围术期支气管痉挛、肺不张和肺泡-动脉氧分压差升高的低氧血症，还可导致其他呼吸道并发症如呼吸暂停、分泌物增多、喉痉挛和由声门下水肿引起的喘鸣。URI是由病毒感染引起的最常见的自限性疾病，且气道高反应性可持续2~6周。术前评估时可以发现呼吸道不良事件的部分风险因素，包括：过去2周内出现活动性URI或呼吸道症状、鼻塞、家长报告孩子"感冒"了且行为异常、烟草烟雾接触史和早产史（< 37周）、反应性呼吸道疾病、过敏体质和/或打鼾[1]。症状严重时通常需要

推迟手术至少 4 周,包括黏脓性分泌物(不只是清涕)、排痰性咳嗽、38℃以上的发热、嗜睡或肺部受累征象(下呼吸道)。这名儿童的 URI 病史有中度呼吸道症状、发热和烟草烟雾接触史,因此围手术期发生呼吸道事件的风险较高。保守做法是将手术至少推迟 2 周。

反方: 在日托中心或托儿所的儿童 1 年可发生多达 6～8 次 URI。手术治疗可能改善孩子频繁感冒,但如果每次手术因 URI 而被推迟 6 周,那么手术安排起来会非常困难。另外,此前许多研究表明患 URI 的儿童接受大部分手术不影响其住院时间。实际在病例数据库中也尚未发现与麻醉和 URIs 相关的严重不良事件[1]。其次,与 URI 相关的不良事件可以治疗,也可能通过某些麻醉方法得到缓解。因此,权衡这个病例的风险和获益非常重要。为了来这里给孩子手术治疗,这对夫妇好不容易安排好了时间和交通,虽然他们知道了处理 URI 及其症状后再行手术是最佳选择,但以后可能因为时间不合适而放弃手术。此外,这个病情相对简单的儿童行 T&A 后可能会降低再患 URI 的可能性。因此,手术应按计划进行,但需要告知家长 URI 麻醉的风险,包括住院的可能性。

面对看似简单的病情,主治医师针对儿科麻醉专科医师的疑问分析了这个病例,解决了 URI 和家庭的难处。当患儿被送至手术室时,头发花白的主治医师问专科医师他计划采取静脉诱导还是吸入诱导,这位专科医师有点犹豫,因为在他看来标准的吸入诱导加上外周静脉注射通道就足够了。主治医师很快就不耐烦了,摇着头抱怨起来。

问题

使用吸入麻醉剂之前,是否应将这名 4 岁儿童控制住以建立外周静脉通道?

正方: 诱导前静脉注射抗胆碱能药物,阻断毒蕈样胆碱能受体,减少气道分泌物(可能引发支

气管痉挛的分泌物)。其他可静脉注射的辅助性药物还包括利多卡因和阿片类药物。出于预防呼吸道事件和气道高反应性的考量,最重要的是给予足够麻醉深度以抑制气道反射。无论使用何种诱导药物,静脉诱导是达到深麻醉水平的最快方式。如果术前时间足够(15～20 分钟)、有术前用药如口服咪达唑仑和分散患儿注意力的措施,那么给患儿建立静脉通道会更方便。

反方: 给一个清醒的 4 岁儿童建立静脉通道有一定难度,而且如果需要反复穿刺,还可能造成心理伤害。对这个年龄的儿童来说,无论是否联用氧化亚氮,使用七氟醚和氧气混合气体进行面罩诱导吸入麻醉是一个常见和安全的诱导方法。一旦达到足够的麻醉深度,就可以迅速给患儿建立外周静脉通道。而且如果家长在场,吸入诱导也更适合。

主治医师进一步要求专科医师回答如何进行气道管理。他问专科医师是放置喉罩(laryngeal mask airway, LMA)还是气管内导管(endotracheal tube, ETT)?或者,他带着狡黠的微笑挖苦说,你不会打算在手术期间一直给患儿扣着面罩吧?

问题

这个手术应该气管插管吗?

正方: 对于 T&A,首选经口直角弯度型气管导管(right angle endotracheal, RAE),以便放置用于暴露手术部位的槽刀舌牵引器。充气固定 RAE 管以防止血液和其他物质被误吸及管周气体泄漏。插管前用利多卡因喷射声带可降低喉痉挛和/或支气管痉挛的发生率。在这个病例中使用喉罩首先会给外科医师操作带来更多困难,其次是会导致定位不准和手术暴露不充分,从而导致手术时间延长,增加并发症风险,引起更多疼痛。另外,喉罩不能像气管导管那样防止误吸或喉痉挛。最后一点,使用气管导管时气道压力更高,并可在有 URI 患儿发生支气管痉挛时更直接

地进行扩张支气管的雾化吸入治疗。

反方：给有 URI 的儿童行气管插管会增加气道并发症的风险[1]。虽然使用面罩发生气道并发症风险最低，但在 T&A 中使用面罩进行气道管理不切实际甚至可能存在危险。与气管导管相比，喉罩不需进入入气管内，围术期并发症发生率更低，是一种更安全的选择[1]。

在安全的吸入诱导、建立静脉通道和经口 RAE 管插管后，手术顺利进行。外科医师完成手术，麻醉专科医师接手了床头的位置，这时他尽职尽责地打电话给主治医师汇报已经准备好给深麻醉的患儿拔管了。主治医师听后叹了口气，嘱咐麻醉专科医师在他回到麻醉室之前不要做任何操作。

问题

近期有 URI 的患者在因阻塞性睡眠呼吸暂停行 T&A 后，应在深麻醉下拔管吗？

正方：即使是有 URI 的儿童，也没有证据表明 T&A 后在深麻醉下拔管会增加呼吸道并发症发生率[2,3]。在深麻醉下拔除气管导管首先可避免出现引起咳嗽和支气管痉挛的刺激。拔除气管导管引起的突发咳嗽和呛咳会增加术后出血的风险和切口裂开的可能性。在患儿熟睡的时候适当地吸引气道和胃内容物可降低喉痉挛和误吸的风险，还可放置辅助装置如鼻咽或口咽通气道以避免上气道阻塞。适当的头颈姿势和体位以及对气道阻塞的严密监测均有助于孩子从麻醉中安全苏醒。

反方：深麻醉拔管意味着患儿要在无保护性气道的麻醉中苏醒，这期间可能出现喉痉挛或支气管痉挛。如果被送往麻醉后监护病房的患儿仍处于第 2 或第 3 麻醉期，那么可能会在转运至走廊时出现喉痉挛或支气管痉挛，而这是一种非常危险的情况。此外，该患儿术前诊断为阻塞性睡眠呼吸暂停，在接受 T&A 后出现上气道梗阻的风险较高。因此，完全清醒状态下拔管，由于喉部

和咽部反射恢复后，可预防气道梗阻和误吸的发生。

在手术室中处于深麻醉状态下拔除了患儿的气管导管。这时患儿在面罩给氧下被送往麻醉后监护病房（postanesthesia care unit，PACU）。到达 PACU 后，麻醉专科医师发现孩子出现发绀、呼吸急促，并且有喘息的声音，脉搏血氧仪显示低氧饱和度，他一边立即扣紧面罩加压通气，一边把阿托品和肾上腺素递给主治医师。处理之后支气管痉挛消失，脉氧饱和度恢复正常。主治医师给患儿喷了沙丁胺醇，麻醉专科医师给患儿静推了一针甲基强的松龙。在患儿的病情稳定后，医生同意他的父母去看望在 PACU 的孩子，然后告知了他们刚才患儿出现了支气管痉挛的情况。主治医师已经离开一段时间后，年轻的麻醉医师跟患儿的父母沟通会，说他认为患儿应该在住院待 1 个晚上以观察病情。此时，心烦意乱的家长问道："为什么？"

问题

这名患儿在接受支气管痉挛治疗后，应该住院 1 晚以观察病情吗？

正方：鉴于患儿接受了 T&A、有 URI 及术后在 PACU 时出现支气管痉挛，应住院观察。让患儿术后当天出院不安全，因为当 β-2 激动剂和激素的作用减弱时，如果患儿在车里或家里再次出现了呼吸道事件，那有可能导致死亡。对患儿监测 1 晚可迅速发现和治疗任何再发的呼吸道事件。另外，可以推测对于由 URI 引起间歇性咳嗽的儿童，T&A 术后出血更严重。

反方：这时还要考虑到患儿父母的社会状况。住院过夜将意味着他们需要再请 1 天假和再次安排照顾其他孩子的事宜。

小结

在儿科麻醉中，URIs 是最常见的导致手术取

消的原因,对儿科麻醉医师来说是一种挑战。有
URI 患儿的麻醉风险包括喉痉挛、支气管痉挛、分
泌物增多、咳嗽,以及随之而来的氧饱和度降低。
在有二手烟接触史、睡眠呼吸障碍、气道器械侵入
性强(气管导管>喉罩>面罩)、存在潜在 RAD 和
早产的情况下,上述风险会升高。高危症状包括家
长报告的 URI、鼻塞、大量分泌物、睡眠呼吸障碍、
被动吸烟、过敏体质/哮喘家族史和气道手术史。

给 URI 患儿实施麻醉前进行必须风险和获
益评估,包括手术的紧迫性和性质、所需的麻醉管
理、URI 的严重程度和社会状况。在有轻度 URI
的情况下,使用合适的麻醉药物可以降低气道风
险,保证某些手术安全进行。对麻醉医师来说,是
否推迟有中重度 URI 患儿的择期手术是很难决
策的。如果决定进行手术,那么必须清楚不良呼
吸道事件的高风险和危险性,包括可能需要住院

过夜以观察病情。

(何光庭 译,陶涛 姜妤 校)

推荐阅读

[1] Tait AR, Malviya S. Anesthesia for the child with an upper respiratory tract infection: Still a dilemma? Anesth Analg. 2005; 100: 59 - 65.

[2] Baijal RG, Bidani SA, Minard CG, Watcha MF. Perioperative respiratory complications following awake and deep extubation in children undergoing adenotonsillectomy. Paediatr Anaesth. 2015; 25: 392 - 399.

[3] Von Ungern-Sterberg BS, Davies K, Hegarty M, Erb TO, Habre W. The effect of deep vs. awake extubation on respiratory complications in high-risk children undergoing adenotonsillectomy: a randomized-controlled trial. Eur J Anaesthesiol. 2013; 30: 529 - 536.

麻醉中新生儿平均血压低会导致认知障碍吗？

32.

安妮·克利伯恩，科里·S.谢尔

病例

一个刚出生 3 天的新生儿因脊髓栓系行手术治疗。这种先天性疾病的特征是有一薄膜（终丝）异常锚定在 L2 或更低水平的脊髓。如果不治疗，由于儿童活动会牵拉脊髓，从而导致进行性下肢无力和尿失禁。因此早期手术效果更好。

"松解"手术需精细剥离以游离脊髓。术中进行神经功能监测和神经检测是保护下肢运动功能和避免日后大小便失禁的关键。为了保证术中神经监测的准确性，禁止使用肌肉松弛药。神经外科医师要求在游离脊髓时婴儿应保持完全不动，这是正确的。保持七氟烷在 3.6 atm%，略高于新生儿 3.3 atm%的 MAC，还需静脉注射瑞芬太尼。虽然你意识到术中血压会低于理想值，但你又不想让婴儿动来动去，因为这会导致严重的后果。这时你的同事来接班让你去吃午饭，可当他看到维持在 50/28（35）的血压时开始指责你……

"低血压可能没有让婴儿的大脑尤其是脊髓得到足够灌注，这一点你可能不清楚。"你的同事嘲笑地说。

问题

刚出生的婴儿存在血压的自我调节机制吗？如果没有，平均动脉压（mean arterial blood pressure，MAP）稍低于临界值会对中枢神经系统造成威胁吗？

正方: "如你所知，涉及的变量有脑灌注压（cerebral perfusion pressure，CPP）、MAP、颅内压（intracranial pressure，ICP）和中心静脉压（central venous pressure，CVP）。CPP = MAP（bICP 或 CVP，取决于哪个值更高）。"你的同事继续得意洋洋地说，"在这个病例中我们无法计算 CPP，因为首先我们不知道 CVP，其次虽然未闭合的菱形后囟和方形前囟在 ICP 升高时会膨出，但我们也不可能通过无创方式测得 ICP。话虽如此，但 MAP 是我们可以控制的与脑灌注有关的指标。足月出生的 3 天大的新生儿的正常 MAP 是 40 mmHg！这里并没有给我们太多可犯错的空间！！！"

反方: "3 天前，这个婴儿经历了出生和分娩，在这期间，脐带在收缩过程中周期性地受到挤压——可能导致大脑缺氧。现在有什么不同？全身麻醉最有可能通过降低大脑代谢率来减少大脑需氧量。如果你真的担心大脑的灌注，那就使用近红外光谱技术（near-infrared spectroscopy，NIRS）。但在我看来，这种技术还远远没有得到充分利用。1977 年，乔布西斯（Jobsis）首次报道在近红外（near-infrared，NIR）范围内心肌和脑组织有相对较高的透明度，这使得使用透照光谱技术实时无创检测组织氧饱和度成为可能[1]。到了 1985 年，法拉利（Ferrari）和他的同事报道了一些首次使用近红外光谱的人类脑氧饱和度研究（在蛛网膜下腔出血患者中使用 NIRS）[2]。根据巴蒂亚（Bhatia）等人的研究，'血管造影性脑血管痉挛发作与同侧 NIRS 信号的减弱趋势密切相关。此外，NIRS 信号减弱越多，同侧血管痉挛得越厉害

（尤其是血管直径缩小超过 75% 的），表明 NIRS 可实时检测脑缺血'。"

正方："NIRS 随着呼气末二氧化碳变化而不断变化。更别提如果出现手术出血和红细胞压积下降的变化了。不管信号是受贫血还是 pH 干扰，并没有明确的触发点来告诉我婴儿的大脑何时开始缺血。"

反方："好吧，就算你不看 NIRS，MAP 也很好地评估了脑血流。如果大脑里没有什么不好的情况发生，那么 45 mmHg 以上的 MAP 就很好，MAP 在 35 mmHg 和 45 mmHg 之间可能还行，只有在 35 mmHg 以下的时候，你才会遇到麻烦。在 EtCO$_2$ 水平相对稳定的情况下，Rhondali 等人在 6 个月以下的儿童中进行了这项研究[4]。如果你想让经颅多普勒显示良好的血流灌注，那就维持 MAP 在 45 mmHg。NIRS 适用于 MAPs 处于 35～45 mmHg，与清醒的婴儿相比，NIRS 表明麻醉下的婴儿氧合增加，这可能是因为七氟醚降低了大脑代谢率。当 MAP 低于 35 mmHg 时，脑灌注可能很差，但你这时进退两难，因为大多数升压药物会减少婴儿内脏和肾脏的血流。"

正方："是的，但是 Rhondali 的研究是在健康、有理想的液体平衡的婴儿身上进行的。对于手术时间更长、病情更重的婴儿，那些数据也是正确的吗？宁可事先谨慎有余，不要事后追悔莫及，为什么不把血压维持在高一点的水平呢？此外，这些粗略的监测确实与这些孩子——我们最脆弱的人群的长期预后相关吗？"

反方："当你试图维持较高血压时，你不担心脑室内出血（intraventricular hemorrhage，IVH）吗？从病例报道到实际研究的文献都提到了这一点。IVH 真的会发生。"

正方："如果会出现脑室内出血，很可能已经发生在子宫内、分娩过程中或者婴儿进入手术室之前的其他时间。这可能适用于足月婴儿，也可能不适用于足月婴儿，但在 1 项关于早产低出生体重和极低出生体重婴儿的大型 meta 分析中，半数以上的 IVH 发生在出生后的前 6 小时内[5]。"

小结

关于接受全身麻醉的婴儿的安全最低血压的数据仍处于起步阶段。尚需探索术中血压与长期认知结果之间关系的大型数据库研究。今后应密切重视这一研究领域。

（何光庭　译，陶涛　姜妤　校）

推荐阅读

[1] Jöbsis FF. Noninvasive, infrared monitoring of cerebral and myocardial oxygen sufficiency and circulatory parameters. Science. 1977；198(4323)：1264 - 1267.

[2] Ferrari M, Giannini I, Sideri G, Zanette E. Continuous non invasive monitoring of human brain by near infrared spectroscopy. Adv Exp Med Biol. 1985；191：873 - 882.

[3] Bhatia R, Hampton T, Malde S, Kandala NB, Muammar M, Deasy N, et al. The application of near-infrared oximetry to cerebral monitoring during aneurysm embolization：a comparison with intraprocedural angiography. J Neurosurg Anesthesiol. 2007；19(2)：97 - 104 (Case Reports Comparative Study).

[4] Rhondali O, Pouyau A, Mahr A, Juhel S, De Queiroz M, Rhzioual-Berrada K, et al. Sevoflurane anesthesia and brain perfusion. Paediatr Anaesth. 2015；25(2)：180 - 185.

[5] Al-Abdi SY, Al-Aamri MA. A systematic review and meta-analysis of the timing of early intraventricular hemorrhage in preterm neonates：clinical and research implications. J Clin Neonatol. 2014；3(2)：76 - 88.

快速顺序诱导在小儿麻醉中有用吗？ # 33.

迈克尔·索弗

病例

1名5岁男童因从单杠摔下发生右肱骨髁上骨折而被送到急诊科（emergency department，ED）。他没有其他外伤，既往史无特殊，也没有手术史。他在跌落前1小时吃了午餐，跌落后约半小时到达ED。他的左上肢留有1根22G的静脉留置针，右上肢夹板固定。他很难受，把头埋在母亲的怀抱里。小儿骨科医师打算紧急带他到手术室（operating room，OR）进行经皮钢钉闭合复位（closed reduction with percutaneous pinning，CRPP），必要时可能采用切开内固定复位。对于这位患者，骨科医师希望在20～30分钟内完成手术且失血最少。

就在你为这位患者准备手术室的时候，你的朋友，一名小儿麻醉师，悄悄地走进手术室帮你。你没有接受过小儿麻醉方面的培训，但经常在值班的时候照看大一点的孩子。你欢迎你的朋友的到来，并期待她可以给出专业意见，让她看一下你的准备，看看你有没有遗漏了什么。

当她看到你的麻醉机和推车，她注意到了你准备用来诱导的药物后问道："你计划行快速顺序诱导吗？"

问题

快速顺序诱导（rapid sequence induction，RSI）在小儿麻醉中有用吗？是否应该考虑"改良RSI"？如果使用RSI，哪种肌肉松弛药最合适：琥珀胆碱还是罗库溴铵？

正方：当然有用！他是一位外伤的"饱胃"患者。

我计划实施传统的RSI。我不想做正压通气，避免气体进入他的胃。他2小时前才吃过午饭。谢天谢地，他已经在ED留置了静脉套管针，所以少了一件需要担心的事。我打算连接好监护仪，先吸氧至少3分钟。我准备了诱导用的异丙酚、芬太尼和罗库溴铵。使用插管剂量的罗库溴铵后，应该在大约1分钟内有足够的插管条件。我以前在大一点的孩子身上就这样做过，效果很好。

反方：我主要担心的是他不能忍受呼吸暂停，哪怕是1分钟。事实上，孩子越小，他们就越不能耐受传统的RSI。首先，他可能根本不合作。在他脸上戴上面罩进行预吸氧可能会让你们俩都上气不接下气。他已经泪流满面了，而面罩也只会增加他的（和你的）焦虑，不能达到充分的预吸氧。即使你完成了预吸氧，他在诱导和插管之间仍然更有可能发生低氧血症而不是误吸事件。儿童的误吸事件不仅不常见，而且风险似乎很低[1]。相对于误吸，我更关心的是低氧血症。

正方：罗库溴铵起作用就只需要1分钟。对于呼吸暂停来说，这时间并不长！我可以屏住呼吸更久！为什么你认为他不能耐受？

反方：麻醉诱导和使用肌肉松弛药后，与成人相比，儿童每分通气量的功能储备量降低，耗氧量增加，闭合容量增大，在他的氧饱和度开始下降之前，你可能只有几秒钟的时间，而年龄较大的孩子确实更能耐受呼吸暂停。

举个例子，在充分预吸氧的情况下，一个健康的成年人在氧饱和度降至90％以下之前可以耐受至少8分钟的呼吸暂停。在呼吸室内空气的情况下,成年人呼吸暂停45～60秒氧饱和度就会开始下降。对于有预吸氧的孩子,你可能会发现氧饱和度在呼吸暂停1分钟以内就下降。如果没有预吸氧,那时间就更短了,而且孩子越小,留给你的时间就越少。

对孩子而言,误吸远没有氧饱和度下降那么危险,不应该比低氧血症更值得关注。

正方: 但是我们不应该忽略误吸的可能性,它确实会发生,而且会增加发病率和死亡率。我们的目标仍然应该是利用一切可能的措施尽量减少误吸的发生。也许因为我们一直在做正确的事情:最大限度地减少通气、减少诱导和插管之间的时间以及使用快速起效的肌肉松弛药以降低误吸的发生率。

对这位患者来说,压迫环状软骨可能弊大于利。压迫环状软骨可能会让气道变形,使插管更加困难。此外,1个5岁的孩子不太可能理解脖子受压的好处[3]。

我不打算压迫环状软骨,但我仍然觉得我们应该利用所有其他的措施来降低他的误吸风险。我不想让他因为我选择无视他胃里的热狗而住进重症监护室。

反方: 我同意,但是在小儿麻醉实践中,误吸的发生率大约是万分之二,在紧急情况下可能更高,但升高的并不明显。在幼儿中,误吸更为罕见,而且在最近的任何综述或研究中,也没有发现因误吸而死亡的儿科病例[1]。总会有一些我们无法控制的危险因素,比如困难气道、胃肠病变、胃食管反流、肥胖和食管疾病。然而,焦虑、腹压升高、麻醉不足或浅麻醉也是误吸的危险因素,但在我们的控制范围之内。

对于这位患者,在浅麻醉或肌松不全的情况下行直接喉镜检查是引起反流和呕吐最可能的原因。当一个使用传统RSI的孩子氧饱和度开始下降时,麻醉医师不得不进行紧急插管,经常会发生以下情况:患者可能会呕吐,使得插管更困难,或出现低氧血症或心动过缓[1,4]。

可以尝试平缓面罩通气的“限制性”RSI:面罩通气压力维持在10～12 cmH₂O以下可满足氧合作用、限制高碳酸血症并保持小气道开放,而引起胃胀气和反流的可能性很低。Neuhuas等人报道了一项由1 001名儿童组成的回顾性队列分析,这些儿童在进食固体食物后4小时内或空腹后2小时行非常规手术时接受限制性RSI。这项研究报道的低氧血症、心动过缓和插管困难事件明显低于传统RSI,且未观察到肺误吸事件。这与Gencorelli等人的回顾性研究形成鲜明对比:1 070名接受传统RSI的儿童尤其是幼儿低氧血症发生率很高且插管困难增加,但同样没有报道误吸事件[4]。

无论哪种方式,在儿童人群中误吸的风险都是低的。因此,为了减少罕见的误吸事件而牺牲通气的做法可能是过于激进的。限制性RSI在维持氧合的同时,可以使肌肉得到充分的放松和达到足够的麻醉深度。如果你担心插管时间,你也可以考虑使用琥珀胆碱替代高剂量罗库溴铵。

正方: 你想用琥珀胆碱?那不良反应呢?高钾性心搏骤停、恶性高热或横纹肌溶解的风险如何?我们不知道他会不会受影响!他不完整的病史不能排除他患有未确诊的肌肉萎缩症或恶性高热的可能性。我不敢肯定值得冒这个险。此外,Mazruek等人在26例儿童患者身上进行的研究发现,RSI后30秒给予1.2 mg/kg罗库溴铵的插管条件与给予1.5 mg/kg琥珀酰胆碱相比无显著差异[5]。唯一有显著差异的是第一次肌肉震颤反应恢复的时间。如果这两种药物在插管方面具有可比性,那么我觉得罗库溴铵似乎更安全。

反方: 我会考虑到琥珀酰胆碱只是因为这是一个手术时间很短的病例。罗库溴铵的血药浓度不是随着时间逐渐降低,尽管不太受欢迎,但琥珀胆碱是一个合适的选择。儿科用药标签进行了修订，现在琥珀胆碱适用于"紧急气管插管或需要立即保护气道的情况，如喉痉挛、困难气道、饱胃或找不到合适静脉时的肌内注射"。由于潜在的不良反应，我基本赞同你使用罗库溴铵，但这位患者可能会让你在手术结束后等待一段时间。

（何光庭　译，陶涛　姜妤　校）

推荐阅读

［1］Kelly CJ，Walker RWM. Perioperative pulmonary aspiration is infrequent and low risk in pediatric patients. Paediatr Anaesth. 2015；25：36 - 43.

［2］Weingart SD，Levitan RM. Preoxygenation and prevention of desaturation during emergency airway management. Ann Emerg Med. 2012；50(3)：165 - 175.

［3］Engelhardt T. Rapid sequence induction has no use in pediatric anesthesia. Paediatr Anaesth. 2015；25：5 - 8.

［4］Walker RWM. Pulmonary aspiration in pediatric anesthetic practice in the UK：a prospective survey of specialist pediatric centers over a one-year period. Paediatr Anaesth. 2013；23：702 - 711.

［5］Mazurek AJ，Rae B，Hann S，Kim JI，Castro B，Coté CJ. Rocuronium versus succinylcholine：are they equally effective during rapid-sequence induction of anesthesia？ Anesth Analg. 1998；87：1259 - 1262.

麻醉药物神经毒性：麻醉药物对发育中的大脑有毒性吗？我该取消小孩的手术吗？

龟山美铃,科里·S.谢尔

病例

1名4个月大患先天性感音神经性耳聋男孩准备在全身麻醉下接受双侧人工耳蜗植入术。这名婴儿足月出生,在围生期没有任何问题。男孩的母亲在网上搜索了"儿童麻醉"后对自己的发现感到震惊:论文声称麻药会影响发育中孩子的认知功能发育。虽然她不熟悉科学报道的语言,但她非常清楚,麻醉药物进入正在发育的神经可塑性大脑可能对她的孩子构成危险[1]。由于听力下降,她的孩子在发育上已经落后了。母亲的担忧与日俱增,因为她的孩子在出生第1个月的时候就已应用了多种麻药以评估其听力障碍。在术前访视门诊,孩子的父母问麻醉医师,让他们的孩子再接触一次麻醉药物会对他未来的发育产生什么影响。

问题

麻醉药物对发育中的大脑有毒性吗？我该取消小孩的手术吗？

正方:家长的担忧当然合理。神经毒性方面的文献通过大量的动物模型证明吸入性麻药与神经毒性有关。

在精心设计的动物模型中,beta 淀粉样蛋白沉积、细胞凋亡增加、tau 蛋白磷酸化和线粒体改变只是其中被发现的几个靶点[1]。过去十年间小儿麻醉领域的大多数研究已经致力于确定这些变化是否发生在人类身上。但是强烈的伦理关注使得前瞻性研究非常难以进行。显然,我们不能在孩子麻醉后对大脑进行活检。我看过很多研究幼鼠和灵长类动物的文章,结果都一样:细胞凋亡、beta 淀粉样蛋白以及其他标记物。我相信麻醉药物引起的神经毒性一定会发生在人类身上[2]。

反方:这个手术有必要进行。虽然失聪不会"危及生命",但它是一种严重的残疾,会阻碍儿童的语言发展。有强有力的证据表明,习语前儿童早期植入人工耳蜗会显著改善听觉语言接收和感知技能。

美国麻醉师协会(The American Society of Anesthesiologists, ASA)通过文献专家审核已经对麻醉药物的神经毒性达成了共识。最初的共识指出由于婴儿大脑的神经可塑性,给幼儿使用麻醉药物引发的激烈争议。最终,该共识声明3岁以下的儿童不应该行择期手术。最近,有两项试验对此提出了质疑。在迄今为止最权威的研究中,研究人员调查了7个国家700名正在医院接受疝修补术、出生60周内的婴儿。随机分配一半患者行全身麻醉,另一半患者行脊髓麻醉且保持清醒。两组的平均手术时间都是1小时左右。作者对这些儿童在2岁时的神经发育进行了评估[3],发现全麻组和区域麻醉组的儿童认知得分相近。最近的另一项研究观察了行腹股沟疝修补术的早产儿(平均在妊娠26周出生),他们被随机分为七氟醚麻醉组和脊髓麻醉组,最后发现两组之间的神经发育结果没有差异。简而言之,目前认为孩子做手术麻醉是可行的。

正方:是的,这一结果虽然令人印象深刻,但这个问题的钟摆将不断改变。我可以向你们保证,正在进行的试验将会得出相反的结果。这就是科学研究的固有本质。动物研究最初在未成熟的幼鼠身上进行,后来在恒河猴身上进行。已经发现 γ-氨基丁酸(gamma-aminobutyric acid,GABA)激动剂和氮-甲基-d-天冬氨酸(N-methyl-D-aspartate,NMDA)受体拮抗剂具有潜在危害性。虽然研究还没有定论,但阿片类药物和 α 受体激动剂可能具有神经保护作用。

相对于临床人体研究,大多数动物对照研究的设计能纳入更多变量。这两项针对人类婴儿的前瞻性研究设计得很好。然而,用来测试智力的量表-韦氏学前和小学智力量表-可能不够灵敏。这个问题可能要过几年才能明确。

反方: 一次短暂的麻药使用不太可能造成伤害。但是如果反复接触,儿童学习障碍、行为问题和认知功能障碍的风险可能会升高,尽管没有我们之前想象的那么高。发育迟缓增加的唯一原因甚至是因为用于监测这些疾病的工具增加了。这一趋势是由更好的诊断引起的,而不是麻醉药物。

正方向反方做出让步: 总而言之,你是对的。我会建议孩子的父母毫不犹豫地进行人工耳蜗植入手术。这个改变人生的手术的获益远远超过单次使用麻药的风险,但前提是这个孩子在其他方面都很健康。我还是实施全身麻醉,这被认为是目前的标准,因为这不是一个可以做局部或区域麻醉的手术。我不强行实施完全静脉麻醉,因为目前尚不清楚哪些静脉药物可能与神经毒性

有关。

小结

虽然目前最好的临床人体研究似乎表明单一、短暂的全身麻醉对儿童没有神经毒性,但必须还要有更多的研究来补充。如果一个小孩需要进行侵入性手术,不给麻醉和镇痛不仅是不道德的,还是危险的。与任何医疗决定一样,人们应该权衡手术和麻醉的风险和获益。如果一个手术是完全可以择期进行的,那么也许应该推迟到孩子更大一点再进行。但对于急迫、紧急以及可能改变人生的病例,则不应该改变我们目前的治疗方案。

(何光庭 译,陶涛 姜好 校)

推荐阅读

[1] Hansen T. Anesthesia-related neurotoxicity and the developing animal brain is not a significant problem in children. Pediatr Anesth. 2015;25:65-72.

[2] Miller TL, Park R, Sun L. Report of the fourth PANDA symposium on "Anesthesia and Neurodevelopment in Children". J Neurosurj Anesthesiol. 2014;26:344-348.

[3] Davidson AJ, Disma N, de Graaff JC, Withington DE, Dorris L, Bell G, et al. GAS Consortium. Neurodevelopmental outcome at 2 years of age after general anesthesia and awake-regional anesthesia in infancy (GAS): an international multicentre, randomised controlled trial. Lancet. 2016;387 (10015):239-250.

孩子麻醉诱导期间应该允许焦虑的家长在场吗?

保罗·A.特里皮,马克·M.戈德芬格尔

病例

在一间繁忙的小儿手术室,有两位小儿麻醉主治医师。虽然科室有政策允许家长在孩子麻醉诱导期间在场(parental presence during induction of anesthesia, PPIA),但他们对这种干预在降低儿童焦虑水平和改善配合方面的有效性持有非常不同的看法。由于观点不同,一位麻醉师,John Friendly 医师,经常允许 PPIA,而另一位,Michael Firm 医师,几乎在所有情况下都避免 PPIA。

Firm 医师白天被安排在泌尿外科手术室,负责照顾许多做小型门诊手术的儿童。在术前访视间,他遇到了由母亲陪着的 Billy Whiner,他打算接受腹股沟疝修补术。母亲和孩子都对即将到来的手术感到非常焦虑,母亲坚持要和 Billy 一起去手术室,直到他睡着才离开。Firm 医师回应说他可以给 Billy 注射镇静药来减轻他的焦虑,并拒绝了妈妈陪 Billy 一起去手术室的要求,因为这样做没有任何好处。Billy 妈妈生气地回应说,她想换一个允许让她进手术室的麻醉医师。

问题

孩子麻醉诱导期间应该允许焦虑的家长在场吗?

正反方讨论:

为了化解这种困境,Firm 医师对妈妈说,他会和同事 Friendly 医师讨论这个病例,Friendly

医师当天也在手术中心工作。他设法找到了 Friendly 医师,他在耳鼻喉(ear, nose, and throat, ENT)手术间正忙得不可开交。

Firm 医师: 你好,John,我遇到一个焦虑的妈妈,她坚持要跟着她准备做腹股沟疝修补术的 6 岁孩子去手术室。她非常焦虑,所以我告诉她,"绝对不会有问题的。我会让他镇静下来以消除他的焦虑。"但她还是坚持跟去手术室。

Friendly 医师: 我并不惊讶,Mike。你知道,家长和孩子保持亲近是很正常的,尤其是在紧张的情况下。

Firm 医师: 是的,John。毫无疑问这是事实。但是,有关手术室里焦虑的家长的研究明确表明,他们不但不能提供任何帮助,反而往往会使孩子更加焦虑。例如,Kain 做了一个大型的前瞻性队列研究,回顾了他之前研究的很多数据。他指出,从 PPIA 中受益的孩子,他们的家长是冷静的,而不是焦虑的[1]。此外,Bevan 还指出,焦虑的家长实际上会使孩子在诱导过程中表现得比家长不在场时更糟、更不安[2]。

Friendly 医师: 仅仅因为家长焦虑并不能成为你总是对他们来手术室的要求说"不"的原因。在你提及的 Kain 的研究中,他指出,在麻醉诱导过程中,除了冷静的家长,减轻孩子焦虑还与几个因素有关。这些因素包括年龄较大、儿童少动和不易冲动的性格以及家长参与的动机。研究还表明,儿童焦虑和依从性方面的许多变化无法用这些因素中的任何一个来解释[1]。拒绝 PPIA 会让家长不开心,我们已经进入了消费主义的时代,让家长满意是非常重要的。家长通常对 PPIA 持非常积极的态度，当被问及是否参与时，他们通常会说"是"[3]。最近的一项研究发现，家长在孩子麻醉诱导期间在场的动机证实了家长对这一选择的偏好，还表明医师对家庭文化的敏感性也很重要[4]。我认为有必要考虑家长有多积极想参与其中。在我自己的实践中，我允许家长参与的有上千个病例，从来没有发生过不良事件。

Firm 医师：好吧，很明显你没有听说过几年前的一个病例。1 个 7 岁的男孩准备做脐疝修补术，麻醉诱导期间他的母亲在场，当儿子被完全麻醉后，母亲试图将儿子从麻醉诱导室带走[5]！OR 小组注意到她的焦虑，随后她说这种经历让她的创伤记忆重新浮现在脑海中。因此，似乎不值得冒险让焦虑的家长去 OR。

Friendly 医师：这是一件特殊的事件，文献中第一次报道这类事件。它只是说明仔细向家长解释在孩子麻醉诱导过程中可能出现什么很重要。当孩子被麻醉后，应该安排一个人监视家长并护送她离开麻醉诱导区。同样重要的是，应制订科室或医院政策来明确认定患者资格的筛选过程，概述教育家长的流程，并确定过程中的步骤，使其尽可能安全。

Firm 医师：我不明白为什么我们不在所有病例中直接使用镇静剂和不让家长在场。文献表明，在麻醉诱导过程中，术前用药法比家长在场能更有效地减轻儿童焦虑和提高配合程度[6]。口服咪达唑仑作为一种安全有效的儿童术前镇静剂有着悠久的历史，而右美托咪定等新型镇静剂也越来越受欢迎，还能提供改善镇痛等额外好处[7]。

Friendly 医师：所有的药物都会产生不良反应，给每个患者都使用镇静剂既不实用也不经济。我喜欢应用均衡的方法来减轻儿童的术前焦虑[8]。我采用 3 种主要的策略来减轻焦虑：心理准备、PPIA 和术前用药。每个患者都应该根据自己的心理发展和社会交往来接受信息和做好准备。儿童生活服务中心给儿童提供适应面罩诱导的帮助，这可能是顺利完成麻醉诱导所必需的。如果你的患者仍然感到焦虑，使用术前用药法当然是合理的，通常使用非侵入性方式以避免在醒着的孩子身上留置静脉套管针。很多时候，当家长看到自己的孩子在镇静剂的作用下平静下来后，他们就不会那么坚持前往手术室了。

Firm 医师：一旦你的患者被充分镇静，为什么还需要家长在场？

Friendly 医师：这仍然可能有一些好处，尤其是对家长。2000 年，Kain 将陪着被镇静后的孩子前往手术室的家长与没有前往陪伴的家长进行比较，发现前往陪伴的家长的焦虑感较轻且满意度较高[9]。记住，完成后续满意度调查的是家长而不是孩子！另外，按照以家庭为中心的护理实践，我认为家长也是我的患者。

Firm 医师：好吧，请接受我的邀请，让这位家长成为你的患者。我仍然无法理解把焦虑的家长带到手术室有什么好处。

Friendly 医师：Mike，如果你不介意的话，我很乐意照顾 Billy。我们现在可以交换工作，等这个手术结束后再换回来。

小结

Friendly 医师和 Firm 医师之间的争论中没有正确答案。关于家长在场的看法在麻醉师之间有很大的差异，从完全避免到任其自然。一般的共识是，在某些情况下最好避免家长在场，例如幼儿麻醉诱导或预期气道管理有难度的儿童。麻醉师应尊重同事的不同意见，并尽量在关于家长在场的部门/医院政策框架内工作。每个患者的最终目标是充分缓解焦虑以顺利和安全地完成麻醉诱导。

（何光庭 译，陶涛 姜妤 校）

推荐阅读

[1] Kain ZN. Mayes LC, Caldwell-Andrews AA, Saadat H, McClain B, Wang SM. Predicting which children benefit most from parental presence during induction of anesthesia. Pediatr Anesth. 2006; 16: 627 - 634.

[2] Bevan JC, Johnston C, Haig MJ, Tousignant G, Lucy S, Kirnon V, et al. Preoperative parental anxiety predicts behavioural and emotional responses to induction of anaesthesia in children. Can J Anaesth. 1990; 37(2): 177 - 182.

[3] Kain ZN, Caldwell-Andrews AA, Wang SM, Krivutza DM, Weinberg ME, Mayes LC. Parental intervention choices for children undergoing repeated surgeries. Anesth Analg. 2003; 96(4): 970 - 975.

[4] Fortier MA, Gomez SH, Kain A. Motivation and parental presence during induction of anesthesia: an examination of the role of ethnicity and language. Pediatr Anaesth. 2012; 22(11): 1094 - 1099.

[5] Johnson YJ, Nickerson M, Quezado Z. An unforeseen peril of parental presence during induction of anesthesia. Anesth Analg. 2012; 115(6): 1371 - 1372.

[6] Kain ZN, Mayes LC, Wang SM, Caramico LA, Hofstadter MB. Parental presence during induction of anesthesia versus sedative premedication: which intervention is more effective? Anesthesiology. 1998; 89(5): 1147 - 1156.

[7] Pasin L, Febres D, Testa V, Frati E, Borghi G, Landoni G, et al. Dexmedetomidine vs midazolam as preanesthetic medication in children: a meta-analysis of randomized controlled trials. Paediatr Anaesth. 2015; 25(5): 468 - 476.

[8] Tripi PA. Preoperative anxiolysis and sedation. In: Kaye AD, Fox CJ, Diaz JH, editors. Essentials of pediatric anesthesiology. Cambridge: Cambridge University Press; 2015. pp. 315 - 322.

[9] Kain ZN, Mayes LC, Wang SM, Caramico LA, Krivutza DM, Hofstadter MB. Parental presence and a sedative premedicant for children undergoing surgery: a hierarchical study. Anesthesiology. 2000; 92(4): 939 - 946.

术前用药法在小儿患者中有什么作用?

36.

埃里奥特·S.施瓦茨,安妮·克利伯恩

病例

1个5岁的男童准备行大型腹股沟疝修复手术。当男童咳嗽或哭泣时,腹股沟肿块会缩小或增大。男童并无恶心或呕吐,大便正常。肿块不软,无炎症征象。

问题

这个儿童术前应该接受镇静药物吗? 如果不用,术前用药的替代方案是什么?

正方: 许多小儿患者术前表现出明显的焦虑症状。术前焦虑与术后并发症有关,包括感知疼痛程度升高、苏醒期谵妄发生率增加和术后适应不良行为发生率增加[1]。我经常在术前使用镇静药,因为它可以减少儿童和家长的焦虑、缩短麻醉诱导所需的时间和降低术后出现负面心理事件的风险。药物干预比资源密集型行为准备项目更有效和节约成本。理想的术前用药起效迅速、可靠、作用时间短、不良反应小。目前有一系列的选择,但小儿患者应常规口服咪达唑仑(0.5～1 mg/kg,最大20 mg),因为它最接近于达到术前用药的理想目标。用药15～20分钟后效果最佳。

反方: 一项经典的麻醉学研究表明,术前麻醉师的访视比镇静药物更能减轻患者的焦虑[2]。这项研究是在成人中进行的,但这些经验对儿童也适用,因为具有同理心的麻醉师的详细和周到的术前访视无可替代。术前访视通过详细告知患者和家长可能出现的情况以及如何确保孩子的安全从而减少他们的焦虑。信息和沟通越多越好:视频、文献和医院参观都可以减少焦虑,而且没有任何药物不良反应。此外,在麻醉诱导过程中,许多儿童对游戏治疗和家长在场反应良好。对焦虑的患者采取同理心的术前处理可以使常规术前用药法变得不必要。

正方: 咪达唑仑的发展改良了术前用药法,因为它起效快、几乎不影响呼吸。你对使用咪达唑仑有什么担心?

反方: 一台耳道手术才持续10分钟,但咪达唑仑的药效明显更久。术前用药可能会增加患者术后谵妄和躁动的发生率,尤其是那些手术时间较短的患者。此外,术前用药的效果可能事与愿违,因为服用咪达唑仑后实际上增加了焦虑。另外还有一些其他因素可能限制其应用,包括糟糕的味道、静脉或鼻腔给药时的灼烧感以及呃逆风险的增加[3]。你打算用其他什么药? 有一点很重要,那就是一支装满药液的注射器可能和面罩诱导一样会引发患者的焦虑。

正方: 口服咪达唑仑是目前应用最广泛的一种术前用药,但还有许多有效的方案。例如,小剂量的咪达唑仑可与口服氯胺酮联合使用(4～6 mg/kg)。咪达唑仑也可以口服、肌注、静脉注射、直肠或鼻腔给药。作为苯二氮草类药物的替代品,芬太尼(5～15 μg/kg)甚至可以棒棒糖的形式服用,鼻用舒芬太尼的使用剂量为2 μg/kg,但由于呼吸抑制风险高,需要密切监测。其他需要进行更多研究的替代方案包括α-2肾上腺素能受体激动剂可乐定和右美托咪定,它们可能有降低术后谵妄和疼痛风险的作用。右美托咪定可口服和经鼻腔给药。口服可乐定的延迟起效和口服右美托咪定有限的生物利用度确实限制了它们的使用（尽管更高的口服剂量已经获得了一些成功）。但最近一项关于可乐定经鼻给药的随机对照研究显示,用药30分钟后只有大约一半的儿童反应良好[4]。

反方: 与药理学的发展一样,研究减轻焦虑的非药理学方法也在不断发展。一项研究表明,以家庭为中心的强化准备程序与咪达唑仑一样有效[5]。在这个准备程序中,有助于减轻焦虑的最重要因素似乎是术前教育和让孩子接触麻醉面罩,以及由家长分散孩子的注意力[6]。还有一些创新方法有助于减轻焦虑,包括使用"小丑"医师[7]、网络资源[8]和鱼缸[9]。不管用哪种方法,目的都是创造一个类似家庭生活的环境。

正方: 你所列举的一些方法都是需要很多资源支持的,在一个只是偶尔有儿科患者的手术室可能不可行。我担心的另一个问题是——孩子开始时对这些行为准备程序反应良好,但当你进入手术室时他们突然变得焦虑。对于那些术前表现平静,但在准备麻醉诱导时变得害怕的孩子,你的非药物治疗方法是什么?

反方: 对于那些在手术室里从平静到惊恐流泪的孩子,首先我会停下手中的事情,如果他们到了可以交流的年龄,我会问他们害怕什么。我会跟他们保证醒来后就会看到家人,不会对手术有任何感觉或记忆。我会跟他们说我会尽一切努力确保他们醒来后不会感到任何疼痛。如果有任何具体的误解,我会用具体的语言来一一说明。如果孩子要求家长在手术室里,我会尊重他们的要求。在某些情况下,让孩子或青少年自己拿着麻醉面罩可以在一定程度上减轻焦虑。

正方: 如果做了这些减轻孩子焦虑的尝试之后,患者继续歇斯底里和不配合呢?

反方: 对于年龄很小的患儿,家长在场通常是有效的,必要时也可联合使用术前用药。而如果一个学龄期患儿在尝试了所有方法后仍然歇斯底里、无法安慰,我会和他的家长商量重新安排手术时间或术前用药的问题。

正方: 我所熟悉的研究表明,孩子在手术室里进行麻醉诱导时绝大多数家长都希望在现场[10],但是要知道,这在绝大多数情况下都不会发生。有关于麻醉诱导时家长在场的有效性的随机对照研究吗?

反方: 麻醉诱导过程中是否让家长在场仍然存在争议,尤其是在美国的麻醉医师中,这种争议尤甚。但是,我发现在患儿最焦虑时,家长的在场往往增加了安抚孩子的机会。家长的眼神交流和触摸可以让孩子感到安心,从而提高孩子的配合度。随机对照研究中关于家长在场是否获益仍不明确。研究表明,与没有家长在场的儿童相比,麻醉期间有家长在场的儿童的焦虑水平较低,但这种焦虑缓解效果不如术前使用咪达唑仑的效果[11]。但是如果家长很焦虑,可能对孩子没有好处,而且获益可能会随着患者的年龄的变化[12]。

反方: 对于不同年龄患儿,你的方法会有什么变化?

正方: 对于6个月大的普通婴儿,消除焦虑不是主要问题,因此很少需要术前用药。但是对于需要消除焦虑的较大婴儿,必须常规使用术前用药。2～5岁的患儿对术前用药的需求通常是最高的。

小结

术前减轻焦虑可改善手术预后和提高家长满意度。是否通过术前用药法来控制焦虑在文献中仍然是一个有争论的问题。在美国,很多麻醉师经常使用麻醉前用药法。即使是最严谨的研究,外部效度(普遍性)也是麻醉前用药法研究的一个挑战。预期在焦虑中起着至关重要的作用,而不同地区、不同国家和不同文化的患者的预期差异很大。

（何光庭　译，陶涛　姜妤　校）

推荐阅读

[1] Kain ZN，Mayes LC，Caldwell-Andrews AA，Karas DE，McClain BC．Preoperative anxiety，postoperative pain，and behavioral recovery in young children undergoing surgery．Pediatrics．2006；118(2)：651－658．

[2] Egbert LD，Battit GE，Turndorf H，Beecher HK．The value of the preoperative visit by an anesthetist．A study of doctor-patient rapport．JAMA．1963；185(7)：553－555．

[3] Lönnqvist P-A，Habre W．Midazolam as premedication：Is the emperor naked or just half-dressed? Pediatr Anesth．2005；15(4)：263－265．

[4] Larsson P，Eksborg S，Lönnqvist P．Onset time for pharmacologic premedication with clonidine as a nasal aerosol：a double-blind，placebo-controlled，randomized trial．Pediatr Anesth．2012；22（9）：877－883．

[5] Kain ZN，Caldwell-Andrews AA，Mayes LC，Weinberg ME，Wang S-M，MacLaren JE，et al．Family-centered preparation for surgery improves perioperative outcomes in children：a randomized controlled trial．Anesthesiology．2007；106(1)：65－74．

[6] Fortier MA，Blount RL，Wang S-M，Mayes LC，Kain ZN．Analysing a family-centred preoperative intervention programme：a dismantling approach．Br J Anaesth．2011；106(5)：713－718．

[7] Vagnoli L，Caprilli S，Robiglio A，Messeri A．Clown doctors as a treatment for preoperative anxiety in children：a randomized，prospective study．Pediatrics．2005；116(4)：e563－567．

[8] North I．Evaluation of a virtual tour for children undergoing same-day surgery and their parents．Pediatr Nurs．2011；37(4)：177．

[9] Sanchez M，Delpont M，Bachy M，Kabbaj R，Annequin D，Vialle R．How can surgeonfish help pediatric surgeons? A pilot study investigating the antinociceptive effect of fish aquariums in adult volunteers．Pain Res Manag．2015；20（1）：e28－32．

[10] McEwen AW，Caldicott LD，Barker I．Parents in the anaesthetic room—parents' and anaesthetists' views．Anaesthesia．1994；49(11)：987－990．

[11] Kain ZN，Mayes LC，Wang SM，Caramico LA，Hofstadter MB．Parental presence during induction of anesthesia versus sedative premedication：which intervention is more effective? Anesthesiology．1998；89(5)：1147－1156．

[12] Kain ZN，Mayes LC，Caramico LA，Silver D，Spieker M，Nygren MM，et al．Parental presence during induction of anesthesia．A randomized controlled trial．Anesthesiology．1996；84（5）：1060－1067．

家属出现在手术室：这真的有用吗？ **37.**

米歇尔·N. 冈塔, 龟山美铃

病例

在一间大型城市医院的门诊手术室, 1 名 3 岁男童因轻微的睡眠呼吸暂停及打鼾, 准备接受双侧扁桃体及腺样体切除术。患儿足月出生, 既往体健。在讨论到使用面罩进行吸入诱导的麻醉方案时, 孩子的母亲打断了谈话并说她从朋友那里听说她可以陪在孩子身边直到他睡着。孩子紧紧抓住他母亲的腿, 似乎对你的存在感到不舒服。鉴于孩子遇到陌生人时明显感到不舒服, 你觉得让母亲前往手术室陪伴孩子是合适的, 然而, 你的上级麻醉医师不同意, 因为他来自一个从不允许家长进入手术室的科室。

问题

家属出现在手术室真的有助于减轻孩子的焦虑吗？

正方：考虑到孩子的焦虑, 允许家长在场对于麻醉诱导显然是有好处的。一般来说, 年龄与焦虑程度呈显著负相关[1]。在麻醉诱导过程中, 年龄较小的儿童比年龄较大的儿童更焦虑。在这个研究中, 最焦虑的平均年龄是 2.6 岁, 这个孩子 3 岁, 是家长在场获益最大的合适年龄。

反方：的确, 年幼的孩子会更焦虑, 但这通常是由家长的焦虑引起的。如果家长比较平静, 无论其是否在场, 麻醉诱导过程中孩子的焦虑程度都较低。在麻醉诱导过程中, 一旦焦虑的家长在场, 他们孩子焦虑感往往更强。另一项随机对照试验发现, 4 岁以上、家长焦虑水平较低的儿童血

清皮质醇水平较低[2], 在麻醉诱导过程中, 只有这些孩子能从父母的陪伴中获益较大。此外, 该研究发现, 当家长在场时, 小于 4 岁的儿童在麻醉诱导过程中便显得更焦虑。

正方：你认可这项研究的结果, 考虑到他的母亲似乎很焦虑, 所以强烈反对把这个孩子的家长带进手术室。然而, 孩子也很焦虑而且现在已经开始哭了。你建议术前给孩子使用咪达唑仑 0.5 mg/kg, 但患儿的母亲说她的存在就是孩子需要的一切, 而且她不想让孩子接受更多药物。

反方：你的主治医师向家长解释说有一项研究将家长在场、术前使用咪达唑仑和不干预进行了比较, 发现在术前等待区三组儿童的焦虑程度无明显差异, 在与家长分离后, 咪达唑仑组的儿童表现出的焦虑感明显低于家长在场组和无干预组[3], 咪达唑仑组的儿童在进入手术室和使用麻醉面罩时的焦虑感也最低, 而预先使用咪达唑仑的儿童在麻醉诱导过程中也表现出更强的依从性。

正方：孩子的家长同意了术前用药和不陪孩子去手术室的方案。但在孩子的叔叔冲进来之后改变了主意。孩子的叔叔说他在等待区听其他家长讨论到让"小丑"陪着孩子的可能性, 他认为"小丑"应该可以缓解孩子的焦虑。孩子的家长现在想知道他们是否可以不使用咪达唑仑, 而让一个小丑和他们一起在手术室里陪着孩子。

反方：你要听从你的主治医生的意见, 因为你从来没有在医院里见过"小丑", 当然也没有在手术室见过。你的主治医生引用了最近发表的一项比较三组儿童的焦虑程度的研究[4]：① 小丑

组,由两个小丑和陪同孩子的家长组成;② 术前用药组,包括术前使用咪达唑仑和一个家长陪同患儿到手术室至麻醉诱导结束;③ 对照组,患儿仅由一名家长陪同前往手术室。主治医师说这项研究的结果表明,麻醉诱导时,小丑组患儿的焦虑水平显著低于术前用药组,对照组的焦虑水平显著高于术前用药组和小丑组。在等候区的焦虑水平在三组间无明显差异。一项相关研究也观察了小丑与手持电子游戏对儿童术前焦虑的影响,发现小丑在减少患者的恐惧方面比电子游戏更有效[5]。虽然这些研究似乎表明小丑加上家长在场引起的注意力分散对减轻孩子焦虑是最有效的,但重要的是从来没有与单独使用咪达唑仑进行比较的研究,而在先前的研究中,单独使用咪达唑仑被证明比家长在场更有效。此外,这些研究针对的是 5~12 岁的儿童,这代表的是一个比这个 3 岁患者年龄更大的年龄组。因此,将这些结果应用到这个患儿身上反而可能会增加他的焦虑。

正方:最后患儿的父母同意在没有小丑或他们在手术室的情况下进行手术,并在主治医生的强烈建议下术前使用咪达唑仑预处理。麻醉诱导顺利进行,孩子很配合,甚至自己拿着面具进行吸入诱导。手术进展顺利,家长在康复室很高兴地见到了熟睡的孩子。

小结

几乎所有准备接受手术的孩子都会在进入手

术室和麻醉诱导过程中感到一定程度的焦虑。而目前可行的办法包括:使用咪达唑仑、让平静的家长在场甚至引入小丑和联合应用其他分散注意力的技术,我们的意见是,儿科麻醉医师应在安全可行的情况下应用科室目前可提供的任何技术来减轻患儿家长的焦虑。

（何光庭 译,陶涛 姜妤 校）

推荐阅读

[1] Kain ZN, Mayes LC, Caldwell-Andrews AA, Saadat H, McClain B, Wang SM. Predicting which children benefit most from parental presence during induction of anesthesia. Paediatr Anaesth. 2006; 16: 627 - 634.

[2] Kain ZN, Mayes LC, Caramico LA, Silver DM, Spieker M, Nygren MM, Anderson G, Rimar S. Parental presence during induction of anesthesia: a randomized control trial. Anesthesiology. 1996; 84: 1060 - 1067.

[3] Kain ZN, Mayes LC, Wang SM, Caramico LA. Parental presence during induction of anesthesia versus sedative premedication. Anesthesiology. 1998; 89: 1147 - 1156.

[4] Vagnoli L, Caprilli S, Messeri A. Parental presence, clowns, or sedative premedication to treat preoperative anxiety in children: what could be the most promising option? Paediatr Anaesth. 2010; 20: 937 - 943.

[5] Messina M, Molinaro F, Meucci D, Angotti R, Giuntini L, Cerchia E, Bulotta AL, Brandigi E. Preoperative distraction in children: hand-held videogames vs clown therapy. Pediatr Med Chir. 2014; 36: 203 - 206.

38. 让病情复杂的小儿手术患者在小儿专科中心以外的地方接受治疗合适吗？

马克·M.戈德芬格尔,保罗·特里皮

病例

一年一度的美国麻醉师协会（American Society of Anesthesiologists，ASA）会议是一个与同事相聚和重新认识老朋友的好地方。自从20年前从医学院毕业，我和雪莉（Sherry）就再也没见过面。我们走到路易斯安那州新奥尔良法国区成立于1846年的Ether酒吧，希望边叙旧边喝两杯Moscow Mules。但酒吧因为整修而关闭，我们去了成立于1862年的Du Monde咖啡厅。然后我们开始边聊天边喝菊苣法式咖啡。我之前不知道她在距离我在的俄亥俄州儿童医院只有60英里（约96.5 km）的St. Elsewhere医院做麻醉医师。她细说了她是多么喜欢住在Amish乡村附近。"我的儿子和女儿在约40 468.5 m²的土地上骑马，"她笑着说。我想了一个简单的回答，说："我的孩子们在我们阁楼的走廊上练习骑独轮车。"

在完成麻醉学住院医师培训后，雪莉去了俄亥俄州农村的一家社区医院工作。作为一名接受过奖学金培训、获得了委员会认证的儿科麻醉医师，我很想知道她在医院里有没有做过有趣的儿科病例。

"嗯，有。"她皱着眉头说。雪莉说："上个月有1个4周大的婴儿在家里出生，后来被诊断为幽门狭窄而住进了我们的社区医院。我们想过把孩子转去其他医院，但在充分的补水和纠正电解质后，还是决定在我们医院做幽门肌切开术。此前我已经有一段时间没有做过儿童患者麻醉了，但当孩子的妈妈说'照顾好我的孩子'时，我知道我将成为这个孩子的麻醉医师。此外，我们有一位技能很好的外科医师。"

问题

这个婴儿应该在社区医院接受治疗吗？

正方（雪莉，下同）：这是一个供需问题。几十年来，儿童一直在社区医院接受治疗。在美国，每年有超过500万的儿童接受手术，但却没有足够的受过儿科训练的麻醉师和外科医生来处理每一个病例。在美国，大约有800名正在执业的儿科普通外科医师[1]。儿科普通外科医师与0~17岁儿童总人数的比例为1/10.8万。2000年，蒙大拿州、爱达荷州、怀俄明州和北达科他州还没有儿科普通外科医师。

反方（我，下同）：虽然专科医师可能确实缺乏，但患者的安全必须放在第一位。

"在社区医院给孩子麻醉安全吗？"我问。

"安全。在俄亥俄州，我们医院给儿童患者麻醉已经有很长的历史了。"雪莉（Sherry）说。"其他州也是如此。"她接着说。"我知道你在想什么，但据《洛杉矶时报》报道，之前报道说加州一所社区医院1名19个月大的婴儿因麻醉剂导致死亡是该医院16年来首例此类死亡事件[2]。"

"真的，这是罕见的。"我说。"但如果那是你的孩子，虽然这种毁灭性事件事实上虽然是罕见的，但也于事无补，孩子也不可能起死回生。"

正方："那么成本呢？在这个国家，我们正在经历患者保护和平价医疗法案（"奥巴马医改"）以及它的复杂性和无数的后果。一项研究表明，与儿童医院（＄11 160）或综合医院内的儿科（＄12 284）相比，普通医院（＄10 197）行幽门肌切开术费用最低。根据我的经验，家人更喜欢离家近一点的医院。他们不想长途跋涉的去医院看望亲人，尤其是在大城市交通拥挤的时候。如果他们落了什么东西在家里，他们也可以很容易地取回来。如果考虑到交通的问题，那么路程短的往往成本更低。"

反方："虽然你说的没错，但是生命的价值是无价的。加州大学洛杉矶分校的一组研究人员报告表明，在社区医院接受幽门狭窄治疗的婴儿出现手术并发症的可能性增加，并发症包括黏性穿孔、术后感染和小肠梗阻。而这必然会使成本大大增加[4]。"

正方："那篇论文中提到的另一个并发症是再次入住同一家或不同的医院。结果显示，医院类型和规模破对 30 天再入院率（3.4%）没有影响。再次入院时最常见的诊断是电解质失衡/脱水和呼吸系统疾病。这两种情况，我们都有能力处理。"

反方："我们真正想关注的是安全。低龄儿童的不良事件是普遍受关注的问题。在日本，1 岁以下的婴儿在麻醉过程中出现喉痉挛和低血压等严重事件的概率是一般人的 4 倍[5]。希腊麻醉学会建议 3 岁以下儿童前如需接受外科手术必须前往指定的治疗中心[6]。法国的学者建议，保证每家单位年小儿麻醉量不少于 200 例对减少儿童并发症的发生率是必要的[7]。如果婴儿因大出血（和低血容量）或高钾血症（与输入储存的血液相关）出现心搏骤停，你真的准备好抢救了吗？根据儿科围手术期心搏骤停（POCA）记载，自从禁用氟烷以来，这些心血管原因是心搏骤停最常见的原因[8]。"

正方："让我告诉你我的病例。在静脉注射阿托品后，我对婴儿进行胃减压，预充氧，然后快速

顺序诱导。正压着患儿的环状软骨的巡回护士的手机响了，她走开去接电话。就在那时，患儿出现呕吐胃容物。呕吐出大量的浓稠混合物覆盖了患儿的头脸，以至于我手滑到没办法进行喉镜检查。我注意到的最后一个氧饱和度值是 58%。在迅速地用吸引器吸出婴儿嘴里的呕吐物并擦干净他的脸后，我用 3.5 mm 微套囊的气管导管给他插管。此时氧饱和度升至 97%。手术结束后拔除气管导管，一切正常。这种情况在你们医院发生过吗？"

反方："发生过。但是，在医疗中心有更多有技能的人来处理并发症。例如，有经验的人压迫环状软骨或许更有效。一旦插管失败或输液管道漏液，有很多人可以帮忙重新插管或建立静脉通道，包括主治医师、研究员、住院医师、麻醉医师等等。举个例子，如果婴儿因吸入性肺炎术后需要三级护理，我们有儿科重症监护室（pediatric intensive care unit，PICU）和四级新生儿重症监护室（neonatal intensive care unit，NICU）。像儿科肺科医师这样的人员可以随时请到，因此我们不需要把孩子送到其他医疗机构。雪莉，如果需要的话你会怎样把你的患者送到三级护理机构？"

正方："救护车。因为当时家里的司机病了，这家人骑着马和马车在救护车后面跟着。"

"让我们来仔细看看你的小儿麻醉学世界。从我的黏稠呕吐物病例开始，我就一直在阅读这个主题。小儿麻醉学直到最近才正式成为一门独立的专业。小儿麻醉学会（The Society for Pediatric Anesthesia，SPA）成立于 1987 年。1997 年，医学研究生教育认证委员会（the Accreditation Council for Graduate Medical Education，ACGME）认可小儿麻醉是一门亚专业。目前有 42 个认证的奖学金项目。2013 年，美国麻醉学委员会（the American Board of Anesthesiology，ABA）举办了第一次考试，为有兴趣的考生提供了成为小儿麻醉学认证委员会成员的机会。经过 2013 年和 2014 年的考试，该领域有 2 214 名注册医师。然而，对于美国的儿科

手术人群，专家数量明显不足。"

反方（我）："让我们看看通才和专才在培训上的区别。ACGME 要求麻醉住院医师在培训期间管理 100 名 12 岁以下的患儿。其中，必须包括 20 名小于 3 岁儿童和 5 名小于 3 个月的儿童。Sherry，这意味着你可能从来没有在训练中管理过 1 个月大的婴儿，更不用说 1 月大的饱胃患儿，比如幽门狭窄患儿。相比之下，儿科麻醉师必须管理 75 名 3～11 岁的儿童，40 名 1～2 岁的儿童，40 名 1 月～11 月的婴儿和 15 名新生儿。"

"认真地说，如果需要培养一个能够管理 1 个月大的幽门狭窄患儿的儿科专科麻醉师，此前至少要管理过 55 名（40＋15）婴儿和新生儿。下次还是把这个新生儿放到救护车上，从 Amish 郡的 St. Else 转到我们的第三儿童医院吧。"

正方："手术训练呢？"

反方："根据 ACGME 的规定，普通外科住院医师在培训期间必须完成 750 例手术。在许多其他领域，儿科手术被强调是一个重要的领域。相比之下，儿科外科医师在他们的 24 个月计划中必须记录 800 例主要的儿科手术。此外，你知道 ASA 发表了一份关于小儿麻醉实践建议的声明吗？2011 年 10 月 19 日，这得到了 ASA 众议院代表的批准。第 3 章，3.2，是这样说的：'……在该协会麻醉科指定类别的患者中，由于麻醉并发症的风险增加，建议提供和/或直接监测麻醉管理的麻醉医生应该是获得 ACGME 认证的儿科麻醉学奖学金培训项目的毕业生[9]，'。"

正方："是的，我知道。但是，你知道你引用的同一段话里还说'……或者应该是有麻醉科认定的，在管理特定患者方面有较强能力的麻醉科成员'吗？我是那些成员之一。我并不认为一个幽门狭窄但完全健康的足月婴儿的麻醉并发症风险会增加。"

反方："汤汁混合物。汤汁混合物。小孩的第一道劫难。2014 年 3 月，美国外科医师学会发布

了保障婴儿和儿童安全的外科团队资源指导指南[10]。具体指，儿童的手术管理分为三级。第一级是最高级别的综合管理，包括复杂的外科手术和患有严重疾病的儿童。这就需要儿科外科医师和麻醉医师以及 Ⅳ 级 NICU。第二级是对有中度危险的儿童进行的高级外科治疗。这一水平也需要配备儿科外科医师和麻醉医师以及三级 NICU。第三级是基本的外科管理。这涉及年龄大于 1 岁，其他方面都很健康的儿童的低风险外科手术。这一级别需要一名普通外科医师和麻醉医师。不需要 NICU，但机构必须有稳定能力并且能够将患者转移到一级或二级机构。我认为 St. Elsewhere 是一个第三级机构，因此完成 1 个 2 岁的健康儿童的腹股沟疝修补手术是合适的。"

正方："既然你提到了这一点，我确实在《华尔街日报》上读到一篇文章，它讲述了一个孩子做手术的故事，并总结你提到的三级管理[11]"。

我给雪莉点了一个撒着黑巧克力的贝特奈饼。我们离开了 Du Monde 咖啡馆，打车回到会议中心，正好赶上会议开幕式——咬苹果游戏。雪莉加入了农村麻醉师小组，我加入了城市麻醉师小组。

（何光庭　译，陶涛　姜妤　校）

推荐阅读

［1］American College of Surgeons Health Policy Research Institute. The surgical workforce in the united states: profile and recent trends. Chapel Hill: American College of Surgeons Health Policy Research Institute; April 2010. p. 25.

［2］Ornstein C. Infant anesthesia problems spark debate. Los Angeles Times. 24 Feb 2003.

［3］Raval MV, Cohen ME, Barsness KA, Bentrem DJ, Phillips JD, Reynolds M. Does hospital type affect pyloromyotomy outcomes? Analysis of the Kids' Inpatient Database. Surgery. 2010; 148（2）: 411 - 419.

［4］Kelley-Quon LI, Tseng CH, Jen HC, Shew SB,

Hospital type predicts surgical complications for infants with hypertrophic pyloric stenosis. Am Surg. 2012; 78: 1079 – 1082.

[5] Morita K, Kawashima Y, Irita K, Kobayayashi T, Goto Y, Iwao Y, et al. Committee on Operating Room Safety of Japanese Society of Anesthesiologists. [Perioperative mortality and morbidity in 1999 with a special reference to age in 466 certified training hospitals of Japanese Society of Anesthesiologists—report of Committee on Operating Room Safety of Japanese Society of Anesthesiologists]. Masui. 2001; 50(8): 909 – 921(Japanese).

[6] Malissiova A, Papageorgiou-Brousta M, Anagnostidou A, Georgoussi S, Sfira E. Hellenic Society of Anaesthesiology. Guidelines for the perioperative pediatric anesthesia environment, http:// anaesthesiology. gr/media/File/pdf/GL22. pdf.

[7] Auroy Y, Ecoffey C, Messiah A, Rouvier B. Relationship between complications of pediatric

anesthesia and volume of pediatric anesthetics. Anesth Analg. 1997; 84: 234 – 235.

[8] Bhananker SM, Ramamoorthy C, Geiduschek JM, Posner KL, Domino KB, Haberkem CM, et al. Anesthesia related cardiac arrest in children: update from the Pediatric Perioperative Cardiac Arrest Registry. Anesth Analg. 2007; 105(2): 344 – 350.

[9] American Society of Anesthesiologists. Committee of Origin: Pediatric Anesthesia. Statement on practice recommendations for pediatric anesthesia. Approved by the ASA House of delegates on October 19, 2011. http://www. asahq. org/quality-and-practice-management/standards-and-guidelines.

[10] Task Force for Children's Surgical Care. Optimal resources for children's surgical care in the United States. J Am Coll Surg. 2014 Mar; 218 (3): 479 – 487.

[11] Landro L. Programs aim to standardize surgical care for children. Wall Street J. 2 Sept 2014.

早产儿的输血目的和7岁儿童一样吗?

39.

奥尔佳·N. 艾伯特

病例

1名28周出生的早产儿在出生后26周时准备接受先天性肺腺瘤畸形切除术(congenital pulmonary adenomatous malformation, CPAM)。患儿目前住在在新生儿重症监护病房(the Neonatal Intensive Care Unit, NICU),处于气管插管和镇静状态。你注意到患儿的血红蛋白是70 g/L,血细胞比容是21。给你这份报告的NICU工作人员告诉你,已经为这位即将手术的患儿输注了新鲜冰冻血浆,目的是"为了给他补充液体容量"(对你来说,这似乎不是一个好理由),并且说孩子术前准备已完善。你告诉他这个危重新生儿的血红蛋白至少要达到10 g/L。

他并不同意,说:"这个婴儿患有早产儿生理性贫血,耐受性良好。对早产儿来说,生理性贫血在比足月新生儿发生的更早。他目前的状态和一个准备接受手术的7岁儿童没什么区别。"

问题

早产儿和大一点孩子的治疗贫血方法应该不同吗?

反方: 到目前为止,儿童的输血指南还是基于成人的经验。2007年加拿大的一项研究中,研究人员发现,病情稳定的危重儿童可以耐受7g的血红蛋白和21‰的血细胞比容而无任何后遗症[1]。这些发现与早期成人重症监护病房研究的结果相似[2]。PINT(Premature Infants in Need

for a Transfusion)研究认为限制性输血政策不会导致早产儿更高的死亡率、神经发育障碍或明显的视觉或听觉缺陷[3]。所以同事坚持认为"你的患者已经耐受了,因此不需要输血"。

正方: 你说:"我不同意,PINT研究指出,如果患儿需要增加通气支持以提供足够的氧合,则需要输血[3]。在需要增加呼吸机支持的患者中,一些中心将输血指南调整至,需通过输血将血红蛋白升至10 g/L,血细胞压积至30%。为什么不呢?! 对于所有年龄组,现在输血的风险都很低。"

反方: 同事回复说:"但还有更多的事情需要考虑。对早产新生儿来说,输血的风险要高得多,包括发生巨细胞病毒感染、输血相关的移植物抗宿主病、坏死性小肠结肠炎,甚至严重的脑室内出血(来自保存血液制品的溶质负荷)。很多文献记载了婴幼儿输血相关的高钾血症以及由此引起的心搏骤停。此外,一些回顾性研究表明,输入PRBCs会增加早产儿神经认知异常的风险,并与早产儿慢性肺部疾病和视网膜病变有关[4]。"

正方: 你向同事指出:"你没有考虑到氧气输送不足的风险。输注PRBC的主要原因是增加组织中的氧气输送(DO_2)。如果你在医学院生理学上有所关注,你可能会记得,它被定义为心输出量(CO)和动脉氧含量的乘积(CaO_2)。所以,$DO_2 = CO \times CaO_2$。动脉氧含量取决于血红蛋白浓度、动脉血氧饱和度(SaO_2)、血红蛋白携氧能力(1.34 mL/gm血红蛋白),很小程度上取决于氧分压(PaO_2),即 $CaO_2 = (Hb \times 1.34 \times SaO_2) +$

$(PaO_2 \times 0.003)$。氧供可通过增加心输出量、动脉氧饱和度或血红蛋白浓度来增加。血红蛋白浓度在这个等式中起主要作用。我同意目前尚无比较好的生物标志物来测量输送到组织的氧气。但我仍然认为这个早产儿应该输血。"

反方："为了真正提高早产儿的生活质量,必须考虑使用促红细胞生成素或达比泊汀治疗,而不是输血。在一项前瞻性、随机、盲法、多中心的研究中,Ohls 等人评估了红细胞生成素与达比波汀对早产儿神经发育结果的影响,结果显示,接受以上治疗的患者的综合认知评分和语言评分明显较高,结果有统计学意义。治疗组的患者接受的输血较少,这可能是他们神经发育结果更好的原因[5]。"

正方："我同意,促红细胞生成素是一个好主意,但患儿不能都能等4~6周后药物起效后再进行手术。此外,我担心这个早产儿耐受手术失血的能力不足。在健康的成年志愿者中,韦斯科夫(Weiskopf)等人的研究表明,血红蛋白降低到60 g/L 会导致可逆的智力损伤——反应时间增加以及早期和晚期记忆损伤[6]。这一趋势也适用于早产儿。霍夫腾(Hoften)等人的一项研究表明,血红蛋白水平为60 g/L 或低于60 g/L 时进行输血可改善脑氧饱和度[7]。因此,无论什么年龄,过度严格的输血指南可能损害患者的脑氧合。"

小结

对于早产儿和年龄较大的儿童来说,尽管许多输血原则是相似的,但也有不少不同之处。早产儿需要输注 CMV 阴性、白细胞过滤和已辐照的血液。呼吸功能不全的早产儿也可能需要输血。对早产儿来说,尽管输血的特定风险存在,因此须根据具体情况权衡利弊。

(何光庭 译,陶涛 姜妤 校)

推荐阅读

[1] Lacroix J, Hébert PC, Hutchison JS, Hume HA, Tucci M, Ducruet T, TRIPICU Investigators, Canadian Critical Care Trials Group, Pediatric Acute Lung Injury and Sepsis Investigators Network, et al. Transfusion strategies for patients in pediatric intensive care units. N Engl J Med. 2007;356:1609-1619.

[2] Hébert PC, Wells G, Blajchman MA, Marshall J, Martin C, Pagliarello G, Transfusion Requirements in Critical Care Investigators, Canadian Critical Care Trials Group, et al. A multicenter, randomized, controlled clinical trial of transfusion requirements in critical care. N Engl J Med. 1999;340(6):409-417.

[3] Kirpalani H, Whyte RK, Andersen C, Asztalos EV, Heddle N, Blajchman MA, et al. The premature infants in need of transfusion (PINT) study: a randomized, controlled trial of restrictive (low) versus liberal (high) transfusion threshold for extremely low birth weight infants. J Pediatr. 2006;149:301-307.

[4] Aher SM, Ohlsson A. Late erythropoetin for preventing red blood cell transfusion in preterm and/or low birth weight infants. Cochrane Database Syst Rev. 2014;4:CD004868.

[5] Ohls RK, Kamath-Rayne BD, Christensen RD, Wiedmeier SE, Rosenberg A, Fuller J, et al. Cognitive outcomes of preterm infants randomized to darbepoetin, erythropoietin or placebo. Pediatrics. 2014;133:1023-1030.

[6] Weiskopf RB, Kramer JH, Viele M, Neumann M, Feiner JR, Watson JJ, Hopf HW, Toy P. Acute severe isovolemic anemia impairs cognitive function and memory in humans. Anesthesiology. 2000;92(6):1646-1652.

[7] van Hoften JCR, Verhagen EA, Keating P. Cerebral tissue oxygen saturation and extraction in preterm infants before and after blood transfusion. Arch Dis Child Fetal Neonatat. 2010;95:F352-358.

40

当母亲反对给自闭症孩子肌注氯胺酮时，你怎样让孩子进入手术室？

格伦·E.曼,杰里·Y.赵

病例

　　Freddy 是 1 名 15 岁的自闭症肥胖青少年,因包皮过长准备接受择期包皮环切手术。他的母亲目前在术前准备区域,非常关心麻醉诱导。她的朋友也有一个自闭症的孩子,她告诉 Freddy 妈妈说为了"入睡"做手术,Freddy 必须肌注药物。根据之前在牙医诊所的经验,这位母亲解释说,一旦有人拿着针头靠近他,他就会变得焦躁不安;用肌内注射的方式进行麻醉诱导将是一个挑战。当你去看 Freddy 的时候,他坐在椅子上,他的妈妈和姐姐在他身边。当你走近他的时候,弗雷迪站起来想要走出去,但是他的妈妈叫他再坐下来。他似乎很听妈妈的话。

　　你的同事对你说:"最好准备好肌注氯胺酮!"

问题

　　您现在正在考虑对自闭症患者进行麻醉管理的各种选择。如何安全地为这个患者进行全身麻醉,同时又能照顾到 Freddy 家人的需要?

　　自闭症谱系障碍(Autism spectrum disorder, ASD)的特征是广泛的社交和沟通障碍,包括重复的行为和兴趣、感觉问题、恐惧症以及在某些情况下严重的认知延迟。这些患者的日常活动的能力可能受到严重损害。ASD 患者对给他们带来不适的情况或活动极度敏感,可引起恐惧有时甚至是攻击性行为。幸运的是,通常有一些简单的干预措施就可以引起更平静的反应。虽然认知功能

受损,但 ASD 患者对不熟悉的环境很敏感,可能会对陌生人感到害羞和害怕,尤其是如果他们之前有过创伤经历。因此围术期重要的是与患者家属讨论如何进行精心护理。

　　正方: Freddy 很清楚他周围的环境,但似乎很害怕医护人员。如果有人拿着针接近他,他很可能变得具有侵略性和好斗。我们需要得到他母亲、姐姐和儿童生活专家的帮助。他们在评估 Freddy 的需求中很重要,可以帮助确定我们可以采用的替代技术,使 Freddy 对围手术期环境脱敏。希望在这段不具威胁性的交流时间里,我们能对他能接受什么有所了解。也许他最终会接受短暂的戴面罩时期。

　　反方:这将需要大量的时间来评估,并可能因此推迟其他安排好了的手术。考虑到氯胺酮注射液作为一线镇静剂的安全性,这似乎也是一种过度的努力。它具有良好镇静、镇痛和遗忘的特性。如果剂量足够大,它可以用来诱导全身麻醉。氯胺酮起病迅速,作用持续时间可预测,一般能保持气道通畅和自主呼吸,对功能残气量影响不大,还能避免心血管损害[1]。你为什么要对这个患者采取其他的策略呢?

　　正方:虽然这些都是正面的药理学特征,但氯胺酮也有不良反应,如唾液增多、幻觉、过度通气、肢体随意运动和紧急反应,尤其是在短期手术后[1]。更不用说尝试给 Freddy 打针可能带来的后果。由于我们的行为,他可能会在今天的手术后出现持续数天或数周的行为障碍。未来所有与医学专业人员的接触也会受到负面影响。使用脱

敏技术可以极大有利于我们的患者和他的家人。让一名熟练的儿童生活专家参与进来的好处怎么强调都不为过,在这一努力中,主要看护人的密切参与和投入至关重要。

在一个没有威胁,好玩的环境下,由儿童生活专家的早期参与和演示使用医疗设备,如脉搏血氧仪探头、血压袖带和麻醉面罩,已显示出真正的获益[2]。电子媒体(平板电脑、视频游戏机等)的角色扮演和分散注意力也可以减少焦虑和方便诱导[3]。这些策略可以减少出现谵妄、减少镇痛需求和提高家长对围术期经历的满意度[4]。

当然,我承认对于发育迟缓的患者,行为干预可能会带来的获益难以估量。但是,用氯胺酮"飞镖"给 Freddy 一个惊喜可能会让他在未来更加不信任医护人员,并可能导致术后出现创伤后应激障碍症状,如噩梦、攻击性增强、焦虑加剧、饮食问题和戒断症状[5]。围术期过后,麻醉管理还会患儿引起深远的影响。

反方:你不担心 Freddy 变得对每个人都咄咄逼人而把自己和照顾他的人置于危险之中吗?

正方:我非常担心 Freddy 的自残行为和护士、医生和支持人员和风险。如果单纯行为干预无效,我们可以给他口服咪达唑仑,这已经被证明是一种非常有效的抗焦虑药。口服药物后,在他的主要看护者和儿童生活工作人员的陪同下,Freddy 可能会允许医护人员检查他的手臂来选择合适的静脉。局部麻醉混合物(eutectic mixture of local anesthesia,EMLA)乳膏也可以在口服咪达唑仑之前或之后使用。在口服药物、分散注意力和/或使用 EMLA 乳膏后,Freddy 可能会耐受静脉穿刺。建立静脉通道后就有进行静脉诱导麻醉的可能性,而不是肌内注射或吸入诱导。也有证据支持使用经鼻右美托咪定进行镇静[6]。只有当我们用尽了这些可能性,但 Freddy 对他自己和工作人员仍然是一个风险,我才会同意肌内注射氯胺酮。我认为这种诱导方法是最后不得已的策略。

(何光庭 译,陶涛 姜妤 校)

推荐阅读

[1] Haas DA, Harper DG. Ketamine: a review of its pharmacologic properties and use in ambulatory anesthesia. Anesth Prog. 1992; 39: 61 - 68.

[2] Brewer S, Gleditsch SL, Syblik D, Tietjens ME, Vacik HW. Pediatric anxiety: child life intervention in day surgery. J Pediatr Nurs. 2006; 21: 13 - 22.

[3] Patel A, Schieble T, Davidson M, Tran MC, Schoenberg C, Delphin E, Bennett H. Distraction with a hand-held video game reduces pediatric preoperative anxiety. Paediatr Anaesth. 2006; 16: 1019 - 1027.

[4] Kain ZN, Caldwell-Andrews AA. Preoperative psychological preparation of the child for surgery: an update. Anesthesiol Clin N Am. 2005; 23: 597 - 614.

[5] Kain ZN, Caldwell-Andrews AA, Maranets I, McClain B, Gaal D, Mayes LC, Feng R, Zhang H. Preoperative anxiety and emergence delirium and postoperative maladaptive behaviors. Anesth Analg. 2004; 99: 1648 - 1654.

[6] Jia JE, Chen JY, Hu X, Li WX. A randomised study of intranasal dexmedetomidine and oral ketamine for premedication in children. Anaesthesia. 2013; 68: 944 - 949. doi: 10. 1111/anae. 12312.

对于有支气管痉挛危险的患儿，"深麻醉"下拔管更可取吗？

41.

马诺伊·达尔米亚

病例

你走向你的下一个患者，1 个 10 岁的瘦削男孩，他的眼睛盯着屏幕的同时，用他的棒状指甲快速敲击键盘。你叹了口气，意识到这是慢性缺氧的体征(手指，而不是电子游戏成瘾)。正如你所怀疑的，他患有囊性纤维化，并伴有反复发作的肺部感染和发育不良。此次准备行下背部的软组织肿块切除术。尽管孩子相对平静，但家长们的紧张并不令人意外。你和男孩握手后做自我介绍，但他会立即回到游戏中，之后他短暂停顿一下，咳出满纸巾的痰。家长向你解释他最近患了支气管感染(今天是 7 天抗生素疗程的第 5 天)，感染刚刚得到控制，但不幸的是，这种感染情况很常见。患者对吸入器的使用很顺从。他的父母和你一样担心吸入性全身麻醉和最近的下呼吸道感染会增加肺部风险，尤其是考虑到他的囊性纤维化，但是这个手术已经被取消过两次，他们的儿子似乎从来没有一个明确的窗口期合适去做这个手术。因为肿块很深，躺下时很痛，外科医生说手术在局部麻醉下是不能做的。经过与家长和外科医生的详细讨论，你决定进行手术。家长接受了风险并感谢你的帮助。

考虑到在诱导过程中可能出现严重的支气管痉挛或喉痉挛，在没有静脉注射通道的情况下，你不愿冒险进行面罩诱导。因此，在患者进入手术室后，在氧化亚氮的作用下建立静脉通道。给患者预充氧 3 分钟后，你使用芬太尼、利多卡因、异

丙酚和罗库溴铵对患者进行诱导。给患者扣面罩很容易，插管顺利。使用 0.8 最小肺泡浓度 (minimum alveolar concentration，MAC)的七氟醚吸入加上芬太尼和罗库溴铵间歇给药(两者均不太可能导致临床上显著的组胺释放)进行麻醉维持。患者的气道分泌物已经很浓稠，你将总气体流量控制在最小限度让气体变暖/变湿以尽量避免分泌物进一步干燥。当你的儿科麻醉同事来帮你减轻一天的负担时，患者改成俯卧位，你也已经完成了手头的事。你向你的同事报告，并解释你在第三麻醉阶段拔管的计划——"深麻醉"拔管以尽量降低气道反应。他眯起眼睛，你以为他没懂，于是解释说，这需要在手术快结束时加深麻醉、吸痰、膨肺，预先给予拮抗神经肌肉阻滞剂的药物，当患者自主呼吸恢复至潮气量 6～10 mL/kg 且正常呼吸频率时，才能拔除气管导管。

听了这个提议后，你的儿科同事疑惑地看着你，说："你为什么想地从一个患者身上移除一个明确的气道而不管他的潜在疾病是什么？叫醒他们这样如果他们在第二麻醉阶段出现支气管痉挛，可以马上进行治疗，因为你知道有一个安全的气道!"

问题

是否有证据表明，"深麻醉"下给有支气管痉挛风险(如哮喘、囊性纤维化、近期上呼吸道感染或支气管肺发育不良)的儿童患者拔除气管导管是安全可取的？

正方：你尽可能平静地反驳说："我一点也不

觉得这很疯狂。我们知道囊性纤维化是一种常染色体隐性遗传病，会导致囊性纤维化跨膜传导调节蛋白（cystic fibrosis transmembrane conductance regulator，CFTR）基因的缺陷从而影响多个器官，包括肺、胰腺、肝胆道和肠道。尤其是在肺部，它会导致黏液高度黏稠，难以清除，是葡萄球菌和假单胞菌等慢性感染病原体的理想培养皿。因此，从感染过程和疾病本身都有一个慢性炎症的循环而导致进行性肺损伤/破坏[1]。除此之外，这个孩子有下呼吸道感染（lower respiratory tract infection，LRI），虽然正在治疗，但也显著增加了患者的气道反应性，加上异物进入他的气管（气管导管！），因此这个患者很可能会出现支气管痉挛、严重咳嗽和其他可能的呼吸并发症。不在深麻醉下给他拔出气管导管似乎是不负责任的！"

反方："你有什么证据证明高危患者在深麻醉下拔管确实能降低围手术期并发症的风险？有没有研究表明清醒拔管更有效？从逻辑上考虑一下：如果一个孩子在没有安全气道的情况下发生支气管痉挛，而你又无法给他通气，你会怎么做？进行气管插管。如果一个孩子发生喉部痉挛没有安全的气道，你不能用正压通气中止痉挛，你会怎么做？还是只能进行气管插管。如果一名患者在没有安全气道的情况下呕吐，你认为他可能已经误吸了，他的氧饱和度开始下降，你会怎么做？你懂的。你在移除问题的答案。现代麻醉药可以很快从我们身体排泄出去，患者很快就会醒过来。"

正方："你最初的观点是合乎逻辑的，但我认为只要深麻醉下拔管不增加围术期并发症即可，没有必要证明他会减少围术期并发症。von Ungern - Sternberg 等人最初进行了一项前瞻性队列研究，旨在术前通过使用国际童年期间哮喘和过敏研究小组（the International Study Group for Asthma and Allergies in Childhood，ISAAC）问卷的改编版来评估儿童从而确定家族史、麻醉管理和发生围术期呼吸道事件之间的任何关联。

他们评估了 9 297 份完成的问卷，发现以下各组均与围术期呼吸道事件（如支气管痉挛、喉痉挛、围术期持续性咳嗽、氧饱和度小于 95% 或气道阻塞）的增加有关，且有统计学意义（表 41 - 1[1, 2]）。"

表 41 - 1   儿科患者被认为是围手术期呼吸道事件的高危人群[2,4]

研　　究	围手术期呼吸道事件的"高风险"
von Ungern - Sternberg 等人[2]	呼吸道病史阳性（即夜间干咳，运动时喘息，过去 12 个月喘息 3 次以上，有湿疹史）
	近期上呼吸道感染（术前 2 周内）
	2 名以上亲属有哮喘、特异反应性病史或吸烟史
	吸入诱导（vs 静脉注射）
	麻醉静脉维持（vs 吸入）
	全普通麻醉医师对气道的管理（vs 儿科专科麻醉医师）
	气管内插管（vs 面罩）
Baijal 等人[3]	3 岁以下
	颅面骨畸形
	唐氏综合征
	阻塞性睡眠呼吸暂停
	病态肥胖
	发育不良
	近期上呼吸道感染（术前 2 周内）
	反应性呼吸道疾病病史

"最近，von Ungern - Sternberg 等人还进行了一项前瞻性随机对照试验，使用他们先前研究中列出的危险因素对比了 100 名接受腺扁桃体切除术高危患者的深麻醉拔管和清醒拔管。虽然样本小，但本研究发现总的并发症发生率没有增加。清醒拔管组持续咳嗽发生较多，深麻醉拔管组轻度气道梗阻（可通过简单的气道操作缓解）发生较多[3]。这与最近的研究一致，表明高危儿童接受 T&A 的围术期呼吸道并发症发生率无总体差异（尽管定义'高风险'的标准不同）（表 41 - 1[4]）。"

"Primum non nocere：无损于患者为先，这一点得到了最新证据的支持。如果我能减少术后咳嗽的次数，那也能提高孩子和家人术后的生活质量！"

反方："你还在帮我证明我的观点。如果深麻醉拔管总体上没有获益，那么就没有理由背离清醒拔管的'黄金标准'。当然，呛咳或咳嗽会损毁手术缝合线，但发生率很低。术后持续咳嗽可以通过使用加湿氧或沙丁胺醇雾化器可以治愈。患者的满意很重要，但仅仅因为我能做到，并不意味着我就必须做到。你可以说我保守。这里你要处理的不仅仅是哮喘或者简单的感冒。囊性纤维化患者有更严重的潜在肺部疾病，全麻会导致呼吸动力学出现许多障碍：功能残气量下降，肺不张增加，气道阻力增加（由于梗阻），而这些仅仅只是开始。"

正方："Pandit 等人研究了一组 19 例囊性纤维化、年龄 8～18 岁、因肺部情况加重需静脉（intravenous，IV）抗生素治疗，因此需在全身麻醉（general anesthesia，GA）下行外周静脉中心导管（peripheral intravenous central catheter，PICC）置入术的患者——对我们现在的患者来说，这是个不错的比较！17 例患者接受了声门上气道 GA，2 例行气管插管 GA。

这一研究比较了肺活量测定结果、囊性纤维化临床评分（cystic fibrosis clinical scores，CFCS）和强迫振荡技术（强迫振荡技术，FOT）术前、GA 术后 24 小时和 48 小时的结果。他发现除 CF 组术后 48 小时的呼吸系统阻力有统计学意义的降低之外，肺活量测定、CFCS 或 FOT 没有统计学上的显著差异。[5]"

反方："这显然是一个很有争议的话题，老实说，我对这个患者深麻醉拔管的观点仍然感到不舒服。我明白你的想法，但我不会改变我的做法，除非我看到表明深麻醉拔管优于我一贯做法的证据。"

正方："没有问题。我理解你的观点，也不想让你不舒服。今晚我没有安排，所以我要留下来完成这个病例，再看看还有没有其他的小儿科同事需要帮助！"

小结

双方都提出了很好的观点，目前还没有明确的证据来支持其中一种方法。在此之前，每个麻醉提供者都应该根据患者的个体情况、风险和获益以及自己的临床技能来做出决定——一项不熟悉技术可能会导致围术期并发症。显然，特定的患者和手术因素会使医师倾向于某种技术。困难气道的患者适合清醒拔管，如果手术缝合线脆弱，应考虑深麻醉拔管（并由熟悉该技术的同事提供支援）。

（何光庭　译，陶涛　姜好　校）

推荐阅读

[1] Gregory GA，Andropoulos DB，editors. Gregory's pediatric anesthesia. 5th ed. Hoboken：Wiley-Blackwell；2012.

[2] von Ungern-Sternberg BS，Boda K，Chambers NA，Rebmann C，Johnson C，Sly PD，Habre W. Risk assessment for respiratory complications in paediatric anaesthesia：a prospective cohort study. Lancet. 2010；376(9743)：773 - 783.

[3] von Ungern-Sternberg BS，Davies K，Hegarty M，Erb TO，Habre W. The effect of deep vs. awake extubation on respiratory complications in high-risk children undergoing adenotonsillectomy. Eur J Anaesthesiol. 2013；30(9)：529 - 536.

[4] Baijal RG，Bidani SA，Minard CG，Watcha MF. Perioperative respiratory complications following awake and deep extubation in children undergoing adenotonsillectomy. Paediatr Anaesth. 2015；25(4)：392 - 399.

[5] Pandit C，Valentin R，De Lima J，Robinson P，Fitzgerald D，van Asperen P，et al. Effect of general anesthesia on pulmonary function and clinical status on children with cystic fibrosis. Paediatr Anaesth. 2014；24(2)：164 - 169.

对于患儿术中出现无法解释的心搏骤停,最佳治疗方法是什么?

42.

谢里尔·阿达米克,安妮·克利伯恩

病例

经过一个漫长的肝脏移植手术之夜,你仍然睡眼惺忪,开车回家前,你跌跌撞撞地走进当地的咖啡店,想喝点咖啡。你的一位新同事,刚从人群中走出来,蹦蹦跳跳地走到门口。

你试图从侧门溜出商店,但不幸的是,她发现了你,开始快速说:"你好,医师! 你看起来很累! 我得告诉你,我昨天做了最疯狂的病例。"

你叹息着,半闭着眼睛看着她。

活泼医师说:"手术过程中,这个孩子的呼末二氧化碳(end-tidal carbon dioxide,EtCO$_2$)和脉搏突然消失!"

当你意识到自己进入学术界是为了指导住院医生和更年轻的同事时,你就转换到教授模式,询问她这个病例的情况。

她回答说:"患者是一名健康的 4 岁儿童,接受了肾肿瘤切除术,肿瘤一直延伸到下腔静脉"。

"健康的患者往往没什么问题,"你沉思着,"还有别的什么病史吗? 实验室检验检查结果怎么样?"

"我们检查了生化指标、全血细胞计数和凝血功能。所有实验检验值均在正常范围内。除肿瘤外,唯一异常的发现是位于下腔静脉的肿瘤血栓。"

"有趣,"你说,"我能猜出这个故事的结局。患者因为大量的肺栓子而停止呼吸,对吗?"

"这可能是最明显的原因,但实际上不是。"

"你现在激起了我的好奇心。我们边喝咖啡边聊,你能告诉我发生了什么事吗?"

"当然",她大声说道,很高兴有一位导师听到她的故事。

你现在想知道你们已经开启了什么话题。

问题

对于患儿术中出现无法解释的心搏骤停,最佳治疗方法是什么?

正方: 你告诉她说:"我会按照儿科高级生命支持(Pediatric Advanced Life Support,PALS)指南进行抢救并参考肺栓塞处理流程。"

她继续说道:"我们最开始就按照 PALS 指南进行抢救则。我们立即开始胸外按压、寻求帮助并使用自动体外除颤器(automated external defibrillator,AED)。心电图检查提示休克性室颤。患者重 17 kg 所以我们给了患者 170 μg 的肾上腺素(10 μg/kg)并计划用 40 J(~2 J/kg)对患者进行除颤。找到除颤器后,我们尝试放置'快速贴片'(自粘除颤器电极),但由于无菌手术领域,胸部没有足够的可用面积。我们把时间浪费在了想办法除颤。幸运的是,我们团队的一位成员建议使用体外电极板。我们浪费了更多的时间,因为我们的外科医师反对说,拨电极板会污染无菌领域,因为没有办法保证它们无菌。我们说服了外科医师接受污染,因为除颤可以挽救生命,然后我们用 40 J 进行除颤,但不成功。"

你睿智地回答:"这并不让我吃惊。意外的心搏骤停是非常罕见的。紧张的环境中加上无菌区只会让事情变得更糟。当快速贴片不可用时，或者由于手术区域覆盖而无法快速放置时，使用体外电极板是个好主意。另外，对于有大量肺动脉栓塞的患者，可能很难进行复苏。接下来发生了什么？"

反方：你的同事低下头叹息道："一直遵循PALS的指南，但没有成功。"

"真不幸。只要你治疗了潜在的原因，遵循PALS指南应该会成功的。你们做了经食管超声心动图吗？"你问道。

"我们做了，并没有发现血栓。"

你变得机警起来，说："我被迷住了。这个故事肯定有更多的内容。什么事件导致了心搏骤停？"

她继续说："患者整个过程中一直在失血。与其说是大出血，不如说是渗出来的。我们输注了乳酸林格氏溶液和5%的白蛋白。当患者出现低血压和贫血时，我们开始输血。开始输注第2个单位的血时，患者突然心搏骤停。"

正方：你沉思地说："因此这听起来像是低血容量性心搏骤停——儿童意外心搏骤停最常见的原因之一，我会继续输血，同时继续进行PALS复苏。"

"这正是我们所做的，但是患者没有反应。我们继续给患者注射肾上腺素，并用80 J（4 J/kg）对患者进行除颤，但是室颤仍然存在。心搏骤停已经超过15分钟了，我也已经汗流浃背。我不明白为什么患者对治疗没有反应。"

你回复说："嗯。你做实验室检查了吗？"

"我试过了，但没能从动脉里抽出血来。我觉得一切都失去了，这时我们团队的一名成员建议给予钙剂。我认为这不会对患者造成损伤，即使没有明确的适应证，也可能会有所帮助。我静脉注射了340 mg钙剂，同时继续进行胸外按压。但接下来的一次心电图检查（心搏骤停20分钟后）显示患者仍处于室颤状态。我们用80 J进行除颤，这一次心律转换为正常的窦性心律，血压也升了上来。"

反方：你现在明确地说，"听起来像在遵循PALS指南时，你专注于一个可能的潜在原因而排除了其他可能性。由于补钙后的成功复苏，我现在把我的猜想改为高钾性心搏骤停。当然这是有依据的，因为心搏骤停出现在输血过程中，而1个单位浓缩红细胞中含有高浓度的钾。根据小儿围手术期心搏骤停（Pediatric Perioperative Cardiac Arrest，POCA）记载，高钾血症是麻醉下小儿心血管骤停最常见的原因之一[1]。该记载包括80家医院报告的所有18岁及以下儿童的心搏骤停。在6年的时间里，据报道有400人出现心搏骤停，其中一半与麻醉有关。"

她会意地看着你说："你的第二个猜想是对的。当动脉通道恢复正常时我们做了一个动脉血气。钾为9.1 mmol/L。"

你沉思地说："这里有一些很好的教学要点。"

"比如？"

"这对我来说也是一个很好的提醒。你认为很明显的事情可能并不那么明显。用肺栓塞流程是不会得到正确答案的。此外，严格遵守PALS指南也不会让你很快找到正确答案。我认为，人们很容易在看似显而易见的道路上陷入困境，对其他可能性视而不见（例如，使用体外电极板而不是快速贴片）。过去我们只有体外电极板，但现在'快速贴片'通常是最好的选择。但是当你没有或者不能使用它们时会发生什么？大多数医学专业人士甚至都不会考虑使用体外电极板，因为他们可能没有使用体外电极板的经历。"

她继续说道："当答案在你眼前出现时，你会惊奇地发现它变得如此明显。"

你答道："即使我比你更有经验，我也会认为这是来自肿瘤血栓的PE。我不得不说，很高兴你能和我分享这段经历。它确实教会了我很多我从未想过的东西。"

小结

儿童术中心搏骤停是一种罕见的事件,尤其是既往没有心脏病的儿童;术中心搏骤停的儿童中有 34％患有后天或先天性心脏病[2]。当术中发生心搏骤停时,PALS 指南是一个很好的起点,但 PALS 流程仅仅处理潜在原因(Hs 和 Ts)的开端。在本例中发生思维定式的错误会导致只我们关注引起心搏骤停的一个原因而忽略其他所有可能性[3]。频繁的模拟训练以及避免认知偏误的特训可能是一种解决方法,但是需要更多的研究来确定最佳的解决方法。

(何光庭　译,陶涛　姜妤　校)

推荐阅读

[1] Bhananker SM, Ramamoorthy C, Geiduschek JM, Posner KL, Domino KB, Haberkem CM, et al. Anesthesia-related cardiac arrest in children: update from the Pediatric Perioperative Cardiac Arrest Registry. Anesth Analg. 2007; 105(2): 344 - 350.

[2] Ramamoorthy C, Haberkern CM, Bhananker SM, Domino KB, Posner KL, Campos JS, et al. Anesthesia-related cardiac arrest in children with heart disease: data from the Pediatric Perioperative Cardiac Arrest (POCA) registry. Anesth Analg. 2010; 110(5): 1376 - 1382.

[3] Stiegler MP, Neelankavil JP, Canales C, Dhillon A. Cognitive errors detected in anaesthesiology: a literature review and pilot study. Br J Anaesth. 2012; 108(2): 229 - 235.

恶性高热："当然是了"与"当然不是"

43.

科里·S.谢尔

病例

当天在 12 号手术室的第 1 个病例是 1 名 4 岁男童,他计划接受双侧腹股沟疝修补术。在手术前 3 天,这名儿童接受了术前检查以进行评估。相关的病史包括孕 31 周出生,不出意料有早产儿的常见疾病,包括缺乏肺表面活性物质以至于出生后需要 1 周的插管和通气、早产儿呼吸暂停、支气管肺发育不良(bronchopulmonary dysplasia,BPD)、高胆红素血症、2 级脑室出血和 2 次癫痫发作。幸运的是,所有这些问题都治好了。在新生儿重症监护室(neonatal intensive care unit,NICU)的最初住院期间,为经外周置入中心导管(peripherally inserted central catheter,PICC),这名儿童确实接受了一次麻醉,但具体不详。他父亲用中文说,由于早产引起的肺部问题,术后孩子接受了 3 天的机械通气。除此之外,他想不起其他任何问题。

你开始进行诱导。在父亲在场的情况下,用氧气和 70% 的一氧化二氮及快速加入 8 atm% 七氟醚进行吸入诱导。当孩子似乎睡着了,父亲就被带出了房间,并顺利地建立了静脉通道。在没有使用肌肉松弛药情况下顺利进行了气管插管。随后启动身下的加热装置进行保暖。吸入诱导一分钟后,呼末 CO_2(end tidal CO_2,$EtCO_2$)立即上升到 62 mmHg。第二阶段麻醉结束后,麻醉主治医师将七氟醚浓度降低到 3 atm%,每次呼吸时挤压呼吸囊辅助通气。插管时 $EtCO_2$ 为 70。在压力控制的机械通气下,二氧化碳浓度随着呼吸次

数的增加而升高。调整通气设置使孩子过度通气,但二氧化碳继续攀升至 85。机械通气一分钟后的生命体征为脉搏 156,血压 110/70,体温 38.1。双侧呼吸音相同,心音正常。

正方:似乎我们通气得越多,二氧化碳就变得越糟。我从未有过恶性高热的病例,但随着通气而增加的二氧化碳是非常令人担忧的。现在请把恶性高热治疗车推进来!!!

反方:只有二氧化碳升高。没有其他的指征符合恶性高热。体温和生命体征与正常 4 岁儿童吸入诱导后的没有太大差别。打电话给技术人员检查机器,与此同时,迅速手控通气以降低二氧化碳。

正方:现在我们有足够的依据给予丹曲林。其他什么都不适合!

反方:这可能是肺部问题,且不说空气栓塞或心脏分流,可能是肺不张或黏液堵塞或插管至主支气管或气胸。儿童的呼吸音通过胸部传到两肺,当你只给一个肺通气时,在婴儿或儿童身上听到双侧呼吸音是很常见的(例如,插管至主支气管、大黏液栓阻塞支气管或气胸)。这个孩子有或有残留的 BPD。肺重塑以纠正 BPD,很有可能现在出现了气胸,因为你过度通气。到目前为止,你很难给他的一生贴上恶性高热患者的标签。实际上,你几乎没有任何证据。

正方:你一无所知,因为你可能根本不知道到底发生了什么。如果你确实了解 MH,现在给丹曲林是必要的。在了解 MH 状态之前,必须先了解正常状态。在兴奋-收缩耦联过程中,乙酰胆碱从肌肉中释放并与神经的肌肉神经受体

结合。

这引起神经肌肉终板的动作电位。这个动作电位被传递到横小管,引起二氢吡啶受体的电压变化。电压门控二氢吡啶受体的构象变化直接传递到位于肌浆网的 ryanodine 受体亚型(RYR1)[1]。然后 ryanodine 受体打开并促进钙从肌浆网释放到细胞质中,通过启动肌丝交联引起肌肉收缩。三磷腺苷依赖性钙泵将钙主动再摄取回肌浆网,从而终止肌肉收缩[2]。MH 的临床表现多种多样并不奇怪,因为 RYR1 基因有多达400 种变异型。随着触发剂如吸入麻醉药和/或琥珀胆碱的使用,肌浆网中巨大的钙储存箱通过RYR1 通道释放导致细胞内钙的相对过量。这会导致肌肉剧烈收缩,破坏重要的细胞功能,包括细胞膜的完整性。细胞死亡时,二氧化碳和热量被释放出来。我确信我们的患者就是这样。这还能是其他情况吗?

反方: 随着琥珀酰胆碱的使用,二氧化碳的突然升高是常见的。但你没有使用琥珀酰胆碱!现在常规使用琥珀酰胆碱已经被摒弃了,二氧化碳的上升要缓慢得多。在这个病例中,这种增长不是突然的。轻微的体温升高和心率的相对增加也与之不相符。

正方: 手术室很冷,这将掩盖体温过高的早期迹象。我会做一个早期的动脉血气。如果有呼吸和代谢混合性酸中毒,我会使用丹曲林,并遵循恶性高热热线处理流程的其余部分处理,该流程可以通过任何手机或手术室的电脑得到。延迟会增加横纹肌溶解。那样我必须处理由肌红蛋白沉积于肾脏中引起的肾功能不全。

反方: Larach 等人[2]确定高热是恶性高热的最初症状之一,在这个病例中,病情变化迅速,但室温从来没有达到可以抑制 MH 体温升高的程度。

正方: 我不相信你会反对给予丹曲林。Ryanodex 逐渐取代了过去的丹曲林。现在是 250

mg/安瓿,需要再加入 5 mL 无菌用水。一个安瓿就能处理 MH 的早期临床表现。

反方: 我现在知道你为什么这么急着诊断MH 了。你不是给扁桃体切除手术麻醉的医师吗?患者回家 7 小时后,体温 40℃回到医院,之后出现心搏骤停。恶性高热不会在麻醉后那么久才出现。虽然很早之前就有人告诉我们,麻醉后 24小时内体温的任何升高都可能是 MH,但现在人们不再认同这种说法了。你认为这件事与自己有关,但事实是,导致孩子回到医院的原因与麻醉剂无关。

正方: 动脉血气分析结果回来了!pH 7.17,CO_2 81,O_2 250(FiO_2 为 50%),剩余碱- 15。现在你得承认这是恶性高热了吧!!停止麻醉。接上压式苏醒球,接上墙上的氧气。启动异丙酚输注以提供非吸入麻醉。我正在寻求帮助,同时建立良好的静脉和动脉通道来监测血流动力学和抽血。让我们从 1 meq 的碳酸氢钠和 2.5 mg/kg 的丹曲林开始。我希望我们有 Ryanodex,因为经典的丹曲林与无菌水混合需要数分钟的时间。每一秒钟都很重要,一旦成功置入动脉导管,我们就会得到血气分析来观察丹曲林的反应并测定肌酸激酶(creatinine kinase, CK)水平以确定现在肌溶解情况。我不认为碱化尿液有安全问题。

反方: 丹曲林是如何起作用的,你是根据理想体重还是实际体重来给药的?

正方: 剂量应根据实际体重确定,以确保丹曲林对所有肌肉都有效。丹曲林直接阻碍肌肉收缩;减少肌细胞中的钙。肌肉放松使肌肉僵硬减弱。丹曲林阻止钙离子从肌肉的储存部位(肌浆网)持续释放。丹曲林本身并没有阻断神经肌肉传递。它使肌肉对神经刺激的生理反应减少,增强非去极化神经肌肉阻滞作用。当丹曲林与非去极化肌肉松弛剂一起使用时,拔管前应注意确保肌肉力量已经恢复。

反方: 这一切处理对他都有风险吗?虽然遗

传上一般为常染色体显性遗传易感性,但大多数情况下涉及突变和 ryanodine 受体。已发现了 44 种不同的 ryanodine 受体突变。有一些罕见的肌肉疾病是 MH 的标志,但我从来没有见过。显然,应避免引发中枢轴突疾病的诱因。King - Denborough[3] 病、中央核性肌病和强直性肌营养不良症都与 MH 关系密切。

正方:使用丹曲林后,ABG 完全正常,孩子现在有自主呼吸了。10 分钟内复测血气并重新评估丹曲林下一步的剂量。以前丹曲林的最大剂量为 10 mg/kg,疗程为 24 小时。第 1 天患者继续留置气管插管。现在剂量已经改变了。使用一次然后重新评估。如果仍有代谢性和呼吸性酸中毒,再用一次。记住,每用一次都要检测 CK。在一些罕见的情况下,据说需要超过 10~30 mg/kg,但很罕见。

反方:这种疾病似乎有很多的不同临床表现,我现在知道如果这种可能性存在,治疗是没有真正的危害的。你的直觉是正确的。

正方:当我们在等下一次血气分析的时候,让孩子的父亲进来 PACU。我要和他谈谈。

父亲:我儿子怎么了?

正方:你儿子似乎对麻醉剂有反应,那叫恶性高热。(接下来是详细的对话)

父亲:我十年前和一个女人结了婚。我们的孩子对麻药也有反应。他病了,靠生命维持系统维持了一天,5 天后出院了。你对这个事件的描述与过去的相似。现在我娶了另一个女人,这种事又发生了。我从来没有接受麻醉过,但听起来好像我把它遗传给了孩子。

正方:难以置信。我得回手术室去照看你儿子了。

反方:第二次动脉血气分析也正常。我们给儿科重症监护室打电话,让他继续滴注丙泊酚,然后再做评估。

正方:由于再次出现 MH 症状和体征的可能性是 25%,我想停止异丙酚,准备给他拔管!我想他现在很好。

反方:你疯了。你怎么也摆脱不了困境的。

正方:如果血气是稳定的,说明丹曲林起作用了,他就没有理由需要插管和镇静。患者将在儿科重症监护室,如果症状和体征再次出现,我们可以再给他使用丹曲林。

反方:你不需要检查 CK 以确保没有肾脏问题吗?

正方:他不需要因为肾脏问题而插管和镇静。30 多年来我碰到 8 个病例,这比大多数临床医师都多。每一个都不一样。每位患者的症状和体征各不相同。在这个病例中,体温几乎没有升高,而且底部加热装置可以解释这一现象。我认为在心动过速和呼末 CO_2 上涨后的瞬间升高的温度是一个明显的信号,它表明有些事情出现了问题。

反方:我认为早期拔管是你站在个人经验上的决定。MH 会致死的。

正方:如果早期诊断并早期使用丹曲林治疗,MH 是不会致死的。

小结

每一个可以使用吸入麻醉药的麻醉场所,治疗车上必须有备有足够数量的丹曲林和 ACLS 药物,此外,应该包括冷却系统、冰、NG 管、中心静脉穿刺包以解决静脉通道不通畅的可能性,以及任何其他支持材料。MH 是一种表现多变的疾病,需要麻醉医师的灵活性,因为很少有模板能够涵盖所有症状和体征。虽然我们在对这种疾病的全面理解上仍存在一些空白,但所幸这种治疗非常有效。虽然这种疾病的发生率很低,我们也应该将其死亡率控制在很低的水平。

(何光庭　译,陶涛　姜妤　校)

推荐阅读

[1] Chamley D, Pollock NA, Stowell KM, Brown RL. Malignant hyperthermia in infancy and identification of novel RYR1 mutation. Br J Anaesth. 2000; 84 (4): 500 - 504.

[2] Larach MG, Allen GC, Brandom BW, Lehman EB. Temperature changes are not late signs of malignant hyperthermia: a NMAH registry of NHAUS study. Anesthesiology. 2008; 109: A374.

[3] D'Arcy CE, Bjorksten A, Yiu EM, Bankier A, Gilles R, McLean CA, et al. King-Denborough syndrome caused by a novel mutation in the ryanodine receptor gene. Neurology. 2008; 71(10): 776 - 777.

对于小儿患者,因低血压而输注更多液体无效时,有"正确的"药物可供选择吗?

44.

珍妮弗·L.利德尔,玛德琳·卡哈纳

病例

1个5个月大的婴儿出现疑似与社区获得性肺炎相关的脓胸准备接受紧急穿刺引流术。这个婴儿足月出生,没有复杂的妊娠和分娩病史,既往体健,直到10天前患了上呼吸道感染(upper respiratory tract infection,URI)。术前2天她因持续发烧和呼吸困难入院,目前使用高流量鼻导管吸氧。她的呼吸道病毒检测结果为呼吸道合胞病毒(respiratory syncytial virus,RSV)阳性,她的血液培养结果为金黄色葡萄球菌阳性。已经使用万古霉素治疗36小时,体温39℃,心动过速至190次/min,呼吸频率58,血压85/38 mmHg。在吸入每分钟8 L 100%氧气的情况下,她的氧气饱和度是94%。你的同事正在帮你做准备,并建议给孩子注射多巴胺,以防孩子血流动力学不稳定和对容量复苏反应不良。你告诉他你不想用多巴胺控制垂体前叶的分泌,你想维持血压,肾上腺素会是更好的选择。但他怀疑肾上腺素是否有效。

问题

对于脓毒症和需要强心剂的儿童和新生儿,选择肾上腺素或多巴胺,会有效吗?

正方:显然,液体输注是治疗脓毒症或全身炎症性低血压的首选药物。当这还不够时,多巴胺一直是强心剂的首选[2]。最近,多巴胺的使用受到了质疑,尤其是在幼儿中。

在这个5个月大的婴儿中,一些器官系统正

在快速成熟。多巴胺减少垂体前叶的分泌,影响甲状腺激素。潜在的长期神经发育的后果包括对大脑发育的负面影响,而大脑发育依赖于正常的甲状腺功能[3,4]。使用多巴胺没有好处,只有坏处。肾上腺素是一种显而易见的替代品。

反方:多巴胺仍在小儿败血症的推荐治疗名单上[1]。

正方:多巴胺在小儿败血症中有很长的应用历史,因此被列为治疗低血压的药物。然而,它的功能不仅是作为一种儿茶酚胺(在体内转化为去甲肾上腺素后),也作为一种中枢神经系统的神经递质和一种外周旁分泌激素。

多巴胺通过D2受体维持下丘脑垂体的稳态。垂体前叶的两种重要激素——促甲状腺激素和催乳素受多巴胺变化的影响[3-5]。多巴胺对TSH的影响在新生儿和婴儿中尤为重要,因为他们的大脑正在快速成熟。多巴胺已被证明可以延长危重患者的甲状腺病态功能状态。越来越多的证据表明,即使是短期的相对性甲状腺功能减退也会对发育产生持久的影响[3,4]。

肾上腺素也是小儿败血症的推荐治疗药物。虽然没有数据证明多巴胺导致的甲状腺激素减少会影响大脑发育,但如果有好的选择,虽然可能不是更好,为什么还要冒险去尝试呢?多巴胺也会降低催乳素的水平,这可能也是个问题[5]。

反方:我知道在这种情况下你不会担心泌乳。

正方:你说的对。我不关心泌乳,但我关心免疫系统,泌乳素是调节淋巴细胞数量和功能的关键激素。外源性多巴胺通过下丘脑垂体轴导致泌乳素分泌显著减少。催乳素受体存在于人体的许多组织中。缺乏刺激被认为会使患者面临免疫抑制和感染的风险[5]。

反方：多巴胺可以用来保护肾功能。我肯定你听说过"肾剂量多巴胺"。肾上腺素可能会增加急性肾损伤的可能性。

正方："肾剂量"多巴胺的概念已经被证明是错误的[6]。在维持正常血压情况下，使用低剂量多巴胺激活了肾脏中的多巴胺能受体（D1），在一定程度上引起尿钠排泄。肾小管细胞也产生多巴胺，激活 Na-K-ATP 酶，增加尿钠排泄。局部血管舒张可增强这一功能。因此，虽然我承认多巴胺可能增加尿流量，但没有证据表明，在肾功能衰竭或肾功能不全的情况下使用多巴胺会防止恶化或逆转正在进行的急性肾损伤[6]。

关于肾上腺素和引起肾脏损伤，对肾脏最好的保护是充足的心输出量。肾上腺素不能也不应该替代充足的容量治疗，但如果需要额外的收缩力来维持足够的心输出量，肾上腺素不会产生直接的肾损伤。

反方：有了多巴胺，你仍然可以根据你选择的剂量滴定来达到你想要的效果。当剂量小于 $10\,\mu g/(kg \cdot min)$ 时，该药物主要是一种 β 肾上腺素能激动剂，当剂量超过 $10\,\mu g/(kg \cdot min)$ 时，它成为一种 α 肾上腺素能剂。这是方便的。你只需要一种药。

正方：虽然这是真的，但对于两种受体作用来说，我怀疑它的效果。当给予外源性多巴胺或肾上腺素时，肾上腺素能受体被激活。重要的是，对于这两种儿茶酚胺，β 反应在低剂量和高剂量时都占优势[多巴胺大于 $10\,\mu g/(kg \cdot min)$，肾上腺素大于 $0.05\,\mu g/(kg \cdot min)$]。随着剂量的增加和 α 反应占主导地位，器官灌注减少。

事实上，肾上腺素是多巴胺代谢的下游产物。在肾上腺髓质和旁分泌中，多巴胺转化为去甲肾上腺素。去甲肾上腺素的一部分被进一步修饰生成肾上腺素。在过去，肾上腺素被用作治疗败血症性低血压的二线药物。肾上腺素和多巴胺都通过 β-1 受体增加 cAMP。cAMP 的增加导致细胞内钙的可用性增加，导致正性肌力和时变性。

败血症时血管收缩张力的丧失，需要经静脉使用血管收缩剂。虽然高剂量的多巴胺是有效的，但新的证据表明，低剂量的血管加压素将是一个更好的选择[1]。血管加压素不会引起心动过速，还能减少其他药物如肾上腺素的用量。

反方：多巴胺对心肌细胞的伤害不是更小吗？这是选择它而不是肾上腺素的一个重要原因。

正方：在产生同等药理作用的剂量下，所有肾上腺素能激动剂都是有心毒性的。所以，多巴胺并不比肾上腺素好，也不比肾上腺素差[7]。

反方：好的。如果输注渗出怎么办？多巴胺不会像肾上腺素那样造成组织损伤。这是一个真正的优势[8]。

正方：如果这是真的，那将是一个优势。多巴胺和肾上腺素的外溢都是不好的。两者都可能造成广泛的软组织损伤，理想情况下都应在深静脉输注，但在紧急情况下，都可以在外围静脉输注，直到建立中心静脉通路。应注意直接观察并经常检查外周输液部位是否有渗出或浸润的迹象[8]。好好尝试使用一下肾上腺素吧。

小结

血管活性药物的选择是处理脓毒症或全身炎症的重要因素之一。虽然没有真正的"正确"答案，但多巴胺对神经内分泌的影响是一个重要的考虑因素。虽然随机对照试验的结果尚未很好地确定，但临床前科学是强大的。当做出这个决定时，我们应该考虑多巴胺通过抑制甲状腺激素对婴儿神经认知发展的潜在负面影响，以及通过抑制催乳素水平对所有年龄段的免疫系统的潜在负面影响。

(何光庭 译,陶涛 姜妤 校)

推荐阅读

[1] Dellinger RP, Levy MM, Rhodes A, Annane D, Gerlach H, Opal SM, et al. Surviving sepsis campaign: international guidelines for management of severe sepsis and septic shock: 2012. Crit Care Med. 2013; 41(2): 580 - 635.

[2] Ventura A, Góes P, Fernandes IC, Hsin SH, Souza DC, Gaiga L, Bousso A, Gilio AE. Randomized double blind trial of dopamine or epinephrine as first line vasoactives in fluid refractory pediatric septic shock. Pediatr Crit Care Med 2014; 15(4_ Suppl): 5.

[3] de Zegher F, Van den Bershe G, Dumoulin M, Gewillig M, Daenen W, Devlieger H. Dopamine suppresses thyroid-stimulating hormone secretion in neonatal hypothyroidism. Acta Paediatr. 1995; 84(2): 213 - 214.

[4] Filippi L, Pezzati M, Cecchi A, Poggi C. Dopamine infusion: a possible cause of undiagnosed congenital hypothyroidism in preterm infants. Pediatr Crit Care Med. 2006; 7(3): 249 - 251.

[5] Freeman ME, Kanyicska B, Lerant A, Gyorgy N. Prolactin: structure, function, and regulation of secretion. Physiol Rev. 2000; 80(4): 1524 - 1583.

[6] Friedrich JO, Adhikari N, Herridge MS, Beyene J. Meta-analysis: low-dose dopamine increases urine output but does not prevent renal dysfunction or death. Ann Intern Med. 2005; 142: 510 - 524.

[7] Liaudet L, Calderari B, Pacher P. Pathophysiological mechanisms of catecholamine and cocaine mediated cardiotoxicity. Heart Fail Rev. 2014; 19: 815 - 824.

[8] Loubani OM, Green RS. A systematic review of extravasation and local tissue injury from administration of vasopressors through peripheral intravenous catheters and central venous catheters. J Crit Care. 2015; 30(3): 653e9 - 17.

第五部分
产　科

45. 传统的硬膜外麻醉与硬膜外联合腰麻：哪个更安全？

胡安·达维拉-贝拉斯克斯，杰弗里·伯恩斯坦

病例

患者：初产妇，32岁，宫口扩张5 cm，规律宫缩，羊膜完整，因产程活跃进入产房待产。产妇体型肥胖［体重指数（body mass index，BMI）41］，Mallampati气道分级为Ⅲ级，病史无特殊。在解答了她的问题和疑虑并签署同意书后，麻醉医师实施传统的硬膜外麻醉，距皮肤6 cm处空气阻力消失，回抽无脑脊液，试验剂量测试阴性。经硬膜外导管给予负荷量0.125%丁哌卡因10 mL和芬太尼50 μg。麻醉医师离开房间之前，设置背景量和自控给药剂量，启动患者自控硬膜外镇痛。

30分钟后，护士电话告知麻醉医师患者自诉在宫缩期间仍存在中度至重度疼痛。麻醉医师决定在硬膜外导管中追加5 mL浓度更高的丁哌卡因（0.25%）。15分钟后，麻醉医师回到产房。护士汇报宫颈口扩张程度没有变化。患者看起来仍然不舒服，经过评估，麻醉医师意识到患者没有明显的感觉或运动功能阻滞，向患者解释硬膜外导管无法正常工作，需要重新放置。患者同意。

下午6点值班的住院医师接班。交完班后，该麻醉医师在值班室遇到了高年资住院医师，解释刚刚发生的事情，住院医师打断说："可怜的患者！这段时间太长了，你应该一开始就选择硬膜外联合-腰麻（CSE）。"

问题

与传统硬膜外麻醉相比，CSE更可靠、更安全吗？

正方：部分麻醉医师不太愿意接受CSE技术，因为他们担心在鞘内注射麻醉药后放置的硬膜外导管未经试验剂量测试且不可靠。如果急诊剖宫产术需要在硬膜外导管放置不久后（约1小时）立即起效，这一点尤为明显。当使用传统技术放置导管时，我们必须在给予负荷剂量后等待20分钟以评估其是否起效。如果患者疼痛未缓解且感觉阻滞效果不符合预期，那么多数麻醉医师会认为导管位置错误或现在追加更高浓度的局麻药并在20分钟后重新评估。如果患者同意更换导管，重置导管并给予负荷剂量后，已经过了1个小时。这与CSE时使用标准蛛网膜下腔剂量［2.5 mg丁哌卡因＋10～15 μg芬太尼］产生的感觉阻滞时间并无差别。因此，无论放置导管的技术如何，未使用试验剂量的时间长度相当。最终仍需通过我们的警惕性和临床表现帮助判断导管是否有效。

反方：如果使用CSE分娩镇痛而患者需要行急诊剖宫产，那么未使用试验剂量的硬膜外麻醉可能发生阻滞不全、单侧阻滞甚至无效。这种情况下，如果出现真正的紧急情况则需要全身麻醉，对于患者、新生儿和麻醉医师而言均有风险。如果使用2.5 mg丁哌卡因＋10～15 μg芬太尼进行CSE，患者将会有1小时的舒适期，此时可以确切判断导管是否置入血管，但不能排除导管意外置入鞘内而用药的风险。单纯置入硬膜外导管后，判断其位置是否正确不会超过20分钟。

使用25 G、26 G或27 G针头刺破硬脊膜会增

加头痛的风险,这也是引起患者不满和诉讼的首要问题。作为保护屏障的硬脊膜被刺破之后,会形成一个通道,感染物质可通过该通道进入 CNS,增加感染脑膜炎的风险。我同意 CSE 在开始阶段能产生比硬膜外更可靠的镇痛效果,但我认为出现紧急情况时有一条确切起效的导管会更加安全。

正方:我同意 CSE 操作会增加头痛的发病率,但发生率很低。使用 27G 的笔尖式腰穿针,腰麻后头痛发生率只有 1%,如果该方法有助于麻醉医师确定硬膜外腔的位置,那么这种风险可以接受。这种硬脊膜刺破后头痛(post-dural puncture headache, PDPH)的发生率为 1%,低于硬膜外穿刺针意外刺破硬脊膜后导致头痛的发生率。此外,腰麻后头痛的后果远不如重新放置硬膜外导管的并发症(出血、感染、神经损伤)严重。因此,当我们面临以下抉择:是通过腰麻针穿刺并且看到 CSF 的流出,还是通过不确定的落空感来判断穿刺位置是否正确并置入导管,当然是前者更为可取。事实上,通过脑脊液来判断可避免操作中的部分主观性。越来越多证据表明,在采用 CSE 麻醉的剖宫产术中,重新置入导管的比例很低,而硬膜外导管的成功率则更高,这一结果并不意外[1,2]。CSE 的安全性不但没有降低反而提高了。

反方:如果遇到干抽怎么办(硬膜外穿刺针的确位于硬膜外腔,但置入腰麻针后回抽无 CSF)?

实施硬膜外麻醉时,如果阻力消失但不确定穿刺针是否进入硬膜外腔时,我会拔出硬膜外针重新穿刺,而不是继续进针,也没必要用腰穿针刺破硬脊膜。即使确认有 CSF,也不能保证在需要时硬膜外导管能够正常发挥作用。有假说认为,CSE 的优点在于,部分患者穿刺时,硬膜外腔的局部麻醉药从穿刺形成的通道扩散到蛛网膜下腔,从而提供更好的骶区镇痛。

总结

腰硬联合麻醉技术的优点是镇痛起效更快和骶区阻滞更好。缺点是小幅增加 PDPH 和脑膜炎的风险。CSE 与传统方法置入的硬膜外腔导管哪个更可靠,是备受争议的话题之一。除了导管放置的技术或途径之外,可能还有其他因素最终影响导管的安全性。麻醉医师是否具备丰富的经验,操作技术和识别导管位置不理想或无效后重新穿刺置管的能力,这些均难以评价,但也是关键因素。换言之,CSE 或硬膜外麻醉是否成功取决于麻醉医师的操作和管理能力。

(林子诗 叶靖 译,张鸿飞 校)

参考文献

[1] Pan P, Bogard T, Owen M. Incidence and characteristics of failures in obstetrical neuraxial analgesia and anesthesia: a retrospective analysis if 19, 259 deliveries. Int J Obstet Anesth. 2004; 13: 227 - 233.

[2] Gonzalez A, Sachs A, Aaronson J, et al. Catheter replacement rates in labor: combined spinal epidural vs. epidural technique. Abstract presented at 46th Annual Meeting Society of Obstetric Anesthesia and Perinatology; 14 - 18 May 2014; Toronto.

宫颈扩张吸引流产术的患者何时需要气管插管？

46.

芭芭拉·奥兰多，阿格尼斯·麦克纳马拉·拉蒙，米格达利亚·萨罗姆

病例

患者：女性，32 岁，孕 22 周，G4P0030，2 天前从巴哈马旅行回来后出现阴道出血，产科医师检查后发现属于中度阴道出血。患者自诉今天早晨早餐出现严重宫缩和出血加重。她很担心："我已经失去了 3 个孩子，我真的想要 1 个孩子。"

不幸的是，检查发现胎心音消失，怀疑不全流产并经超声确诊。由于出血相当严重，产科医师决定让她急诊入院，建议行宫颈扩张吸引流产（D & E）。

患者非常沮丧，她对麻醉科住院医师说的第一件事是："我想要睡觉！我无法再面对一个死去的婴儿。"

经过评估，患者血流动力学稳定，但面色苍白。除了既往的自发性流产，其余检查结果为阴性，患者平时体健，肥胖［体重指数（BMI）30.8］，无过敏史。气道 Mallampati 分级为 Ⅲ 级，早上 8 点进食丰盛早餐。现在是下午 3 点 15 分。患者要求全身麻醉并签署同意书，麻醉科主治医师到场。尽管住院医师解释了"饱胃"患者全身麻醉的风险，但患者仍拒绝接受椎管内或区域阻滞技术。

问题

接受 D & E 的患者均应该气管插管吗？

正方：当麻醉科主治医师向患者自我介绍时，能感觉到患者非常难过。既往 3 次流产史对患者造成的焦虑和压力是选择全身麻醉的充分理由。

反方：住院医师不同意主治医师的看法，并表达了对潜在困难气道的担忧。她认为最近一项英国的回顾性研究发现，Mallampati 分级＞Ⅰ级孕妇发生插管失败的比例为 1/224[1]。其向主治医师建议："这是一个短小手术，我们可以考虑深度镇静。患者禁食接近 8 小时，为了安全起见，我们可以要求产科医师再等 45 分钟！"

正方：主治医师回应："你说的很好，我对这项研究很熟悉，该研究也表明孕妇的误吸风险较高。"[1]。最近已有研究发现，怀孕期间即使胃排空功能正常，但由于食管下段括约肌压力降低，误吸风险仍然较高[2]。即使她已禁食（NPO），在没有气道保护的情况下，镇静也会增加误吸风险，因为患者为孕中期，体型肥胖且情绪焦虑，这将进一步导致胃排空延迟。我不会选择深度镇静，而考虑直接行气管插管。不管她最后一次进食是什么时候，均应视为"饱胃"患者。

主治医师补充，患者一直在哭泣，而且当住院医师安排手术室时，她正在呕吐。看到住院医师在摇头，他继续说道："如果她怀孕 20 周且 BMI 正常，也许我会考虑给她镇静。"

反方：住院医师似乎并不认同主治医师的观点。在她看来，潜在的困难气道合并误吸风险是全身麻醉的相对禁忌证。至于患者的焦虑，她说，"我宁愿给她做腰麻，并在手术全程安慰她，而不是处理误吸风险甚至更糟糕的情况！此外，如果她能抱着婴儿，她的焦虑情绪也许会缓解？你觉得怎么样？"

正方："你提出了一个有趣的观点。英国医学杂志在 2013 年发表的一篇文章显示，经阴道分娩死胎后有勇气抱着死婴的妇女，余生创伤后应激障碍发生率较低[3]。但那些是胎儿宫内死亡（intrauterine fetal demise, IUFD）的病例，母亲的血流动力学稳定。我从本患者的产科医师那里了解到她已失血达 800 mL！如果选择腰麻，患者交感神经被阻滞，可能发生严重低血压！我觉得从一开始就让患者睡着并控制气道更安全，特别是可能继续出血并需要输血。"

反方：住院医师思考了 1 分钟后回答："我们可否实施硬膜外麻醉，缓慢给药控制阻滞平面以避免突然的交感神经阻滞？"

正方："但是，如果患者发生弥散性血管内凝血（disseminated intravascular coagulation, DIC）并需要启动大量输血方案怎么办？该患者有活动性出血！你想面对一个可能需要紧急插管的清醒患者吗？当患者处于相对稳定的状态下，你能够更安全地控制气道，若发生紧急情况才实施气管插管，你就很崩溃了！你很清楚，相对较高的孕龄发生胎儿死亡时，DIC 风险会增加，而这名患者处于孕中后期"[4,5]。

总结

麻醉医师经常对产科患者比较担心，因为她们可能出现紧急、严重甚至致命性并发症。她们的 Mallampati 分级较高[6]，容易发生气道水肿和损伤，氧储备减少（FRC 降低）和误吸风险增加，上述风险叠加将造成灾难性后果。没有麻醉医师希望自己处于"不能插管，不能通气"的情况下。对孕妇而言，深度镇静绝非明智之举，因为一旦轻度镇静演变成深度镇静甚至全身麻醉时，若无气道保护，可能无法掌控气道。此外，所有患有严重胃食管反流（gastroesophageal reflux disease, GERD）或肥胖的患者，以及妊娠 16 周后，应警惕

增加的胃内容物导致误吸风险更高（"饱胃"），有些患者在妊娠 12 周后就应注意[3,7]。美国麻醉医师协会（American Society of Anesthesiologists, ASA）最近与美国妇产科医师大会（American Congress of Obstetricians and Gynecologists, ACOG）联合发表妊娠期间非产科手术的综述，但并未涉及孕妇插管的具体建议。

因此麻醉医师可以根据情况选择椎管内麻醉或气管插管全身麻醉。

不全流产和胎儿宫内死亡的其他并发症包括失血和弥散性血管内凝血。判断患者的血流动力学是否稳定至关重要。既往体健的年轻患者在发生循环衰竭之前，能够代偿大量失血。因此需要重视生命体征监测，准确估计活动性失血，以及为患者复苏做好充分准备。血流动力学不稳定或可能需要积极复苏的患者，确保气道安全至关重要。宫颈口闭合、IUFD 或非复杂性不全流产时没有失血的产妇，可行区域阻滞。

（林子诗　叶靖　译，张鸿飞　校）

参考文献

［1］Quinn AC, Milne D, Columb M, et al. Failed tracheal intubation in obstetric anaesthesia：2 yr national case-control study in the UK. Br J Anaesth. 2013 Jan；110(1)：74 - 80.

［2］Reitman E, Flood P. Anaesthetic considerations for non-obstetric surgery during pregnancy. Br J Anaesth. 2011；107：i72 - 78.

［3］Gravensteen IK, Helgadóttir LB, Jacobsen EM, et al. Women's experiences in relation to stillbirth and risk factors for long-term post-traumatic stress symptoms：a retrospective study. BMJ Open. 2013；3(10)：e003323.

［4］The American College of Obstetricians and Gynecologists. Practice Bulletin No. 135：Second-trimester Abortion. Obstet Gynecol. 2013；121(6)：1394 - 1406.

［5］Lurie S, Feinstein M, Mamet Y. Disseminated intravascular coagulopathy in pregnancy：thorough comprehension of etiology and management reduces obstetricians' stress. Arch Gynecol Obstet. 2000; 263: 126 - 130.

[6] Pilkington S, Carli F, Dakin MJ, Romney M, et al. Increase in Mallampati score during pregnancy. Br J Anaesth. 1995; 74(6): 638 - 642.

[7] Bedson R, Riccoboni A. Physiology of pregnancy: clinical anaesthetic implications. Contin Educ Anaesth Crit Care Pain. 2013.

2 次自体血填充均失败，此时该怎么办?

47.

亚历山大·西诺夫斯基，亚瑟·阿查巴西希安

病例

当我在产科轮班的最后一个患者要求硬膜外麻醉时，我并不感到激动。说实话，她的解剖结构提示这一操作极具挑战性——背上缺乏明显的解剖标志。Tuohy 硬膜外穿刺针第 5 次碰到骨头后，我致电当天负责产科麻醉的上级医师，寻求帮助和精神支持。他也努力尝试了好几分钟才找到一个有希望的入路。他继续进针，却涌出了脑脊液，刺破硬膜了。主治医师和我对视了一眼，迅速从托盘中取出硬膜外导管，并经穿刺针将其置入鞘内。

最后，我们将硬膜外导管留在原位，没有尝试在另一个间隙再次穿刺。当我告知患者发生头痛的可能性达 50%～70%时[1]，主治医师走进走廊。

"好吧，我们现在要做什么?"我跟在上级医师身后说。

我追上去，回头看他时，他回答:"现在没有太多办法，我们只能等待。"

但我并不相信这是最好的方案。

问题

发生硬脊膜刺破后头痛（post-dural puncture headache，PDPH），首先应如何治疗? 治疗时机重要吗?

正方: 主治医师在病房外面解释说:"对于刺破硬膜导致脑脊液外漏，已知最广泛使用的首选治疗方法之一是鞘内置入硬膜外导管，转为连续蛛网膜下腔麻醉。虽然既往数据尚无定论，但最近的一项研究表明，与在其他节段置入硬膜外导管相比，置入鞘内导管可降低 PDPH 的风险"[2]。

反方: 鉴于存在感染及可能误用硬膜外麻醉药物剂量的风险，我不赞成将任何东西置入蛛网膜下腔。

我推荐另一种方法: 出现症状之前，给予自体血填充（译者注: 血补丁）可能有效。最近的一项研究表明，在其他间隙行预防性自体血填充可降低硬脊膜刺破后头痛的发生率[3]。

正方: "通常情况下，我们会在刺破硬膜后等待一两天，患者出现头痛时，给予自体血填充治疗。既往文献显示，预防性自体血填充和空白对照之间的效果比较无统计学差异。此外，在硬膜刺破后 48 小时内给予自体血填充的失败率更高[1]。"上级麻醉医师说。

反方: "将出现头痛症状作为使用硬膜外自体血填充（epidural blood patch，EBP）的指征也可能有争议。硬膜刺破后即刻或当天发生的剧烈头痛很可能是由于空气注入蛛网膜下腔或硬膜下腔造成气颅引起，尽管这种情况并不常见。这种头痛与 PDPH 几乎无法区分，但通常会在几天内缓解。相比之下，PDTH 更常见于硬膜刺破后 24～48 小时，且比气颅导致的头痛持续时间更长。"

上级麻醉医师离开了产科病房，我赶紧去办公室查询文献。印象中 EBP 是通过血凝块封堵硬膜漏口，提高颅内和脊髓内压力至正常，减轻血管舒张导致的头痛。

令我感到意外的是，预防性 EBP 作用的证据存在较大争议。包括荟萃分析在内的部分研究认为，

预防性 EBP(prophylactic EBP，PEBP)可显著降低 PDPH 发病率，而另一些研究则提示 PEBP 对患者没有益处。Agerson 等学者述评重点指出，现有数据表明在硬膜刺破后 PEBP 不会降低 PDPH 发生率，但可能降低头痛的强度和持续时间[4]。这些文献也佐证了上级医师讲授给我的内容：PEBP 是否有利于患者，尚无足够证据支持。

关于硬膜外早期给予 EBP 失败率更高的观点，部分研究结果表明在硬膜刺破后 24 小时和 48 小时内给予治疗性 EBP 的失败率更高。然而这些研究似乎存在许多混杂因素：穿刺针型号和类型，外科手术，性别和年龄。当然我也承认：PDPH 本身存在较大变异，可持续数天到数周不等。部分患者可能在症状发生 48 小时内完全缓解，因此只要观察等待就可能避免 EBP 治疗。

2 天后，我和另一位上级医师一起回到产科病区。鞘内导管在第一天就意外脱出，患者抱怨在坐起或站立时剧烈头痛，平躺时缓解。没有其他神经系统症状。我请该上级医师为患者行硬膜外自体血填充治疗（therapeutic epidural blood patch，TEBP），但该主治医师似乎对应用 EBP 有所犹豫。

问题

是否所有硬膜刺破后头痛的患者均应该接受 EBP？

正方：我对他不愿实施 EBP 感到意外，我说："EBP 是唯一有证据支持的硬膜刺破后头痛的治疗方法。这是我们公认的事情。"

反方："这充其量是值得怀疑的证据。"他语气平静的继续说道："近期研究表明，应用 EBP 完全缓解硬脊膜刺破后头痛的病例比我们的预期低得多。一项针对 100 名意外刺破硬膜的产科患者的研究发现，仅 50% 的患者在接受 EBP 后头痛完全缓解；Paech 等学者的另一项研究显示只有 22% 的患者得到永久性治愈[5]。此外，PDPH 常于几天到几周内自行缓解，因此即使那些在 TEBP 后症状缓

解的患者也可能属于自愈。也有应用 EBP 后硬膜外腔瘢痕形成的病例报告，可能导致患者将来在硬膜外麻醉时发生阻滞不全甚至无效[6]。此外，还有注射大量血液造成迟发性神经根疼痛的病例报告[7]。我们应该耐心等待，用保守方法治疗多数患者……"

正方："几乎没有任何证据支持补液、卧床休息和辅助用药的'保守治疗'方法。Cochrane 评价的结论是，卧床休息和补液对缓解 PDPH 症状无效[8]。研究发现，与安慰剂组比较，加巴喷丁和氢化可的松确实降低了疼痛评分，但仅在用药 48 小时后有效且最多持续 96 小时。而且上述两项研究均存在样本量小和随访时间短的局限性[9]。而舒马曲坦和 ACTH 等药物的作用仍不明确，目前尚无研究发现有显著性的结果。"

我知道 PDPH 病程从几天到几周（甚至几年）不等，但我无法接受在患者头痛难忍的情况下仅给予保守治疗。

反方："有研究显示咖啡因有助于降低头痛的发生率，但在治疗症状方面无效。镇痛药如 NSAIDs、对乙酰氨基酚和阿片类药物可缓解头痛，但不能预防头痛的发生或缩短头痛的持续时间。"看来这位高年资主治医师似乎并不是真的想要保守治疗。只是他认为 TEBP 是一项有创操作，且其有效性受到质疑；如果仅仅为了表现出我们在积极治疗而实施 EBP，本身就是错误。患者穿刺后出现短暂背痛也很常见[1]，亦有脑膜刺激症状的报道，同时有病例报道认为 TEBP 与硬膜下血肿有关。

来自反方的让步：他总结说"我并不反对实施 TEBP，但并非每个患者适用。该方法可能最适合治疗那些有复视和耳鸣等颅神经牵拉症状，或头痛严重导致患者卧床不起等严重病例。此外，蝶腭神经节阻滞（sphenopalatine ganglion block，SPGB）是一种有望替代 EBP 的微创疗法。早期有研究数据发现，32 名产科 PDPH 患者，69% 在 SPGB 后头痛即可缓解，无须 EBP 治疗[10]"。

虽然患者没有硬膜刺破后的其他神经系统后遗症,该主治医师最终同意了,我们在床边实施TEBP。1小时后回访时我高兴地发现患者微笑着坐在床上,我确信治疗成功,患者出院。

然而,我在2天后电话随访时,患者再次出现头痛。现在我真不知道该怎么做了。我和另一名值班的上级医师讨论以确定我们是否应该再次实施EBP。

问题

首次TEBP无效,是否应该实施第二次EBP?

正方:"由于患者的头痛症状再次出现,且和2天前一样,我认为我们今天需要再次TEBP。我们在硬膜刺破48小时后注射了20 mL自体血,但我不确定哪里出了问题。"我说。

反方:"目前尚无实施二次TEBP的相关数据,也没有EBP二次治疗的随机对照试验。我们还没评估首次EBP是否有效,许多患者就已经出院并失访了。也有部分患者需要两次以上的EBP以缓解PDPH的病例报告[11],其中第三次EBP是在计算机断层扫描(computed tomography,CT)引导下将血液注射到CSF渗漏的部位。EBP失败的原因包括注入自体血容量不足,过早填充,以及填充部位的硬膜外腔存在CSF。CSF对自体血的稀释或其抗凝血作用,均可降低EBP成功率。"[12]

正方:"再次EBP治疗的有效性尚未明确。多数麻醉医师会实施二次填充,但如果二次填充失败,他们则会犹豫是否进行第三次治疗。最近一项针对北美麻醉医师的调查显示,近75%的受访者表示将执行第二次TEBP。如果第二次失败,或患者出现神经系统后遗症,近90%的受访者将请神经系统医师会诊并进行影像学检查"[13]。

总结

硬膜外自体血填充被认为是硬脊膜意外刺破后的"标准治疗"。最近一项针对北美的临床调查显示,超过90%的PDPH患者接受了EBP治疗[13]。操作前,医师对患者声称EBP成功率超过90%[12],但最近研究表明EBP的成功率要比这低得多。现在这种情况发生了变化,EBP已经不再是我们治疗PDPH的金标准。任何硬膜外麻醉均可能引起该并发症,需要研究更多针对这种并发症的解决方案。与此同时,发生硬膜刺破后头痛时,如果医疗条件有限,可以继续使用硬膜外自体血填充作为有效治疗的方法之一。

(林子诗 叶靖 译,张鸿飞 校)

参考文献

[1] Duffy P, Crosby E. The epidural blood patch: resolving the controversies. Can J Anesth. 1999; 46: 878-886.

[2] Verstraete S, Walters M, Devroe S, et al. Lower incidence of post-dural puncture headache with spinal catheterization after accidental dural puncture in obstetric patients. Acta Anaesth Scand. 2014; 58: 1233-1239.

[3] Boonmak P, Boonmak S. Epidural blood patching for preventing and treating post-dural puncture headache. Cochrane Database Syst Rev. 2010; 20 (1): CD001791.

[4] Agerson AN, Scavone BM. Prophylactic epidural blood patch for unintentional dural puncture for the prevention of postdural puncture headache in parturients. Anesth Analg. 2012; 115: 133-136.

[5] Paech M, Banks S, Gurrin L. An audit of accidental dural puncture during epidural insertion of a Tuohy needle in obstetric patients. Int J Obstet Anesth. 2001; 10: 162-167.

[6] Collier CB. Blood patches may cause scarring in the epidural space: two case reports. Int J Obstet Anesth. 2011; 20(4): 347-351.

[7] Desai MJ, Dave AP, Martin MB. Delayed radicular

pain following two large volume epidural blood patches for post dural puncture headache: a case report. Pain Physician. 2010; 13: 257 - 262.

[8] Arevalo-Rodriguez I, Ciapponi A, Munoz L, et al. Posture and fluids for preventing post-dural puncture headache. Cochrane Database Syst Rev. 2013; 12 (7): CD009199.

[9] Basurto Ona X, Martinez Garcia L, Sola I, et al. Drug therapy for treating post-dural puncture headache. Cochrane Database Syst Rev. 2013; 28 (2): 001792.

[10] Cohen S, Ramos D, Grubb W, et al. Sphenopalatine ganglion block: a safer alternative to epidural blood patch for postdural puncture headache. Reg Anesth Pain Med. 2014; 39: 563.

[11] Ho KY, Gan TJ. Management of persistent post-dural puncture headache after repeated epidural blood patch. Acta Anaesth Scand. 2007; 51: 633 - 636.

[12] Morley AP, Messer CP. Failure of repeated blood patch in a parturient with spinal headache. Int J Obstet Anest. 1993; 2(4): 204 - 206.

[13] Baysinger C, Pope E, Lochart E, Mercaldo N. The management of accidental dural puncture and postdural puncture headache: a North American survey. J Clin Anesth. 2011; 23: 349 - 360.

48. 产科手术硬膜外麻醉失败后是否该施行腰麻？

安东尼奥·冈萨雷斯·费奥尔，苏珊娜·K.W.曼科维茨

病例

产科医师（obstetrical team，OB）通知麻醉科住院医师，有 1 名产妇因产程进展不顺利需转剖宫产手术。麻醉科住院医师打电话给他的主治医师说："我想与您讨论 8 号产房的产妇，24 岁 G1P0，目前产程进展不顺利，拟行剖宫产手术。患者除肥胖外无特殊病史。否认手术史。气道 Mallampati 分级为Ⅲ级，张口度良好，甲颏距离正常，颈部粗短但活动度正常。我们今天早上给她放置了硬膜外导管，到现在我已经额外追加了 3 次药物。"

经硬膜外导管分次注射 2% 利多卡因 15 mL。15 分钟后，通过针刺评估麻醉平面，患者躯体右侧阻滞平面至 T10，左侧阻滞平面至 L1。麻醉科住院医师向负责产科麻醉的 2 位主治医师咨询后续该如何处理，询问是否可以迅速做一个低剂量腰麻。

问题

在分娩镇痛硬膜外麻醉失败后，是否可使用腰麻进行剖宫产手术？

主治医师（反方）：我希望下次你给患者这么大药量时能告诉我。分娩镇痛时硬膜外追加药物的次数增加与剖宫产术硬膜外阻滞失败密切相关[1]。在我们改变计划之前，你有没有调整导管以改善阻滞效果？简单调整导管，例如将导管向外拉出 1 cm，可能使硬膜外麻醉起效。事实上，

最初硬膜外阻滞不全时，采取这种措施后 80% 有效[2]。

住院医师（正方）：我发现给予 2% 利多卡因 10 mL 后出现单侧阻滞。于是将导管退出 1 cm 并追加了 5 mL。15 分钟后仍然是单侧阻滞。这种情况下也许低剂量腰麻可以起作用。

主治医师：你似乎非常肯定这种"低剂量腰麻"。你为什么觉得这是我们最佳的麻醉选择呢？

住院医师：腰麻起效快速，阻滞完善，避免了类似于该病例的与硬膜外相关的"阻滞不全"或单侧阻滞。对于剖宫产，腰麻非常可靠，操作失败率低，镇痛效果好[3]。我注意到其他麻醉医师会常规拔除硬膜外导管，甚至并未尝试将其用于剖宫产手术；他们首先选择单剂量腰麻。Kinsella[3] 和 Visser 等学者[4]发表的文献支持这种做法。

主治医师：单纯拔除分娩镇痛的硬膜外导管并进行腰麻与你在此提出的建议并不相同。请注意，本病例情况有所不同，因为我们已经在硬膜外腔给予了 15 mL 的局麻药。我认为在硬膜外给药后再行腰麻并非好主意，因为这可能导致平面过高或全脊髓麻醉[5]。你能想象分娩时要面对窒息和气管插管的痛苦经历吗？我绝对禁止你在我的地盘上这样做。Kinsella 研究发现，剖宫产患者硬膜外给药后再进行腰麻，高位脊麻的发生率达 7/71，显著高于仅放置硬膜外导管并实施腰麻的 1/68[3]。但也应警惕，即使短时间内没有硬膜外给药，仍有可能发生高位脊麻。严重并发症病例库项目（Serious Complication Repository project，SCORE）发现，分娩镇痛硬膜外麻醉失败后实施

腰麻,发生高位脊麻的病例占 27%,其次为硬膜外或腰麻操作后导致(不包括分娩期间或剖宫产时未发现的鞘内置管)。这些高位脊麻病例中,肥胖患者占 41%[6]。因此,我不建议在硬膜外给药后实施单剂量腰麻。

问题

什么是低剂量腰麻? 是 10 mg 还是 7.5 mg 丁哌卡因,甚至更少? 你怎么判断应该使用多大剂量,尤其是这种已经在硬膜外给予了大量局麻药的情况下?

正方:你的问题很好。我们确实并不十分清楚该使用什么剂量。不过你可以看看我 iPad 平板电脑上的这篇文章,讲述了 115 名在硬膜外镇痛后行较低剂量腰麻的产妇,蛛网膜下腔给予 7.5 mg 或 11.3 mg(中位数 9.38)0.75%重比重丁哌卡因和 15～25 μg 的芬太尼,没有发生高位脊麻。这些患者在腰麻前 30 分钟内没有硬膜外给药,并且在腰麻后保持坐位 2 分钟[7]。还有另一项研究,与一开始即采用腰麻进行剖宫产相比,实施分娩镇痛后再进行腰麻且未经硬膜外导管给药,高位脊麻或全脊髓麻醉的发生率并未增加,这项研究中的 128 例产妇腰麻配方为 1.5～3 mL 重比重或等比重的 0.5%丁哌卡因,含或不含有 1～3 μg 舒芬太尼[4]。因此,硬膜外分娩镇痛时,如果短时间内硬膜外未用药,此时实施腰麻,用药量应减少 20%,我同意上述观点[7]。

反方:但愿你能顺利地向外科医师解释为什么在腰麻后还要他再等待 2 分钟才能手术! 这段时间很长,尤其是如果已经出现了胎儿晚期减速或更糟的情况时。我认为我们只是不知道使用什么剂量合适。你还必须清楚在硬膜外腔中连续输注或单剂量推注的药物剂量,因为这个剂量可导致腰麻阻滞异常扩散[5,7]。同时还要注意,该患者 Mallampati 分级为Ⅲ级,直接喉镜下暴露困难的发生率为常人的 8 倍[8],使病情更加复杂。虽然

我们不能改变患者的体重指数或气道情况,但可以调整麻醉技术,根据循证医学选择最安全的治疗方案。因此,我主张低剂量腰麻仅作为硬膜外联合腰麻的一部分,以便必要时可以延长阻滞时间。本病例存在高位脊麻或全脊髓麻醉的两个风险因素:肥胖和剖宫产前 30 分钟内硬膜外麻醉无效。所以,我建议该病例重新放置硬膜外导管,缓慢少量分次给予局麻药,直到获得手术所需平面。但我们还要考虑另一个重要问题,此时存在局麻药中毒剂量的风险[9]。文章作者建议使用 3%氯普鲁卡因-2,不仅可以快速评估麻醉平面,还能避免利多卡因中毒。

区域麻醉(硬膜外、腰麻或硬膜外联合腰麻)仍然是急诊/择期剖宫产手术的首选麻醉方式。全身麻醉(General anesthesia, GETA)通常用于椎管内麻醉禁忌证或在某些情况下如椎管内麻醉失败时的紧急剖宫产。GETA 存在误吸、困难气道、"不能插管,不能通气"、新生儿呼吸抑制和/或孕妇术中知晓的风险。必须谨记,与未怀孕时相比,产妇的气道黏膜特别容易水肿,困难气道的发生率更高。

此外,识别可能导致硬膜外镇痛不能用于剖宫产的因素也至关重要。其中包括:硬膜外需要多次追加药物,紧急剖宫产和麻醉医师的培训(非产科麻醉专业)[1]。如果患者最终需要剖宫产,更换效果不佳的硬膜外导管是预防硬膜外麻醉失败的最佳方法。尽管在硬膜外导管给药后仍可进行腰麻,但应该非常谨慎地实施该技术,并警惕可能发生的高位或全脊髓麻醉,即使这种情况较少见。降低腰麻用药量可能影响阻滞的持续时间或导致阻滞失败。其他选择包括拔出分娩镇痛硬膜外导管,改用硬膜外联合腰麻(combined spinal epidural, CSE)麻醉或重新行硬膜外穿刺。CSE 是一个很好的选择,因为起效迅速,麻醉效果更确切,优于单纯硬膜外麻醉。然而,如前所述,该技术中腰麻的最佳剂量尚不清楚,特别是在硬膜外

腔推注药物后再实施腰麻时。面对分娩镇痛硬膜外阻滞失败但需要急诊剖宫产手术的产妇，选择何种麻醉技术是一个艰难的决定。必须考虑诱发患者阻滞平面过高的所有危险因素（例如肥胖，硬膜外注射用药时间不超过 30 分钟）。方法各有利弊，最终的麻醉计划必须因应患者情况个体化选择。

（林子诗　叶靖　译，张鸿飞　校）

参考文献

[1] Bauer ME, Kountanis JA, Tsen LC, et al. Risk factors for failed conversion of labor epidural analgesia to cesarean delivery anesthesia: a systematic review and meta-analysis of observational trials. Int J Obstet Anesth. 2012; 21: 1 - 16.

[2] Campbell DC, Tran T. Conversion d'une analgésie péridurale pour travail obstétrical en une anesthésie péridurale pour césarienne. Can J Anaesth. 2008; 56: 19 - 26.

[3] Kinsella SM. A prospective audit of regional anaesthesia failure in 5080 caesarean sections.

Anaesthesia. 2008; 63: 822 - 832.

[4] Visser WA, Dijkstra A, Albayrak M, et al. Spinal anesthesia for intrapartum cesarean delivery following epidural labor analgesia: a retrospective cohort study. Can J Anaesth. 2009; 56: 577 - 583.

[5] Carvalho B. Failed epidural top-up for cesarean delivery for failure to progress in labor: the case against single-shot spinal anesthesia. Int J Obstet Anesth. 2012; 21: 357 - 359.

[6] D'Angelo R, Smiley RM, Riley ET, et al. Serious complications related to obstetric anesthesia: the serious complication repository project of the Society for Obstetric Anesthesia and Perinatology. Anesthesiology. 2014; 120: 1505 - 1512.

[7] Dadarkar P, Philip J, Weidner C, et al. Spinal anesthesia for cesarean section following inadequate labor epidural analgesia: a retrospective audit. Int J Obstet Anesth. 2004; 13: 239 - 243.

[8] Boutonnet M, Faitot V, Katz A, et al. Mallampati class changes during pregnancy, labour, and after delivery: can these be predicted? Br J Anaesth. 2010; 104: 67 - 70.

[9] Riley ET, Papasin J. Epidural catheter function during labor predicts anesthetic efficacy for subsequent cesarean delivery. Int J Obstet Anesth. 2002; 11: 81 - 84.

意外刺破硬膜：是否应该置入鞘内导管？

49.

凯瑟琳·丘伊，施鲁蒂玛·坦加达

病例

时间：深夜，地点：产科病区。我是值班的住院医师，负责 7 例产科患者的硬膜外麻醉管理。我刚准备在值班室小憩时就接到了护士的电话，1 名住院患者需要向我了解硬膜外麻醉的情况。我查看了患者的病程记录，健康的 32 岁女性，第 2 次分娩。既往孕产史无特殊，也无流产或堕胎史。当我到达产房时，产科住院医师告诉我，患者宫颈口已扩张 6 cm，可能会在当晚分娩。

我和上级主治医师询问病史并确定患者没有硬膜外麻醉的禁忌证后，我在主治医师的监督下准备操作。我手持 10 cm，18 G Tuohy 硬膜外穿刺针缓慢进针，一切顺利。然而，随着穿刺针继续推进，一股液体突然出现并流进连接穿刺针的注射器。我的双手仍在患者背上握着穿刺针，失望地摇摇头，看着主治医师。我以前曾有一次意外刺破了硬膜的经历，在产科麻醉轮转期间再次出现失误，我感到非常沮丧。由于仍未培养出迅速做决定的习惯，当脑脊液（cerebrospinal fluid, CSF）灌入注射器时，我愣住了。

"我应该把硬膜外穿刺针拔出来，在另一个间隙重新穿刺吗？"我低声对主治医师说。这是上次我跟另一个主治医师时所采取的方法。

"可以这么做，"他说。"你也可以直接置入硬膜外导管。"

什么？我从来没有听说过这样的事情。转念一想，这样便有机会做一些新的尝试了。根据主治医师的指导，我置入导管并给予少量局麻药。患者很快感觉舒适许多。我确认双侧阻滞平面在 T7 水平，效果良好，患者也没有任何高位脊麻的体征。我用明亮的红色贴纸标记导管，告知所有医务人员这是一个蛛网膜下腔导管，而非硬膜外导管。我将导管连接到注射泵上，小剂量恒速缓慢输注局麻药。患者表现良好，最终在几小时后分娩。

后来，我跟主治医师讨论了这个病例。在硬膜刺破那一刻我便意识到了，并且明白我们不希望将针留在穿刺部位让 CSF 继续流出，因为这会增加硬膜刺破后头痛（post-dural puncture headache, PDPH）的风险。对我而言最难的是迅速做出如何善后的决定。建议做自己熟悉的事情：退出穿刺针并更换间隙重新穿刺。但我现在处于住院医师阶段，必须接触不同的教学思路，以便能够在麻醉计划未按预期进行时批判性地分析并确定替代方案。

问题

硬膜外操作时意外刺破硬膜（accidental dural puncture, ADP）增加 PDPH 的概率。此时我们是否应该将硬膜外导管置入蛛网膜下腔，还是更换间隙重新穿刺？蛛网膜下腔置入导管是否会降低 PDPH 的风险？

反方（住院医师）：我明白刺破硬膜会导致 CSF 通过硬膜裂口漏出，CSF 容量减少，颅内低压，患者发生 PDPH。行腰麻或硬膜外联合腰麻必定会刺破硬膜。但在硬膜外麻醉时硬膜被刺破,则称为 ADP 或"脑脊液漏出(wet tap)"。硬膜外穿刺针的直径比腰麻针更大(16 G 或 18 G),因此 ADP 会增加 CSF 渗漏量,从而增加 PDPH 的风险[1]。

如果在硬膜外穿刺时硬膜被刺破,即可通过观察针头流出的 CSF 来识别。基于有限的经验,我会立即拔出穿刺针并在另一个间隙重新穿刺。希望我及时拔针可以防止 CSF 渗漏过多而导致 PDPH。我会密切关注患者是否出现任何 PDPH 的可能症状,例如直立时加剧,躺下时缓解的枕部或额部头痛[2]。一旦确认另一间隙的硬膜外麻醉效果良好,我会按照常规麻醉管理,硬膜外腔给予负荷量以获得完善的感觉阻滞平面,并设置合适的输注速率以维持足够镇痛。我会告知照顾患者的护理及其他团队成员,使大家了解硬膜刺破后的治疗计划。

正方(主治医师): 你的许多观点不错,思路很好。没有人愿意在硬膜外穿刺期间意外刺破硬膜,即使最好的麻醉医师也可能出现这种情况。根据文献报道,ADP 的发生率从 0.19%~6.6% 不等,这些患者中 PDPH 的发生率为 50%~70%,需要引起足够重视[1]。接下来的问题就是硬膜外穿刺操作中发生 ADP 时应该怎么办。一种选择是如你所说的拔出硬膜外穿刺针并更换间隙重新穿刺。第二种选择是将硬膜外导管置入蛛网膜下腔进行连续腰麻。你仍经该硬膜外导管给药镇痛,但研究表明,ADP 后在鞘内置入导管有助于减少 PDPH 的发生。第 3 种和第 4 种选择,是通过硬膜外穿刺针给予单次剂量腰麻或完全放弃操作,但不适合本病例[3]。本讨论不涉及后两个选择。

鞘内置入硬膜外导管也有部分优点。首先,避免了再次硬膜外穿刺,也可能造成的二次 ADP。如果再次发生刺破硬膜,PDPH 的风险更高。鞘内放置导管后,可以马上给予合适剂量的局麻药和阿片类药物,提供快速有效的分娩镇痛,

为剖宫产手术或适用于椎管内阻滞的其他手术提供麻醉。

其次,研究表明,ADP 期间置入鞘内导管可降低 PDPH 的发生率。近期一项荟萃分析显示,鞘内导管置入后 PDPH 的风险比为 0.82。本研究中患者均为导管放置至少 24 小时的 ADP 产妇,PDPH 发病率低于更换间隙重新进行硬膜外麻醉的患者(42% vs 62%,优势比为 2.3)[1]。另一项研究也表明,鞘内导管放置时间大于 24 小时的患者 PDPH 发生率降低至 6.2%[4]。尽管上述研究看起来很有意义,但也存在局限性。最近关于产妇的 9 项研究在内的荟萃分析显示,ADP 后置入鞘内导管,PDPH 的发生率降低,但无统计学意义[5]。

因此,虽然近期研究一直存在争议,但我们还是希望尽力减少 PDPH 的发生,因为这对患者来说是一种不愉快的经历;并限制患者活动,延长住院时间[4]。至少可以考虑 ADP 后置入鞘内导管,因为这一选择有可能降低 PDPH 的发生率,至少能避免再次硬膜外穿刺。

问题

鞘内置入导管是否能减少对硬膜外自体血填充(epidural blood patch,EBP)的需求? 预防性 EBP 效果如何?

反方(住院医师): 我知道有研究表明鞘内置入导管可降低 PDPH 的概率,但置入鞘内导管的患者仍可能发生 PDPH。如果鞘内置管的患者发生 PDPH,我们也需要进行处理,可采取保守治疗如静脉补液和卧床休息等。当这些方法不起作用时,我建议实施 EBP,该方法成功率相当高。如果既往研究结果未能证实鞘内导管可降低 PDPH 的发生率,我就不会完全相信鞘内导管的优势,特别是当我确信自己再次穿刺能够成功时。如果患者已经发生了 PDPH,即使需要实施 EBP,我也会采取相应的治疗。

正方（主治医师）：我知道你正在进入状态，但是我仍希望给你一些挑战，使你至少能够评估自己的选择，并知道为什么以及如何做出决定。你能够快速、安全、成功地实施硬膜外麻醉非常好。但需要注意，EBP 有利有弊，与硬膜外麻醉存在相同的风险。如果我们的目标是提供一种安全的方法来控制疼痛并降低不良反应、并发症和风险，我希望你至少应该认识到，如果我们不想冒再次 ADP 的风险，连续性腰麻也是一种选择。除了我之前提到的关于 PDPH 发病率降低的荟萃分析之外，研究还表明，与更换间隙再次硬膜外穿刺的患者相比，置入鞘内导管的患者需要 EBP 治疗的比例更低[4,5]。然而，另有研究表明，在 ADP 后置入鞘内导管与更换间隙再次硬膜外穿刺相比，需要 EBP 治疗的概率并无统计学差异[1,6]。

保守治疗方法如补液和卧床休息，尚未证明对 PDPH 有效[1]。因此，如果在 ADP 时鞘内置入硬膜外导管可能有助于预防 PDPH 并降低需要 EBP 的概率，我认为就值得考虑。EBP 有其自身的风险，我觉得与其在新的间隙再次进行硬膜外穿刺，不如置入鞘内导管，因为它可以迅速有效地缓解疼痛，并可避免 PDPH 的高风险和 EBP 的需求。

问题

我们必须特别注意通过鞘内导管的给药剂量。如果医疗团队其他成员照看患者时并不清楚硬膜外导管置入蛛网膜下腔，那么因此而带来的风险是否值得我们这样去做？

反方（住院医师）：鞘内置入导管似乎存在诸多风险，特别是在医护人员不断交接班的繁忙的产科病区。尽管正确标记导管并且交接足够详细，但鞘内大剂量给药导致高位脊麻属于灾难性错误。我觉得没必要冒这个风险。我宁愿在患者发生 PDPH 时，采取不同的方法处理，包括实施治疗性 EBP。

正方（主治医师）：如果管理不当，放置鞘内导管确实存在风险。因此，只有受过鞘内导管相关培训的医务人员方可进行该操作。同时，必须明确标签显示鞘内导管。很高兴你能认识到与该操作有关的问题，及临床管理不善所带来的相关隐患。我希望这个讨论至少可以让你在 ADP 发生时有多种选择。你可以继续关注并阅读这方面的文献。

虽然我们讨论的内容提示鞘内导管可能有优点，但需要注意多数文献是荟萃分析，或观察性和回顾性研究。至今尚无关于这一主题的大型前瞻性随机对照研究，主要是由于 ADP 和 PDPH 的发生率较低，为了获得具有统计学意义的结果，这类研究需要相当长的时间、大样本患者和多中心参与。

总结

有趣的是，1 项研究观察了短期鞘内置管（即不超过 24 小时）注射吗啡预防非产科手术患者的 PDPH[3]。686 名接受硬膜外联合腰麻的骨盆/下肢手术成年患者，其中 11 名患者在 ADP 后接受连续腰麻。术毕于鞘内注射吗啡和重比重丁哌卡因。每天术后随访，持续 7～10 天，未见吗啡相关的不良反应（恶心，呕吐，瘙痒，呼吸抑制或尿潴留）、PDPH 症状、感觉异常、发热或感染等表现。该研究结果提示，通过鞘内置管注射阿片类药物可能有助于降低 PDPH 的发生率，从而降低发生 ADP 时对 EBP 的需求[3]。

必须进行更大规模、多中心、前瞻性随机对照试验，以确定哪些因素有助于预防 PDPH，并减少 ADP 后对治疗性 EBP 的需求。当前研究表明，鞘内置入硬膜外导管可有效预防 PDPH 并降低对 EBP 的需求，但研究结果变化较大。

发生 ADP 后鞘内置入导管可立即缓解疼痛，并减少更换间隙重新行硬膜外穿刺的需要；同时部分研究表明，该方法可能有助于降低 PDPH 和

EBP 的风险。因此，置入鞘内导管与否取决于麻醉医师以及此后管理导管的医疗团队。

（林子诗　叶靖　译，张鸿飞　校）

参考文献

[1] Verstraete S, Walters MA, Devroe S, et al. Lower incidence of postdural puncture headache with spinal catheterization after accidental dural puncture in obstetric patients. Acta Anaesth Scand. 2014; 58: 1233 - 1239.

[2] Turnbull DK, Shephard DB. Post-dural puncture headache: pathogenesis, prevention and treatment. Br J Anaesth. 2003; 91: 718 - 729.

[3] Chaudhary K, Saxena KN, Taneja B, et al. Intrathecal catheterisation for accidental dural puncture: a successful strategy for reducing postdural puncture headache. Indian J Anaesth. 2014; 58: 473 - 475.

[4] Ayad S, Demian Y, Narouze SN, Tetzlaff JE. Subarachnoid catheter placement after wet tap for analgesia in labor: influence on the risk of headache in obstetric patients. Reg Anesth Pain Med. 2003; 28: 512 - 515.

[5] Heesen M, Klöhr S, Rossaint R, et al. Insertion of an intrathecal catheter following accidental dural puncture: a meta-analysis. Int J Obstet Anesth. 2013; 22: 26 - 30.

[6] Russell IF. A prospective controlled study of continuous spinal analgesia versus repeat epidural analgesia after accidental dural puncture in labour. Int J Obstet Anesth. 2012; 21: 7 - 16.

剖宫产术中是否应该使用自体血回输？

50.

阿莱尔丁·A.达尔维奇，莎伦·E.阿布拉莫维茨

病例

患者：女性，32 岁 G3P2，妊娠 38 周时因阴道出血就诊。患者有过两次剖宫产史：第 1 次是因为胎儿臀位，第 2 次是患者本人要求，两次均伴有子宫收缩乏力和产后出血。接受输血治疗，但不清楚所使用的血液制品数量和类型。

患者原定于 8 天后行剖宫产。虽然血流动力学稳定，但产科医师怀疑存在轻度胎盘早剥，拟行急诊剖宫产术。

你是负责产科的麻醉专科医师。本例患者出血风险较高，于是你联系血库，以确保在患者进入手术室之前有血液供应。此时你的同事到场接班，他让麻醉技师准备好血液回收机。但你强烈反对剖宫产手术中使用自体血回输（intraoperative cell salvage，IOCS）。

产科出血是全球孕产妇死亡的主要原因。2011 年美国所有妊娠相关死亡原因中出血占 11.3%[1]。发达国家妊娠相关输血占红细胞输注量的 6%。美国每年约有 830 000 单位的红细胞用于妊娠相关的贫血和出血[2]。

过去 20 年里，在预计发生大出血的外科手术中，术中自体血回输的应用大幅增加。同种异体输血在特定情况下肯定是有益的，但也存在许多风险和不良反应，包括术后感染、急性肺损伤、围术期心肌梗死和低心排血量性心力衰竭。随着 IOCS 的使用，同种异体输血的使用率及其相关的风险和费用已经降低。有较强的证据支持心脏和整形外科手术中使用 IOCS，但在产科手术中使用仍存在疑虑[3]。

问题

剖宫产术中是否应使用 IOCS？ 如果使用的话，IOCS 有哪些安全问题和经济利益？

医源性羊水栓塞的风险

反方：产妇与其他外科手术患者并不一样。由于血液有被羊水和胎儿细胞污染的风险，回收输入可引发医源性羊水栓塞（iatrogenic amniotic fluid embolism，AFE），产科中使用 IOCS 并不安全。

正方：理论上是这样。母体血液中存在胎儿细胞和羊水被认为是 AFE 的标志，但即使没有发生 AFE，这两种成分也存在于母体血液中。

术中可使用两套负压吸引器：一个用于吸引富含羊水的初始血液，另一个用于随后的出血。将抽吸的母体血液与抗凝剂混合，然后过滤，洗涤，离心，与盐水混悬，并重新输入患者体内。该过程将清除自体血中的多种污染物，包括游离血红蛋白、抗凝剂、炎性介质、细胞碎片和羊水。洗涤并行去白细胞过滤后，回收的血液质量与母体血液相当[4]。

大约 400 例病例报告的临床经验支持使用 IOCS。通过该技术，被羊水污染的母体血液在洗涤后再次输入母亲体内，不会发生羊水栓塞。

反方：IOCS 已用于产科出血。但目前还没有随机对照试验来支持产科自体血液回输的安全

性,而现存的支持数据仅基于病例报告。AFE 是可能危及生命的并发症。

正方：AFE 非常罕见,分娩时的发生率为 1/10 万~12/10 万例[5]。一项证明 OB 自体输血安全性的研究需要大量样本,这不切实际且非常昂贵。现有数据显示,目前尚无与产科自体血回输相关的 AFE 病例报道。作为麻醉医师,我们会超说明书范围使用药物和设备,采用没有明确数据支持的做法。例如,在进行腰麻和硬膜外麻醉时,我们将芬太尼和/或吗啡添加到局麻药中,均属于超说明书使用。

AFE 的病因尚不明确,其病理生理基础类似于过敏性休克或内毒素介导的休克,而非栓塞事件。因此,无论母体循环中是否存在胎儿组织或血液,均可能发生 AFE[6]。

Rh - 免疫反应

反方：如何解决关于 Rh 免疫的问题呢？自体血回输无法区分母体血液和胎儿血液。Rh 阴性产妇中,如果胎儿是 Rh 阳性,则存在 Rh 免疫反应的风险。

正方：这不是问题。所有 Rh 阴性的产妇在分娩后均要输注抗 D 免疫球蛋白。应在产后即刻进行 Kleihauer 试验,计算抗 D 免疫球蛋白的使用剂量。

同种异体输血的风险

反方：我们应该谨慎使用 IOCS,尤其是在血库全天候保证血源供应的情况下。对于产后出血风险高的择期剖宫产手术,例如已确诊的胎盘植入,可以提前通知血库做好大出血的准备。紧急情况下可以输入 Rh 阴性 O 型血,并启动大量输血方案。你为什么觉得自体血回输优于血库供血呢？

正方：同种异体输血同样存在不良反应。一般情况下,与输血相关的不良反应主要集中在感染并发症方面。由于献血前的检测和筛查,这些风险极为罕见。然而,大量输血时风险显著增加。输血 1 U 发生任何类型感染的风险约为 1：30 000。这种风险呈剂量依赖性,输血 10 U 后,患者感染的风险增加到 1：3 000[4]。

更常见的风险是输血相关性急性肺损伤(transfusion-related acute lung injury, TRALI),很难与急性呼吸窘迫综合征(acute respiratory distress syndrome, ARDS)进行区分,输血患者中的发生率为 1：12 000。

输血患者中,输血相关性循环超负荷(Transfusion-associated circulatory overload, TACO)发生率为 1%~6%,年轻患者即使只输入 RBCs 1 U 也可能发生[7]。

免疫调节是输血后的一个特殊问题,特别是年轻患者。其短期和长期影响包括院内感染、术后感染和癌症复发[8]。

对输注 RBC 后的医疗相关感染进行文献回顾和荟萃分析发现,限制性输血策略可降低医疗相关的严重感染发生率[9]。

血液回收的目的是减少同种异体输血及相关风险。如果患者是耶和华见证者,或者稀有血型或含特殊抗体,那么这种血液回收技术就是现成的解决方案。拒绝同种异体输血的部分耶和华见证者愿意接受自体血液回输,前提是回收的血液源于自身的血液循环。

问题

产科使用自体血回输是否符合成本-效益比？

反方：多数产后出血病例并没有已知的危险因素,很难预测是否能受益于自体输血。自体血液回收后输入可能有用,因此血液回收机应随时待命,特别是在紧急情况下。有证据显示,急诊剖宫产比择期剖宫产出血更多,这种情况最需要自体血回输[10]。需要全天候待命的熟练工作人员可随时启动自体血回输设备,但也增加了额外的费用、人力和培训成本。

正方：产科自体血回输的成本-效益比可能取决于科室的病例数量、风险和每个病例的失血量。收治高危产妇的大型三级产科医院，对这种技术进行财政和培训投入可能有较好的收益。这种情况下，自体血回输比同种异体输血收益更多[10]。

产后出血因不可预测而臭名昭著，且其失血量通常会被低估。足月妊娠时子宫血流量增加，可达 700～900 mL/min，几分钟内可丢失大量血液。既能降低成本又能随时准备输血的一个方法，就是将血液回收机设置为"待机模式"，仅使用回收系统。当收集到足够的血液时，才启用过滤装置[11]。

反方：产科使用 IOCS 的目标之一是尽量降低或避免同种异体输血。现有数据显示，自体输血的中位数不超过 2 U，可使 28.5% 的母体避免同种异体输血。然而，这些数据能否说明 IOCS 可减少库血使用，尚不清楚[12]。

正方：现有数据均基于小样本研究，并且其分组并非同质化。血红蛋白基础值不同，输血策略与指征也存在差异。如果通过随机对照研究观测 IOCS 对血库的影响，使同种异体输血量下降 33%，需要 4 500 名患者的样本量。尽管缺乏数据支持，美国妇产科学会仍建议对预计大量出血的病例使用 IOCS[12]。此外，美国麻醉医师协会推荐在难治性出血且库血紧张或患者拒绝输入库血时使用 IOCS[13]。英国也有几个官方学术机构推荐在特定情况下使用 IOCS。

英国一项关于剖宫产术中使用 IOCS 的多中心随机对照试验，计划于 2015 年 4 月结束。该试验招募了 3 050 名患者参与，以明确剖宫产术中常规使用 IOCS 是否能减少库血的使用量。该大样本研究有望回答关于 IOCS 使用效果和不良反应的问题[14]。

总结

IOCS 是一种血液保护技术，其主要目标是减少库血使用并降低相关风险。在产科使用 IOCS 最初受限于 AFE 和 Rh 免疫风险。迄今为止，约有 400 例产后出血患者安全使用 IOCS 的病例报告。尚无 IOCS 后出现 AFE 的文献报道。美国和英国的医学协会鼓励将 IOCS 用于治疗产后出血（postpartum hemorrhage, PPH）。尚需随机对照试验证明 IOCS 的有效性和对同种异体输血的影响。

（林子诗　叶靖　译，张鸿飞　校）

参考文献

[1] Centers for Disease Control and Prevention. Pregnancy mortality surveillance system; 2011. http://www. cdc. gov/reproductivehealth/maternalinfanthealth/pmss. html. Accessed 23 Apr 2015.

[2] Blood transfusion safety. World Health Organization; 2006. http://www. who. int/bloodsafety/en/Blood _ Transfusion _ Safety. pdf? ua = l. Accessed 23 Apr 2015.

[3] Herd JM, Joseph JJ, McGarvey M, et al. Intraoperative cell salvage in revision hip surgery. Ann Med Surg (Lond). 2014; 3: 8 - 12.

[4] Waters JH. Pro/con debate: is cell salvage a safe technique for the obstetric patient? Soc Obstet Anesthesiol Perinatol Newsl. 2005; 7 - 8.

[5] Baldisseri MR, Manaker S, Lockwood CJ, et al. Amniotic fluid embolism syndrome; 2015. http://www. uptodate. com/contents/amniotic-fluid-embolism-syndrome. Accessed 23 Apr 2015.

[6] Clark SL. Clinical expert series. Amniotic fluid embolism. Obstet Gynecol. 2014; 123: 337 - 348.

[7] Scavone BM. Antepartum and postpartum hemorrhage. In: Chestnut DH, Wong CA, Tsen LC, Ngan Kee WD, Beilin Y, Mhyre J, editors. Chestnut's obstetric anesthesia principles and practice. 5th ed. Philadelphia: Mosby; 2014. p. 881 - 914.

[8] Lannan K, Sahler J, Spinelli SL, et al. Transfusion

immunomodulation—the case for leukoreduced and (perhaps) washed transfusions. Blood Cells Mol Dis. 2013; 50: 61 - 68.

[9] Rohde JM, Dimcheff DF, Blumberg N, et al. Health care-associated infection after red blood cell transfusion: a systematic review and meta-analysis. JAMA. 2014; 311: 1317 - 1326.

[10] Brearton C, Bhalla A, Mallaiah S, et al. The economic benefits of cell salvage in obstetric haemorrhage. Int J Obstet Anesth. 2012; 21: 329 - 333.

[11] Esper SA, Waters JH. Intra-operative cell salvage: a fresh look at the indications and contraindications. Blood Transfu. 2011; 9: 139 - 147.

[12] Liumbruno GM, Meschini A, Liumbruno C, Rafanelli D. The introduction of intra-operative cell salvage in obstetric clinical practice: a review of the available evidence. Eur J Obstet Gynecol Reprod Biol. 2011; 159: 19 - 25.

[13] American Society of Anesthesiologists Task Force on Obstetric Anesthesia. Practice guidelines for obstetric anesthesia: an updated report by the American Society of Anesthesiologists Task Force on Obstetric Anesthesia. Anesthesiology. 2007; 106: 843 - 848.

[14] Dhariwal SK, Khan KS, Allard S, et al. SALVO study group. Does current evidence support the use of intraoperative cell salvage in reducing the need for blood transfusion in cesarean section? Curr Opin Obstet Gynecol. 2014; 26(6): 425 - 430.

51. 胎盘异常病例应选用损伤控制性复苏还是传统复苏?

安娜·科尔班,安东尼奥·冈萨雷斯·费奥尔,斯蒂芬妮·R.古德曼

病例

患者:女性,25 岁 G3P2002,孕 38 周,既往体健,因胎盘异常而就诊于高危产科麻醉门诊。有 2 次剖宫产手术史。超声检查提示胎盘血流丰富,怀疑完全性前置胎盘,磁共振成像(magnetic resonance imaging,MRI)显示更支持该诊断。

择期剖宫产手术前 1 天,该麻醉团队讨论患者的麻醉计划。住院医师告诉主治医师,她为准备一个演讲而阅读了损伤控制性复苏的相关内容,并问道:"是否有证据支持在严重产科出血时使用此输血策略?"

问题

胎盘异常病例(已知或未知)应选用损伤控制性复苏还是传统复苏?

正方: 主治医师解释说:"你是对的,早期凝血功能障碍,特别是纤溶亢进,并非创伤性出血所特有,产科出血也存在类似问题[1]。有作者提出,妊娠晚期发生的正常凝血变化(几种凝血因子和抗凝血因子增加,而纤维蛋白溶解活性降低),仅能轻度代偿弥散性血管内凝血(dissemi- nated intravascular coagulation,DIC)。因此,胎盘早剥、羊水栓塞(amniotic fluid embolism,AFE)或失血性休克患者发生 DIC 并非罕见[1]。所以,迅速采取措施应对严重出血至关重要,不仅要补充浓缩红细胞(packed red blood cells,PRBCs),还要考虑随之而来的凝血因子快速消耗(即 DIC)。"

反方: 另一位因保守而闻名的主治医师反驳道:"我认为与传统复苏(输注 10 U PRBCs 后,PRBCs:FFP:血小板的比例为 3:1:1)相比,目前没有足够的证据支持产科患者应采取损伤控制性复苏(PRBCs:新鲜冷冻血浆[fresh frozen plasma,FFP]:血小板比例为 1:1:1)。文献证明损伤控制性策略仅在创伤患者中有效。从血液流变学角度来看,产妇处于高凝状态[2],产科出血的性质与创伤性出血并不相同。为什么产妇需要早期或积极行凝血因子替代治疗呢?"

正方: "我希望你能看看 Gallos 等发表的综述[3]。他们引用的几项研究表明,接受 1:1 比例的 PRBC 与血浆输注的创伤患者凝血功能障碍减轻,生存率提高。如我之前所说,该综述重点强调早期凝血功能障碍与严重出血相关的 DIC 之间的关系,这正是我们预计胎盘植入患者可能存在的问题。此外,他们分享了个人和所在医疗中心治疗已知胎盘异常患者时,采用 1:1:1 策略的有益经验。"

反方: "您解释了妊娠期间的凝血功能变化,在生理上有意义,但证据在哪里?! 医学文章中的许多观点看起来很好,但研究证明结果是错的。"

正方: "我同意你的观点,我们没有太多文献支持使用 1:1 的 PRBCs 与 FFP 输注来治疗产后出血(postpartum hemorrhage,PPH)。然而在复苏期间纤维蛋白原的重要性及早期治疗作用业已得到证实。在此,让我们快速回顾一下这篇文章。在探查、按摩子宫和给予催产素等基本治疗未能控制的大出血情况下,Charbit 等[1]在给予前列腺

素 E2 的 0、1 小时、2 小时、4 小时和 24 小时收集 128 名产妇的血液。检测 PT、PTT、INR、纤维蛋白原、因子 II 和因子 V、D - 二聚体、抗凝血酶、蛋白 C、凝血酶-抗凝血酶 (thrombin-antithrombin, TAT) 和纤溶酶-抗纤溶酶 (plasmin-antiplasmin, PAP) 复合物、可溶性纤维蛋白、蛋白裂解时间和可溶性血栓调节蛋白。多因素分析显示，纤维蛋白原是进展为严重出血的唯一独立相关因素（严重出血定义为分娩期血红蛋白下降超过 40 g/L；输注至少 4 U 的 PRBCs，需要通过栓塞、外科血管结扎或全子宫切除术等措施止血，否则死亡）。纤维蛋白原基础值低于 2 g/L 时提示 100% 发生严重出血，强烈提示大出血期间纤维蛋白原水平应维持在 2 g/L 以上。早期使用 FFP（损伤控制性输血）对避免发展为严重出血至关重要。你也注意到，在传统复苏过程中，仅在输注 10 U PRBCs 之后才会给予 FFP，纤维蛋白原的使用则更迟！"

反方："这项研究设计无法判断低纤维蛋白原究竟是出血的原因还是结果。FFP 中纤维蛋白原含量仅有 2 g/L，这意味着需要输注大量 FFP 才能补充纤维蛋白原，因此这不是补充纤维蛋白原的好方法。冷沉淀中纤维蛋白原浓度较高 (388 mg/U)，同时也存在更高免疫反应和输血反应的风险[4]。这种益处能否抵消相关治疗带来的容量、感染及过敏反应风险呢？另外，通过 FFP 纠正低纤维蛋白原血症可能导致输血相关性循环超负荷 (transfusion-acquired circulatory-overload, TACO)。"

正方："使用浓缩纤维蛋白原效果如何？其容量较低，经过处理，可以降低感染风险。"

"Wikkelso 等最近发表随机对照试验，提出早期使用浓缩纤维蛋白原治疗 PPH[5]。可惜他们在两个研究组中均未限制使用氨甲环酸，也未纳入大量和快速出血的患者，以及只有 2% 的入组患者纤维蛋白原水平小于 2 g/L，使该研究的普遍性大打折扣。根据 Charbit 等提出的标准[1]，他们

的多数病例纤维蛋白原大于 4 g/L，属于严重出血的低风险范畴。即便如此，我仍在期待有更好的证据来支持应用浓缩纤维蛋白原。"

反方："我们是否应该持续抽血送检以指导治疗，使纤维蛋白原水平维持在 2 g/L 以上？"

正方："等待纤维蛋白原水平或凝血等血液检查结果，可能会拖延血液制品的使用。虽然临床判断至关重要，但在大出血时，没有时间等待。一旦发生大出血，可超前治疗，维持有携氧能力的 PRBCs 和重要凝血因子之间的平衡。在我们医院，根据我们的要求，一旦启动产科大量输血方案 (massive transfusion protocol, MTP)，血库送来的第 2 盒血制品中包括冷沉淀。相反，创伤 MTP 中，冷沉淀放在第 4 盒血制品中。"

"一些机构采用即时血栓弹力图仪如 ROTEM®，TEG® 或 FIBTEM® 来指导出血治疗。虽然不是'实时'结果，但血栓弹力图可在约 10 分钟内检测到血凝块形成的强度。该试验还可以帮助早期发现纤维蛋白溶解异常及其对治疗的反应[2]。"

反方："产科出血早期使用更多黄色血制品有一定道理。但是为什么不使用抗纤维蛋白溶解药物如氨甲环酸，就像您提到的 Wikkelso 等[5]研究中的那样使用[5]？我可以从心脏手术间取药以便明天使用。"

正方："PPH 病例使用氨甲环酸的安全性和有效性相关数据尚不清楚，在改变临床决策之前还需要做更多工作。CRASH - 2 试验表明，使用氨甲环酸可降低创伤患者的死亡率，且不增加血栓栓塞事件[6]。另外，产科文献由于研究设计不周，择期或急诊剖宫产手术或 PPH 治疗期间，是否常规使用氨甲环酸，尚无定论。目前有一项研究氨甲环酸治疗产科出血有效性的试验正在进行 (WOMEN 试验)[6]。"

反方："好的。我无意中听到护理人员说我们将在这次分娩过程中使用血液回收。由于存在

AFE 的风险,产科出血患者是使用血液回收的相对禁忌证吗？"

正方:"由于担心羊水和胎儿物质进入母体血液循环引发 AFE,血液回收的使用受到限制。但我们现在知道,AFE 并非栓塞,而是罕见的严重过敏性反应,而且母体循环中存在羊水和胎儿物质并不少见。数百例产科出血病例报道中,使用血液回收并未引起医源性 AFE[3]。但也有病例报道显示,剖宫产时低血压与使用血液回收相关,我们应提高警惕。尽管如此,许多医院对已知或高度怀疑胎盘异常的患者常规使用血液回收。事实上,美国妇产科学院推荐在此类患者中使用血液回收[7]。"

总结

产后出血仍然是造成孕产妇并发症和死亡的主要原因之一[2]。最近,研究低纤维蛋白原与严重出血相关的文献越来越多。但目前仍不清楚低纤维蛋白原是导致出血的原因还是仅仅与出血相关[4]。鉴于这种凝血因子与 PPH 之间的关联,许多产科麻醉医师采取损伤控制性输血策略,而这种策略通常用于创伤患者。我们不仅提倡早期输注 FFP,而且也对该策略进行了改良,以更好地满足产科患者的需求。

在我们医院,产科 MTP 会早期使用冷沉淀,目的是尽可能积极地恢复纤维蛋白原水平(表51-1)。因此,可以合理地设想,在不久的将来,我们可能用纤维蛋白原浓缩物代替纤维蛋白原。尽管由 Wikkelso 等[5]进行的 FIB-PPH 试验显示纤维蛋白原浓缩物预处理对 PPH 无效,我们仍认为使用这种药物和氨甲环酸可能成为药物治疗 PPH 的一部分。

PPH 治疗任务艰巨,需要包括医师、护士和血库成员在内的多学科协作。主要目标是早期识别和积极处理有 PPH 风险或已经发生 PPH 的患

者。甚至有一项旨在制定和落实降低严重 PPH 相关发病率和死亡率方案的全国性研究活动,以加州孕产妇质量保健合作工作组创建的产科出血治疗指南和出血工具盒(https://www.cmqcc.org)以及 Shields 等[8]的最新研究为代表。这些规范化流程的关键要素是早期识别高危患者,并建立预案,早期积极干预产前、产时或产后出血患者。识别出血的主要原因(即宫缩乏力、子宫破裂或阴道撕裂、胎盘植入)至关重要,因为如果出血持续存在,输注血制品只是对症治疗,不能解决根本问题。

表 51-1 OB 大量输血方案(MTP)

步骤♯1:启动 OB MTP(每 15 min 发放血袋)血袋♯1	
PRBCs	5 U 相应血型或 O 型阴性血
解冻血浆	5 U 相应血型,或组织相容
SDP	1 U 相应血型或 Rh 血型或 RH 阴性血
步骤♯2:15 min 后取回血袋♯2	
PRBCs	5 U 相应血型或 O 型阴性血
解冻血浆	5 U 相应血型,或组织相容
冷沉淀	5 U 库存冷沉淀
步骤♯3:15 min 后取回血袋♯3(与血袋♯1 相同)	
步骤♯4:15 min 后取回血袋♯4(与血袋♯2 相同)	
步骤♯4 后 15 min:重复步骤 1 至 4,直至终止 MTP	

(林子诗 叶靖 译,张鸿飞 校)

参考文献

[1] Charbit B, Mandelbrot L, Samain E, et al. The decrease of fibrinogen is an early predictor of the severity of postpartum hemorrhage. J Thromb

Haemost. 2007；5(2)：266 - 273.

[2] Ducloy-Bouthors A-S, Susen S, Butwick A, et al. Medical advances in the treatment of postpartum hemorrhage. Anesth Analg. 2014；119（5）：1140 - 1147.

[3] Gallos G, Redai I, Smiley RM. The role of the anesthesiologist in management of obstetric hemorrhage. Semin Perinatol. 2009；33（2）：116 - 123.

[4] Butwick AJ. Postpartum hemorrhage and low fibrinogen levels：the past, present and future. Int J Obstet Anesth. 2013；22：87 - 91.

[5] Wikkelsø AJ, Edwards HM, Afshari A, et al. Pre-emptive treatment with fibrinogen concentrate for postpartum haemorrhage：randomized controlled trial. Br J Anaesth. 2015；114：623 - 633.

[6] Sentilhes L, Lasocki S, Ducloy-Bouthors AS, Deruelle P, Dreyfus M, Perrotin F, et al. Tranexamic acid for the prevention and treatment of postpartum haemorrhage. Br J Anaesth. 2015；114：576 - 587.

[7] Rogers WK, Wernimont SA, Kumar GC, et al. Acute hypotension associated with intraoperative cell salvage using a leukocyte depletion filter during management of obstetric hemorrhage due to amniotic fluid embolism. Anesth Analg. 2013；117：449 - 452.

[8] Shields LE, Wiesner S, Fulton J, et al. Comprehensive maternal hemorrhage protocols reduce the use of blood products and improve patient safety. Am J Obstet Gynecol. 2015；212：272 - 280.

治疗不规范的 HIV 阳性母亲：来自正方/反方的辩论

52.

西蒙·金,科里·S.谢尔

病例

这是医院又一个忙碌的夜晚,晚上 10 点左右,一个衣衫不整、蓬头垢面的年轻女子从雨中走了进来。虽然患者能够诉说自己的名字和住址,并且告诉我们她怀孕了,但她看起来思维混乱,有些嗜睡和前言不搭后语,这使我有点怀疑她所叙述病史的可靠性。

产科(obstetrics,OB)医师团队询问病史时一无所获。住院医师在体检时发现她的羊膜囊虽然完整,但监护仪上提示宫缩活跃。

患者交由产科团队照顾,我去查看了她的实验室检查结果,显示人类免疫缺陷病毒(human immunodeficiency virus,HIV)阳性,CD4+ 计数为 20,病毒载量大于 1 000 copies/mL。我的脑海里浮现了许多能够解释她认知能力下降的可能性:原发性淋巴瘤? 弓形虫病? 脑脓肿? 卡波西肉瘤侵犯大脑? HIV 脑炎或 HIV 相关性痴呆症? 其他感染诱发[例如单纯疱疹病毒(herpes simplex virus,HSV)脑炎]? 或者与吸毒相关? 过去是否做过检查? 是否接受过抗反转录病毒(antiretroviral,ARV)治疗?

问题

对于 CD4 计数为 20 且病毒载量大(大于 1×10^9/L)且认知能力下降的怀孕患者,应选择何种 HIV 治疗方案? 采用哪些药物治疗?

产科住院医师根据美国妇产科学院(American College of Obstetricians and Gynecologists, ACOG)指南,重申必须诊断和治疗孕妇的 HIV,并在新生儿出生最初几小时内进行适当的阻断预防。"一般情况下,孕妇的治疗方案与非怀孕成人推荐的相同,除非已知不良反应大于对孕妇、胎儿或婴儿的益处。虽然目前尚不清楚该患者是否接受过 ARV 治疗,但考虑到母亲的 HIV 感染状态,且即将分娩,因此需要使用齐多夫定(zidovudine, ZDV)治疗。"

正方: 防止母体疾病进一步发展以及垂直传播给胎儿相当重要。"一项对纽约州 HIV 暴露婴儿的回顾性研究显示,分娩期开始或新生儿出生 48 小时内预防性使用 ZDV,HIV 的垂直传播率约为 10%;如果在出生 3 天后才开始用药,新生儿感染率则无明显降低[1]。"

反方: 我打断一下:"要不要进行 HIV 耐药性测试? 如果她过去有类似的活动性 HIV 发作,并接受过 ZDV 治疗怎么办? 若存在可能的 ZDV 耐药,还要给予 ZDV 吗?"

我记得美国国立卫生研究院(National Institutes of Health,NIH)针对感染 HIV 的母亲使用 ARV 药物提出了详细建议,同时该指南会不断修正并更新。如果 HIV RNA 高于阈值(大于 500~1 000 copies/mL),我会再看看耐药性测试所需的时间[2]。然而,尽管 NIH 为已知 ARV 状态的 HIV 怀孕患者提供了详细的指导,但是该患者无法提供任何可靠的病史。因此,对于这位可能接受过 ARV 简短治疗或曾使用 ARV 药物但缺乏依从性的患者,应立即开始治疗和预防,不必等待耐药性检测结果[2]。

HIV 耐药的孕妇最佳预防措施尚不清楚;咨询儿科获得性免疫缺陷综合征（acquired immunodeficiency syndrome，AIDS）专家至关重要,优化婴儿治疗,特别是在权衡不良反应的风险时（例如使用依非韦伦时的致畸风险）。但 NIH 强调不论 ZDV 耐药与否,仍应静脉注射 ZDV,业已证明即使存在 ZDV 耐药也可能对患者有益[2]。

患者接受了 ZDV 治疗。OB 团队决定请 AIDS 儿科会诊以协助优化 ART 治疗（即 3 联 HIV 药物治疗）。

我想到了下一个问题:鉴于她的 HIV 感染状态,胎儿应该通过剖宫产还是阴道分娩?剖宫产可防止胎儿暴露于高病毒载量的血液或阴道分泌物中,避免胎儿垂直传播,因此在我看来似乎剖宫产是更合理的选择。

正方:我在互联网上进行了快速检索,看起来结果似乎验证了我的想法。ACOG 建议给予病毒载量大于 1 000 copies/mL 的患者在孕 39 周时行剖宫产手术;这些患者中,产程启动和破膜（Rupture Of Membranes，ROM）前进行剖宫产手术可有效降低垂直传播的风险[3]。不过,当 HIV 病毒载量小于 1 000 copies/mL 时,剖宫产手术是否能降低 HIV 垂直传播,尚不清楚。

此外,单用 ZDV 仅可将垂直传播的风险从 25% 降低到 5%～8%;联合择期剖宫产手术,风险进一步降至 2%[3]。

反方:虽然剖宫产手术有利于新生儿,但母亲会面临什么风险呢?我询问在旁的产科主治医师 S 博士:"剖宫产手术是否会增加母亲的死亡风险?"

来自反方的让步:S 医师思考了一会儿回答:"诚如所言,多数研究中,感染 HIV 的妇女行剖宫产手术并发症发生率与未感染者相似[4]。"

我们再次通过超声检查确定胎儿的胎龄约为 36 周。虽然普遍共识是在 38～39 周行择期剖宫

产,但考虑到该患者宫缩活跃,我们决定在几小时内行剖宫产手术。

S 医师进一步补充:"感染 HIV 的孕妇即使在整个孕期都服用了 ARV 药物,但若 34～36 周时病毒载量仍高于 1 000 copies/mL,我们还是建议行剖宫产手术。"

我再次和患者谈话,看看能否幸运地问出任何相关的病史,但只发现她在剖宫产手术前曾经进食。美国麻醉医师协会（American Society of Anesthesiologists，ASA）产科麻醉指南建议,患者术前 2 小时禁清饮料,6～8 小时禁食固体食物（取决于食物的脂肪含量）[5]。

问题

考虑到该患者的个体情况,即将进行剖宫产手术,是选用椎管内麻醉还是全身麻醉呢?

正方:考虑到妊娠生理和解剖学变化,孕妇均应视为"饱胃"患者。加之该患者曾进食固体,全身麻醉诱导后气道保护反射丧失,可能增加误吸风险。为了最大限度地减少误吸风险,区域阻滞技术可能是更好的麻醉选择[5]。

反方:由于患者的精神状态不稳定,椎管内麻醉行剖宫产手术,患者可能不会配合,因此可能需要全身麻醉确保安全。使用 H_2 受体阻滞剂抑制胃酸分泌也许能降低吸入性肺炎的风险。

检查患者背部时,我惊讶地发现一根破旧且没有妥善固定的硬膜外导管贴在那里。为何在这么长时间内还保留了这根导管?我试图通过外露部分拔除导管,但只拔出了部分断裂的管端（不清楚有多长导管残留,也不清楚是否有残留）。这就是墨菲定律。

糟糕,太糟糕了,我心想。

由于很难判断导管是否存在感染,我立即为患者做血培养送检。因为患者免疫功能低下,还有发热和心动过速,产科医师在她入院时就开始给予广谱抗生素治疗。我们对患者行计算机断层

扫描(computed tomography，CT)，未发现任何导管断裂的迹象和可能导致椎管内麻醉禁忌的颅内病变，我们最终决定在另一个节段进行硬膜外麻醉。此时，Murphy 定律再次显效，我们刺破了硬膜，穿刺针针尖进入鞘内，脑脊液外流。

非常棒的工作，我讽刺地对自己说。

我们决定改为连续腰麻，过程顺利。置入鞘内导管并使用腰麻剂量，阻滞效果良好。在我们安慰和严密监护下，患者顺利在椎管内麻醉下实施剖宫产手术，幸运的是胎儿出生时 Apgar 评分为 9 分，未见明显异常的临床问题。

手术结束时，我们鞘内给予不含防腐剂的吗啡，然后拔出导管。尽管有学者建议将鞘内导管留置 24 小时以降低硬膜刺破后头痛(post-dural puncture headache，PDPH)的风险，但我们认为最好拔除导管，因为患者有可能不遵医嘱而离开医院。遗憾的是，患者在术后 6 小时开始出现 PDPH 的典型症状。我们决定给予静脉补液、咖啡因和镇痛等标准治疗，但患者仍然主诉头痛症状并未消失。硬膜外腔给予生理盐水可暂时缓解头痛，但效果短暂，再次出现头痛。

问题

问题出现了，鉴于该患者 HIV 阳性，硬膜外自体血填充(epidural blood patch，EBP)是否安全？

反方：关于 HIV 阳性患者硬膜刺破后自体 EBP 的文献很少。HIV 阳性患者 EBP 的主要担忧是增加 HIV 通过中枢神经系统(central nervous system，CNS)播散的可能性，共存的 HIV 神经系统并发症可能掩盖 EBP 的神经系统症状，免疫功能低下患者可能发生硬膜外腔感染，也可能导致硬膜外血肿和 HIV 相关性凝血障碍。

正方：由于此类患者的复杂性和罕见性，相关研究不多，1 项纵向追踪研究，纳入 218 名接受至少 1 次诊断性腰椎穿刺(lumbar puncture，LP)

的 HIV 血清阳性患者，LP 后 5～13 天内有 9 名患者因 PDPH 行 EBP 治疗[6]。其中 6 名患者在 6～24 个月的不同时间段内接受了神经心理学评估追踪随访，未发现认知功能下降及其他神经系统或感染性后遗症[6]。

反方：然而，该研究的样本仅包括既往没有 HIV 相关神经系统疾病史的患者。我们的患者很可能存在 HIV 相关性 CNS 损害。此外，HIV 阳性患者中，自体 EBP 是否增加 CSF 继发感染的风险，文献报道尚不清楚。

来自反方的让步：是的，我们的患者可能存在 CNS 损害，但 HIV 感染在疾病早期就会影响 CNS。因此，自体 EBP 不太可能是使 CNS 首次暴露于 HIV 的原因。许多 HIV 引起的神经系统疾病(弓形虫病、CNS 淋巴瘤、隐球菌性脑膜炎)均继发于 HIV 免疫功能低下状态。然而，HIV 引起的其他神经系统疾病如 AIDS 相关痴呆综合征、HIV 无菌性脑膜炎和脊髓空洞症则可能与 HIV 感染本身有关[6]。

为了治疗 PDPH，可考虑硬膜外腔注射生理盐水或右旋糖酐，但效果往往短暂。也可以考虑同种异体 EBP，但需要供体。储存的库血经过抗凝处理，不能用于 EBP。

保守治疗后 24 小时患者仍存在 PDPH。实施自体 EBP，头痛迅速缓解。

我后来无意中听到护士冲进值班室，说那个患者偷偷溜走了。患者似乎不在意违反医嘱(against medical advice，AMA)，之后再没有人提起过她。这是一个悲伤的故事，似乎只在书本中出现。

1 年后该患者再次出现，病情危急，衣服上有大量血液，被立即送往创伤病区。

一阵忙乱后医护人员有序应对紧急情况，迅速将她安置到病房。这个状态持续多久了？是否有活动性出血？再判断 ABCs：气道？通畅。呼吸？存在。循环？看起来有点苍白，但在大口径穿刺针静脉输液和液体推注后,血压保持稳定。临时医嘱检测血型、交叉配血并取血。主治医师对这种紧急情况进行了很好的处理,体检发现患者体内仍有胎盘残留尚未娩出,但不知道胎儿在哪里或分娩至今有多久。

我开始考虑麻醉计划,假设患者已在医院外分娩但发生胎盘残留。我们应该采取区域阻滞、氯胺酮或全身麻醉(吸入)？患者约 41 kg,身高约 157 cm。

问题

此外,静脉注射硝酸甘油对患者是否有利?

与非分娩患者相比,胎盘残留相对复杂许多,虽然超声检查产科医师并未发现胎盘植入的迹象。经阴道分娩罕见胎盘残留,必要时需手术探查。胎盘残留增加原发性或继发性产后出血(postpartum hemorrhage,PPH)、子宫内翻和产褥期脓毒症的风险。我们还要注意收缩宫颈的药物可能导致胎盘残留。

硝酸甘油可以松弛子宫,有助于手术探查和胎盘娩出。然而,由于不清楚患者分娩详情,不能排除出血的可能性,硝酸甘油和区域麻醉均可能通过舒张血管而加重低血压。另外,氯胺酮起效快,具有拟交感神经作用,用于 PPH 患者血液动力学更稳定,并能与阿片类药物协同减轻疼痛,可能是更好的选择。但其特有的分离麻醉效应可能引起幻觉。该患者认知能力下降,使用导致分离麻醉的药物,可能加重神经功能评估的难度,如果发生不良反应,可造成灾难性后果。

考虑到患者的神经系统状态,全身麻醉更适合手术探查子宫。而且,吸入麻醉药起效迅速,对子宫具有剂量依赖性松弛作用。

鉴于患者精神状态不稳定,最终我们采取全身麻醉,硝酸甘油初始剂量为每 1～2 分钟静脉推注 50～100 μg,之后根据需要进行调整以达到所需的临床效果并维持母体血流动力学稳定。幸运的是,患者血液动力学稳定,不需要加用氯胺酮。

胎盘成功分娩,我很高兴,终于可以松了一口气。

总结

治疗 HIV 阳性产妇时,无论患者是否耐药,齐多夫定仍然是重要的预防性药物。对病毒载量大于 1 000 copies/mL 的 HIV 阳性产妇,建议行择期剖宫产手术。尽管研究数量有限,但仍提示,HIV 血清阳性患者 PDPH 保守治疗效果不佳时,推荐使用自体 EBP,并不会使其 HIV 神经系统症状恶化。

(林子诗　叶靖　译,张鸿飞　校)

参考文献

[1] American College of Obstetricians and Gynecologists, Committee on Obstetrics Practice. Committee opinion 418 prenatal and perinatal human immunodeficiency virus testing: expanded recommendations. ACOG, Washington, DC; 2008.

[2] Panel on Treatment of HIV-Infected Pregnant Women and Prevention of Perinatal Transmission. Recommendations for use of antiretroviral drugs in pregnant HIV-1 - infected women for maternal health and interventions to reduce perinatal HIV transmission in the United States. http://aidsinfo.nih. gov/guidelines/html/3/perinatal-guidelines/0/. Accessed 25 Apr 2015.

[3] Committee on Obstetric Practice. ACOG committee opinion scheduled cesarean delivery and the prevention of vertical transmission of HIV infection. Number 234, May 2000 (replaces number 219, August 1999). Int J Gynaecol Obstet. 2001; 73: 279.

[4] Benton S, Reese A. HIV and the obstetric patient: anesthetic considerations. Int J Anesthesiol 2009; 24 (1): 1 - 7. http://ispub.com/IJA/24/1/4503.

[5] Wong C. Analgesia and anesthesia for labor and delivery. Glob Libr Women's Med 2009; ISSN: 1756 - 2228. doi: 10. 3843/GLOWM. 10216. http:

//www. glowm. com/section _ view/heading/Analgesia%
20and%20Anesthesia%20for%20Labor%20and%
20Delivery/item/216.

[6] Tom DJ, Gulevich SJ, Shapiro HM, Heaton RK,
Grant I. Epidural blood patch in the HIV-positive
patient. Review of clinical experience. San Diego
HIV Neurobehavioral Research Center. Anesthesiology.
1992; 76: 943 - 947.

第六部分

神经外科

开颅肿瘤切除患者术中血细胞比容达到多少时需要输血？

53.

马克·伯布里奇

病例

1 名 67 岁退休手术室护士拟行择期开颅肿瘤切除手术。组织学诊断考虑肾细胞癌转移可能。病灶大小为 3 cm×2 cm，影像学显示肿瘤包裹着一段大脑中动脉。这将是她过去 3 年中的第 3 次右侧开颅手术，且均为右侧。这位不幸的女人曾行根治性右肾切除术，且左肾仍存有明显的肿瘤负荷。患者术前红细胞比容为 25％，自述 15 年前因 ST 段抬高型心肌梗死（ST-segment elevation myocardial infarction，STEMI）行冠状动脉旁路移植术（Coronary artery bypass graft，CABG），术中接受输血且因感染性休克（Septic shock）在 ICU 接受 2 周治疗，患者认为是术中输注了污染的血液制品而导致感染性休克。患者希望知道术中需要输血的可能性有多大，而且希望了解您的输血策略如何，因为只有在绝对必需的情况下，她才愿意接受输血。

正当你准备告诉她目前针对这个问题完全缺乏证据时，她看着你的眼睛并表示她信任你，她知道你会做正确的事情。麻醉诱导后不久，考虑到手术出血的可能性很高，你开出医嘱，要求手术室备好血液制品。随后，一名高级神经麻醉医师进入手术间，询问你将采取开放性还是限制性的输血策略并要求给出理由。

问题

开颅肿瘤切除术患者术中红细胞比容达到多少时需要输血？

正方：针对该问题，目前仍无发表的指南。决定输注以及在红细胞比容达到什么数值时开始输血仍未明确，因此我们必须掌握脑血流的生理以及输血的风险和受益。

反方：我知道目前没有已发表的指南，但不同麻醉医师在神经外科手术中输血实践差异极大的现状意味着我们所需要考虑的绝不能仅限于脑血流的生理[1]。

正方：围术期是否输血的本质在于脑的氧供问题。我们知道人类大脑氧供和氧耗之间保持着一种脆弱的平衡关系。大脑的摄氧率高，仅占 15％ 的心排血量，却占全身氧耗的 20％。大脑基本没有能量储备，因此我们必须始终确保大脑供给的氧供充足，否则存在引发脑缺血或梗死的风险。然而导致该问题更复杂的是目前仍不明确红细胞比积下降到什么水平会导致氧供不足[2]。开放性输血策略是一个模糊的术语，但其对应的血细胞比容在 30％～33％。这名患者并存冠状动脉疾病，通常建议保持其血细胞比容高于 30％[2]。与大脑类似，心脏需要持续供给葡萄糖和氧气，并且其能量储存有限，而该患者的心脏血供业已受损。这名病例存在大量和突然失血的多种风险，这些风险包括肿瘤解剖位置邻近大血管、在同一部位第 3 次开颅手术以及肾细胞肾癌转移瘤是臭名昭著的血供丰富肿瘤且该肿瘤术前并未行栓塞术。如果她术前身体状况较好，术前行肿瘤血管栓塞术可以显著减少术中失血。然而该患者合并术前低血红蛋白和冠状动脉疾病史，因此有诸多理由需要维持该患者红细胞比容高于 30 且需在失血之前"提前启动"。

反方： 虽然您概述了在输血决策中必须考虑的一些因素，但我们不要忘记输血并非良性事件，只有在绝对必要时方可输血。事实上，这名患者曾出现过罕见的输血并发症：细菌污染导致的感染性休克。很明显，这名患者的心脏状况很差，输血相关的并发症可能会进一步恶化她的心脏状态并增加她的死亡风险。不恰当的过度输血同样会因为增加血液黏度而损害该患者的大脑氧供[3]，实际上这比让她红细胞比容大幅降低害处更大。我们知道 STEMI 已经导致其心脏损害，过度输血也会导致循环超负荷，这都将给该患者的心脏带来难以评估的压力，并有可能导致术中心肌梗死。当我们将输血相关急性肺损伤、溶血性输血反应、发热反应、ABO 血型不相容反应和传播感染性疾病风险等其他尽管罕见的风险因素考虑在内时，将会更加清晰地认识到只有在临床情况需要时才能输血。此外，还须考虑因任何输血而导致的免疫抑制问题[2]。我将依据术中对该患者的生理情况、手术情况和术中进行性失血情况的评估，选择更保守地输血策略。

正方： 输注血液制品当然存在风险，但是目前输血的安全性较之以往已经非常安全。我个人认为与大脑所需的氧供相比，输血相关的风险应该放在次要地位。在具有重大风险的手术中，不能让罕见的并发症蒙蔽了我们对患者需求的评估。对于此类争议，我们可以做一拓展，例如在存在罕见，甚至是理论上的并发症时，我们仍会选择使用麻醉药物。尽管一些初步证据表明全身麻醉药物同样具有免疫抑制作用[2]，但我们并不会在临床实践中放弃使用麻醉药物。最重要的原则是为患者提供合理的围术期管理，从而给予患者最低的发病率和死亡率。

反方： 我的手术将在另一个手术间开始，稍后我不得不离开。讨论的最后一点必须包含应用血液保护策略，此病例有无应用过这些策略？

正方： 虽然允许性低血压策略现在已被大部分临床实践废弃，其他几种血液保护策略也已有研究，包括：急性等容血液稀释，使用抗纤溶药物如氨甲环酸和氨基己酸，自体血预存，自体血回收，急性等容血液稀释和促红细胞生成素。虽然这些策略在理论上具有吸引力，但目前的证据并不支持在开颅肿瘤切除手术中常规应用这些方法。

小结

总体而言，对于麻醉医师来说，目前尚缺乏针对神经外科患者输血实践指南。证据表明，贫血和输血都与不良的临床预后相关[3]。目前尚无高质量的证据可用于指导开颅肿瘤切除术的输血，主要原因是患者所表现的异质性。有研究发现所有开颅肿瘤切除术患者的输血风险为 1.4%[2]。然而，有许多危险因素会增加输血的可能。脑膜瘤可能是失血最高的原发性肿瘤，而在继发性肿瘤中，肾细胞癌转移瘤的失血量最高。此外，还必须考虑邻近主要血管结构这一因素。与其他器官一样，再次手术也是增加失血可能性的危险因素。患者因素导致输血可能性增加的因素很多，包括但不限于凝血和贫血[1]。此外，并存心血管疾病也可能需要高于正常的红细胞比积。显然，我们需要了解患者的健康状况，肿瘤的特征以及拟行手术的范围。当然，术前与外科医生讨论审查手术策略并复习影像学资料也是很好的方式。

（朱彦融 译，陶涛 姜妤 校）

参考文献

[1] Gruenbaum SE, Ruskin K. Red blood cell transfusion in neurosurgical patients. Curr Opin

Anesthesiol. 2014；27(4)：470 – 473.

[2] Linsler S，Ketter R，Eichler H，Schwerdtfeger K，Stuedel WI，Oertel J. Red blood cell transfusion in neurosurgery. Acta Neurochir. 2012；154（7）：1303 – 1308.

[3] McEwen J，Huttunen KTH. Transfusion practice in neuroanesthesia. Curr Opin Anesthesiol. 2009；22（5）；566 – 571.

54.

创伤性脑损伤：我们如何使用氯胺酮和过度通气？

科里·S.谢尔

病例

1 名 29 岁男子在纽约市指定自行车道上骑行时被出租车撞伤。骑车男子没有戴头盔，导致他左胫骨/腓骨开放性骨折以及伤口较大的出血性头皮裂伤。急救人员第一时间给他戴上保护颈圈，开放静脉通道，并在事故现场致电 Bellevue 医院急诊创伤部报告评估情况。伤者总体情况表现为意识消失，双侧呼吸音存在，脉搏有力，没有明显的腹部或胸部创伤。因其格拉斯哥昏迷量表评分低于 8 分，呼叫麻醉医师行插管保护气道并启动神经复苏。全身 CT 扫描结果与体格检查诊断的骨科创伤一致。同时，患者存在创伤性脑损伤伴顶叶蛛网膜下腔出血及中线移位。使用格拉斯哥昏迷量表(Glasgow Coma Scale, GCS)在 48 小时内观察创伤性脑损伤并描述其严重程度(表 54 - 1)。麻醉医师使用氯胺酮进行插管。管理呼吸道的麻醉医师立刻和管理静脉通道的麻醉医师产生了分歧。

表 54 - 1　使用格拉斯哥昏迷量表计算创伤性脑损伤的严重程度

睁眼反应
　　自然睁眼=4
　　呼唤会睁眼=3
　　有刺激或痛楚会睁眼=2
　　对于刺激无反应=1
肢体运动
　　可依指令动作=6
　　定位出刺激疼痛的位置=5

续　表

　　对疼痛刺激有反应,肢体会回缩=4
　　对疼痛刺激有反应,肢体会弯曲=3
　　对疼痛刺激有反应,肢体会伸直=2
无任何反应=1

　　对人物、地点、时间定向力正确=5
　　能交谈但有答非所问的情形=4
　　说出不恰当的词语=3
　　对疼痛刺激仅能发出无意义叫声=2
　　无任何反应=1
根据 GCS 评分(48 小时内)的 TBI 严重程度如下:
严重 TBI=3—8 分
中度 TBI=9—12 分
轻度 TBI=13—15 分

正方：氯胺酮是此类患者气管插管的理想药物。如果这名创伤患者存在未被发现的出血部位，则存在加重低血压的风险，而使用氯胺酮至少不会因麻醉药物的应用而引起血压急剧下降。最重要的是，氯胺酮可以降低颅内压(lowers intracranial pressure, ICP)。从体格检查和病史的分析来看，我们认为该患者存在 ICP 可能性较高，而且 CT 扫描结果显示的中线偏移也证实了这一分析。

反方：纠正一下！氯胺酮会增加颅内压!!此外,我认为创伤患者的儿茶酚胺已被耗尽，而氯胺酮具有心肌抑制作用。

正方：让我来谈谈氯胺酮这个问题。很多住院医师和您一样认为氯胺酮会增加 ICP。看看最近的文献是很重要的：Cohen 等[1]应用系统搜索策略在 6 个电子参考文献数据库进行搜索，选取比较氯胺酮和其他静脉麻醉药对插管患者影响的前瞻性随机和非随机研究进行分析。因为不同研究之间存在异质性,Cohen 等采用定性方法来综合处理全部研究的设计、患者人群、结果和随访时间[1]。在检索到的 4 896 个标题中,10 项研究符合纳入标准,共计 953 名患者的数据。8 项研究中有 2 项报道给予氯胺酮 10 分钟内颅内压出现轻微下降,另外 2 项研究则报道有所增加。所有纳入的研究中均未报道脑灌注压、神经系统结局、ICU 住院时间或死亡率存在显著差异[1]。

在第二项类似的"氯胺酮对创伤性脑损伤 ICP 影响"的研究中,Zeller 等人从多个数据库检索了氯胺酮和颅内压以及脑灌注压的有关文献进行分析:共纳入 101 名成人和 55 名儿童患者,给予氯胺酮后 ICP 并未增加,其中 3 项研究发现推注氯胺酮可显著降低 ICP,另有 2 项研究表明(氯胺酮)实际上增加了血压和脑灌注压。在此研究中,意味着应用氯胺酮实际上降低了对血管收缩药物的需求。此外,该研究并未发现明显与氯胺酮相关的不良事件。如果看过该研究,您会发现统计数据有力支持氯胺酮可降低 ICP,尽管这种降低没有任何临床意义。亦有 2 项研究表明氯胺酮可增加 ICP,但结果仍然没有临床意义[2]。我们是在争论一些无关紧要的事情吗?

反方:这两项研究的证据水平似乎偏低。回到 20 世纪 90 年代我做住院医师时,我确实记得有些文献清楚地告诉我们氯胺酮会增加颅内压。让我看一下我的 iPad ……"氯胺酮因其增加脑代谢的缘故,通常不用于存在颅高压风险患者的麻醉[3]。这出自 Bazin 的标志性论文[3]。最后,另一篇论文也观察了在非计划手术神经外科患者中无论是使用咪达唑仑(10 例)还是地西泮(5 例)预处理后,使用氯胺酮作为麻醉诱导药物对颅内压(ICP)的影响。在咪达唑仑组中,使用氯胺酮后所有患者的 ICP 均升高,其中有 5 例脑灌注压(cerebral perfusion pressure, CPP)下降。"现在看来似乎这些历史数据已经被新近的研究反驳了。

让我们来讨论一下使用过度通气来降低颅内压。多年来我一直采用过度通气来降低颅内压。ICP 通常为 7～15 mmHg,当 ICP 达到 20～25 mmHg,也就是正常值的上限时,通常需要采取降低 ICP 的治疗。然而,这在创伤性脑损伤中是存在问题的,因为过度通气可能导致大脑受损区域血管严重收缩,从而阻断了必要的氧供并导致不良结果。局部缺血在正常通气期间的发生率为 28.9%,在轻度高碳酸血症期间的发生率升高至 59.4%,而在过度通气和低碳酸血症的情况下,发生率升高至 73%。尽管存在这些强而有力的证据强,但西欧的一项调查研究显示 90% 的临床医师仍然在此类患者中采用过度通气[5]。然而,与每项研究一样,重要的是这种模型是否适用于真实的临床情况。

正方:您的观点难以辩驳。首先,在治疗创伤性脑损伤时,在脑灌注压(CPP)低于 70 mmHg 和/或 ICP>20 mmHg 的情况下,就必须采取措施来降低 ICP。而维持足够的脑灌注压较之控制 ICP 更重要。在所有控制 ICP 华丽的尝试之前,首先应尝试控制平均动脉压(mean arterial pressure, MAP)。在开始更复杂的 ICP 控制方法之前,应首先增加 MAP。升高的二氧化碳可以扩张脑血管,从而提高 ICP。现在标准方案采用通气使患者的 $PaCO_2$ 达到 30 mmHg,通过经颅多普勒超声和颈静脉氧饱和度的结果表明,过度通气后 $PaCO_2$ 即便降至 30 mmHg 以下也并不会明显增加脑血管收缩。此外,不建议在 TBI 后第一个 24 小时进行过度通气。过度通气实际上是通过控制 pH 起效的。虽然过度通气对 ICP 的影响几乎是即刻起效的,但超过 6～24 小时后这种影响会减少,因为大脑通过调节细胞外液中的碳酸氢盐水平来使 pH 正常。如果突然停止过度通气且血碳酸值恢复正常速度太快,CBF 和 ICP 会出现反弹性的增加。进行性 ICP 会导致碱中毒和脑血管收缩从而使 TBI 患者缺血。

反方：当外科医师要我们将 $PaCO_2$ 降至 25 mmHg 或以下时，我们该怎么办？

正方：不要这样做。向外科医师解释这些原因，并且您应该很坚定。如果处于一种绝望的情况——"紧绷"的大脑，您必须提高监测等级包括经颅多普勒超声和脑氧饱和度。如果过度通气 CO_2 至 25，则以后无法为自己辩护。讨论结束。

小结

当我在 20 世纪 80 年代初期做住院医师时，神经麻醉方面具有严格设定的规则。氯胺酮从未用于颅内压增高的患者，同时在整个麻醉期间对 ICP 升高的神经外科患者进行持续性过度通气。老教条消失得很慢，而我认为这次对与错的讨论使我们在使用氯胺酮和轻度过度通气方面奠定了更加坚实的基础。

（朱彦融 译，陶涛 姜妤 校）

参考文献

[1] Cohen L, Athaide V, Wickham ME, Doyle-Waters MM, Rose NG, Hohl CM. Ann Emerg Med. 2015；65(1)：43 - 51. e2. doi：10. 1016/j. annemergmed. 2014. 06. 018(Epub 2014 July).

[2] Zeller FA. The ketamine effect on ICP in traumatic brain injury. Neurocrit Care. 2014；21（1）：163 - 173.

[3] Bazin JE. Effects of anesthetic agents on intracranial pressure. Acta Anaesthesiol Scand. 1982；26（5）：458 - 462.

[4] Belopavlovic M, Buchthal A. Modification of ketamine-induced intracranial hypertension in neurosurgical patients by pretreatment with midazolam. Paediatr Anaesth. 2014；24（7）：703 - 10. doi：10. 1111/pan. 12415（Epub 2014 May）.

[5] Hardcastle N, Benzon HA, Vavilala MS. Update on the 2012 guidelines for the management of pediatric traumatic brain injury—information for the anesthesiologist. New York：Wiley；2014.

全身麻醉或清醒镇静哪种更适合急性缺血性卒中患者血管内取栓术？

55.

艾琳娜·阿布拉查耶娃，金基努

病例

1 名高血压、高脂血症和慢性下背痛病史的 68 岁男性，因左腿偏瘫入急诊科（Emergency department，ED）。急诊头部 CT 显示大脑前动脉闭塞。患者被带到介入放射科行脑血管造影和动脉再通术。患者神志清楚、定向力好、精神好，气道检查结果良好，最近一次进食是手术前 9 小时。

你决定采用清醒镇静（conscious sedation，CS），间断给予芬太尼完成脑血管造影和动脉再通术。操作开始 1 小时后，患者逐渐焦躁不安，主诉背部不适，表示不能平卧。外科医师告知患者活动正在干扰造影并希望你采取措施。在没有明确气道的情况下，进一步镇静患者并进行插管而改行全身麻醉（general anesthesia，GA）让你觉得不舒服。你的同事来协助你并压低声音说："我会从气管插管开始。"

已有一系列研究对麻醉技术（全身麻醉 vs 清醒镇静）对接受血管再通术患者结局的影响进行了比较。

问题

对于栓塞性中风患者行血管内取栓术，应选择全身麻醉还是镇静？

全身麻醉方：尽管患者已满足禁食禁饮时间（译者注：NPO，拉丁语 nil per os 的首字母缩写词，其英文意思是 nothing through the mouth），

但患者的误吸风险仍然因卒中及后续的镇静操作而增加，尤其患者处于仰卧位时。术中发生呕吐和误吸胃内容物时，必须行紧急插管以保护气道。紧急气管插管并非没有风险，还会导致缺氧，继发于因颅内血管内导管而引发的大脑循环损伤，更加严重的误吸，甚至死亡。这些均为此类患者应在手术开始前、气道可控的条件下完成气管插管提供了有效的论据。

清醒镇静方：是的，紧急气管插管存在风险，但是大量研究表明清醒镇静期间紧急气管插管的比率非常低，而清醒镇静下进行血管内再通的患者手术成功率更高，且并不增加术中并发症[1]。这些都优于那些理论上清醒镇静的缺点。

此外，清醒镇静可在操作过程中连续监测并评估新出现的或恶化的神经功能损伤。这种连续监测可允许操作进行临床终点而不是放射学终点，并且还能进行更快的术后功能评估[2]。这可有效减少患者接触造影和透视检查的时间并缩短手术时间。

全身麻醉方：另一方面，全身麻醉解决了清醒镇静的主要缺点之一，即手术过程中患者的体动。某些情况下，患者必须确保制动以满足操作者为取栓而获得满意的造影图像。在清醒镇静下接受介入操作的患者可能因卒中或设备引起的不适而变得焦虑。全身麻醉避免了这种情况，并提供了完全无体动的条件。

本例患者在镇静状态下开始操作且难以保持静卧，如果该问题不能立刻纠正，则可能导致灾难性事件，如导丝穿孔致颅内出血或解剖分离过

程中的血管损伤。

清醒镇静方：与清醒镇静相比，全身麻醉本身与较差的神经系统结局和较高的死亡率相关。1956 年的一份荟萃分析在比较卒中介入患者行清醒镇静和全身麻醉的结果表明，全身麻醉与较低概率的较优功能结局、较低概率的成功再通、较高概率的死亡率和较高概率的呼吸并发症相关[1]。

全身麻醉方：需要指出的是，在同一项荟萃分析研究中，根据术前神经功能状态基线值进行调整后，全身麻醉和清醒镇静之间的结果并无显著性统计学差异。目前还没有前瞻性随机双盲试验证明清醒镇静的患者结局有所改善。清醒镇静支持者引用的大部分研究回顾性的研究且存在选择偏倚，因为采用全身麻醉的大多数是高级别或后循环卒患者。

清醒镇静方：采用全身麻醉的患者在诱导和麻醉开始期间更容易出现血流动力学不稳定，更可能导致发生脑缺血，特别是在半暗带（缺血性脑卒中周边易受损的交界区）。全身麻醉的诱导期通常并发低血压，这会显著降低脑血流量，导致脑灌注不足，并进一步加重半暗带的缺血性损伤。此外，吸入麻醉药抑制脑血流的自主调节且可导致再灌注损伤，这也解释了接受全身麻醉的患者神经测试评分低于清醒镇静的原因。换言之，清醒镇静可保留脑血流自主调节功能并维持大脑灌注。

总结

对于接受动脉内治疗的急性缺血性卒中患者而言，全身麻醉和清醒镇静都具有潜在风险，应根据患者和外科医生选择合适的麻醉方式，需要考虑的因素包括卒中的范围和严重程度、患者的并发症、血流动力学和气道情况。

许多研究表明，对于接受神经介入治疗的急性缺血性卒中患者而言，清醒镇静是优于全身麻醉的麻醉方式。虽然这些研究都不是前瞻性随机试验，但回顾性研究的荟萃分析显示清醒镇静可改善预后并降低死亡率[1]。具体来说，荟萃分析提示全身麻醉与较低概率的较优功能结局、较低概率的成功再通、较高概率的死亡率和较高概率的呼吸并发症相关。两组间血管并发症发生率、手术总时间、导管插入腹股沟的时间和再通时间无显著差异。

然而，需要重点注意研究设计中存在许多限制，最后可能混淆结果。举例来说，卒中严重程度就是混淆变量之一。卒中初发症状较重且伴有意识状态改变或无法气道保护的患者，总是需要在气管插管全身麻醉下进行动脉内治疗。此外，这些患者也增加了治疗后的发病率和死亡率。卒中的部位也是决定患者结局的另一个重要变量，但该荟萃分析中并未考虑这点一因素。后循环梗死、延髓受累或基底动脉闭塞的患者通常也需要采用全身麻醉，而此类患者的结局常较差[3]。

在未来研究中，应该采用前瞻性和随机性的研究设计来比较全身麻醉和清醒镇静对急性缺血性卒中血管内治疗患者结局的影响，并且还应排除哪些无法采用清醒镇静的患者，比如后循环梗死患者。

目前 2014 年 SNACC（麻醉学和重症监护神经科学学会）的共识建议将血流动力学控制在 $140 < SBP < 180$，$DBP < 105$，每 3 分钟监测 NIBP[4]。这意味着在建立动脉通路时，血压监测不应有任何延迟。氧合应维持在 $SpO_2 > 92\%$，$PaO_2 > 60$，同时维持血碳酸正常。血糖应每小时监测 1 次，目标血糖控制在 $3.9 \sim 7.8$ mmol/L，血糖大于 7.8 mmol/L 应静脉注射胰岛素治疗。应维持患者体液平衡，体温维持在 $35 \sim 37℃$。做好抗凝的准备，如发生颅内出血时应用鱼精蛋白。

对于神经功能严重缺损、后循环梗死、血流动力学不稳定、气道受损或无法配合的患者，应采用全身麻醉。同时，清醒镇静可能更适合前循环卒中的患者,可以配合的患者和可保护其气道的患者。所有接受清醒镇静的患者应做好在必要时迅速改行全身麻醉的准备。

（朱彦融 译,陶涛 姜好 校）

参考文献

[1] Brinkji W, Murad MH, Rabinstein AA, Cloft HJ, Lanzino G, Kalmes DF. Conscious sedation versus general anesthesia during endovascular acute ischemic stroke treatment: a systematic review and meta-analysis. Am J Neuroradiol. 2015; 36(3): 525 - 529.

[2] Abue-Chebl A, Lin R, Hussain MS, Jovin TG, Levy El, Liebeskind DS, et al. Conscious sedation versus general anesthesia during endovascular therapy for acute anterior circulation stroke. Stroke. 2010; 41: 1175 - 1179.

[3] Froehler MT, Fifi JT, Majid A, Bhatt A, Ouyang M, Mcdonagh DL. Anesthesia for endovascular treatment of acute ischemic stroke. Neurology. 2012; 79(13 Suppl 1): S167 - 173.

[4] Talke PO, Sharma D, Heyer EJ, Bergese SD, Blackham KA, Stevens RD. Society for Neuroscience in Anesthesiology and Critical Care Expert consensus statement: anesthetic management of endovascular treatment for acute ischemic stroke: endorsed by the Society of NeuroInterventional Surgery and the Neurocritical Care Society. J Neurosurg Anesthesiol. 2014; 26(2): 95 - 108.

氨甲环酸在脊柱大手术中的应用

56.

谢尔盖·皮斯科拉科夫

病例

1名 55 岁男性患者拟行择期 L3～L5 腰椎椎板切除减压术,有高血压病史,服用氨氯地平控制良好。此外,他患有腰神经根病变和椎管狭窄引起的慢性背痛。实验室检查包括电解质、全血细胞计数和凝血因子结果正常。外科医师要求你给予氨甲环酸(tranexamic acid,TXA)以减少术中出血。你想知道应用 TXA 是否利大于弊。

问题

是否应该在预期有显著失血的外科手术时使用抗纤维蛋白溶解药物进行促凝血治疗?

正方: 抗纤维蛋白溶解药物如 TXA 可通过刺激纤维蛋白形成或抑制纤维蛋白溶解而改善凝血。简单地说,TXA 可以维持凝血块稳定。围术期出血是脊柱手术后的主要并发症,通常因为手术干预的程度或潜在的凝血功能紊乱而导致发病率和死亡率增加[1,2]。局部应用和全身应用促凝血药为减少此类失血提供了潜在的方法[3]。可以全身用药的抗凝血药包括 TXA、抑肽酶、氨基己酸(aminocaproic acid,EACA)、去氨加压素和重组因子Ⅶa,这些药物可以预防性或在出现意外失血的情况下使用[4]。既往 10 年中,很多研究提供了证据支持在各种手术(如肝移植、妇产科、创伤、整形外科和脊柱外科)中使用抗纤维蛋白溶解药物。

反方: 识别存在出血风险的患者对于预防过度失血至关重要。最大限度减少输血的方法包括摆放体位以尽可能减少硬膜外静脉出血,术中等血容量血液稀释,血液回收,全身用抗纤维蛋白溶解药物,应用微创手术方法及分期行复杂手术。TXA 在脊柱外科手术中应用的研究受限于纳入的患者较少。因此,TXA 的安全性及其应用于手术中的可能导致的不良反应仍需要进一步评估。术中 TXA 的最佳剂量是多少? 已发表的数据给出了范围较广的给药剂量方案[5]。TXA 在手术期间可否与其他促血栓形成药物联合使用? 目前仍有太多问题没有得到解答。

正方: 传统上 TXA 用于减少手术失血,可以口服、肌注、静脉或局部给药。类似于氨基己酸,TXA 是人工合成的赖氨酸类似物,通过与纤溶酶原特异性位点结合防止纤维蛋白降解,竞争性抑制纤溶酶原转化纤溶酶[6]。TXA 不是促进形成新的血凝块,而是增强血凝块的稳定性。

反方: 由于手术和医疗条件的不同,围手术期应用 TXA 尚无标准化方案。TXA 的原研制造商 Pfizer 推荐依据其产品说明书中针对不同外科手术情况,应用不同的剂量。

正方: 早已有证据表明 TXA 可减少手术患者的输血。Ker 等的临床试验表明 TXA 可减少 1/3 总失血量[7]。

在临床随机化研究中,与安慰剂相比,TXA 可减少多种外科手术的围术期失血,包括颅内手术、创伤、行或未行体外循环的心脏手术、全髋关节和膝关节置换术、口腔颌面外科手术、颅缝早闭手术、胃肠内镜手术、耳鼻喉手术、前列腺切除术和脊柱手术。TXA 被认为在创伤救治方面有效,美国军事实践指南将其收录于战术战斗伤亡管理[8]。CRASH－2试验观察了TXA对创伤患者的死亡、血管闭塞事件和输血的影响,证实了TXA可能具备挽救生命的作用。具体到脊柱手术,TXA显著降低了特发性脊柱侧凸患者需要输血的百分比,而且还减少了后路脊柱融合[9]和后路腰椎手术中的术中失血[10]。

反方:TXA的有效性因不同手术类型而变化。直接与类似药物相比较,在外科手术中TXA至少与EACA药效相同,且效果要明显优于去氨加压素[11]。还有研究比较了心脏手术中应用TXA和抑肽酶对术后并发症和死亡率的影响。虽然该研究既非随机亦非双盲,而且没有对照组,研究人员发现两种抗纤维蛋白溶解药物都存在不良反应风险。与TXA相比,抑肽酶与CABG手术后并发症发生率较高与高危患者1年较高死亡率相关。应用氨甲环酸也可能在瓣膜术后产生不利影响。两种抗纤维蛋白溶解药物均存在不良反应的风险;所有血液保护措施的益处必须与药物的潜在风险相平衡[12]。与抑肽酶相比,TXA和氨基己酸在脊柱手术中对有效减少出血和术中输血的效果可能基本相当[13]。

TXA在脊柱手术中的预防作用尚无较好研究,也未明确可用于预防。在脊柱固定术或脊柱转移瘤手术中预防性使用低剂量TXA并不能显著影响患者的输血需求[14],也未对或在转移性脊柱肿瘤的外科治疗期间产生显著影响[15]。但是,预防性使用TXA可主要通过减少术后出血的方式有效减少颈椎椎板成形术的围术期失血[16]。

正方:在儿童和成人的前瞻性对照试验,回顾性研究和队列研究中,包括脊柱手术在内的研究均提示血管血栓形成的总发生率很低或没有[13]。大多数临床试验和随机试验的研究对象为关节置换的患者。2012年的一项荟萃分析的结果表明应用TXA与深静脉血栓形成(deep vein thrombosis,DVT)风险增高并不相关。

反方:在应用氨基己酸后,术后纤维蛋白原水平稳定上升[17]。因此理应关注TXA可能导致更高的术后血栓栓塞事件发生率。活动性血栓疾病是TXA使用的禁忌证。已有TXA会导致肺栓塞(pulmonary embolism,PE)和DVT的报道[18]。

大多数随机研究表明,与安慰剂相比,抗纤维蛋白溶解药物在关节置换术、脊柱手术出血和需要输血的同时应用[18],并不增加心肌梗死、卒中、深静脉血栓形成或肺栓塞的风险。

然而,已有数例应用TXA导致急性肾皮质坏死的报道。在肾功能不全患者中,TXA与术后癫痫相关,亦有输注TXA后发生多灶性肌阵挛的报道,尤其是肾功能不全患者中[18]。TXA还可导致结膜性结膜炎、中毒性表皮坏死松解、中央静脉阻塞性视网膜病变,色觉障碍和视网膜中央动脉阻塞。

总结

脊柱手术通常因出血量多而需要多次输血。这使得抗纤维蛋白溶解药物,如TXA成为围术期管理的重要辅助手段。然而,目前TXA在脊柱手术中减少围术期失血和输血需求的作用尚不清楚。关于抗纤维蛋白溶解药物在脊柱手术中作用的大多数临床试验不仅纳入病例数有限,而且研究结果众说纷纭。尽管如此,越来越多的证据表明,TXA可能具有减少脊柱手术中输血需要的作用,但必须对患者的风险和获益逐例进行仔细评估。重要的是确定哪些外科干预类型适宜应用TXA,如脊柱融合、椎管狭窄矫正和创伤,哪些不推荐应用TXA,如肿瘤。目前对于TXA的使用剂量尚未完全确定TXA,其使用剂量可因不同的手术操作和医疗情况而异。

TXA对血管栓塞事件、卒中、心肌缺血、癫痫和死亡率的影响尚未得到充分评估且效应结果仍模棱两可。大多数临床试验分析手术中应用TXA导致血管栓塞性并发症的结果或是存在矛盾,或是不恰当的,也因此导致无法得出明确结论。已发表的文献支持在大关节置换术中应用TXA预防输血的安全性。尽管尚未完全明确脊髓融合患者使用氨甲环酸的益处和安全性,但TXA似乎在其治疗中可能产生有益的作用。目前,没有强有力的证据表明TXA增加血管栓塞事件的发生率。未来需要多中心、安慰剂对照、盲法、前瞻性随机研究来阐明TXA在脊柱手术中的确切作用和安全性。

(朱彦融 译,陶涛 姜好 校)

参考文献

[1] Lee MJ, Konodi MA, Cizik AM, Bransford RJ, Bellabarba C, Chapman JR. Risk factors for medical complication after spine surgery: a multivariate analysis of 1591 patients. Spine J. 2012; 12: 197-206.

[2] Eubanks JD. Antifibrinolytics in major orthopaedic surgery. J Am Acad Orthop Surg. 2010; 18: 132-138.

[3] Fraser IS, Porte RJ, Kouides PA, Lukes AS. A benefit-risk review of systemic haemostatic agents: part 1: in major surgery. Drug Saf. 2008; 31: 217-230.

[4] Ortmann E, Besser MW, Klein AA. Antifibrinolytic agents in current anaesthetic practice. Br J Anaesth. 2013; 111(4): 549-563.

[5] McCormack PL. Tranexamic Acid. Drugs. 2012; 72: 585-617.

[6] Porte RJ, Leebeek FW. Pharmacological strategies to decrease transfusion requirements in patients undergoing surgery. Drugs. 2002; 62: 2193-2211.

[7] Ker K, Edwards P, Perel P, Shakur H, Roberts I. Effect of tranexamic acid on surgical bleeding: systematic review and cumulative meta-analysis. BMJ. 2012; 344: e3054.

[8] Pusateri AE, Weiskopf RB, Bebarta V, Butler F, Cestero RF, Chaudry IH, Deal V, Dorlac WC, Gerhardt RT, Given MB, Hansen DR, Hoots WK, Klein HG, Macdonald VW, Mattox KL, Michael RA, Mogford J, Montcalm-Smith EA, Niemeyer DM, Prusaczyk WK, Rappold JF, Rassmussen T, Rentas F, Ross J, Thompson C, Tucker LD, US DoD Hemorrhage and Resuscitation Research and Development Steering Committee. Tranexamic acid and trauma: current status and knowledge gaps with recommended research priorities. Shock. 2013; 39: 121-126.

[9] Dhawale AA, Shah SA, Sponseller PD, Bastrom T, Neiss G, Yorgova P, Newton PO, Yaszay B, Abel MF, Shufflebarger H, Gabos PG, Dabney KW, Miller F. Are antifibrinolytics helpful in decreasing blood loss and transfusions during spinal fusion surgery in children with cerebral palsy scoliosis? Spine. 2012; 37: E549-555.

[10] Wang Q, Liu J, Fan R, Chen Y, Yu H, Bi Y, Hua Z, Piao M, Guo M, Ren W, Xiang L. Tranexamic acid reduces postoperative blood loss of degenerative lumbar instability with stenosis in posterior approach lumbar surgery: a randomized controlled trial. Eur Spine J. 2013; 22: 2035-2038.

[11] Mahdy AM, Webster NR. Perioperative systemic haemostatic agents. Br J Anaesth. 2004; 93: 842-858.

[12] Martin K, Wiesner G, Breuer T, Lange R, Tassani P. The risks of aprotinin and tranexamic acid in cardiac surgery: a one-year follow-up of 1188 consecutive patients. Anesth Analg. 2008; 107: 1783-1790.

[13] Kuklo TR, Owens BD, Polly DW Jr. Perioperative blood and blood product management for spinal deformity surgery. Spine J. 2003; 3: 388-393.

[14] Farrokhi MR, Kazemi AP, Eftekharian HR, Akbari K. Efficacy of prophylactic low dose of tranexamic acid in spinal fixation surgery: a randomized clinical trial. J Neurosurg Anesthesiol. 2011; 23: 290-296.

[15] Bednar DA, Bednar VA, Chaudhary A, Farrokhyar F. Tranexamic acid for hemostasis in the surgical treatment of metastatic tumors of the spine. Spine. 2006; 31: 954-957.

[16] Tsutsumimoto T, Shimogata M, Ohta H, Yui M, Yoda I, Misawa H. Tranexamic acid reduces perioperative blood loss in cervical laminoplasty: a prospective randomized study. Spine. 2011; 36: 1913-1918.

[17] Thompson GH, Florentino-Pineda I, Armstrong DG, Poe-Kochert C. Fibrinogen levels following

Amicar in surgery for idiopathic scoliosis. Spine. 2007; 32: 368 - 372.

[18] Elwatidy S, Jamjoom Z, Elgamal E, Zakaria A, Turkistani A, El-Dawlatly A. Efficacy and safety of prophylactic large dose of tranexamic acid in spine surgery: a prospective, randomized, double-blind, placebo-controlled study. Spine. 2008; 33: 2577 - 2580.

脊柱大手术患者应该在手术室内拔管吗？

57.

A. 伊丽莎白·阿布拉莫维奇

病例

1 名仍在工作、喜欢运动 72 岁的女性，退行性脊柱疾病致胸腰椎后侧凸畸形。她有高血压病史，使用利尿剂控制良好。因背部疼痛和姿势改变，她的生活质量下降，并希望解决上述问题。她每 4～6 小时服用对乙酰氨基酚 325 mg 和羟考酮 10 mg 以缓解背部疼痛。既往曾行 2 个节段的颈椎前路椎间盘切除及融合术、子宫切除术。本次拟行 8 个节段的脊柱减压融合内固定以及 2 个节段的椎弓根截骨术。

她身高约 163 cm，体重约 82 kg。血红蛋白：127 g/L。肌酐：114.9 μmol/L。血压（BP）：140/89 mmHg。心率：76 次/分。心电图（EKG）：窦性心律，65/分，左心室肥厚伴非特异性 ST 段和 T 波改变。

手术持续了 7 个小时，患者俯卧于 Jackson 手术床，术中行多模式神经生理学监测。头部置于泡沫枕上，直接喉镜下行气管插管显示其 Cormack - Lehane 评分为Ⅲ级，存在插管困难，但应用可视喉镜后第二次尝试即插管成功，置入 7.0 mm ID Mallinckrodt Lo - Pro 气管导管。她的麻醉用药包括静脉给予舒芬太尼，丙泊酚和氯胺酮，术中持续输注氨甲环酸，估计失血量 3 000 mL。术中出现低血压后，给予去氧肾上腺素和扩容处理后有效，因此术中曾持续输注去氧肾上腺素。患者接受 500 mL 5% 白蛋白，5 400 mL 晶体液，3 个单位的浓缩红细胞（packed red blood cells，PRBC），并回输自体血 900 mL，尿量为 600 mL。手术在晚上 10 点 15 分结束，此时 Hgb 为 9.1 g/L，且已停用血管收缩药物。

问题

是否应在手术室内让该患者苏醒并拔管？

正方： 情况稳定的行脊柱大手术的患者应在手术室内拔管。

复杂或大型脊柱手术尚无较好的定义，通常表示患者需在俯卧位下行融合及器械内固定术。需要融合的脊柱节段数量和需要截骨矫正的畸形的严重程度与手术时间及失血量成正比[1,2]。

中脊柱退行性疾病和脊椎强直多见于老年人群，择期的大手术需要依据风险分层进行充分的术前准备。RCRI（修订版心脏风险指数，Revised Cardiac Risk Index）将所有脊柱手术归类为中等风险手术。然而，在接受复杂脊柱手术的一组患者中，RCRI 并不能更好地识别出围术期可能会出现心脏并发症的患者[3]，此类手术本就存在导致包括死亡在内的各种并发症的风险。据脊柱侧凸研究学会的发病率和死亡率数据库报道每 1 000 名成年患者中有 2 例死亡[4]。最高风险的手术包括脊柱骨折、脊柱后凸和脊柱侧凸矫形，死亡的主要原因是呼吸/肺相关问题、心脏问题、卒中、脓毒血症以及术中失血。在另一项研究中，成人脊柱畸形手术的主要并发症发生率约为 8.5%[5]。

在脊柱大手术俯卧位的患者中还有其他 3 种常见并发症：气道水肿，术后视力丧失（postoperative visual loss，POVL），特别是后部缺血性视神经病变（posterior ischemic optic neuropathy, PION）[6,7]，以及为便于进行运动神经诱发电位（motor-evoked potential, MEP）监测而采用全凭静脉麻醉（total intravenous anesthesia, TIVA）引起的术中知晓[8]。

Anastasian[9]回顾性分析了单中心289例手术时间≥8小时的脊柱大手术中与延迟拔管相关的因素，她发现44％保留气管插管的患者，其不拔管的决策与患者的高龄、美国麻醉医师协会（American Society of Anesthesiologists, ASA）分级、手术持续时间、晶体液总入量和输血总量独立相关。延迟拔管还与手术结束时间独立相关——在下午6点立即拔管，而晚上8点的拔管时间平均延迟约100分钟。保留气管插管的患者发生术后肺炎是其他患者的3倍。

脊柱大手术后的疼痛管理极具挑战性，特别是对于非初次使用阿片类药物的患者。近年倾向在此类手术后应用多模式疼痛管理的方式，旨在减少对阿片类药物的依赖及其伴随的不良反应和风险。当患者术前每天口服剂量超过30 mg吗啡或相当剂量的阿片类药物时，术后应实施多模式疼痛治疗，包括加巴喷丁类，非甾体类抗炎药（nonsteroidal anti-inflammatory drugs, NSAIDs），对乙酰氨基酚，氯胺酮以及局部浸润缓释局部麻醉药物[10]。

对于择期手术，脊柱大手术患者应尽可能优化至可手术结束后立即拔管，以减少术后呼吸系统并发症的可能性，包括肺炎和败血症。这对于有植入物的患者尤为重要，因为细菌定植可造成灾难性的后果。从Anastasian的分析中可以看出，延迟拔管受手术结束时间的影响。麻醉医师可能会因为术者疲劳、医护人员不足以及夜班时缺乏其他资源等原因而延迟拔管。而且延迟拔管组交接患者的情况更为常见（尽管在多变量分析中并不明显），或许医护人员在针对不熟悉的患者时，处理会更加谨慎[9]。

尽管患者通常术后多天才揭露术中知晓的情况，但NAP5组发现一组患者的术后回忆可能与麻醉后监护有关，尤其是保留气管插管时[8]。除非术前与患者进行了充分谈话，否则术后保留气管插管和机械通气可能是心理压力的一种主要来源。

一旦患者从麻醉中充分恢复到可发现有视野缺失时，术后视力丧失（postoperative visual loss, POVL）即可基本明确。最坏的情况是双侧完全性失明。然而，多数情况的视力丧失是单侧的和/或部分的。后部缺血性视神经病变（posterior ischemic optic neuropathy, PION）通常认为是不可逆的，但是若能早期发现，并且视力丧失的原因是皮质盲或急性闭角型青光眼，这些视力丧失尽管罕见但还可能可逆。显然，如果能立即从麻醉中苏醒，患者可能会受益。

以明确降低阿片类药物剂量为目标的多模式疼痛管理仅在清醒患者中有意义，毕竟，我们根据患者的主观疼痛评估指导应用麻醉药物。与之类似，清醒患者对于早期发现肺栓塞所致呼吸困难，冠状动脉综合征所致胸痛或缺血性卒中所致神经功能恶化更有利，且有利于早期进行目标明确和有效的干预。我们要明确这些并发症在脊柱大手术患者中发生率可能高达8.5％[5]。

不延迟拔管的次要原因与Lo-Pro气管导管有关。Lo-Prl气管导管成本低廉，常用于常规手术，但其高压低容量套囊并非设计用于长时间留管，因为其套囊的压力已高到足以损伤气管黏膜。谁会在术中测量气管导管套囊压力呢？

最后，广泛脊柱手术后进行神经系统检查以识别潜在的、可纠正的神经压迫是很重要的。停止所有监测后，尽管很少，但也可能会出现术后血肿。快速减压可以拯救脊髓功能。

反方：行脊柱外科大手术的患者在长时间、持续出血的手术干预后应维持插管状态。

虽然缺乏良好的数据，但俯卧位下的失血，尤其是长时间的手术后复苏会导致气道水肿。结膜水肿及其部分脱垂并不罕见，这提示存在黏膜水肿，并且存在拔管后气道阻塞的风险。目前已有多种方法被提出用来识别高风险患者。喉部超声应用日渐广泛，但其无法评估口咽部和腭部的情况。从定性到定量的套囊漏气测试，通常用于患者机械通气时监测是否因套囊漏气而导致潮气量不足的方法，也被用于识别气道黏膜水肿。然而，该方法的敏感性和特异性均不足。随着患者改为仰卧位和头部的抬高，其面部水肿会在数小时内消退，为什么不等到那个时候再给患者拔管呢？

腰椎强直患者常出现困难气管插管：脊椎关节强直也会影响颈椎并限制颈部伸展，尤其是曾行减压和融合术的患者。等待数小时直到术后较大伤口的持续失血减轻，并且已排出其他可能的并发症后再考虑拔除气管导管，可以预防在困难条件下进行紧急再次气管插管。英国困难气道协会在其指南中建议在拔管前优化"患者因素"——心血管系统、呼吸系统、代谢/体温以及神经肌肉系统。何人可以保证在恢复仰卧位后几分钟内完成对患者的优化？延迟到血红蛋白和血气值已复查且纠正后再考虑拔管似乎是一个合理的计划。在寒冷的手术室中清洁伤口和换药也可能会导致患者核心温度出现显著下降。该指南进一步建议，如果重新插管可能存在困难或氧供不确定，应考虑将患者纳入高风险拔管途径，包括延迟拔管直至做出确定的判断后，再安全地拔除气管导管。同时，如有必要，应保证所有必备的辅助装置和人员在位且可随时进行重新插管。

限制晶体液[6]和保持 Jackson 手术床在头高脚底位是 2 种常用的减少眶静脉淤血和降低 PION 风险的方法[7]。然而，这种体位[13]将导致静脉回心血量减少并进一步加重本就因俯卧位而导致的心排血量下降减少。长时间的大手术通常需要应用升压药。采用血压来指导补充血管内血容量非常不完善，有时可采用无创脉冲压力和每搏量变异度监测，但它们仅适用于机械通气患者。当可能出现持续出血时，更需要给出充足时间，以在术后数小时内谨慎评估在机械通气条件下，仰卧位时的心血管系统情况。

总结

目前的共识是认为手术结束后应尽快进行神经学评估，而加速拔管流程，可能与当前采用在多模式神经生理监测和基于精密 CT 的术中导航置入椎弓根螺钉的传统有关。

不应存在所有脊柱外科大手术患者手术结束后即可快速拔管的规则。在每个病例中必须审慎的采用基于指南指导的策略，从整体上评估患者呼吸、心血管以及气道的相关因素。在风暴平静之后，可能才是再做出拔管决定的最佳时机。

（朱彦融 译，陶涛 姜妤 校）

参考文献

[1] Yu X, Xiao H, Wang R, Huang Y. Prediction of massive blood loss in scoliosis surgery from preoperative variables. Spine. 2013；38：350 - 355.

[2] Carabini LM, Zeeni C, Moreland NC, Gould RW, Avram MJ, Hemmer LB, et al. Development and validation of a generalizable model for predicting major transfusion during spine fusion surgery. J Neurosurg Anesthesiol. 2014；26：205 - 215.

[3] Carabini LM, Zeeni C, Moreland NC, Gould RW, Hemmer LB, Bebawy JF, et al. Predicting major cardiac events in spine fusion patients：is the revised cardiac risk index sufficient? Spine. 2014；39：1441 - 1448.

[4] Smith JD, Saulle D, Chen CJ, Lenke LG, Polly DW Jr, Kasliwal MK, et al. Rates and cause of mortality associated with spine surgery based on 108，419 procedures. Spine. 2012；37：1975 - 1982.

[5] Schwab FJ, Hawkinson N, Lafage V, Smith JS, Hart R, Mundis G, International Spine Study Group, et al. Risk factors for major peri-operative complications in adult spinal deformity surgery：a

multi-center review of 953 consecutive patients. Eur Spine J. 2012; 21: 2603 - 2610.

[6] Postoperative Visual Loss Study Group. Risk factors associated with ischemic optic neuropathy after spinal fusion surgery. Anesthesiology. 2012; 116: 15 - 24.

[7] ASA Task Force on Postoperative Visual Loss. Practice advisory for perioperative visual loss associated with spine surgery. Anesthesiology. 2012; 116: 274 - 285.

[8] Pandit JJ, Andrade J, Bogod DG, Hitchman JM, Jonker WR, Lucas N, Royal College of Anaesthetists, Association of Anaesthetists of Great Britain and Ireland, et al. 5th National Audit Project (NAP5) on accidental awareness during general anesthesia: summary of main findings and risk factors. Br J Anaesth. 2014; 113: 549 - 559.

[9] Anastasian ZH, Gaudet JG, Levitt LC, Mergeche JL, Heyer EJ, Berman MF. Factors that correlate with the decision to delay extubation after multilevel prone spine surgery. J Neurosurg Anesthesiol. 2014; 26: 167 - 171.

[10] Devin CJ, McGirt MJ. Best evidence in multimodal pain management in spine surgery and means of assessing postoperative pain and functional outcomes. J Clin Neurosci. 2015; 22: 930 - 938.

[11] Gros A, Holzapfel L, Marqué S, Perard L, Demingeon G, Piralla B, et al. Intra-individual variation of the cuff-leak test as a predictor of post-extubation stridor. Respir Care. 2012; 57: 2026 - 2031.

[12] The Difficult Airway Society. https://www.das.uk.com/guidelines/das-extubation-guidelinesl. Accessed May 8 2015.

[13] Dharmavaram S, Jellish WS, Nockels RP, Shea J, Mehmood R, Ghanayem A, et al. Effect of prone positioning systems on hemodynamic and cardiac function during lumbar spine surgery: an echocardiographic study. Spine. 2006; 31: 1388 - 1393.

全身麻醉在动脉内卒中治疗（血管内机械取栓术）的应用：现在仍旧需要还是？

58.

A. 伊丽莎白·阿布拉莫维奇

病例

1 名 74 岁的女性因右侧偏瘫和失语入院，她的家人最近一次见到她情况良好是在她到达急诊室（emergency room，ER）1 小时前。她的家人告知医生她既往有高血压、2 型糖尿病和阵发性心房颤动病史，目前她服用的药物有赖诺普利，氢氯噻嗪，二甲双胍和美托洛尔。尚未发现她有过敏史，上一次进食时间为 3 小时前。身高：约 157 cm，体重：约 99 kg。生命体征：BP 180/105 mmHg，HR 120 次/min，RR 18，体温 36.7℃。

神经卒中小组联系神经介入团队和麻醉科，拟行左大脑中动脉（middle cerebral artery，MCA）血管内血栓清除术。患者的 CT/CT 血管造影（CTA）明确了左侧 MCA 闭塞并已接受了静脉组织纤溶酶原激活剂（静脉注射 t-PA）。她的 EKG 提示心房颤动，血糖为 13 mmol/L。1 小时前进入急诊科。

问题

麻醉管理的选择是什么？

值班的麻醉医师没有处理急性缺血性卒中（acute ischemic stroke，AIS）的经验，失语后的患者无法依从指令，并且焦虑不安。CTA 检查时她不得不忍受着头部和躯干制动，气道检查因她无法配合而受限；患者肥胖以及牙列良好。她需要按饱胃采取预防措施。

麻醉医师向其家人采集病史时了解到患者 2 年前曾在另一家机构进行了全髋关节置换术，术中无特殊。

神经卒中专家坚持要立即将患者转入神经介入治疗室，因为"时间就是大脑"，良好的神经学结局很大程度上取决于已闭塞 MCA 的快速再灌注。

麻醉医师告知家属因为患者缺乏合作、病态肥胖和存在误吸的风险，麻醉方案将选择全身麻醉。无意中听到知情同意讨论的神经卒中医师将麻醉医师拉到一边，坚持认为全身麻醉禁忌用于急性缺血性脑卒中行血管内血栓清除术，因为文献清楚表明它与不良神经学结局相关。神经介入医师加入对话并支持神经卒中医师，她解释说患者并不需要绝对不动，"清醒镇静"麻醉就能满足操作需求。

正方：全身麻醉禁用于急性缺血性卒中行血管内血栓清除术，镇静始终是首选的麻醉方式。

尽管 2004 年以来第一代机械取栓装置已获美国食品和药物管理局（Food and Drug Administration，FDA）批准上市，但直到近年才明确获得血管内机械取栓术治疗由颈内动脉或其主要分支，如 MCA，闭塞引起的急性缺血性卒中要优于单独使用静脉注射 t-PA 的证据[1-5]。可能由于新型的血栓清除装置改变了潮流，即可更快更有效恢复血流的所谓支架取栓装置，目前已经普遍用于大多数缺血性卒中中的血管内治疗，可在发病后 6 小时内实现血管再通。美国心脏协会/美国卒中协会（American Heart Association/American Stroke Association，AHA/ASA）重点更新了 2013 年缺血性卒中患者早期管理指南,证实了这一重要进展[6]。据估计每年可能有高达 10% 或 60 000 的急性缺血性卒中患者受益于这种新型治疗[7];全国将有多达 300 个中心根据需求提供这项医疗服务。

目前尚无随机对照试验阐述急性缺血性卒中介入治疗应用全身麻醉和/或全身麻醉某一组成部分的安全问题。在早期的文献中,部分等级较弱的证据指出即便达到相类似的梗塞血管再通水平(脑梗死溶栓等级系统或 TICI 量表),全身麻醉或"插管状态"也会导致更差的神经功能结局;2014 年 12 月发表的一篇荟萃分析依据回顾性、单中心、大部分为小型队列的试验结果,也支持这种相关性[8]。针对目前可获取数据的主要反对意见是需要全身麻醉的似乎大多是国立卫生研究院临床中心(National Institutes of Health,NIH)卒中量表分数更高的神经受损更多的患者被安排了全身麻醉,这些患者一开始就有存在更高的预后不良风险。最近的一项研究分析了荷兰多个中心的连续队列急性缺血性卒中患者,麻醉方案取决于每个中心自己的方案/偏好,即便在校正卒中严重程度后,仍提示全身麻醉不利于急性缺血性卒中患者[9]。全身麻醉的理论优势,如绝对不动、减少运动伪影以缩短手术时间、降低血管穿孔风险、减少医护团队辐射暴露以及更少的造影剂剂量,并未在大量的观察性研究中得到证实。确实,大多数介入医师指出由于血管闭塞造成导丝和微导管导航是"盲探"的,因此患者的绝对不动并不能表现出全身麻醉在动脉瘤或 AVM 栓塞中应用时的相同技术优势。

随后 AHA/ASA 毫无意外的建议"在急性缺血性卒中的血管内治疗期间倾向于清醒镇静而不是全身麻醉可能比较合理"(新版建议,第 16 号,Ⅱb 类;证据等级 C)[6]。另一认为全身麻醉导致更差结局的原因是全身麻醉延长了从卒中到开始腹股沟穿刺的时间。瑞士一家运行良好的卒中中心的一项观察性研究表明全身麻醉导致平均延迟时间达 15 分钟[10],荷兰的研究中则发现延迟 20 分钟[9]。脑缺血 1 分钟会破坏 200 万个神经元、714 km 的有髓纤维和 8 300 亿个突触[11]。无论其他变量如何,减少卒中-再灌注时间会带来更好的神经结局。

尽管存在这些初步数据,但尚不清楚为什么全身麻醉会恶化神经结局。戴维斯(Davis)等人[12]的一项回顾性研究发现全身麻醉组中常见收缩压降至 140 mmHg 以下与不良的神经功能独立相关。是否按此研究,保持 BP 在该水平以上,使用全身麻醉就安全了? 单独的血压变化是否有可能影响脆弱的缺血半暗带活力? 还有人认为全身麻醉期间,即便是轻微的过度通气也可能是影响结局的罪魁祸首。(挥发性)麻醉剂可能对缺血大脑具有非特异性毒性作用。这就是目前关于全身麻醉造成不良结局的所有猜想。其他支持镇静的论点包括:镇静可以监测神经功能缺损的恶化和临床症状的改善,这可以作为治疗终点;导线/导管操作期间感到痛可在血管剥离/穿孔发生前提示血管损伤。最重要的是,镇静可以提供对于缺血性卒中急性期患者非常重要的血流动力学稳定。

反方:全身麻醉必须在急性缺血性卒中血栓清除术中占有一席之地,镇静并不能安全的用于每个患者。

急性缺血性卒中多为高龄;卒中患者平均年龄为 79 岁,其中 65% 的患者超过 65 岁。该组患者并存疾病较多,这些并存疾病同样也是卒中的危险因素,包括高血压、糖尿病、心房颤动或扑动、阻塞性睡眠呼吸暂停、吸烟和慢性肾病[13]。卒中会增加癫痫发作、神经功能恶化和误吸的风险。血管内治疗的紧急特性影响了完善的麻醉前评估和优化。左侧大脑中动脉综合征引起失语;患者不依从指令,也无法理解我们所采取的医疗措施。他们可能变得焦虑不安,并可能因此导致颈部或肢体损伤以及静脉和动脉通路脱落的危险，且可能导致无法进行造影。

在任何其他情况下对这些患者使用镇静会被认为存在安全风险的或完全不安全。即便仅给予小剂量药物，精神状态改变的患者也存在气道阻塞和误吸的风险。此外，神经介入室的地形也不便于控制气道。而在介入操作时，患者头部制动并平卧于水平的射线可透过的操作床上，一旦出现反流或呕吐，这种体位非常危险。此类操作床通常仅有很薄的床垫，而大型电子和双平面 X 射线设备需要冷却，均会导致令人不适的温度。这些情况可能会加剧患者焦虑不安并拒绝合作，因此需要进一步给予镇静剂。扩张血栓清除装置的支架部分会导致颅内血管牵拉而产生疼痛，取出血栓时则进一步加剧疼痛。而临床上常需多次置入支架取出器才可能达到再灌注和预期的神经功能改善。

考虑到颅内和脑内动脉操作所造成的体位不适和引起疼痛的双重问题，在可配合患者中应用良好的镇痛方案可能获得令人满意的效果，并且要避免过度镇静，气道阻塞和通气不足造成的低氧血症。然而，与全身麻醉中可被严格控制的血流动力学变化相比，不能忽视潜在的并发症。急性缺血性卒中患者通常需要深度镇静以获得确保安全的制动，所以此类患者应得到选择性的气道保护和控制通气，比如全身麻醉。

除非随机对照试验阐明急性缺血性卒中患者最佳的麻醉方案，大多数中心将继续采用自己的方案。目前麻醉医师对不同麻醉方法都有自己的强烈的偏好；麻醉医师能提供的、一致的麻醉方法可能是决定性的标准，尽管尚无已发表数据支持该观点。在倾向"清醒镇静"的中心中，报道指出有 10%～13% 的患者紧急转成全身麻醉[14]。我们从麻醉学文献中可获知紧急变更麻醉方式会产生重大风险，因为这实际是一种呼吸急救，而不是可控性的麻醉诱导。

有趣的是，布林吉克吉（Brinjikji）[8]在针对回顾性队列研究的荟萃分析中发现全身麻醉组的呼吸系统并发症、死亡率和较差的神经系统及血管造影结局均更常见。分析的 9 项研究中只有 6 项有卒中严重程度数据；在这些研究中，严重程度较高的患者更可能采用全身麻醉，提示存在选择偏倚和更常需要气道保护。与之前引用的两项研究不同[9,10]，他没有发现与全身麻醉相关的延迟治疗。

关于急性缺血性卒中血栓清除术中选择最佳镇静药物的信息很少。约翰（John）等人[15]回顾性比较了 35 例采用右美托咪定镇静和 37 例采用丙泊酚镇静的患者。尽管结果相似，但右美托咪定镇静的患者不出意料地表现出血流动力学不稳定，且需要大剂量的血管加压药物。这些结果如果得到证实，首选镇静是因其可避免全身麻醉引起的血流动力学变化的论点将会被质疑。

总结

尽管神经科医生的劝诫以及 2015 年 AHA/ASA 指南中的婉转建议"支持"镇静，目前仍有许多未解决的问题[16]。由于缺乏高质量的前瞻性数据，麻醉方法最好留给麻醉医生选择，麻醉医生必须识别并与治疗团队沟通交流镇静的禁忌证，同时麻醉医师还需了解操作技术的方方面面特点，尊重治疗中心偏好的方案。

（朱彦融 译，陶涛 姜妤 校）

参考文献

[1] Berkhemer OA, Fransen PS, Beumer D, van den Berg LA, Lingsma HF, Yoo AJ, MR CLEAN Investigators, et al. A randomized trial of intraarterial treatment for acute ischemic stroke. N Engl J Med. 2015；372：11-20.
[2] Demchuk AM, Menon BK, Eesa M, Rempel JL,

Thornton J, Roy D, ESCAPE Trial Investigators, et al. Randomized assessment of rapid endovascular treatment of ischemic stroke. N Engl J Med. 2015; 372: 1019 - 1030.

[3] Campbell BC, Mitchell PJ, Kleinig TJ, Dewey HM, Churilov L, Yassi N, EXTEND-IA Investigators, et al. Endovascular therapy for ischemic stroke with perfusion-imaging selection. N Engl J Med. 2015; 372: 1009 - 1018.

[4] Saver JL, Goyal M, Bonafe A, Diener HC, Levy El, Pereira VM, SWIFT PRIME Investigators, et al. Stent-retriever thrombectomy after intravenous t-PA vs. t-PA alone in stroke. N Engl J Med. 2015; 372: 2285 - 2295.

[5] Jovin TG, Chamorro A, Cobo E, de Miquel MA, Molina CA, Rovira A, REVASCAT Trial Investigators, et al. Thrombectomy within 8 hours after symptom onset in ischemic stroke. N Engl J Med. 2015; 372: 2296 - 2306.

[6] Powers WJ, Derdeyn CP, Biller J, Coffey CS, Hoh BL, Jauch EC, American Heart Association Stroke Council, et al. AHA/ASA focused update of the 2013 guidelines for the early management of patients with acute ischemic stroke regarding endovascular treatment. Stroke. 2015; 46(10): 3020 - 3035.

[7] Furlan AJ. Endovascular therapy for stroke — it's about time. N Engl J Med. 2015; 372: 2347 - 2349.

[8] Brinjikji W, Murad MH, Rabinstein A A, Cloft HJ, Lanzino G, Kallmes DF. Conscious sedation versus general anesthesia during endovascular acute ischemic stroke treatment: a systematic review and meta-analysis. Am J Neuroradiol. 2015; 36: 525 - 529.

[9] Van Den Berg LA, Koelman DL, Berkhemer OA, Rozeman AD, Fransen PS, Beumer D, MR CLEAN Pretrial Study Group; Participating centers, et al. Type of anesthesia and differences in clinical outcome after intra-arterial treatment for ischemic stroke. Stroke. 2015; 46: 1257 - 1262.

[10] Brekenfeld C, Mattie HP, Schroth G. General is better than local anesthesia during endovascular procedures. Stroke. 2010; 41: 2716 - 2717.

[11] Saver JL. Time is brain — quantified. Stroke. 2006; 37: 263 - 266.

[12] Davis MJ, Menon BK, Baghirzada LB, Campos-Herrera CR, Goyal M, Hill MD, Calgary Stroke Program, et al. Anesthetic management and outcome in patients during endovascular therapy for acute stroke. Anesthesiology. 2012; 116: 396 - 405.

[13] Go AS, Mozaffarian D, Roger VL, Benjamin EJ, Berry JD, Blaha MJ, American Heart Association Statistics Committee and Stroke Statistics Subcommittee, et al. Heart disease and stroke statistics-2014 update: a report from the American Heart Association. Circulation. 2014; 129 - 292.

[14] Soize S, Kadziolka K, Estrade L, Serre I, Bakchine S, Pierot L. Mechanical thrombectomy in acute stroke: prospective pilot trial of the solitaire FR device while under conscious sedation. Am J Neuroradiol. 2013; 34: 360 - 365.

[15] John S, Somal J, Thebo U, Hussain MS, Farag E, Dupler S, et al. Safety and hemodynamic profile of propofol and dexmedetomidine during intra-arterial acute stroke therapy. J Stroke Cerebrovasc Dis. 2015; 24(10): 2397 - 2403.

[16] Grotta JC, Hacke W. Stroke neurologist's perspective on the new endovascular trials. Stroke. 2015; 46: 1447 - 1452.

清醒开颅手术切除脑肿瘤是否会更好呢? 59.

小约翰·L.阿尔德,艾琳·金

病例

1名右利手的44岁健康妇女在餐厅第1次发作癫痫后,前往急诊室就诊。她的头部CT显示右侧顶叶有1个2cm×4cm的肿块。

她的神经外科医师建议开颅手术切除肿瘤并诊断肿瘤类型。

这名患者是2个小孩的母亲。她有1名亲属"清醒"时切除了脑瘤,手术顺利术后2天就离开了医院。虽然她害怕清醒着做手术,但她希望尽快回家照顾孩子。她想知道是否可以避免全身麻醉并"清醒"取出她的肿瘤。

她的神经外科医师具有清醒状态下做手术的病例经验,但条件是只有当肿瘤位于大脑的额叶运动区。外科医师咨询他的麻醉科同事。

问题

清醒开颅术后的结局是不变还是更好呢?

正方:最近一些前瞻性和回顾性研究比较了全麻下肿瘤切除术与"清醒"下的开颅手术[1]。清醒开颅手术患者住院时间缩短,且神经功能缺损较少。大部分病例涉及功能区(语言或运动)附近的肿瘤,但患者获益是如此之大以至于所有开颅手术都应考虑清醒麻醉。

反方:大多数研究是回顾性的或非随机的[1]。荟萃分析[1]中,与全身麻醉组相比,清醒组的患者更年轻,并且更多的是患有额叶和颞叶肿瘤。在这些研究中难以克服选择偏倚的问题,因

为睡眠呼吸暂停、病态肥胖、焦虑、言语或语言问题的患者不适合采用清醒麻醉。

正方:在2014年公布的一组病情严重的病例行清醒麻醉下行开颅术[2],患者能够耐受手术并且术后恢复良好。只有少数神经外科中心"清醒"下行所有开颅手术[3]。也许麻醉医师不必对哪些患者行清醒开颅术如此挑剔。

反方:我们仍缺乏随机试验。发表所有患者表现良好的系列文章是很容易的,很可能导致发表偏倚。研究就没有提到失败的案例。

正方:因为清醒组避免使用或接受较低剂量使用全身麻醉剂[4],所以这些患者可能会表现更好。比如说吸入和静脉麻醉剂都具有强烈的心脏和血管活性作用。相反,清醒开颅术使用麻醉药物少而较少出现低血压的情况;这无疑有益于维持脑灌注。清醒开颅手术还避免了机械通气以及其产生的气压伤,避免了因此释放的细胞因子引发炎症级联反应。

反方:文献中一些证据表明常用的麻醉药如丙泊酚或七氟醚对肺、心脏和大脑等器官有毒性作用。但可以肯定的是,缺氧和高碳酸血症对这些器官也是不利的。清醒开颅手术中出现低血氧的情况。没有保护的气道也可能增加吸入性肺炎的风险。

正方:全身麻醉剂会影响免疫功能[4]。吸入麻醉药氟烷抑制自然杀伤细胞活性,异氟醚对开颅术后外周辅助T淋巴细胞比率产生不利影响。常用的阿片类药物如芬太尼和吗啡可抑制细胞和体液免疫[5]。清醒的开颅手术依靠局部麻醉剂来

控制疼痛,因此减少或避免使用麻醉剂和吸入麻醉剂。

反方:这些都是有意思的研究结果以及有朝一日可能会改变我们对所有癌症类型患者进行麻醉的方法。不幸的是仍缺乏随机对照试验来证实任意这些因素对患者结局产生的影响。此外,用于头皮阻滞的高剂量局部麻醉剂具有心脏毒性和神经毒性。

正方的让步:总会有需要全身麻醉的患者,例如非常年轻的患者或拒绝清醒手术的患者。缺乏确凿的证据表明开颅肿瘤切除术清醒麻醉技术与行全麻气管内麻醉一样安全。

反方的让步:虽然更多行清醒开颅术的证据大多是回顾性的,不增加并发症的更好的临床结果的可能性应该推动麻醉医师进行并发表必要的临床试验。

(朱彦融 译,陶涛 校)

参考文献

[1] Brown T, Shah AH, Bregy A, Shah NH, Thambuswamy M, Barbarite E, et al. Awake craniotomy for brain tumor resection: the rule rather than the exception? J Neurosurg Anesthesiol. 2013; 25: 240 - 247.

[2] Garavaglia M, Das S, Cusimano M, Crescini C, Mazer D, Hare G, Rigamonti A. Anesthetic approach to high-risk patients and prolonged awake craniotomy using dexmedetomidine and scalp block. J Neurosurg Anesthesiol. 2014; 26: 226 - 233.

[3] Serletis D, Bernstein M. Prospective study of awake craniotomy used routinely and nonselectively for supratentorial tumors. J Neurosurg. 2007; 107: 1 - 6.

[4] Meng L, Berger MS, Gelb AW. The potential benefits of awake craniotomy for brain tumor resection: an anesthesiologist's perspective. J Neurosurg Anesthesiol. 2015; 27(4): 310 - 317.

[5] Meserve JR, Kaye AD, Prabhakar A, Urman RD. The role of analgesics in cancer propagation. Best Pract Res Clin Anaesthesiol. 2014; 28: 139 - 151.

氧化亚氮在神经外科麻醉是否存在一席之地？

60.

伊丽莎白·A. M. 弗罗斯特

病例

今天早上你很希望被分配到动脉瘤夹闭术的麻醉工作。毕竟目前介入医师擅长做支架置入，所以动脉瘤手术变得越来越少见。然而这个病例分给科里的一名年资高的麻醉医师，他在开颅手术方面具更多的麻醉经验。而你在给近视眼患者做麻醉操作。为了解颈动脉瘤手术进行的情况，你决定在接台时进入神经外科手术间。令你害怕的是你发现同事使用了 60% 的氧化亚氮和异氟醚！

问题

他的麻醉选择会对患者的神经系统产生不利影响吗？

正方(你方)：您在做什么？难道您不知道使用氧化亚氮不利于维持稳定的颅内压吗？

反方(你的同事)：自你上幼儿园起，我就一直在做开颅手术的麻醉工作，而且从未遇到过问题。我使用氧化亚氮因此她能很快醒来，这能让外科医师很开心，然后他可以提早为她办理出院……这些都不是"机械通气"所能做到的。

正方：好。是时候该让您听一些科学事实并进行改变。您是对的，因为早期研究表明氧化亚氮具有药理学惰性，并能提供良好的镇痛作用。所以它成了背景气体。但早在 1939 年，库尔维尔(Courville)就描述了氧化亚氮的不良反应[1]，大约 80 年前，他明确证明氧化亚氮的常见结局是导致大脑的窒息性损害[1]。虽然氧化亚氮应用在神经麻醉已经争论多年，但林(Lam)和梅伯格(Mayberg)以及卡利(Culley)的综述[2,3]确定氧化亚氮不能被认为对所有患者是安全的，特别是神经外科患者，安全应该包含有意识的行为而不是反射。

反方：哦，我知道这些。如果你想引用历史文献，那我提醒你同一时代的克莱门特(Clement)的书赞扬氧化亚氮作为唯一药物的优点[4]。在我开始(麻醉操作)之前，我的患者很稳定。她知道自己的名字并且几乎知道正确的日期。患者仅左臂有一些无力。当然她头痛得厉害。我们不都是吗？考虑到医院的诊断标准，我认为她非常好。生命体征没有问题……我意思是 60 岁的她是高龄患者，而且她很焦虑，因此血压 170/95 和心律失常并不是什么大问题。

正方：您怎么知道高血压和心律失常不是颅内高压引起的？她的 Hert 和 Hess 分级评分是多少？您知道这些数字是伤害和结果严重程度的预测指标，范围从 1＝轻微症状上升到 5＝去大脑昏迷患者[5]。您的患者听起来在 2 和 3 之间，正处于可产生显著差异结果的地方[5]。

反方：很少有影响。神经科专家说无论如何要在切皮前给予甘露醇和呋塞米。

正方：所以看来她确实有明显的神经系统症状。氧化亚氮是 NMDA 拮抗剂，因此真的可能具有神经毒性作用。它是一种直接的脑血管扩张剂，也会增加新陈代谢，从而增加颅内压。事实上，66% 氧化亚氮可显示神经系统损害患者的平均颅内压（intracranial pressure，ICP）增加了 27 mmHg，还损伤了自动调节功能。最重要的是，相当多的证据表明氧化亚氮与异氟醚联合使用可能诱导细胞凋亡并增加 β 淀粉样蛋白水平[6]，我们知道这对未成熟的大脑有毒害作用。在您发言之前，我想说我知道这些是胎鼠细胞体外培养的研究，可能与人类大脑无关。但仍有证据表明氧化亚氮在发育过程中的某些时刻产生破坏作用。

反方： 那又如何？我可以通过过度通气来处理脑血流量轻微增加！我很高兴你同意（提及的文献研究对象）是老鼠而不是人类，所以这些研究不适用。我的患者是一名成年女性，而不是胎儿或新生儿！

正方： 那我们谈回您所说的过度通气，这会导致脑缺血。Soukup 及其同事表明，降低 20%（即从 40 降至 32 mmHg）的 $PaCO_2$ 可使脑血流量（cerebral blood flow，CBF）从 30 mL/(100 g·min)降至 25 mL/(100 g·min)，并使脑组织氧分压（pressure of oxygen，ptiO$_2$）降低了 25%[7]。

反方： 等一下，我输送的是 40% 氧气，而且脉搏血氧仪读数为 97%。

正方： 好，让我们考虑氧化亚氮对神经系统的其他影响。您是否了解外科医师计划监测诱发电位吗？

反方： 这仅适用于脊柱手术。

正方： 完全不是……监测诱发电位广泛用于监测整个神经系统的神经损伤。一氧化二氮可对脑电图（electroencephalogram，EEG）产生重大影响，并可抑制所有诱发电位。而尽管它很可能是一种抗惊厥药，但停用后可能引发惊厥。

反方： 很明显你不喜欢我的麻醉选择。

正方： 是的，我不喜欢，我没有说这是一个已经遭受过重大颅内损伤的人。您的方法可能适用于短暂的非神经外科手术，但在这里并不是最好的方法。事实上，Hancock 和 Nathanson 对文献进行回顾后得出结论，瑞芬太尼应该代替氧化亚氮用于"存在风险"的大脑[8]。此外，利尿剂和过度通气会使大脑萎缩。当外科医师准备关颅时，空气会被关在颅内。因为氧化亚氮的血液/气体溶解系数是氮气的 30 倍，所以颅内血液释放到空气中的氧化亚氮分子数超过了血液吸收的氮和氧分子数。因此会发展成张力性颅腔积气并且吸收非常缓慢。

反方： 也许外科医师可以放置颅内引流管？

正方： 不太可能。此外，虽然许多吸入剂（包括您正在使用的异氟醚）已被证明具有脑保护作用，但氧化亚氮将消除这些有益作用。帕斯捷尔纳克（Pasternak）等人的另一项研究比较了 199 例在颅内动脉瘤夹闭期间给予氧化亚氮的患者与 242 例接受了其他方法的患者[9]，接受氧化亚氮治疗的患者发生迟发性缺血性神经功能缺损的风险显著增高。

（宋彦融　译，陶涛　校）

参考文献

[1] Courville CB. Untoward effects of nitrous oxide. Mountain View: Pacific Press Publishing Association; 1939.

[2] Lam AM, Mayberg TS. Use of nitrous oxide in neuroanesthesia: why bother? J Neurosurg Anesthesiol. 1992; 4(4): 285-289.

[3] Culley DJ. Nitrous oxide in neuroanesthesia: tried and true or toxin? Anesthesiology. 2008; 108: 553-554.

[4] Clement FW. Nitrous oxide-oxygen anesthesia. Philadelphia: Lea and Febiger; 1939.

[5] Hunt WE, Hess RM. Surgical risk as related to time of intervention in the repair of intracranial aneurysms. J Neurosurg. 1968; 28(1): 14-20.

[6] Zhen Y, Dong Y, Wu X, Xu Z, Lu Y, Zhang Y, et al. Nitrous oxide plus isoflurane induces apoptosis and increases beta-amyloid protein levels. Anesthesiology. 2009; 111(4): 741-752.

[7] Soukup J, Bramsiepe I, Brucke M, Sanchin L, Menzel M. Evaluation of a bedside monitor of

regional cerebral blood flow as a measure of CO_2 reactivity in neurosurgical intensive care patients. J Neurosurg Anesthesiol. 2008; 20 (4): 249 – 255.

[8] Hancock SM, Nathanson MH. Nitrous oxide or remifentanil for the "at risk" brain anaesthesia. Anaesthesia. 2004; 59: 313 – 315.

[9] Pasternak JJ, McGregor DG, Lanier WL, Schroeder DR, Rusy DA, Hindman B, IHAST Investigators, et al. Effect of nitrous oxide use of long term neurologic and neuropsychological outcome in patients who received temporary proximal artery occlusion during cerebral aneurysm clipping surgery. Anesthesiology. 2009; 110(3): 563 – 573.

61.

我们应该在电休克治疗之前立即治疗高血压吗？

伊兰娜·B.卢比特

病例

1名70岁男性患有顽固性抑郁症,被安排进行电休克治疗(electrovulsive therapy,ECT)。他患有高血压和冠状动脉疾病,s/p 心肌梗死(myocardial infarction,MI)并在10年前放置了支架。他的心血管医师写道,患者通过药物(赖诺普利,阿司匹林和依他普仑)治疗,情况稳定。患者很瘦,气道正常。血液检查在正常范围内,ECG显示窦性心律,下部导联中存在陈旧Q波。

自从你做住院医师以来没有为ECT患者做过麻醉,所以1位已经做ECT病例20年的同事正准备提供帮助。当你连接心电监测时,患者默默地盯着天花板。他的心率是98,他的血压是180/110。你的同事瞥了一眼数字并等待你做出反应。

问题

如果患者的心率和血压升高,是否可安全进行ECT?你是否应该在治疗前尝试控制血压?如果是,用什么控制呢?

你离开床边和你的同事交流。

"我们可以继续吗?"你问。"不受控制的高血压是心脏并发症的危险因素,对吗?"

你的同事耸了耸肩。"在其他稳定的患者身上可能不是,"她回答道。"此外,如果我们取消每个急性高血压患者的ECT,我们将错过很多挽救生命的机会。我们开始吧。"

正方:"患者在诱导前出现急性高血压并不意味着他会出现问题。围术期研究的荟萃分析显示,当患者收缩压开始高于180或舒张压高于110时,会增加短暂的反应——血流不稳定,心律失常以及缺血。但分析显示,初始血压不改变结果。此外,没有证据表明为控制血压推迟手术可导致任何结果差异"[1]。

反方:"所以呢?是什么让您认为手术患者的荟萃分析与ECT有关?ECT造成患者生命体征明显波动。心动过缓,心动过速,高血压-即使是初始值正常的患者也存在这种情况!ECT当然是一种特殊的高风险情况。"

正方:"不是这样的,我们对这些数字太过焦虑了。与ECT相关的(血流)不稳定的持续时间很少超过10分钟,通常更少,并且看起来波动非常轻微。一篇在梅奥诊所的17 400名ECT患者的综述发现,只有1例出现(非致命性)心脏骤停;其他并发症是短暂性心律失常或暂时性呼吸事件,所有暂时性并发症共同影响不到1‰的患者[2]。此外,最近丹麦的一项综述发现近100 000次治疗中没有与ECT有关的死亡[3]。所以ECT非常安全。这真的是一个低风险的手术。"

反方:"即使是这样,您谈论的是全部ECT患者。您是否认为未控制的高血压的ECT患者代表高风险亚组?我们的患者也有冠心病!"

正方:"好吧,一些20世纪90年代的小型研究(少于100名患者)将心脏病高风险的ECT患者与其他ECT患者进行了比较,而这些组仅在暂时性并发症存在差异,例如出现胸痛或无后遗症的心律失常。我承认没有针对特定高风险亚组的大量研究。但是，如此多的抑郁症患者患有严重的并发症，我认为大多数 ECT 患者属于一个医疗风险组或其他！所以这里同样可能出现较低的并发症发生率。"

反方："好的，所以说我们可以安全地进行操作了。在我们开始之前，似乎我们应该对他的血压做些什么。"

此时，主治精神科医师询问您是否计划开始治疗患者或只是讨论。

你要求再多给几分钟。于是精神科医师离开去打电话。

患者此时根本不能动弹。"他总是这样，"精神科护士说。"这就是我们在这里的原因。"

你再次转向你的同事。

"所以我们来治疗他的血压吧，"你建议道。"毕竟，我们知道治疗高血压可以降低患者卒中和心脏病死亡的整体风险[4]，即使我们无法证明它能降低围术期 ECT 的风险。用 β 受体阻滞剂怎么样？"

正方："不，"你的同事回答说，"我认为最好不要做任何处理。请记住这是他的第 1 次进行 ECT 治疗，因此精神科医师必须逐步增加刺激强度以找到癫痫发作的阈值。如果癫痫未发作，刺激导致的迷走反应会导致严重的心动过缓。在发生这种情况之前，我们真的要使用 β 受体阻滞剂吗？我曾经预先给一个患者使用美托洛尔，在 1 次刺激后无癫痫发作，他的心脏完全停跳了。我再也不做这样的事了！"

反方："那使用外周血管扩张药呢？"

正方："什么？是要在开始 ECT 之前将他的心率提到最快吗？"

反方："钙通道阻滞剂呢？"

正方："地尔硫卓可缩短癫痫发作时间。"

反方：你叹了口气，再次检查血压：185/105。心率仍在 90 左右。

"那么这样如何，"你提议说，"我们先治疗他的血压，再给多一天稳定时间。我们可以在 2 天后开始 ECT。"当你的同事摇头时，你并不感到惊讶。

正方："我说我们现在就开始手术。记住，一旦癫痫发作，我们就可以治疗高血压。如果我们现在继续操作，我不认为患者会处于任何严重并发症的风险。患者的抑郁状态使他处于巨大的痛苦中。我们正看着一个痛苦的人，就像有人在战场上痛苦地尖叫。难道我们会说，'你还需要继续尖叫几天？'不管他已沮丧了很久，不管他是紧张性精神症患者多久，他现在就在我们面前而且有着非常可怕的痛苦。要我说，这不是选择。"

反方："我们是医师，不是精神科医师。如果他还要遭受 2 天的抑郁症，这是一个精神问题。如果他出现心脏并发症，是我们伤害他了。"

正方："但推迟 ECT 可能会减少他的治愈机会"[2]。

反方："既然你对这个病例如此自信，你把自己的名字填在这个病例上如何？"

正方：你的同事同情地微笑。"我明白。没有人想伤害患者，这是你第一次参与 ECT（的麻醉工作）。但我们正在帮助拯救他的生命。我们开始吧。"她在表上签字然后转向患者。当你准备静脉药物时，精神科医师已经回来并放置 ECT 电极。

治疗开始了。依托咪酯……琥珀胆碱……你给患者进行面罩通气时患者的血压会下降一点。右侧的单刺激……未出现癫痫发作。心率和血压下降到 50 次/分和 110/60 mmHg。你盯着屏幕。精神科医生增加了第 2 次刺激的电流……这次患者癫痫发作了。突然间，患者心率显示 130 次/分，血压是 200/120 mmHg，你看到 ST 压低。你的同事给了艾司洛尔；5～10 分钟内生命体征和心电图恢复正常。现在患者正在呼吸；很快他就睁开了眼睛。你看了他一眼，但他仍然无动于衷。

"第一天没有出现奇迹，"护士说。"但他在逐渐恢复。谢谢您的帮助。"

总结

ECT 患者诱导前出现中度高血压几乎总是良性的；我们也许没有理由推迟患者的治疗。此外，鉴于诱导后生命体征的不可预测性-特别是在增加 ECT 刺激强度时，当癫痫可能不出现时-我们最好不要治疗诱导前的血压，而是等到癫痫发作后(再治疗)。

我们自然不愿意将高血压患者带入择期手术中。那么或许如果不是紧急(手术)的话，我们应该认为这些病例(的手术)是半择期的。若我们考虑抑郁症患者的痛苦，以及与延迟治疗相关的失败风险，我们可能更乐意继续手术。

最后，我们专业的普遍警告是：在确定我们的计划时，我们必须始终考虑到个例情况。有些病例仍然需要等待临床情况稳定，而我们必须判断是哪些病例需要。

（朱彦融　译，陶涛　校）

参考文献

[1] Howell SJ, Sear JW, Foëx P. Hypertension, hypertensive heart disease and perioperative cardiac risk. Br J Anaesth. 2004；92；570-583.

[2] Nuttall GA, Bowersox M, Douglass SB, McDonald J, Rasmussen LJ, Decker PA, et al. Morbidity and mortality in the use of electroconvulsive therapy. J ECT. 2004；20；237-241.

[3] Østergaard SD, Bolwig TG, Petrides G. No causal association between electroconvulsive therapy and death. J ECT. 2014；30；263-264.

[4] American College of Cardiology/American Heart Association Task Force on Practice Guidelines. ACC/AHA 2007 guidelines on perioperative cardiovascular evaluation and care for noncardiac surgery. Circulation. 2007；2007(116)；e418-500.

第七部分

移　植

黏弹性试验在肝移植中的应用

辛西娅·王

病例

1名57岁酒精性肝硬化的女性拟行原位肝移植。她在移植前就有复杂而且长时间的治疗病史。她因呼吸衰竭而处于插管状态,目前正在处理脓毒症并且仍输注着低剂量去甲肾上腺素。她有继发于肝肾综合征和急性肾小管坏死的肾功能衰竭,并且正在进行连续性肾脏替代治疗。她有修复十二指肠溃疡破裂的病史,而且具有门静脉血栓。她的终末期肝病评分模型(model for end-stage liver disease, MELD)得分为45。经过非常困难和出血量大的肝切除术后,移植肝终于再灌注。外科医师提到手术区域未见血凝块形成,并询问你"可以给什么药来控制出血"。你已经使用了近100 U的血细胞和新鲜冰冻血浆(fresh frozen plasma, FFP),2包血小板和2包冷沉淀物。

问题

凝血酶原时间(thrombin time, PT),部分促凝血酶原激酶时间(partial thromboplastin time, PTT)和国际标准化比值(international normalized ratio, INR)是否准确地反映了患者的实际凝血状态?纤维蛋白原水平怎么样?

正方: PT, PTT和INR检查是可广泛应用的、相对快速且价格合理的评估内源性和外源性凝血途径的方法。PT,特别是INR,历来是反应肝病严重程度的准确指标。另一方面,PTT可以用于检测先天性凝血因子缺乏,尤其是它在肝病中通常表现正常或接近正常。纤维蛋白原水平超过100 mg/dL通常是一个可靠的指标,表明患者具足够的纤维蛋白原促发凝血[1]。另一方面,低水平(的纤维蛋白原)可能提示纤溶亢进。

有人提出血栓弹力图描记的血凝块形成时间可以反映或者可能替代PT和PTT值[2]。然而,其他研究试图将黏弹性试验的结果与常规凝血试验如PT, PTT和INR相关联,但未能证明正相关[3]。总体而言,各种类型的血栓弹力图已表明与PT和PTT水平相关性较差[4]。鉴于这些限制,血栓弹力图应作为补充常规实验室检查的试验,而不是替代传统参考值。

反方: 血浆样本中的常规凝血试验已显示与出血或肝移植中输血需要几乎没有相关性[5]。终末期肝病的患者不仅表现出促凝血因子和抗纤维蛋白溶解因子的缺乏,而且表现出抗凝血因子和纤维蛋白溶解因子的减少。因此,除了存在出血风险外,患者还存在额外的血栓栓塞并发症风险。由于失血、大量输血的可能性以及手术的复杂性,原位肝移植期间评估患者的凝血状态很复杂。考虑到肝移植期间凝血动力学特点,这使得常规凝血试验的作用很有限。

正方: 国际标准化比率(INR)发展于20世纪80年代,目的是用维生素K拮抗剂进行标准化抗凝治疗。INR是在健康志愿者上取得标准值,而不是在终末期肝病的患者上。此外,不同实验室之间可能存在显著变异,这取决于使用哪种促凝血酶原激酶试剂测试。因此,肝硬化患者的INR测试可能产生不精确和不可靠的结果。INR和PT值均未能预测肝病患者的出血。事实上,美国肝病研究协会的肝脏活检的实践指南指出，PT 或 INR 水平不能明确预测活检前后的出血[6]。同样，PTT 水平通常不能反映肝功能障碍的程度，因此其作用很有限。在稳定的非出血性肝硬化患者中常见低纤维蛋白原水平。因此，它们可能无法预测出血的倾向，也无法预测肝硬化患者的弥散性血管内凝血。纤维蛋白原也是急性期反应物，所以在肝移植期间其水平可能变化很大，容易产生不可靠的值。

问题

患者仍在继续出血，外科医生问你是否可以考虑使用一剂氨甲环酸。血栓弹力图是否比常规的实验室检查更好？

正方：血栓弹力图为肝病患者提供凝血缺陷的综合分析。它使用的标本是全血，而常规凝血试验使用血浆标本。理论上，因为使用的是全血，所以分析了凝血的所有成分。常规实验室凝血测定使用比浊法或样品的"浑浊度"来检测凝块特性。然而，黏弹性测试能够检测凝块的力学性能，例如凝块硬度，这取决于纤维蛋白原和血小板水平和功能。此外，它展现了凝块的演变过程；随着时间的推移，血栓弹力图可以追踪显示凝块的溶解。如果它更早发生而不是更晚发生，则纤维蛋白溶解可能是异常出血的来源。凝血过程实时显示，并且从追踪中可以在短短 10 分钟内获取足够的信息，以做出重要的处理决策。另一方面，常规凝血检测可能需要 30～60 分钟（取决于不同实验室）才能获得结果。因此，在获得结果时，凝血状态可能已经发生显著变化，特别是在肝移植的动态凝血条件下。我预测未来完善的研究将表明血栓弹力图指导的输血实践将减少肝移植中总体使用的血液制品。

反方：尽管黏弹性测试具有优点，但血栓弹力图存在潜在的缺点和局限性。例如，黏弹性测试是在静态环境中测量比色皿中的凝结状态，而该静态环境与流过内皮化血管的全血是显著不同的。此外，黏弹性测试系统要求实验员具有专业知识。没有通过确定的质量保证协议的未经训练的人员操作的测试结果必然是不准确和不精确的。操作测试存在许多技术变量，每个都可能产生不同的结果。血栓弹力图测定仪还需要每日（有时多次）校准。没有维护和校准的设备也可能会导致不准确的结果。除了要求训练有素的人员进行检查外，解释检查结果的人员也需要一定的经验和专业知识。

尽管血栓弹力图可实时显示血凝块形成和溶解，但整个测试可能不会比标准凝血测试更快地出现结果。测试需要 30～60 分钟才能完成，这是大多数实验室能够检测常规凝血的时间范围。

总结

虽然黏弹性测试并不能完全代替常规凝血测试的作用，但它已被证明可以简化肝移植过程中的输血操作，这将理想地降低整体的输血需求。随着我们过渡到输血医学的时代，其中 FFP 的使用被浓缩因子取代，黏弹性测试可能开始发挥更大的作用。也就是说，常规的凝血测试仍然具有价值，特别是在无法进行血栓弹力测定的情况下。可靠和精确的血栓弹性图需要相当多的技术和解释性的专业知识，这些可能在某些中心无法获得。这两种测试方法分别从不同方面深入了解终末期肝病患者中非常复杂的凝血过程。

（朱彦融　译，陶涛　校）

参考文献

[1] Northup PG, Caldwell SH. Coagulation in liver disease: a guide for the clinician. Clin Gastroenterol Hepatol. 2013; 11: 1064 - 1074.

［2］Bolliger D, Seeberger MD, Tanaka KA. Principles and practice of thromboelstography in clinical coagulation management and transfusion practice. Transfus Med Rev. 2012; 26: 1 - 13.

［3］Ganter MT, Hofer CK. Coagulation monitoring: current techniques and clinical use of viscoelastic point-of-care coagulation devices. Anesth Analg. 2008; 106: 1366 - 1375.

［4］Roullet S, Pillot J, Freyburger G, Biais M, Quinart A, Rault A, Revel P, Sztark F. Rotation thromboelastrometry detects thrombocytopenia and hypfibrinogenaemia during orthotopic liver transplantation. Br J Anaesth. 2010; 104: 422 - 428.

［5］Herbstreit F, Winter EM, Peters J, Hartmann M. Monitoring of haemostasis in liver transplantation: comparison of laboratory based and point of care tests. Anaesthesia. 2010; 65: 44 - 49.

［6］Rockey DC, Caldwell SH, Goodman ZD, Nelson RC, Smith AD. American Association for the Study of Liver Disease. AASLD position paper: liver biopsy. 2009.

抗纤维蛋白溶解药在肝移植中的应用

辛西娅·王

病例

1 名 27 岁男性曾因胆道闭锁而行小儿肝移植术,现因继发移植物慢性排斥反应,目前拟行再移植手术。到手术室后,他的终末期肝病模型(Model for End-Stage Liver Disease,MELD)评分为 36。他有少尿,刚刚开始单向透析。他没有插管,也没有输注任何血管升压药。他的血小板计数为 45 000,国际标准化比(international normalized ratio,INR)为 2.1,他的纤维蛋白原浓度为 95 mg/dL。由于这是他第二次肝移植,因此你需要放置 2 个大口径的中心静脉导管,以应对大量出血和输血的需求。外科医师问你是否适合预防性使用氨甲环酸以尽量减少出血风险。

正方:我们都知道纤溶亢进可能显著增加肝移植期间的出血以及增加输血需求。纤溶酶原激活物的活性增加伴随着各种纤维蛋白溶解抑制剂的活性降低,导致纤维蛋白的过度分解。临床上表现为弥漫性渗血,而非手术出血。因为这些过程,在肝移植中抗纤维蛋白溶解药一直发挥着试图降低出血以及需要大量输血的风险的重要作用。然而,有些人认为抗纤维蛋白溶解药在肝移植中的作用缺乏有效证据[1]。其他人指出使用这些药物可能会增加肝移植人群围术期血栓栓塞并发症的风险[1]。然而,由穆伦纳尔(Molenaar)等人的 23 项研究的荟萃分析共纳入 1 407 名接受抑肽酶或氨甲环酸治疗肝移植的患者,结果表明与对照组相比,这两种药物均可降低输血需求[2]。同时,该分析并未显示增加肝动脉血栓形成、静脉血栓栓塞或围手术期死亡的发生率。多项前瞻随机对照试验显示,使用抗纤维蛋白溶解药的患者与安慰剂的患者相比减少输血需求[2]。因此,对于预期会大量出血的患者使用抗纤维蛋白溶解剂可能是适合的临床选择。

反方:尽管上面提到的大型荟萃分析得出令人信服的结论[2],但要注意它基于一些不够有力的研究,这可能会夸大研究组之间的结果差异。因此,该组未发现组间差异并不表明没有增加抗纤维蛋白溶解剂相关的血栓形成事件的风险。此外,尽管经常使用氨基己酸,但很少有研究表明移植期间接受该药物对患者具有明确的益处。

肝移植患者会因各种原因而出现出血,纤溶亢进只是原因之一。这些患者会出现血小板减少症/血小板病,稀释性凝血病,低温相关性凝血病和手术出血。在临床上出现的纤溶亢进不是难以控制的渗血;主要原因可能是误导预防性给予抗纤维蛋白溶解剂。事实上,它可能对患者有害,可能导致血栓栓塞并发症[3]。许多病例已经报告关于接受抗纤维蛋白溶解剂的肝移植患者出现了血栓栓塞的情况。事实上,有人推测这些并发症可能未充分报道或被低估了;可能许多在围术期出现的亚临床血栓栓塞事件也未被识别或报告。

肾脏的并发症与氨基己酸有关,可能因为急性肾小管坏死、肾梗死、肌病或色素性肾功能不全、肾小球毛细血管血栓形成或上尿路梗阻[3]。氨基己酸治疗的患者可能存在严重的蛋白尿和/或肌坏死的肌红蛋白尿,其中唯一明确的治疗方法是血液透析。据报道,抑肽酶也可导致肾脏并发症[3]，它可能对近端肾小管细胞具直接毒性作用。此外，过去接受过抑肽酶治疗的患者可能具有过敏反应的倾向。

问题

你告诉外科医师在肝切除术后——即无肝期或再灌注后的阶段，推迟使用抗纤维蛋白溶解剂可能更好。你还建议在给药前应取得血栓弹力图的检查结果。当你给药房打电话需要氨甲环酸时被告知药房没有氨甲环酸，只有 ε-氨基己酸（epsilon-aminocaic acid，EACA）有库存。2 种药物是否相同？

正方：抗纤维蛋白溶解剂分为两类：赖氨酸类似物和丝氨酸蛋白酶抑制剂。赖氨酸类似物竞争性地抑制纤溶酶原与纤维蛋白表面上的赖氨酸残基的结合，从而阻止纤溶酶原转化为纤溶酶。丝氨酸蛋白酶抑制剂通过抑制组织纤溶酶原激活物的产生来抑制纤维蛋白溶解。氨甲环酸和 EACA 都是赖氨酸类似物。EACA 是第一种用于肝移植的抗纤维蛋白溶解剂。20 世纪 80 年代，Kang 等报道了 20 名严重纤维蛋白溶解的患者（97 例接受肝移植的患者）均接受了 EACA 治疗[4]。所有患者血栓弹力图均表现为纤维蛋白溶解的改善[4]。同样，20 世纪 80 年代的肝移植人群中也首次报道了使用氨甲环酸进行治疗，虽然后来才进行研究。1996 年，博伊兰（Boylan）等人报道了一项 45 例患者的双盲安慰剂对照研究，结果显示氨甲环酸治疗的患者与安慰剂组相比术中出血量减少，血小板、冷沉淀和血浆输血的需求减少[5]。这是许多研究中的其中一项，显示了氨甲环酸对肝移植期间失血和输血需求具有益作用。

反方：虽然 EACA 和氨甲环酸具有相似的作用机制，但必须考虑两种药物之间存在显著差异。氨甲环酸的效力是 EACA 的 6～10 倍[3]。尽管两种药物都从尿液排泄，但已表明 EACA 与显著的肾脏发病率相关。很难比较肝移植中涉及氨甲环酸和 EACA 的试验，因为给药方案因组而异。过去的 10 年中已经发表了许多涉及氨甲环酸和抑肽酶的安慰剂对照试验。然而，仅在一项随机对照试验中研究 EACA，该试验得出 EACA 没有比安慰剂对患者有更多的益处[6]。由于没有比较氨甲环酸和 EACA 的有效性和安全性的直接比较试验，因此很难等同这两种药物。

总结

抗纤维蛋白溶解剂在肝移植中的应用仍然是一个备受争议的话题。虽然有些人已经证明接受抗纤维蛋白溶解药的患者明显减少其输血需求，但有时致命的血栓栓塞并发症的病例报告对常规使用这些药物持怀疑态度。随着越来越多的研究涉及在移植人群中使用抗纤维蛋白溶解剂，在凝血和黏弹性测试指导下谨慎使用是明智的做法。

（朱彦融 译，陶涛 校）

参考文献

［1］Xia VW, Steadman RH. Antifibrinolytics in orthotopic liver transplantation: current status and controversies. Liver Transpl. 2005；11：10-18.

［2］Molenaar IQ, Warnaar N, Groen H, TenVergert EM, Slooff MJH, Porte RJ. Efficacy and safety of antifibrinolytic drugs in liver transplantation: a systematic review and meta-analysis. Am J Transplant. 2007；7：185-194.

［3］Porte RJ. Antifibrinolytics in liver transplantation: they are effective, but what about the risk-benefit ratio? Liver Transpl. 2004；10：285-288.

［4］Kang Y, Lewis JH, Navalgund A, Russell MW, Bontempo FA, Niren LS, et al. Epsilon-aminocaproic acid for treatment of fibrinolysis during liver transplantation. Anesthesiology. 1987；66(6)：766-773.

［5］Boylan JF, Klinck JR, Sandler AN, Arellano R, Greig PD, Nierenberg H, et al. Tranexamic acid reduces blood loss, transfusion requirements, and coagulation factor use in primary orthotopic liver transplantation. Anesthesiology. 1996；85（5）：1043 - 1048；discussion 30A-31A.

[6] Dalmau A，Sabate A，Acosta F，Garcia-Huete L，Koo M，Sansano T，et al. Tranexamic acid reduces red cell transfusion better than aminocaproic acid or placebo in liver transplantation. Anesth Analg. 2000；91：29 - 34.

你会推荐接受一个"心脏死亡后捐献"的肝脏吗？

64.

科里·S.谢尔

病例

早上3点,电话响了5次,麻醉医师接听了。

罗伯特,是我,你的朋友伊丽莎白。很抱歉叫醒你,但如你所知,我阿姨需要进行肝脏移植手术,我们正考虑决定她是否应该接受心脏死亡(donation after cardiac death, DCD)患者捐赠的肝脏。外科医师正给我们交代所有的信息,但作为家族的一分子,在做出我们决定之前,我想听听你作为麻醉医师的角度的观点。

问题

你是否会推荐需要移植的同事的家人接受"心脏死亡后捐献"的肝脏?

正方: 如您所知,可捐献的3种肝脏有:① 活体捐献者;② DCD后捐赠;③ 脑死亡后捐赠(donation after brain death, DBD)。由于您的阿姨已经书面指定你为她的医疗代理人,我将与您讨论她的医疗细节。上周您的阿姨可能从DBD捐赠者那里获得了肝脏供体,如您所知那个肝脏不是最理想的。您的阿姨终末期肝病模型(Model for End-Stage Liver Disease, MELD)得分在50左右。在3个月内她不进行移植就会去世的概率大于80%。她患有肝肾综合征,今天应该进行血液透析。她的终末期肝病的原因是丙型肝炎。她接受了经肝内颈静脉门静脉分流术(transhepatic internal jugular portal caval shunt, TIPS)未改善症状,疾病使她产生腹水、双侧胸腔积液以及肺动

脉(pulmonary artery, PA)压力达到40/22。治疗期间安排的血液透析,使得麻醉医师不会因为几乎不可能治疗的高钾血症而有任何压力。血液透析使治疗全过程中的大多数电解质都是正常的。如您所知,肝脏来自北卡罗来纳州的一名患者,器官获取和移植网(Organ Procurement and Transplantation Network, OPTN)以及器官共享联合网络(United Network Organ Sharing, UNOS)小组都是监管机构,它们将美国分为11个区域[1],我们是9区(纽约),北卡罗来纳州是11区。这意味着11区的所有移植中心都拒绝这个肝脏。为什么呢?

简单来说,可能是活检后肝脏不理想,或者可能是在该地区没有其他人有这种异常供体血型。实质上,很多原因导致可能整个区域拒绝此肝脏,而被来自其他区域的中心接受。大多数情况下,如果该区域中心的患者数量较少,他们需要非常好的预后,就不会接受可能导致可疑结果的略欠佳的器官。许多小型中心不会去冒险接受心脏死亡后捐赠的肝脏可能出现的次优临床结局。简单地说,并非每个移植中心都有资源和经验来获取和提供缺血时间最短的肝脏。

正如UNOS组织所说,上周这个DBD捐赠者在家中因蛛网膜下腔出血而呼吸停止。计算一下,第一救护者需要10分钟才能进入该患者的家中,3分钟用来评估情况,需要8分钟给患者插管并使用100%氧气。热缺血时间总计为21分钟。2周后,患者无神经功能恢复,头部CT显示颞叶大量出血,蛛网膜下腔栓塞测量得颅内压25(仰卧

位患者正常值为 7～15 mmHg）。行颅骨切除术以缓解颅内压力，但患者的神经系统状态没有临床改善。两位非主诊的临床医师一致同意诊断脑死亡。一旦做出这个决定，就可以在没有进一步延长缺血时间的情况下获得肝脏。我认为在家里原发疾病导致缺氧，使肝脏受到严重打击，以及 CT 扫描显示脂肪肝。因为数据统计的结果，9 区的中心移植不想冒险。一些中心通过肝脏检查，包括病理组织检查，然后做出决定。这是一个艰难的决定，因为有些边缘肝脏功能仍是好的。

根据您想提供给阿姨最好的供体，虽然"部分是好的"并不是一个有力的支持指标！我认为现在应接受合适的 DCD 肝脏，因为全国器官短缺，而且你阿姨的 MELD 评分为 50，显然她的时间已经不多了。如果你继续等待，她可能会变得病情严重，无法忍受各种检查以及来自手术和常规激烈的术后病程的折磨。

反方：另一方面，DCD 病例具有伦理问题。收集的过程本身就意味着当我接到 DCD 病例的电话时，4/5 的机会就已被取消了。

我将向您解释该过程，您可以思考关于 DCD 捐赠的医疗和伦理问题。很明显患者无法恢复了，但他没有脑死亡时，只是插着气管导管，可能还使用着血管活性药物（如肾上腺素，去甲肾上腺素，血管加压素），家人会与医疗团队合作决定放弃治疗。对于靠医疗技术而活着的患者而言，"放弃治疗"这一术语将临床医师和家人置于一个有道德规范的滑坡谬误上。适当的术语是"提供舒适治疗"。任何使患者感到舒适的东西，例如拔管，都应被考虑在内。

重要的是，进行获取器官的外科医生必须不能告诉（患者及家属）自己参与移植的过程，直到管床医师和患者家属对转换为舒适治疗一事上取得完全一致同意。在手术室里完成拔管，在一些程序中还会停止使用血管活性药。如果患者出现不舒服或挣扎的情况，则给予麻醉药和苯二氮䓬类药物。根据州或中心的监管规定，可以使用肝素以防止在准备获取的器官中形成凝块。（我们）总是希望患者的心脏在拔管后不久就停止以减少可怕的"热缺血"时间。

从获取器官的角度看，理想的做法是在拔管后立即用威斯康星大学的保存液冲洗，用保存液替换器官中的血液，从而减少"热缺血"时间到零。然而，这被认为是一种杀人行为。

肝脏是有些弹性的；因此，比用于小肠移植的小肠允许更长的缺血时间。心脏停止的等待时间不是无限制的。如果心脏在 45 分钟后没有停止，患者将被送回重症监护室，并且不会获取其器官。监护室继续为患者提供舒适治疗。

器官获取团队非常小心地避免这可能是违反监管协议的任何渺小可能。一旦心脏停止，就会有 5 分钟的"无接触"时间，原因是会发生自动复苏。热缺血时间包括这 5 分钟加上从拔管到心搏停止的时间（在此期间拔管的患者可存活但可能其氧饱和度很低）。5 分钟"无接触"期后，放置大口径动脉导管并用威斯康星大学的保存液冲洗器官，这两种方法都能停止新陈代谢并在一定程度上保存器官。冷缺血时间是指从用威斯康星大学的保存液冲洗至肝脏到达目的医院的时间，进行吻合之前会在冰块上准备肝脏。目前的规则存在争议。胆管对任何形式的缺血都非常敏感。虽然在吻合时胆管可能看起来是自然状态，但是几个月后可能会发现胆管出现严重狭窄以至于可能需要更换新的肝脏。

这比一个简单的脑死亡捐赠更具挑战性。松开所有吻合血管后，即使是相当正常的肝脏，DCD 肝脏也会出现再灌注损伤。我看着手术区域，肝脏没有变硬是好的预兆。肝脏变硬意味着血液流动遇到阻力。我维持着很低的中心静脉压（central venous pressure，CVP）让血液较容易地流过新的肝脏。我尽量减少使用血管加压药的剂量，并使用钙剂来增加心肌收缩力而不是肾上腺素或去甲肾上腺素。血管加压药会增加血液流动阻力。通常再灌注性低血压最多需要使用几次血管加压药,而很少用于输注。

您可以想象我们必须在再灌注期间的缺血性损伤的 DCD 肝脏里看到什么。肝脏总会变得比初始状态更硬,并在前 30 分钟内常常看起来是斑斑驳驳的。需要使用更多的时间来超声评估肝动脉和门静脉灌注。由于肝脏不是最理想的,因此其凝血功能也不是最理想的。再灌注后出现胆汁后令人非常放心了。我们非常希望移植 DCD 肝脏的患者中出现开始排泄胆汁。虽然我不确定是否有关于血液制品的数据,但在缺血性损伤的 DCD 肝脏中,我们似乎在再灌注后与无肝期期间使用了相同量的血液产品。虽然每个人都担心使用新鲜冷冻血浆(fresh frozen plasma,FFP),冷沉淀物和凝血酶原复合浓缩物会过度矫正(凝血状态)和导致高凝状态,但这在 DCD 病例中似乎不是问题。总之,我们剔除了这些病例。

反方: 事实上 DCD 供体的总体生存率(1 年为 71％,3 年为 60％)明显低于 DBD 供体(1 年为 80％,3 年为 70％)[2]。导致这种差异的两个最大因素是热损伤和缺血。

正方: 尽管这些数字看起来令人担忧,但未来似乎会采纳更多的 DCD 供体因为它比 DBD 供体更易获得。您的阿姨可能死于等待期间。

反方: 也许可以进一步探索活体捐献者的可能性。我处理过一个 8 公斤的胆道闭锁婴儿的病例。宝宝很不幸,因为他的父母拒绝给宝宝行 Kasai 手术,从而让宝宝有更好接受移植手术的机会(增加他的 MELD 分数可使他在移植名单上排名靠前)。我的理解是,孩子现在昏迷,且由于没有合适大小的捐赠器官,他的母亲同意捐出一部分肝脏。幸运的是,她血型符合而且肝脏大小也是合适的。儿科人群中很少见 DBD 病例。孩子

们不会经常遭受重大伤害或疾病,所以无法有足够的捐赠者。接收来自家庭成员或朋友的匹配的活体器官对捐赠者和接受者都构成威胁。捐赠者承担了她没有足够的肝脏继续生存的风险。接受者承担的风险是,尽管术前已经尽了最大努力进行器官大小评估,但实际放置时捐赠的小叶最终还是会不太吻合。由于难以建立足够的静脉通路和困难的小儿动脉血压监测通路,这些病例的麻醉过程很复杂。

总结

肝脏移植或实体器官移植计划需要巨大的努力,涉及无数的专业人士,包括肝病专家、移植外科医生、麻醉医师、病理学家、(人体器官捐献)协调员、精神科医生、心脏病专家、社会工作者、物理治疗师和肺病专家。由于器官短缺,强烈要求医疗行业内外的人员严格监管 DCD 病例。未来的一些步骤将包括允许就地进行动脉通路的冲洗、强制从与移植器官中心同一专业水平的外科医师处获取器官、发现减少再灌注综合征的基本疗法以及放宽一些 IRB 法规来促进更多的临床研究。

（朱彦融　译,陶涛　校）

参考文献

[1] Mateo R, Cho Y, Singh G, Stapfer M, Donovan J, Kahn J, et al. Risk factors for graft survival after liver transplantation from donation after cardiac death donors: an analysis of OPTN/UNOS data. Am J Transplant. 2006;6(4):791-796.

[2] Manzarbeitia CY, Ortiz JA, Jeon H, Rothstein KD, Martinez O, Araya VR, et al. Long-term outcome of controlled, non-heart-beating donor liver transplantation. Transplantation. 2004;78(2):211-215.

只有经过临床最佳化的患者才能接受肝脏移植吗？

65.

科里·S.谢尔

病例

1 名 42 岁因酒精导致终末期肝病的患者已被器官共享联合网络（United Network Organ Sharing，UNOS）列入等待肝脏移植手术名单。当他在等待移植时，他的终末期肝病导致严重的肝硬化对他的生命构成了威胁。总的来说，他可能在等待中死亡。他的终末期肝病模型（Model for End-Stage Liver Disease，MELD）评分为 35 分。

多名肝脏移植科的医护人员向他的私人医师提供的咨询说明如下："肝脏损害的终末期阶段是肝硬化。肝硬化经常隐匿性地出现实验室结果轻微异常，例如轻微的血小板减少或天冬氨酸氨基转移酶的轻度增加。影像学结果和经皮肝活检结果证实了他的诊断。理想的治疗包括治疗酒精中毒；腹水、静脉曲张出血以及脑病的管理；定期筛查肝细胞癌；治疗感染并关注病因，可能可以阻止疾病进展，稳定肝功能，取消或推迟肝移植的需要。"

值得注意的是，咨询师特别指出"保持清醒虽然重要但不是必需的"。

问题

如果这名患者未达到清醒状态是否适合接受肝脏移植呢？

反方：不适合。一个具有滥用药物诊断，特别是滥用酒精的患者必须通过大多数人推荐的

（使其清醒）项目并保持清醒状态 6 个月后，这样接受肝脏移植似乎才行得通。零酒精摄入和完全耐受抗排斥药物是肝脏最佳长期成功存活的要求。我知道这会被伦理控诉，但我们掌握的信息似乎表明，治疗酗酒最成功的方法是保持清醒。

正方：任何戒瘾治疗都被分为短暂的成功和长期的复发。如果他接受治疗，成功率是很高的但如果他不接受治疗成功率就会很低。治疗慢性成瘾的疾病不是因肝脏移植而结束，而是一个需要多年治疗的单独的临床问题。如果该患者参与了戒瘾治疗，这是他余生需要持续做的事情。当这个问题能在移植后被处理或当他正在肝移植名单上等待的时候，为什么就要给清醒（或非清醒）划清界限呢？6 个月的清醒仅仅意味着 6 个月而已。事实上，移植和保持清醒确实是两个独立的问题，所以不应该混为一谈。的确，监管机构可能会对他缺乏清醒进行调查并让他的名字在肝移植等候名单向后移动，但这不应该意味着他不会在名单上。

反方：捐献的肝脏质量参差不齐。目前有几种分类供体的方法。第一种是供体只是脑死亡，但肝脏灌注不会受到损害。第二种是心脏死亡后的供体，这类供体包括未脑死亡的患者但将要死亡并且已经处于无意识状态，所以会被伦理控诉。他们会被带入手术间并且拔管。记录拔管时间以及如果心搏停止，则在 5 分钟"无接触"期后再获取肝脏。在这些病例中，捐献的肝脏可能经历了比它本来能够耐受的缺血时间更长。许多中心不

会采用此类供体,因为移植的结果可能会受到影响。我相信他会先得到"心脏死亡后捐献"的肝脏,再得到"脑死亡后捐献"的肝脏。第三种供体是从健康人身上肝脏的一部分移植到受体身上。虽然受体的 MELD 评分具有很大的决定性,但根据大多数情况下酒精性肝硬化患者在名单上的位置,他们不应该匹配完美的供体。

正方: 经过适当的护理,这位患者可能还会存活很多年[1]。

改善的护理策略包括以下:

1. 创建家庭和朋友网,他们将帮助和鼓励患者参加治疗预约并完成治疗。

2. 评估心脏功能以及是否存在心包积液和胸腔积液。具有肝脏疾病的患者,心脏也不能耐受压力。需要进行超声心动图和压力测试。

3. 治疗门脉高压。如果未治疗,这种情况会导致食管静脉曲张、腹水以及小肠出血。可考虑 TIPS 手术(经颈静脉肝内分流,transjugular intrahepatic portosystemic shunt)来完成这一治疗。这是在肝脏内放合成导管,用于连接流入门静脉的血流和流出肝静脉的血流。

4. 电解质水平—— 低钠血症会致精神模糊,可以通过血管加压素治疗。

5. 结扎食管静脉曲张。

6. 肺动脉高压会使患者被移植名单剔除。简单来说,肺动脉压力超过 60 mmHg 的患者,肝脏会在移植过程中会随着再灌注而肿胀,严重影响移植的成功。可以开始使用西地那非,有时充分降低肺动脉高压致使患者具有移植等候名单的资格。

7. 评估肺内分流的情况。这指来自右心的去氧血在返回左心之前没有通过气体交换过程。

8. 肝肾综合征——指肝衰竭的患者出现肾功能不全的情况,而且这些患者可能最终需要肝肾联合移植。其特征是严重的肾血管收缩以及内脏血管舒张。治疗方法是使用垂体后叶加压素,一种加压素类似物,用来收缩内脏血管床将血挤入肾血管床。它对一小部分患者有效,但大多患者最终会恢复到他们的初始肝肾状态并且需要透析。严重肝病患者的确切病因尚不清楚。即使需要肝肾联合移植,具有一定肾功能是有益的并且有利于减少移植时输入浓缩红细胞时出现不可避免的高钾血症的情况。

9. 脑病——这是由于高氨血症,但确切的机制尚不清楚。抗生素有助于减少肠道菌群,从而降低血氨水平。乳果糖还有助于通过增加肠道运动来减少肠道菌群。脑病的范围从轻微的认知变化到完全昏迷。外科医师和肝病专家不愿意给昏迷状态患者进行移植。

10. 贫血——源于不停出血的静脉曲张,门脉高压和全身骨髓抑制导致的血小板计数减少。慢性贫血的患者应该使用骨髓刺激物或输血进行治疗,因此保证患者具有最大的组织供氧量进入手术间[1]。

反方: 我不认为最优化总是正确的事情。我有次曾治疗一个胆道闭锁的婴儿。治疗选择是 Kasai 手术,就是将肝门与肠管进行吻合。这样可以使胆汁排出,黄疸消失,营养状态得到优化。如果这个小孩增长足够的体重,小孩就能接受来自父母之一的供体移植。不幸的是,复发性胆管炎可能会在这些患者中持续发生。

我确实记得一个拒绝了 Kasai 术的家庭,当孩子变得病情加重时,他们的心态就发生了变化,他或她会在移植等候名单中快速排到前位。事实上儿童供体存在严重短缺,而且父母可能没有解剖上和循环上的状态使他们肝作为供肝。在这个病例中,这个小孩的病情加重了也确实使他的名单排位靠前了。那时他是名单上的第一个,因他父母都不能作为供体,他快要死了。当这个小孩被带入手术室准备移植时,他在诱导时出现心跳停止。CPR 很成功,且孩子的移植过程未出现意外。他的父母冒了很大的风险,而且与假设孩子接受 Kaisai 术相比，明显成功地更早进行移植了。他们刚刚好获得了胜利。

在成年人中，同样有许多记录在案的为了使排名靠前故意不做最优化治疗的患者病例。随着供体器官大量短缺，病情严重一点的患者就能获取肝脏更快一点的方式十分有效。这个名单是一种滑坡谬误，而且有时报告的是虚假的 MELD 分数，特别是当外科医生主动想进行手术的时候。尽管器官共享联合网络指南很严格，并不总是被人遵守。

正方：我认为需要执行最优化治疗。美国食品和药物管理局(Food and Drug Administration，FDA)在 2011 年第一次同意使用直接抗病毒药物(direct-acting antivirals，DAAs)治疗丙型肝炎，包括蛋白酶抑制剂，用于抑制丙型肝炎病毒繁殖的酶[2]。自那时起通过了更多选择方案。病毒的基因型决定了哪种药物联合方法适合患者。那时患有肝硬化的患者可能未检测出病毒水平但他们具有肝硬化的并发症。药物治疗后的新肝脏可能存活，但终末期肝硬化的影响将继续存在，于是仍然需要移植；这类药物非常昂贵，对医疗服务不足的人群不易获得。

总结

拒绝终末期肝病的最优化治疗可能使患者在肝脏移植名单中移位靠前；然而，他或她可能更容易死于同时发生的并发症比如出血。最优化治疗能保证一个更健康的患者在这种高风险的情况下更长期地存活。为了排名靠前而拒绝治疗是非常危险的，如果不是不负责任的话，作为一个患者，他或她被排除在移植名单外的可能性会增加，因为他或她病得太重而无法接受移植手术。我认为不应该给患者或孩子的父母提供可以不进行最优化治疗的选择。

（朱彦融　译，陶涛　校）

参考文献

[1] Schiano TD, Bourgoise T, Rhodes R. High risk liver transplant candidates: an ethical proposal on where to draw the line. Liver Transplant. 2015; 21 (5): 607 - 611.

[2] Webster DP, Klenerman P, Dusheiko GM. Hepatitis C. Lancet. 2015; 385(9973): 1124 - 1135.

终末期肝病评分模型评分(MELD)是评估术前肝脏移植患者的最佳方法吗?

本杰明·海勒,杰隆·泽里略

病例

1名既往有丙型肝炎肝硬化病史、高血压、高脂血症以及体重指数为34的52岁男性,准备进行死者供肝的移植手术。他已经在肝脏移植名单上等待6个月了。他的国际标准化比值(international normalized ratio,INR)是2.1,肌酐是141.4 μmol/L,总胆红素为8.4 μmol/L,并且他从未进行过肾替代治疗。因此,他的术前终末期肝病评分模型(Model for End-Stage Liver Disease,MELD)得分是27。在等待区域,他得体地回答了大部分的问题,虽然他的妻子报告在过去的2日中他似乎变得更迷糊了。从体格检查中你注意到该患者存在弥漫性黄疸、蜘蛛痣和明显的腹水。

住院医师已经为患者做了彻底的病史采集以及体格检查,询问该患者是否病情严重到适合使用这种宝贵的资源。

问题

终末期肝病评分模型评分是评估术前肝脏移植患者的最佳方法吗?

正方: 该患者可通过使用 MELD 评分对肝移植进行最佳评估,MELD 最初用于预测接受经颈静脉肝内门体分流的门脉高压的患者的生存率[1]。然而,自那时起,器官共享联合网络(UNOS)已采用这种方法来划分肝移植患者的优先顺序。MELD 系统使用客观的测量,因此减少使用主观标准不恰当地分配器官倾向的可能性。因为历史上曾使用主观测量的分配系统,医生会宣称没有脑病的患者具有脑病。MELD 得分,从另一方面,强调了3条描述肝硬化严重程度最重要的标准以及提供了用于比较各个终末期肝病患者的客观值。它通过以下公式进行计算:

$$MELD=9.57 \times Log_e(肌酐)+3.78 \times Log_e(总胆红素)+11:2 \times Log_e(INR)+6.43$$

以下情况适用于 MELD 评分:

● UNOS 已设定了更低的肌酐,INR 以及胆红素值为1,所以没有阴性值。

● UNOS 已封顶了更高的肌酐值为4。此外,如果患者在过去的7天中接受了2次血液透析,他/她根据这个标准得分而不考虑他/她的肌酐水平。

● 分数范围从6~40,且用于预测当患者正在等待名单上时3个月的死亡率[2]。

反方: 尽管 MELD 评分自2002年起已用于器官分配[1],它并非没有限制。虽然它广泛用于预测生存率,但它的发明者也承认15%～20%的患者的生存率不能被该评分系统准确预测[1]。而且尽管 MELD 能准确预测肝移植等待名单上患者的死亡率,它未被发现能准确预测肝移植后的患者死亡率,可能由于各种各样的变量因素例如供体的特异性、外科医师和麻醉医师的经验[3],以及意外的术后并发症[1]。

正方: 在 MELD 评分之前,Child - Turcotte - Pugh(CTP)评分曾用于评估行肝脏移植手术患者的情况。这套评分系统具有 5 个类别：总胆红素，人血白蛋白，凝血酶原时间（PT）或 INR，腹水以及肝性脑病（表 66 - 1）[4]。每一个类别的值都是从 1 到 3，3 表示最严重的得分，总分是 15 分[4]。很多临床医师考虑腹水和肝性脑病的主观性评估类别，加上缺乏肾功能评估，是该评分系统的主要缺点。

表 66 - 1　用于评估行肝脏移植手术患者的 Child - Turcotte - Pugh （CTP） 评分

	总胆红素 （mg/dL）	人血白蛋白 （g/dL）	INR	腹　水	肝性 脑病
1 分	<2	>3.5	<1.7	无	无
2 分	2~3	2.8~3.5	1.7~2.3	轻微	Ⅰ~Ⅱ级
3 分	>3	<2.8	>2.3	中度至重度	Ⅲ~Ⅳ级

大多数研究表明，在预测患者的死亡风险方面 MELD 评分的结果已优于 CTP 评分[1]。而且，肾功能是肝硬化患者预后的既定标志[5]，且 CTP 评分缺乏这些数据。新的 MELD 系统已经剔除等待时间作为移植的标准之一[5]。这使得只要在名单上，病情更危重的患者就可以被更早地考虑进行移植，这有利公平最大化，这是现代医学伦理的主要价值之一。

反方：MELD 评分不能预测肝脏移植后的生存率[5]。如果肝移植的目的是为了长期生存，那么评分系统也应该能理想地反映术后的生存。这将有助于确保对稀缺资源的最佳利用。部分公平最大化是确保器官不会浪费；因此，术后生存率应该予以考虑。未来，供体特异性可能会更为重要，因为供体与受体间的关系至关重要。此外，因为最近已证实肌萎缩是等待名单中导致死亡的独立危险因素，将它纳入器官分配系统可能有利于器官匹配[6]。

正方：任何系统中，手术前后的意外事件都会影响肝脏移植的成功，即使是最佳候选受体也不例外。没有任何方法预测未来，也没有办法期望任何一种术前评分系统，这样做也是不切实际

的。MELD 系统的作用是量化患者术前的病情。尽管 CTP 系统也在做同样的事情，但它的客观性较少的而具有更多的使用者依赖性。MELD 评分创建了一个统一的客观的评分系统，可以公平地将患者的危险程度分层，适用于威斯康星农村的一家当地小型医院也同样适用于纽约市一家大型高级护理中心。当 MELD 系统用于器官分配，移植时的平均 MELD 从 18.5 增加到 24.1，开始使用等候名单后，因严重疾病而导致的等候名单上的死亡率/患者去世率首次下降[2]。

反方：MELD 系统出现例外的情况变得越来越普遍。肝细胞癌（hepatocellular carcinoma，HCC）患者本身并无较高的 MELD 得分，但是确定的标准说明患者能从肝移植中大大获益[2]。这些患病因素可能会为患者的 MELD"额外"加分（比如他们的最小初始 MELD 是 22，然后考虑到潜在的肿瘤进程每 3 个月可能可以加多 3 分），由此增加了他们接受移植的可能性。这些 HCC 的例外患者不能使移植的益处最大化，因为在这些患者中移植后的生命延长时间较短，尽管他们可能会比那些不是例外的但同等 MELD 分数的患者存活更久[2]。

正方：最近这个问题正被广泛争论中。HCC 患者的额外加分是最近正在反思的问题，而且在不久的将来可能会改变，有建议说封顶这类患者的最高值为 34 分[7]，这个水平将阻止他们参与共享 35 个的肝脏地区共享计划。

反方：进一步说，再次移植的患者的 MELD 分数也具误导性。研究已经表明经历再次移植的患者与那些经历首次手术的患者具有更差的预后[5]。即使同样 MELD 分数的患者，研究也已表明再次移植的患者的生存率比首次移植患者的生存明显更低[8]。

总结

以 MELD 为依据的评分是最佳可行的评分

系统,因为自它实施开始就已经改善了器官分配的情况[9]。这次介绍的患者具有终末期肝病的特征例如腹水和肝性脑病,这不是接受肝移植手术的患者的常见情况。住院医师询问关于是否患者足够危急到适合利用如此珍贵的资源,这个答案需要根据 MELD 评分的客观量化衡量,患者的情况确实足够危急。

尽管 MELD 系统是我们用于分配肝脏移植的最佳方法,它应该被不断回顾反思来使公平最大化,以及随着我们对围术期风险因素的理解提升来最优化患者的结局。不管使用什么评分系统,我们必须继续提升自己的能力去为能取得最大利益的患者匹配器官,这可能导致病情越来越严重的患者才能进行移植。因此,与医师外科和移植团队的沟通是必不可少的,以及术中高度警惕是必要的。最后,不管使用什么评分系统,麻醉医师能在手术成功与否中扮演着重要角色[3]。

（朱彦融　译,陶涛　校）

参考文献

[1] Kamath PS, Kim WR. The model for end-stage liver disease (MELD). Hepatology. 2007; 45 (3): 797-808.

[2] Wagener G, editor. Liver anesthesiology and critical care medicine. New York, NY: Springer; 2013. pp. 48-81.

[3] Hofer I, Spivak J, Yaport M, Zerillo J, Reich DL, Wax D, DeMaria S Jr. Association between anesthesiologist experience and mortality after orthotopic liver transplantation. Liver Transpl. 2015; 21: 89-95.

[4] Pugh RNH, Murray-Lyon IM, Dawson JL, Pietroni MC, Williams R. Transection of the oesophagus for bleeding oesophageal varices. Br J Surg. 1973; 60 (8): 646-649.

[5] Cholongitas E, Marelli L, Shusang V, Senzolo M, Rolles K, Patch D, Burroughs AK. A systematic review of the performance of the model for end-stage liver disease (MELD) in the setting of liver transplantation. Liver Transpl. 2006; 12: 1049-1061.

[6] Tandon P, Ney M, Irwin I, Ma MM, Gramlich L, Bain VG, et al. Severe muscle depletion in patients on the liver transplant wait list: its prevalence and independent prognostic value. Liver Transpl. 2012; 18: 1209-1216.

[7] Organ Procurement and Transplant Network. At-a-Glance: Proposal to Cap the HCC Exception Score at 34. : US Department of Health & Human Services. http://optn. transplant. hrsa. gov/PublicComment/pubcommentPropSub_330. pdf. Published March 14, 2014. Accessed 3 Nov 2015.

[8] Watt K, Lyden E, McCashland T. Poor survival after liver retranplan-tation: is hepatitis C to blame? Liver Transpl. 2003; 9: 1019-1024.

[9] Coombes J, Trotter JF. Development of the allocation system for deceased donor liver transplantation. Clin Med Res. 2005; 3: 87-92.

硬皮病患者的小肠移植：在临床和伦理上再次出现的滑坡谬误

科里·S.谢尔

病例

1个有30年弥漫性硬皮病病史的55岁老年人拟行小肠移植手术。快速进展的自身免疫性疾病累及了他的整个胃肠道、肝、肺、皮肤和关节，他被带到等候区，各器官系统术前评估如下：

1. 雷诺现象：这是70％硬皮病患者的症状，95％的患者在患病期间出现：指尖上点状溃疡，包括皮肤和黏膜毛细血管扩张。

2. 心血管：由传导异常，高血压和充血性心力衰竭（Congestive heart failure，CHF）引起的心律失常和晕厥。

3. 消化系统：胃食管反流病，腹胀，消化不良，食欲不振，腹泻便秘交替，干燥综合征，及其并发症：因胃酸反流致牙齿松动和声音嘶哑。

4. 肺部：逐渐恶化的呼吸急促，肺动脉高压引起的胸痛和间质性肺病导致持续性干咳。

5. 肌肉骨骼：关节和肌肉疼痛，运动范围减少，腕管综合征和肌肉无力。

6. 泌尿生殖系统：硬皮病肾脏危象和肾功能衰竭。

7. 其他：由于三叉神经痛引起的面部疼痛，手感觉异常，头痛，脑卒中，疲劳，钙质沉着和体重减轻。

他的检查评估包括：

- 腹部CT扫描
- 钡灌肠
- 肝功能，电解质，肾功能和某些病毒的抗体的血液检测
- 结肠镜检查
- 心电图（ECG）和超声心动图
- 内镜检查
- 胃肠动力
- 心血管系统超声
- 上消化道和小肠X线片系列

其他检查结果如下：

1. 肺功能检查显示所有预测值低于50％。

2. 胸部X线片显示明显的心脏扩大和肺纹理减少。

3. 肝功能检查值增加，反映硬皮病侵袭肝脏以及全胃肠外营养引起的肝硬化。

4. 上消化道内镜检查显示"坚硬，没有括约肌的管状结构"。

5. 双球囊小肠镜检查发现缺乏正常的绒毛的石样小肠。

6. 贫血。

7. 肾小球流速为预测值的20％。

检查时他无法通过鼻子呼吸，并且他的开口度非常有限，仅1～2个手指宽度。他的皮肤像石头一样坚硬。因为不断地呕出胆汁，他的嘴上含有一张纸巾。唯一的静脉通道是在他的右腋窝附近插入的中心导管（peripherally inserted central catheter，PICC），专门用于全胃肠外营养（total parenteral nutrition，TPN），但输入并不顺畅。耳

鼻喉科和心肺泵团队被告知具有气管切开的可能。

正方：患者在这里，我们必须有所行动。在这种情况下，几乎不可能避免与麻醉、显然还有移植手术相关的并发症。

反方：不应该做这个手术。根据患者的肺功能和肾脏状态，6 个月生存率非常有限。医院里还有等待器官的受体吗，这样就不会浪费该患者的器官了？我们不是在帮助这个患者。如果可能的话，我们仅仅在加速他的死亡过程，让他变得更痛苦。

正方：外科医师已准备继续推进此病例，与等待肝脏移植的名单上大部分的患者不同，许多人不合适获得这种小肠。

反方：我无法想象没有充足的吸氧就进行插管。

正方：我们不太可能对他进行清醒插管。雾化利多卡因或边插管边喷利多这两种方法都无效。我想给小剂量逐渐增加的氯胺酮看看会怎么样。我们将开始给予 0.2 mg 格隆溴铵以减少腺体分泌。

反方：减少腺体分泌？他的胆汁像小溪一样不断从肠道流入口中。这就是格隆溴铵和边插管边喷利多都不起作用的原因。因为我们无法感觉到他的环状软骨或舌骨，所以不能尝试阻滞喉反、喉上神经的内部分支和咽后部。他的开口度太小不允许我们使用黏稠的利多卡因漱口。耳鼻喉科认为清醒的气管切开术需要心脏外科的支持，因为可能需要胸骨切开术。我们怎么做呢？

正方：我将使用氯胺酮并希望做到最好。这是一个不会取胜的情况，我在伊拉克大曾处于许多失利的情况，但很多人确实解决了这个问题。

反方：你会让住院医师做纤维镜，还是你自己以某种方式来解决？

正方：住院医师第一次就成功了通过声门裂隙是因为他获得了一个很棒的视野。当他的鼻子被阻塞时，我们将通过他的嘴巴预充氧 5 分钟。然后我将数到 10，如果住院医师还没有完成，我们将再次预吸氧。我们将氯胺酮从 80 mg 开始给予，并以 20 mg 递增。

反方：你怎么能让住院医师做这种事？如果有人参加，就是这样。

正方：我很抱歉，但我必须开始处理这个病例，并且将按照我想要的方式去做。我们把他带到手术室（operating room，OR），然后开始连接监测器。我们用超声直接定位右侧颈内静脉，如果可视良好，我们将穿刺 2 次颈部并放置 1 根三腔静脉导管和 1 根 9F 的扩张器。与许多自身免疫性疾病的患者一样，该患者可能是高凝状态的，我们可能看不到任何可用的血管。

反方：你最好选用又长又大的针头刺入，因为患者广泛的硬化症情况不适用套件中的静脉留置针。缺点是颈部可能像岩石一样，而且如果你在颈部上插入一根导引钢丝，需确认导引钢丝是否正确放置，这需要你将静脉输液管顺着导引钢丝插入然后再拉出导引钢丝，并在放置实际的静脉导管之前连接静脉输液管到测压器以观察静脉波形。你还需要放置动脉导管。你采取的步骤越多，感染的机会就越大，或者更糟的是，这是一个错误。

正方：2 次穿刺是很容易但其扩张所需的力量比我通常使用时要大得多，这让我紧张。我们使用三腔静脉导管用于给药和扩张器用于扩容。实际上，在我们处理呼吸道之前，我们在左颈部上置入另一个扩张器。

反方：如果不是疯了，你就是过分自信了！

正方：以下是我的计划：我会给予 2 mg 的咪达唑仑来抵消氯胺酮可能出现的幻觉。我会逐渐增加氯胺酮，以便能够张开口以适应 Ovassapian 通气道。如果他不能耐受通气道，我会每次增加 20 mg 直到他耐受。我将通过通气道放置经口胃管，这样我就能取出胃肠道的任何东西。我不认为这是一个饱胃，而是一整个没有括约肌或功能障碍的胃肠道[1]。

反方：有超过 1 kg 的胆汁流出。插管期间你最好将胃管不停地抽吸。看着你的住院医师拿起纤支镜，我就开始颤抖了。

正方：经过增加给予 20 mg 氯胺酮后，我感到非常震惊因为住院医师插管只用了 30 秒。我要亲自开始检查并尽可能看看肺部是否有胆汁吸入。

反方：很难说你看到的胆汁是插管期间发生的误吸导致的结果，还是仅仅是他每天吸入的胆汁。如果患者氧合好是否更重要？

正方：关于"ARDS 中的机械通气策略：2012 年更新"（来自 ARDSNET. org）的论文强烈指出早期在有风险的患者中使用低容量通气可以保护他们中的许多人免受急性呼吸窘迫综合征（ARDS）。ARDS 相关死亡率降低近 10%。这名患者患 ARDS 的风险很高，我想因为是急性和慢性胆汁误吸都发生。我们将潮气量降至 6～8 mL/kg（理想体重）。

反方：该患者在 6 mL/kg 通气时会出现广泛的肺不张、肺血管阻力增加、不可避免的缺氧。他将需要许多复张呼吸以降低发展成呼吸性酸中毒的可能。我不会选择这名患者加入你的"临床试验"。我会对患者进行容量控制通气，压力限制为 25。该通气量与 6～8 cc ARDSNET 的推荐相同[2]。如果手术技术好，生存的关键将与免疫抑制的并发症有关。医源性肺不张同时使用强效免疫抑制剂是出现危及生命的肺炎的原因。这些患者在没有免疫系统不佳的情况下，而在这里 ARDSNET 通气也看不到好局面。

正方：必须解决几个重要的问题，即血液产品的管理，凝块稳定的监测和避免再灌注损伤以保护新移植物。肝移植中再灌注损伤的机制和控制再灌注损伤的方法比在小肠中的研究更为明确。我们确实进步很大同时也考虑了病理生理学。

实质上，移植物的再灌注导致大量的炎症反应和新小肠中的微循环障碍。原因是多因素的，但是热缺血时间和冷缺血时间都是必然因素。如果再灌注损伤很大，新产生的血管移植物就会凝固，影响其生存能力。肝移植中松解新移植物的血管会致严重低血压，需要短效的血管加压剂。炎症介质是血管扩张剂，一氧化氮的丢失是导致生命体征不稳定的主要原因。小肠移植物再灌注时会出现相同但不太明显的血流动力学反应。血管加压剂严重减少肠道血流量，血管加压剂应是最后的给药手段。

反方：总之，我们将花费数小时和很多钱在一个可能完成手术的人身上，但在术后第一天，他将出现 1 个或所有 3 个可能的临床问题，这些情况像是同一个问题：① 急性排斥；② 炎性或医源性肠穿孔；③ 微循环或主要血管吻合中的血栓。你很可能在患者第一次手术结束后的数小时内再次进行麻醉。

正方：一旦我们回到手术室，我们可能找不到上述任何可能，然后我们就会遇到血流动力学不稳定以及乳酸升高。俗话说，使用呼吸机的时间越长，你停留在呼吸机的时间就越长。麻醉医师和外科医生在这种情况下通常只有 1 次机会，你说得对，回到 OR 患者死亡的概率增加。

快进到术后第 3 天

反方：患者现在已经 3 次回到手术室，因为吻合口漏，血管受损以及仅仅基于乳酸上升的探查。他现在正在输注去甲肾上腺素。他的动脉血气（arterial blood gases，ABG）和胸部 X 射线（chest X-ray，CXR）与 ARDS 的表现一致。他已经接受了 40 单位的浓缩红细胞（packed red blood cells，PRBCs）和 55 单位的新鲜冷冻血浆（fresh frozen plasma，FFP）以及多次输注血小板。他快要死了[3]。

正方：大部分的小肠移植中心第一年存活率几乎达到 80%，发病率和死亡率通常与严重的免疫抑制有关；我们只需要让他好转。

反方：看这张大图，他不能活下来了。我们应该提供舒适治疗，或者更直白的，虽然不合适的说是"放弃治疗"。

总结

这是一个符合道德伦理的病例，因为患者的肺功能较差，他的肾脏和肝脏受损，他的"新"小肠缺乏正常的运动能力。几个月前他可能会是个更好的移植受体，因为他的系统性硬化病在那时并不是那么糟糕。麻醉医师应该更有力地呼吁考虑伦理咨询，因为他从一开始就知道他提供的治疗会加速患者的死亡。

（朱彦融　译，陶涛　校）

参考文献

［1］Llanos JC, Ruiz P, Takahashi H, Delacruz V, Bakonyi Neto A. Outcome of pigs with short gut syndrome submitted to orthotopic intestinal transplantation. Acta Cir Bras. 2015；30：143 - 150.

［2］Davies SW, Leonard KL, Falls RK Jr, Mageau RP, Efird JT, Hollowell JP, et al. Lung protective ventilation （ARDSNet） versus airway pressure release ventilation：ventilatory management in a combined model of acute lung and brain injury. J Trauma Acute Care Surg. 2015；78（2）：240 - 251.

［3］van Dijk G, Hilhorst M, Rings E. Liver, pancreas and small bowel transplantation：current ethical issues. Best Pract Res Clin Gastroenterol. 2014；28（2）：281 - 292.

第八部分

重症医学

感染性休克治疗中是否应该使用类固醇？

68.

萨米昂·沙巴谢夫

为止。"

病例

住院医师约翰(John)汇报了1名老年女性患者的病例,并由此在重症监护病房(intensive care unit, ICU)里展开了一场激烈的讨论。

"这是1名76岁的女性患者,既往有2型糖尿病史,因发热3天伴寒战、排尿困难、侧腹痛、神志改变送到了急诊科。"John介绍这个病例,"入院前生命体征如下:体温39.5℃,心率126次/min,血压70/42 mmHg,呼吸频率20次/min,鼻导管给氧4 L/min下脉氧饱和度维持99%"。查体:老年女性,病重面容,神志不清,脱水面容,全身发热。实验室检查示白细胞计数$17 \times 10^9/L$,以多核中性粒细胞为主,血红蛋白和血细胞比容分别是150 g/L和44%,血生化中尿素氮/肌酐水平分别为442.2 μmol/L和194.5 μmol/L,尿常规提示泌尿系统感染。急诊科给予了2 L乳酸林格液扩容后血压改善甚微,后予广谱抗生素抗感染,并以去甲肾上腺素静脉输注后送入了ICU。

约翰阐述了他对该患者的病情评估和治疗计划,"该患者的症状和生命体征符合全身炎症反应综合征的诊断标准,因感染后继发血流动力学不稳,需靠血管活性药物维持,我们有理由相信,这是一名感染性休克患者。"

约翰说:"我的治疗计划是继续使用广谱抗生素,等药敏结果出来后再缩小抗生素的范围,并且继续用晶体类液体进行复苏,在维持血压的同时慢慢下调去甲肾上腺素的用量,直至可停用

问题

此时,另一名住院医师彼得(Peter)提了一个问题:"脓毒症是通过全身炎症反应驱动的,炎症细胞因子在其中发挥着重要的作用。那么,我们是否可以使用类固醇,以减少炎症反应的发生呢?"

反方:约翰稍微翻了下白眼,回答道:"类固醇是通过调控基因表达来抑制免疫系统反应的一种抗炎药物,这种效应可能降低机体对抗微生物感染的免疫应答效应,糖皮质激素还可以掩饰感染的某些症状,并且有导致二重感染的潜在风险。"

正方:Peter耐心回答:"是的,约翰,但近来有数据表明给予败血症患者低剂量氢化可的松治疗可以改善血流动力学,抑制系统炎症,预防爆发性代偿性抗炎反应,维持Th1相关免疫细胞应答[1]。"

反方:"恰好相反!"约翰大声质疑,"CORTICUS研究(一项多中心、前瞻性、随机、双盲、安慰剂对照研究)结果显示,安慰剂组(36%)和氢化可的松组(39.2%)两者在28天死亡率的比较上并无显著差异($P=0.069$)。在这项研究中无论在医院还是ICU,其死亡率均无明显差异(安慰剂组31.5%,氢化可的松组34.3%,$P=0.51$)。且氢化可的松组二重感染的发生率更高,包括新发脓毒症和感染性休克[2]。"

正方:彼得还是继续坚持他的观点:"除了这

个研究,还有很多不同的研究表明,使用低剂量类固醇可缩短逆转感染性休克所需时间。同样的,在 CORTICUS 研究中,他们也证明了氢化可的松组逆转感染性休克所需时间比安慰剂组明显减少(3.3 天,5 天,$P<0.01$)[2]。"

反方:"彼得,我不知道你怎么想",John 说,"像这种功效仍存在很多争议的药物,我不想用到我的患者身上。据我所知,对于类固醇在感染性休克中的疗效仍存在争议。此外,根据我读过的所有主要研究,类固醇的治疗在改变休克的持续时间和感染性休克的死亡率方面,还不足以说服我把类固醇应用到这名患者身上[3]。"

正方:彼得再次耐心回答:"我同意你所说的,并没有证据表明每一位符合 SIRS 标准或脓毒症的患者都需要使用类固醇。但是,有太多的研究支持这样的假设,即对于仅对液体复苏和血管活性药物治疗反应不佳的感染性休克患者,给予低剂量类固醇治疗是合适的,就像这名患者。"

反方:约翰问:"你能举个例子吗?"

正方:彼得想了一会儿,回答道:"我曾经读过一篇文章,在感染性休克的患者中应用小剂量的糖皮质激素,可以恢复健康的血管内环境,终止全身性及组织炎症,恢复器官功能,预防死亡[4]。"根据文章作者所说,只有需 $0.5\ \mu g/(kg \cdot min)$ 或以上剂量去甲肾上腺素维持血压的脓毒症患者才应用糖皮质激素治疗,持续 5~7 天,若使用 2 天后血流动力学反应仍较差,则不予继续使用[4]。

总结

在感染性休克患者中的使糖皮质激素一直都存在争议。最初有一项短期研究尝试过小段疗程大剂量糖皮质激素(>300 mg/天氢化可的松),但随后的研究表明这种疗法没有任何益处,并且因二重感染导致的死亡而使总死亡率增加。这反过来又促成了拯救脓毒症患者运动(Surviving Sepsis Campaign,SSC)指南的甲类建议,即反对使用大剂量糖皮质激素的[5]。后来,一些专家开始使用促肾上腺皮质激素(adrenocorticotropic hormone,ACTH)刺激试验来确定"应答者"的亚类,并停止这一类患者的类固醇治疗。然而,这种方法无法准确区分应答者和非应答者,最终被证实无效。因此,最新的 SSC 指南不鼓励使用 ACTH 刺激试验来确定感染性休克患者是否应使用氢化可的松治疗(2B 类建议)[6]。这也让我们认识到类固醇在脓毒症患者中起到的最新的作用。近期,有研究在感染性休克的患者中应用了小剂量长时间的氢化可的松,得到了良好的疗效[2]。对于静脉液体复苏和血管活性药物无反应的感染性休克患者,补充小剂量糖皮质激素(氢化可的松 200 mg/天,连续 7 天)是一种安全的治疗手段,它可以降低死亡率,提高休克转复率,并最终缩短 ICU 的住院时间。

(马丽云 译,陶涛 姜好 校)

参考文献

[1] Keh D, Boehnke T, Weber-Cartens S, Schulz C, Ahlers O, Bercker S, et al. Immunologic and hemodynamic effects of "low-dose" hydrocortisone in septic shock. Am J Respir Crit Care Med. 2003; 167 (4): 512 - 520.

[2] Sprung CL, Annane D, Keh D, Moreno R, Singer M, Freivogel K, CORTICUS Study Group, et al. Hydrocortisone therapy in patients with septic shock. N Engl J Med. 2008; 358(2): 111 - 124.

[3] Raurich JM, Llompart-Pou JA, Ibáñez J, Frontera G, Pérez O, García L, et al. Low-dose steroid therapy does not affect hemodynamic response in septic shock patients. J Crit Care. 2007; 22 (4): 324 - 329.

[4] Annane D. Corticosteroids for severe sepsis: an evidence-based guide for physicians. Ann Intensive Care. 2011; 1(1): 7.

[5] Dellinger RP, Carlet JM, Masur H, Gerlach H, Calandra T, Cohen J, Surviving Sepsis Campaign Management Guidelines Committee, et al. Surviving

sepsis campaign guidelines for management of severe sepsis and septic shock. Crit Care Med. 2004; 32 (3): 858 - 873.

[6] Dellinger RP, Levy MM, Rhodes A, Annane D, Gerlach H, Opal SM, Surviving Sepsis Campaign Guidelines Committee including the Pediatric Subgroup, et al. Surviving sepsis campaign: international guidelines for management of severe sepsis and septic shock: 2012. Crit Care Med. 2013; 41(2): 580 - 637.

体外膜肺氧合能否用于急性呼吸窘迫综合征的早期治疗？

梅莉莎·M.安纳斯塔西奥,斯科特·A.福尔克

病例

1 名 48 岁的非裔美国患者,男性,有哮喘、慢性阻塞性肺疾病(chronic obstructive pulmonary disease, COPD)病史,找内科医师(primary care physician, PCP)就诊时诉进行性呼吸困难伴咳嗽、全身疼痛不适 5 天。就诊前 1 周他曾前往佛罗里达,由于地下室在前 1 周被洪水淹没,他接触到了"发霉"的水。否认近期有传染源接触史。初诊时测得脉氧饱和度为 78%。

急诊行胸部 X 线片(图 69-1a)提示右肺中叶浑浊,考虑社区获得性肺炎。遂入院行吸氧及左氧氟沙星抗感染治疗。

经过 5 天的治疗,患者的低氧血症逐渐恶化,由无创通气模式(持续正压通气,FiO_2 100%,吸入环氧丙烷)转变为有创通气模式(双水平,FiO_2 100%,潮气量 450,高/低 PEEP 30/0,压力支持 13,PaO_2/FiO_2 78)。胸部 X 线片(图 69-1b、c)

和胸部 CT 结果(图 69-2)提示弥漫性磨玻璃样变,病变呈渐进性发展,考虑急性呼吸窘迫综合征(acute respiratory distress syndrome, ARDS)。广泛的感染和风湿病检查均未能确定病因。抗菌范围扩大到了万古霉素和哌拉西林/他唑巴坦。

问题

随着病情进展,临床医师问自己:体外膜肺氧合(extracorporeal membrane oxygenation, ECMO)能否用于 ARDS 的早期治疗？

正方: ARDS 发病率和死亡率均很高。ECMO 是治疗 ARDS 的一项有效方法。"肺休息"的概念强调了 ECMO 在严重 ARDS 治疗中的潜在获益。

反方: 是的,但是由于文献的不一致性,ECMO 在 ARDS 中的治疗效果仍难以明确。

ARDS 经典定义为排除左心衰竭的条件下发生的急性低氧血症和双侧肺弥漫性肺水肿[1]。为提高传统定义的效度,ARDS 特别工作组改进了

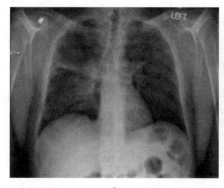
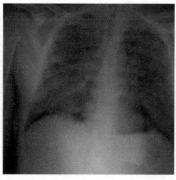
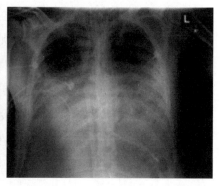

a   b   c

图 69-1 a 是急诊科发出报告当日,b 和 c 分别在是上 ECMO 治疗前后,这系列胸片提示双侧肺浸润在逐步恶化

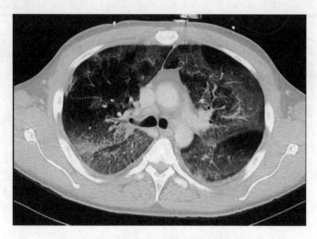

图 69 - 2 胸部 CT 提示双侧磨玻璃影、间隔增厚和双侧肺不张

ARDS 的定义,根据低氧血症的程度将其进一步分类:轻度($200 <$ PaO_2:$FiO_2 <300$)、中度($100 <$ PaO_2:$FiO_2 <200$)、重度(PaO_2:$FiO_2 <100$)[2],与之对应的死亡率分别为 27%、35%、45%[2]。急性呼吸衰竭最常见的病因是细菌性肺炎,其次是病毒性肺炎,然后是脓毒症、创伤和肺栓塞[3~6]。ARDS 死亡率很高,绝大多数死因为顽固性低氧血症[2,7,8]。即使幸存下来,多数也会导致生活质量下降,并持续数年[8,9]。幸存者的年平均医疗费用是健康人的 2~4 倍[10]。

正方:管理 ARDS 的关键包括病因的治疗和支持性治疗,但其特点在于应用肺保护策略,包括低潮气量、低压、允许性高碳酸血症和低氧,从而减少因呼吸机产生的肺损伤和氧毒性[3]。ARDSNet 试验结果显示,应用低潮气量和允许性高碳酸血症的情况下,死亡率从 39% 下降到了 31%;然而,这个结果并不理想[3]。如果常规通气模式失败,可以使用更先进的通气模式,比如高频振荡通气或气道压力释放通气,或使用类固醇或者一氧化氮等辅助通气,但目前还没有数据能证明它们在 ARDS 中的有效性。就是在这样的瓶颈期,ECMO 作为治疗急性 ARDS 的一种可能的方法应运而生了。

ECMO 是一种能够提供心脏和/或肺支持的体外循环装置。它已用于小儿和成人急性心脏支持和严重呼吸衰竭的治疗[11]。通过一条置入到颈内静脉或股静脉的静脉流出管将体内的血液流到体外,通过膜式氧合器进行气体交换,再通过股静脉(VV ECMO)或中央动脉(股动脉或腋动脉)(静动脉/VA ECMO)流入管将血液循环至体内。VV 和 VA ECMO 都已应用于急性 ARDS,但 VV ECMO 更常用。由于 ECMO 技术的进步和更大的效益,因此被视为直接有效的方式。但由于 ECMO 存在严重的并发症(血管损伤、脑卒中、出血、感染和肢体缺血),需要一支由专科医生、灌注师、护士和辅助人员组成的多学科熟练团队的支持[12]。此外,还需要 ECMO 机构提供大量资源和资金。

在 ARDS 患者中使用 ECMO 优点包括:提供肺保护策略、纠正低氧血症和高碳酸血症以帮助靶器官恢复,同时维持全身器官灌注。

反方:但你查过实际数据吗? 有数据表明 ECMO 的收益并不明确,且存在很多问题。20 世纪 70 年代开展的第一个将 VA ECMO 应用于 ARDS 患者的随机对照研究显示疗效不佳(对照组和 ECMO 组的死亡率都接近 90%)[13]。因此,ECMO 在 ARDS 中的应用也逐渐淡出舞台。

正方:然而,我们要注意到,这项研究是在提高对 ARDS 的认识、发展肺保护策略和 ECMO 技术进步之前进行的。在那之后,有好几个机构将 ECMO 的使用经验发布出来,他们一致认为 ECMO 在 ARDS 患者中的使用是有效的。

反方:由于这是个回顾性、观察性的研究,而且方法论也不一致,因此结果是有局限性的。

正方:那我们来看一些较新的文献报道。最大的一个单中心研究是在密歇根大学进行的,数据囊括了 14 年间应用了 ECMO 技术的 255 名患有严重 ARDS 的患者,最终统计出来总出院生存率为 52%,这个比率和同期的研究结果相近[12,14]。这些数据反映了实施肺保护性通气策略之前和之后的经验。另一项随机对照研究——CESAR 试验，将 ARDS 患者随机分配到常规医疗管理组和转诊至 ECMO 中心的 ECMO 组，评估这些患者出院后 6 个月的主要结局（死亡或严重残疾）[15]，结果接受 ECMO 治疗的 ARDS 患者出院后 6 个月的无残疾生存率明显高于常规组（63% vs 47%），此外，6 个月中无质量下降的生存时间增加了 0.03 年。随着 H1N1 流感的爆发，进一步激发了人们对 ECMO 在 ARDS 中的作用的研究兴趣，结果表明使用 ECMO 抢救可使患者的生存率维持在 70%[16,17]。CESAR 试验和 H1N1 流感爆发的经验突出了转诊至 ECMO 专业中心的重要性。

反方： 那么，如何最好地执行 ECMO 呢？ECMO 在 ARDS 治疗中的应用一直因达不到关于适应证、禁忌证甚至管理的共识而困扰着大家。尽管体外生命支持组织（Extracorporeal Life Support Organization，ELSO）发布了 ECMO 支持的适应证和禁忌证的一般指南，但 ELSO 强调，这些指南既没有护理标准，也没达成大家的共识[18]。文献中公布的标准反映了不同机构、不同国家和不同时间的差异。

使讨论变得更复杂的是，对于应用 ECMO 的一些特定的患者因素，如年龄、体重指数、合并有慢性疾病（包括恶性肿瘤、COPD、肝肾疾病、营养不良或免疫缺陷）以及急性肺外功能障碍及其严重程度，仍缺乏统一的意见。这些因素本身就增加了包括死亡在内的并发症的风险。现在广泛认为 ECMO 实施前死亡率的独立预测因子包括了年龄、性别、合并有慢性疾病［如糖尿病、COPD 和急性肺外器官功能障碍（即肝肾脏）］、基于评分系统的疾病严重程度（APACHE、SOFA、PREVE、MODS）、酸中毒程度（pH<7.10）、PaO_2/FiO_2 比值、呼吸机使用天数[4~6,12,19]。

正方： 但 ECMO 可帮助患者避免这些并发症的恶化。ARDS 相关的并发症包括恶化的低氧血症和高碳酸血症，进展到无法恢复的肺功能和肺外器官功能障碍（血流动力学不稳定、肝肾功能障碍）。ECMO 实施前的呼吸机天数一直被认为是死亡率的独立预测因子（通常大于 7 ～ 10 天）[4~6,9,12]。ECMO 可改善急性肺外器官功能障碍的进展，并且缩短呼吸机使用总天数，但对其他固定变量无影响。

反方： 但是，其他问题仍未得到答复，也就是说，什么是"早期"启动？是根据使用呼吸机的天数计算的吗？它是否基于 ARDS 的诊断？这是有问题的，因为可能会发生误诊或诊断延迟。此外，向设立有 ECMO 的机构寻求援助或转诊的时机如何判断？由谁来实施 ECMO 插管？通常情况下，患者会在转诊医院开始 ECMO 治疗，然后转院接受进一步治疗。处于转诊患者能够得到正确的评估的目的，是否只有 ECMO 中心才可以实施 ECMO 治疗？尽管已经有了一些成熟的文献，但在 ARDS 管理的实际实践中仍存有争议。不同的医院系统在危重患者的管理和对 ECMO 的理解和使用方面也有不同的经验。缺乏一致、标准化的做法可能会导致严重 ARDS 和 ECMO 患者的死亡。

共识： 相对于解决早期 ECMO 应用的问题，或许早期转诊或转移到 ECMO 中心的可能得到更大收益。不仅得益于 ECMO 的专业知识和基础设施，而且专业机构的医生在管理 ARDS 等复杂患者方面有更高水平的认识。应用他们的专业知识，有时可能不需要 ECMO，通过采用适当的管理策略，避免某些与设备相关的、仅仅增加患者发病率和死亡率的一些并发症。此外，ECMO 中心还应在周围转诊医院进行宣传教育。

后续

住院第 7 天，患者被转诊至第三转诊中心，并通过右颈内静脉和右股静脉放置静脉-静脉

ECMO(VVE CMO)。经食管心动图显示射血分数为 65%，双心室功能正常。机械通气参数降至最低。其他的干预措施包括抗菌药物的升级、抗真菌药物和激素的添加以及联合使用神经肌肉阻滞、镇静剂和不同持续时间的镇痛组液体。他在应用 ECMO 的第 22 天进行了拔管，在此期间还进行了经皮气管切开术。他没有出现任何肺外器官损害或 ECMO 相关并发症，最终脱离了呼吸机，出院后进行了长时间的身体康复训练。

总结

ECMO 是治疗严重 ARDS 的一种有效的挽救生命的替代方法。然而，它的有效使用还存在很多未回答的问题——矛盾的数据以及潜在的并发症。虽然早期在 ARDS 患者中建立 ECMO 可能会挽救生命，但现有的数据尚无定论。

（马丽云 译，陶涛 姜妤 校）

参考文献

[1] Bernard GT, Artigas A, Brigham KL, Carlet J, Falke K, Hudson L, et al. Report of the American-European Consensus conference on acute respiratory distress syndrome: definition, mechanisms, relevant outcomes, and clinical trial coordination. Consensus Committee. J Crit Care. 1994; 9: 72 - 81.

[2] Definition Task Force ARDS, Ranieri VM, Rubenfeld GD, Thompson BT, Ferguson ND, Caldwell E, Fan E, et al. Acute respiratory distress syndrome: the Berlin definition. JAMA. 2012; 307 (23): 2526 - 2533.

[3] [no authors listed] Ventilation with lower tidal volumes as compared with traditional tidal volumes for acute lung injury and the acute respiratory distress syndrome. The Acute Respiratory Distress Syndrome Network. N Engl J Med. 2000; 342: 1301 - 1308.

[4] Pappalardo F, Pieri M, Greco T, Patroniti N, Pesenti A, Arcadi-pane A, et al. Italian ECMOnet. Predicting mortality risk in patients undergoing venovenous ECMO for ARDS due to influenza A (H1N1) pneumonia: the ECMOnet score. Intensive Care Med. 2013; 39: 275 - 281.

[5] Schmidt M, Zogheib E, Rozé H, Repesse X, Lebreton G, Luyt CE, et al. The PRESERVE mortality risk score and analysis of long-term outcomes after extracorporeal membrane oxygenation for severe acute respiratory distress syndrome. Intensive Care Med. 2013; 39: 1704 - 1713.

[6] Rock A, Hraiech S, Masson E, Grisoli D, Forel JM, Boucekine M, et al. Outcomes of acute respiratory distress syndrome patients treated with extracorporeal membrane oxygenation and brought to a referral center. Intensive Care Med. 2014; 40: 74 - 83.

[7] Rubenfeld GD, Caldwell E, Peabody E, Weaver J, Martin DP, Neff M, et al. Incidence and outcomes of acute lung injury. N Engl J Med. 2005; 353(16): 1685 - 1693.

[8] Stapleton RD, Wang BM, Hudson LD, Rubenfeld GD, Caldwell ES, Steinberg KP. Causes and timing of death in patients with ARDS. Chest. 2005; 128: 525 - 532.

[9] Heddridge MS, Tansey CM, Matté A, Tomlinson G, Diaz-Granados N, Cooper A, et al. Canadian Critical Care Trials Group. Functional disability 5 years after acute respiratory distress syndrome. N Engl J Med. 2011; 364: 1293 - 1304.

[10] Rubenfeld GD, Herridge MS. Epidemiology and outcomes of acute lung injury. Chest. 2007; 131: 554 - 562.

[11] Extracorporeal Life Support Organization. ELSO registry report. International summary. https://www.elso.org/Registry/Statistics/International Summary.aspx. Ann Arbor, MI. July 2015. Accessed 16 Aug 2015.

[12] Hemmila MR, Rowe SA, Boules TN, Miskulin J, McGil-licuddy JW, Schuerer DJ, et al. Extracorporeal life support for severe acute respiratory distress syndrome in adults. Ann Surg. 2004; 240: 595 - 605.

[13] Zapol WM, Snider MT, Hill JD, Fallat RJ, Bartlett RH, Edmunds LH, et al. Extracorporeal membrane oxygenation in severe acute respiratory failure. A randomized prospective study. JAMA. 1979; 242: 2193 - 2196.

[14] Brogan TV, Thiagarajan RR, Rycus PT, Bartlett RH, Bratton SL. Extracorporeal membrane oxygenation

in adults with severe respiratory failure: a multi-center database. Intensive Care Med. 2009; 35(12): 2105 - 2114.

[15] Peek GJ, Mugford M, Tiruvoipati R, Wilson A, Allen E, Thalanany MM, et al. CESAR trial collaboration. Efficacy and economic assessment of conventional ventilator support versus extracorporeal membrane oxygenation for severe adult respiratory failure (CESAR): a multicenter randomized controlled trial. Lancet. 2009; 374: 1351 - 1363.

[16] ANZIC Influenza Investigators, Webb SA, Pettilä V, Seppelt I, Bellomo R, Bailey M, et al. Critical care services and H1N1 influenza in Australia and New Zealand. N Engl J Med. 2009; 2009 (361): 1925 - 1934.

[17] Patrorriti N, Zangrillo A, Pappalardo F, Peris A, Cianchi G, Braschi A, et al. The Italian ECMO network experience during the 2009 influenza A (H1N1) pandemic: preparation for severe respiratory emergency outbreaks. Intensive Care Med. 2011; 37: 1447 - 1457.

[18] Extracorporeal Life Support Organization (ELSO) guidelines for adult respiratory failure version 1. 3. December 2013. https://www. elso. org/Portals/ 0/IGD/Archive/FileManager/989d4d4dl4cuserssh yerdocumentselsoguidelinesforadultrespiratory failure 1. 3. pdf Accessed 16 Aug 2015.

[19] Chiu LC, Tasi FC, Hu HC, Chang CH, Hung CY, Lee CS, et al. Survival predictors in acute respiratory distress syndrome with extracorporeal membrane oxygenation. Ann Thorac Surg. 2015; 99: 243 - 250.

感染性休克患者最有效的早期复苏手段是什么?

70.

霍华德·尼尔曼

病例

患者:67 岁,男,体重 88 kg,既往有冠心病和射血分数降低的心力衰竭(heart failure with a reduced ejection fraction, rEFHF),2 周前因十二指肠腺癌进行了 Whipple 手术治疗,手术过程顺利,术后 1 周出院。现在因诉发热不适、腹痛于急诊科就诊。查体发现体温 37.8℃,脉率 112 次/min,血压 82/46 mmHg。根据最新的关于严重脓毒症和感染性休克患者的拯救脓毒症运动国际指南[1],先取培养的标本,再经验性使用广谱抗生素。液体复苏开启后,在未得到进一步的诊断和/或确定感染源之前,就将他迅速转入到了重症监护病房(intensive care unit, ICU)。

问题

感染性休克患者最有效的早期复苏手段是什么?

正方(ICU 主治医师):我们迅速开始了治疗,并根据指南进行了早期目标导向治疗(early goal-directed therapy, EGDT)[2]。通过动脉穿刺置管和中心静脉置管进行测压。由于患者血压低,我们给予了晶体溶液,并将中心静脉压(central venous pressure, CVP)控制到了 8 mmHg 以上。我们的目标是使平均动脉压(mean arterial pressure, MAP)至少达到 65 mmHg,并使中心静脉血氧饱和度(central venous oxygen saturation, ScvO$_2$)高于 70%。只要血流动力学有所改善,如血压升高或过快的心率有所下降,我们就可以继续给予液体。如果液体复苏无法使 MAP 上升到 65 mmHg 以上,可能要考虑加上去甲肾上腺素静脉输注。

反方(ICU 专科医师):恕我直言,我认为在 rEFHF 患者中积极补液需要有所顾虑,而且我们需要看看一些较新的数据。最近发表的两项大型研究并不完全支持拯救脓毒症运动指南所定义的 EGDT。ARISE 试验发现,感染性休克患者的 EGDT 不能降低 90 天全因死亡率,EGDT 组比起常规治疗组实际上接受了更多的复苏液体和血管活性药物[3]。同样,PPRO - CESS 试验还发现,感染性休克患者在 90 天中接受基于方案的复苏治疗,并没有改善结局指标。此外,他们注意到在器官支持需要方面两组并没有差别[4]。此外,两项研究都表明,测量 CVP 和 ScvO$_2$ 虽然安全,却不是成功复苏所必需的。

正方(ICU 主治医师):好的,谢谢你的分享。但我们仍然可以边评估容量反应边进行液体复苏,根据 MAP、CVP 和心率的变化调整生理盐水用量。

反方(ICU 专科医师):我不喜欢在危重患者中使用生理盐水。大量注入氯化物浓度为 154 meq/L 的生理盐水可导致高氯性酸中毒,不利于非稳定脓毒症患者的治疗。最近对脓毒症患者的一项研究发现,接受平衡液复苏的患者住院死亡率较低;相较于生理盐水,平衡液所占比例越大,死亡率就越低[5]。

正方(ICU 主治医师):那也就是林格乳酸盐液体。我们可以按 30 mL/kg,然后评估 MAP。如果初始乳酸水平大于 4 mmol/L,还应重新测定血乳酸。

反方（ICU 专科医师）：您认为在有收缩性心力衰竭病史的患者中，输入 2.5 L 以上的液体合适吗？难道不能更好地调整复苏目标吗？

正方（ICU 主治医师）：我们需要使灌注正常。我认为复苏时可以密切评估患者对液体的反应，观察是否已经达到了 8 mmHg 的 CVP 目标。

反方（ICU 专科医师）：我不认为在脓毒症患者的液体管理方面，多就一定好，尤其这名患者还有充血性心力衰竭的病史，我认为 CVP 并不是反应容量的最佳指标。

关于液体管理总量，有一项基于拯救脓毒症运动指南治疗 350 名脓毒症患者的回顾性研究发现，24 小时液体正平衡显著增加了院内死亡率的风险[6]。脓毒症发生后，低灌注导致毛细血管内皮细胞渗漏，给的液体会聚集在间质中。这将干扰营养物质从血管内环境进行扩散，从而导致器官功能障碍。但是，如果真的需要补液，则需要快速进行。有数据表明，脓毒症发病后 3 小时内补的总液体比例越高，院内死亡率就越低[7]。

正方（ICU 主治医师）：好吧，我同意。可以快速进行补液，但我们要知道补到什么时候就足够了，如果无法预测患者的液体反应的话。你不是不喜欢将 CVP 用于指导液体复苏吗？

反方（ICU 专科医师）：我们都认同，补液仅仅是为了增加每搏量。CVP 作为一种有效的血管内容量指标已被广泛接受，拯救脓毒症运动指南中也着重提到了。但是，CVP 是一个静态指标，一项系统的回顾研究已经得出结论，CVP 不是反应危重病患者容量状态的可靠指标，对于预测液体复苏的反应性也并不可靠[8]。使用动态和实时跟踪每搏量变化的微创心排血量监测仪，可以更好更有效地评估液体复苏有无产生正向的血流动力学反应[9]。

如果我们不能通过审慎的液体复苏达到血流动力学目标，那么就需要开始使用血管活动药物和/或强心药物。

正方（ICU 主治医师）：如何平衡液体管理和血管活动药物的使用来达到目标 MAP，这始终还是一个困难的问题。我知道液体复苏是早期治疗，但我不能让 MAP 长时间保持在小于 65 mmHg 去等着液体复苏生效。

反方（ICU 专科医师）：我也同意你的说法。一般来说，早期使用血管活性药物会更好地改善预后。最近一项回顾性队列研究的数据显示，在脓毒症发病的最初 6 小时内，去甲肾上腺素每延迟 1 小时使用，死亡率就会增加 5.3%。2 小时内启用去甲肾上腺素的患者乳酸水平显著降低，且 24 小时内总去甲肾上腺素的需要量更低，28 天死亡率也更低[10]。早期使用血管活性药物可能降低达到血流动力学目标所需的液体容量。尤其对于这位 rEFHF 患者，我们可以试着通过早期运用纯正性肌力支持的多巴酚丁胺改善心排血量，来改善他的结局，而不是单纯使用血管加压素这样的纯血管收缩剂，只增加后负荷，并对他的衰竭心脏施加压力，无法改善整体灌注。

目前的指南没有考虑到所有可能发生的例外情况，只是提供了"一刀切"的办法。

正方（ICU 主治医师）：好的。我想你会使用去甲肾上腺素作为初始药物治疗，毕竟这是拯救脓毒症指南所推荐的血管活性药物。

反方（ICU 专科医师）：也不尽然。我是说，我知道指南怎么说，但我不相信。许多年前有一篇文章发现，低血压的感染性休克患者接受儿茶酚胺治疗，会使内源性血管加压素水平过低[11]。最近，一项回顾性队列研究对接受去甲肾上腺素或血管加压素单一治疗作为初始血管活动治疗手段的感染性休克患者进行了评估，结果表明，在实现 MAP 目标方面，血管加压素并不亚于去甲肾上腺素[12]。一项关于血管加压素和去甲肾上腺素作为初始治疗药物的随机对照试验目前正在进行中，并有望提供一个确定的答案[13]。

正方(ICU 主治医师)：很高兴跟你讨论了这个问题。当然,对于感染性休克患者的最佳初始复苏手段,除了抗生素和病因控制外,可能不一定完全符合 2012 年拯救脓毒症运动指南中的定义。显然,在液体、监测和血流动力学治疗方面还有许多新的数据需要分析。

反方(ICU 专科医师)：事实上,现在已经在开展了。Dellinger 博士是 2012 年指南的主要作者,他最近发表了一篇关于其中一些争议的最新文章[14]。虽然在改善感染性休克患者的预后方面取得了很大进展,但还有更多的任务等着我们去做。由于疾病表现的范围、败血症的起源以及测量指标的定义等问题,前瞻性随机对照试验显得困难重重。

(马丽云 译,陶涛 姜妤 校)

参考文献

[1] Dellinger RP, Levy MM, Rhodes A, Annane D, Gerlach H, Opal SM, Surviving Sepsis Campaign Guidelines Committee including the Pediatric Subgroup, et al. Surviving Sepsis Campaign: international guidelines for management of severe sepsis and septic shock. Crit Care Med. 2013; 41(2): 580 - 637.

[2] Rivers E, Nguyen B, Havstad S, Ressler J, Mussin A, Knoblich B, Early Goal-Directed Therapy Collaborative Group, et al. Early goal-directed therapy in the treatment of severe sepsis and septic shock. N Engl J Med. 2001; 345(19): 1368 - 1377.

[3] Peake SL, Delaney A, Bailey M, Bellomo R, Cameron PA, Cooper DJ, ARISE Investigators, ANZICS Clinical Trials Group, et al. Goal-directed resuscitation for patients with early septic shock. N Engl J Med. 2014; 371(16): 1496 - 1506.

[4] Yealy DM, Kellum JA, Huang DT, Barnato AE, Weissfeld LA, Pike F, ProCESS Investigators, et al. A randomized trial of protocol-based care for early septic shock. N Engl J Med. 2014; 370(18): 1683 - 1693.

[5] Raghunathan K, Shaw A, Nathanson B, Stürmer T, Brookhart A, Stefan MS, et al. Association between the choice of IV crystalloid and in-hospital mortality among critically ill adults with sepsis. Crit Care Med. 2014; 42(7): 1585 - 1591.

[6] Sadaka F, Juarez M, Naydenov S, O'Brien J. Fluid resuscitation in septic shock: the effect of increasing fluid balance on mortality. J Intensive Care Med. 2014; 29(4): 213 - 217.

[7] Lee SJ, Ramar K, Park JG, Gajic O, Li G, Kashyap R. Increased fluid administration in the first three hours of sepsis resuscitation is associated with reduced mortality: a retrospective cohort study. Chest. 2014; 146(4): 908 - 915.

[8] Marik PE, Monnet X, Teboul J. Hemodynamic parameters to guide fluid therapy. Ann Intensive Care. 2011; 1(1): 2 - 9.

[9] Marik PE, Lemson J. Fluid responsiveness: an evolution of our understanding. Br J Anaesth. 2014; 112(4): 617 - 620.

[10] Bai X, Yu W, Ji W, Lin Z, Tan S, Duan K, et al. Early versus delayed administration of norepinephrine in patients with septic shock. Crit Care. 2014; 18(5): 532.

[11] Landry DW, Levin HR, Gallant EM, Ashton RC, Seo S, D'Alessandro D, et al. Vasopressin deficiency contributes to the vasodilation of septic shock. Circulation. 1997; 95(5): 1122 - 1125.

[12] Daley MJ, Lat I, Mieure KD, Jennings HR, Hall JB, Kress JP. A comparison of initial monotherapy with norepinephrine versus vasopressin for resuscitation in septic shock. Ann Pharma-cother. 2013; 47(3): 301 - 310.

[13] Gordon AC, Mason AJ, Perkins GD, Ashby D, Brett SJ. Protocol for a randomized controlled trial of VAsopressin versus Noradrenaline as Initial therapy in Septic sHock (VANISH). BMJ Open. 2014; 4(7): e005866.

[14] Dellinger RP. The Surviving Sepsis Campaign: Where have we been and where are we going? Cleve Clin J Med. 2015; 82(4): 237 - 244.

是否应将急性呼吸窘迫综合征患者置于俯卧位以改善通气?

71.

阿拉蒂·帕蒂尔

病例

外科重症监护病房里总是有各种各样的危重患者:创伤、术后、心脏、血管和术后呼吸衰竭的患者。在众多难以忘记的患者中,有一个是这些年来最让我印象深刻的。

詹姆斯(James)很年轻,只有 22 岁。他的母亲在他入院的前一年去世了,经过这场变故后,他开始酗酒,每天饮酒量多达 1 L 伏特加。在酗酒之前,他身体很健康。后来他因剧烈的中上腹部疼痛来医院就诊,很快被诊断为胰腺炎。考虑到胰腺炎的严重程度和戒酒的风险,James 被转到了外科重症监护病房。他很快就失代偿了,在入院当天晚上就需要进行插管,此后不久又发生了全身炎症反应综合征(systemic inflammatory response syndrome,SIRS)。

在住院期间,他患上了急性呼吸窘迫综合征(acute respiratory distress syndrome,ARDS)。起初,他的 ARDS 还能控制。我们遵循 ARDS 网络协议进行治疗,病情还算"平稳"。然而,随着胰腺炎的恶化,他的 ARDS 也进一步加重,需要加大呼吸机参数。由于患者病情急速恶化,我们就他的胰腺炎和 ARDS 的治疗方案展开了讨论。

有人提出将詹姆斯置于俯卧位以改善ARDS,这引起了大家的激烈讨论。我们所谈论的不仅仅是呼吸机或用药顺序的更换。最后,我们决定进行文献检索,以便将一些循证医学证据放到桌面上来讨论,并帮助我们做出明智的决定。

问题

是否应将 ARDS 患者置于俯卧位?

正方:我说:"我读到俯卧位可以改善动脉氧合、呼气末正压(positive end-expiratory pressure,PEEP)引起的肺泡充盈、分泌物排出。动脉氧合的改善源于通气/血流不匹配的改善,因为在灌注的肺区域有更好的通气。俯卧位还可以通过减少过度扩张和增加肺泡复张来预防呼吸机所致的肺损伤。这使机械通气引起的应变均匀化,并降低了肺部的整体应力。这难道不是适用于 ARDS 患者吗[1]?"

反方:组内一名成员回答道:"这确实能有效改善动脉氧合,减少呼吸机引起的肺损伤,但它是否真的对患者的预后有影响,值得冒这样的风险吗?"

"并不是所有的 ARDS 患者都可以用俯卧位,这是有绝对禁忌证的,其中包括面部烧伤和开放性伤口、骨盆骨折、脊柱不稳和颅内压升高。俯卧位也有并发症。我们需要考虑面部水肿、压疮、旋转过程中的低饱和度、管道脱落和重要回路受损的风险。我当然不想再给患者重新插管或更换管道[2]。"

正方:我回答说:"我理解你的担心,但所有类型的治疗方式都有危险。当患者不再需要俯卧位时,面部水肿就会消失,压迫性坏死可以通过保护性覆盖和细心定位来预防。改变体位过程中的去饱和通常是暂时的,不需要干预。虽然有导管和回路脱落的风险,但只要小心,这是可以预防的。"

至于结局，2013 年《新英格兰医学杂志》发表了一项大型（466 名患者）前瞻性随机对照 PROSEVA 试验，该试验表明，对于严重 ARDS 患者，俯卧位明显减少了 28 天和 90 天死亡率（俯卧组为 16％，仰卧组为 32.8％）。利大于弊[3]！

反方：我的团队成员回答说："这项研究很有趣，但我们要知道，这项试验只研究了严重 ARDS 患者，即动脉氧分压（pressure of arterial oxygen，PaO_2）与吸入氧气分数（fraction of inspired oxygen，FiO_2）的比例小于 150 mmHg，FiO_2 至少为 0.6，PEEP 至少为 5 cmH_2O，潮气量接近每千克预测体重 6 mL。如果 James 不符合这个标准，他可能不会从俯卧位中获益。此外，PROSEVA 试验的 ARDS 患者在被纳入研究之前，只进行了不到 36 小时的插管和机械通气。"

正方："那好，我们可以检查看看这名患者是否符合这个标准。无论如何，我们应该考虑将俯卧位应用到 ICU 的重症 ARDS 患者。研究还显示，俯卧组的拔管成功率有显著提高！"

反方："进行这项研究的 ICU 医护人员在 5 年的日常练习中使用俯卧位。我们以前没有在 ICU 做过俯卧位。我们的员工必须接受培训。由于缺乏经验，俯卧位可能会增加出现并发症的风险。"

正方妥协："我同意我们不应在未接受训练的情况下实施俯卧位。我们可以开始在课堂上使用模拟患者对全体工作人员进行培训。"

总结

虽然在这个病例中，我们没有使用俯卧位作为 ARDS 的治疗方法，但这是一个值得考虑的重要课题。很明显，在严重 ARDS 患者中采用俯卧位可以降低死亡率，每个 ARDS 患者都需要独立观察，以考虑俯卧位是否有益。重要的是，加强医疗病房必须熟悉俯卧位操作，并要求就这一课题进行课堂和实践训练，以便以安全和有效的方式开展这项操作。

（马丽云　译，陶涛　姜妤　校）

参考文献

［1］Guerin C, Baboi L, Richard JC. Mechanisms of the effects of prone positioning in acute respiratory distress syndrome. Intensive Care Med. 2014；40（11）：1634 - 1642.

［2］Benson AB, Albert RK. Prone positioning for acute respiratory distress syndrome. Clin Chest Med. 2014；35（4）：743 - 752.

［3］Guérin C, Reignier J, Richard JC, Beuret P, Gacouin A, BoulainT, et al. PROSEVA Study Group. Prone positioning in severe acute respiratory distress syndrome. N Engl J Med. 2013；368（23）：2159 - 2168.

72.

如何选择急性呼吸窘迫综合征的最佳通气策略?

李·斯坦

病例

1名52岁的男性患者,行走时被汽车撞至车祸伤,送到了重症监护病房(intensive care unit, ICU),没人知道他的病史,也联系不到他的家人。他的伤口主要在左胸部和腹部,患者到达急诊科时即需进行气管内插管。入院时性CT检查提示肺挫裂伤,并伴有2处肋骨骨折。胸部X线片显示双肺完全变白。动脉氧分压和吸入氧气分数比值(partial pressure of oxygen/inspired fraction of oxygen, PaO_2/FiO_2)为90,诊断严重急性呼吸窘迫综合征(acute respiratory distress syndrome, ARDS)。

问题

我们应该如何对ARDS患者进行通气治疗?是使用高呼气末正压(positive end-expiratory pressure, PEEP)还是低PEEP策略?使用自主呼吸还是被动机械通气?

正方: 我认为应该从肺保护策略开始,这大家应该也能达成共识,毕竟现在已经广泛认为该方法能降低ARDS的死亡率[1]。这意味着我们将使用低潮气量策略给患者通气,并尽量将平台压限制在尽可能低的范围内,不超过30 cmH$_2$O。我认为应该采取高PEEP,并且保持患者处于镇静和肌肉放松的状态下,使用被动机械通气模式。

反方: 是的,我同意我们应该把潮气量限制到理想体重的6 mL/kg,增加呼吸频率以保持足

够的分钟通风量,并且限制平台压。但是,我不同意使用高PEEP和被动机械通气模式。我相信低PEEP对患者更安全。此外,患者最好是能自主呼吸,以保持肌肉张力,避免呼吸功能失调!

正方: 好吧,我会先解释为什么我认为高PEEP策略更好。在ARDS患者中,由于液体、实变、肺不张,会丢失大量的肺容量。我们需要更高的压力来保持肺泡开放,以最大限度地利用可供气体交换的存活肺。这也有助于防止肺泡的持续开放和塌陷造成进一步的损害[2]。高PEEP策略可以提高患者的生存机会。

反方: 我并不这样认为。有证据表明,高PEEP策略和低PEEP策略在死亡率方面没有任差异。高PEEP策略可能有助于在肺的某些区域保持更多的肺泡开放,但也会导致其他区域过度膨胀,从而导致气压伤。极高的胸膜腔内压也可能通过阻碍静脉血回流到心脏而对血流动力学产生负面影响[2]。多个随机对照试验表明,两种策略在死亡率方面没有差别。其中最大的一项是肺开放通气研究,有983例患者,结果显示高PEEP或低PEEP通气的ARDS患者的全因院内死亡率没有差异[3]。

正方: 有一项Meta分析纳入了3个随机对照试验(randomized controlled trials, RCTs)的数据,其中包括肺开放通气研究,该研究观察了肺损伤患者用肺保护策略通气时的高PEEP和低PEEP。所有这些数据一起分析表明,对于ARDS患者,采用高PEEP策略可以降低患者的死亡率[4]。ARDS患者有更好的氧合,才更有可能早

期实现脱离呼吸机。这篇论文还表明,这不会增加引起气胸或需要血管活性药物等不良反应的发生[4]。

反方: 有趣的是,虽然单独的研究结果显示没有差异,但对于 ARDS 患者(即更严重的肺损伤),高 PEEP 组死亡率更低。但是,在这个问题上仍旧有太多互相矛盾的证据。一部分原因可能是每个人的肺损伤和肺病理可能有不同的阈值,需要找到一个适当的平衡的 PEEP,既能改善氧合,也不会因过度膨胀造成伤害[2]。也许我们所有的研究都是观察一整个群体的患者,因为他们结合了来自不同群体的数据点,所以死亡率没有差别。对于确定理想 PEEP 值的个体化策略有许多想法。我最近读到一项试验性研究,其中 PEEP 是根据患者肺的静态顺应性设置的[5]。结果显示,相较于根据 FiO_2 设置 PEEP,这种方法减少了器官功能障碍的发生。在基于肺静态顺应性的 PEEP 组中,在降低死亡率的结果分析中并无统计学意义[5]。随着进一步的研究,也许我们会找到一种能显著降低死亡率的个体化方法。

正方: 我同意个体化策略可能会带来最好的结果。但现在还不能说什么是最好的方法。目前正在研究哪种措施可以确定最佳的呼气末正压:如你所说的静态顺应性、压力-容积曲线、替代胸膜压力的食管压力、甚至通过氮气冲洗直接测量肺容量[2]。但研究还没确定哪种可能起作用,哪种不起作用。

反方: 你也提到了我们应该使患者处于镇静及肌肉放松的状态,采取被动机械通气模式。我担心的是,如果不使用膈肌,可能导致膈肌萎缩或功能减退[2],这将使者更难脱离呼吸机,从而延长住院时间。也有证据表明,在呼吸机支持下自主呼吸可以减少肺部炎症和改善氧输送[2]。我还听说使用非去极化的肌松药会引起长期的肌肉无力问题。

正方: 这是完全错误的! 最好是保持患者肌肉放松和被动机械通气。首先,有证据表明,在严重 ARDS 患者中,保持自主通气实际上可能会对肺造成更大的损害,虽然证据来自动物模型[6]。即使如此,肺损伤加重的原因很可能是由于强烈的自主呼吸引起的跨肺压力增加[6]。其次,有证据证明,你所说的使用肌松药可能会导致 ARDS 存活者长期肌肉无力,这是错误的。Fan 等人开展的一项观察肺损伤幸存者的前瞻性研究中显示,虽然 ICU 相关性长期肌无力有显著的发病率,但肌松药的使用并不是一个相关因素。在一项关于 ARDS 中肌松药的 meta 分析中,再次证明了这一点。在这项研究中,短期输注顺式阿曲库铵与 ICU 获得性肌无力的增加无关[8]。在 meta 分析中的每一项试验中,顺式阿曲库铵的输注时间为 48 小时。更重要的是,同样的 meta 分析显示,在 ARDS 患者中使用顺式阿曲库铵可以降低死亡率和气压伤[8]! 因此,我认为我们应该用顺式阿曲库铵来使患者肌肉放松,以减少肺损伤,从而提高生存概率。

反方: 我承认,有证据表明,在严重 ARDS 中,使用肌松药是有益的,这当然也适用于我们的患者。但要注意的是,这些研究都是相互关联的,我们仍然需要一项随机对照试验或大规模的人口数据库研究来寻求确定性的证据。对于轻度到中度 ARDS 患者,现有证据尚不够明确,在呼吸机辅助下保持自主通气模式可能获益[2]。那么,我们达成了哪些共识呢?

正方: 基于我们的讨论,我认为就如何最好地给患者通气我们最终达成了一致的意见。当然,我们将采用低潮气量策略,并将潮气量限制在理想体重的 6 mL/kg。我们将使用个体化方案为患者确定合适的 PEEP 值,以协助我们在充分考虑患者肺损伤的严重程度下,努力在保持肺泡开放和促进气体交换之间找到适当的平衡,而不会造成过度膨胀和气压伤。虽然现在还没有证据能找到最好的个体化策略,但我们可以使用基于静态顺应性的策略，因为它可以显著减少器官功能障碍的发生。最后，患者将持续使用顺式阿曲库铵和被动机械通气模式，这已被证明可降低严重 ARDS 患者的死亡率和气压伤，且不会增加 ICU 相关性肌无力的发生率。

（马丽云 译，陶涛 姜妤 校）

参考文献

[1] Petrucci N, De Feo C. Lung protective ventilation strategy for the acute respiratory distress syndrome. Cochrane Database Syst Rev. 2013；2：CD003844.

[2] Rittayamai N, Brochard L. Recent advances in mechanical ventilation in patients with acute respiratory distress syndrome. Eur Respir Rev. 2015；24：132-140.

[3] Meade MO, Cook DJ, Guyatt GH, Slutsky AS, Arabi YM, Cooper DJ, et al. Ventilation strategy using low tidal volumes, recruitment maneuvers, and high positive end-expiratory pressure for acute lung injury and acute respiratory distress syndrome：a randomized controlled trial. JAMA. 2008；299 (6)：637-645.

[4] Briel M, Meade M, Mercat A, Brower R, Talmor D, Walter S, et al. Higher vs lower positive end-expiratory pressure in patients with acute lung injury and acute respiratory distress syndrome：systematic review and meta-analysis. JAMA. 2010；303(9)：865-873.

[5] Pintado MC, dePablo R, Trascasa M, Milicua JM, Rogero S, Daguerre M, et al. Individualized PEEP setting in subjects with ARDS：a randomized controlled pilot study. Respir Care. 2013；58(9)：1416-1423.

[6] Yoshida T, Uchiyama A, Matsuura N, Mashimo T, Fujino Y. Spontaneous breathing during lung-protective ventilation in an experimental acute lung injury model：high transpulmonary pressure associated with strong spontaneous breathing effort may worsen lung injury. Crit Care Med. 2012；40 (5)：1578-1585.

[7] Fan E, Dowdy DW, Colantuoni E, Mendez-Tellez PA, Sevransky JE, Shanholtz C. Physical complications in acute lung injury survivors：a 2-year longitudinal prospective study. Crit Care Med. 2014；42(4)：849-859.

[8] Alhazzani W, Alshahrani M, Jaeschke R, Forel JM, Papazian L, Sevranksy J, Meade MO. Neuromuscular blocking agents in acute respiratory distress syndrome：a systematic review and meta-analysis of randomized controlled trials. Crit Care. 2013；17：R43.

在危重患者中使用单剂量依托咪酯进行快速顺序插管是否安全？

73.

马特·比尔比利

病例

1 名 64 岁的男性患者，因慢性阻塞性肺疾病（chronic obstructive pulmonary disease，COPD）恶化而入院。患者现患有败血症，无法进行无创面罩通气，需要进行气管内插管。他的胃很胀。

主治医师问住院医师："你准备用什么方法给这个患者插管？"

住院医师回答说，我想我会先使用最常用的快速序列诱导剂，即静脉注射（intravenous，IV）0.3 mg/kg 依托咪酯，进行快速序列诱导（rapid sequence induction，RSI），然后进行直接喉镜检查。我认为这是一个很好的选择，因为使用单剂量依托咪酯诱导，对心率和每搏量影响很小。此外，依托咪酯不太可能导致有创血压的下降。"你为依托咪酯找到了一个很好的理由，但你一点都不关心它会对 ICU 患者产生肾上腺抑制作用吗？"主治医师问道。

住院医师回忆起之前看过的关于依托咪酯的作用机制，它是通过抑制 11-β-羟化酶而抑制肾上腺生成正常的皮质醇。但是，他不确定单剂量依托咪酯是否足以导致临床上显著的肾上腺抑制。

问题

在危重患者中使用单剂量依托咪酯进行快速顺序插管（Rapid Sequence Intubation，RSI）是否安全？

反方："使用单剂量依托咪酯行 RSI 会抑制肾上腺皮质激素的产生，"主治医师说，"有一项前瞻性研究对 40 名非败血症危重患者使用了依托咪酯行 RSI，结果 80% 的患者在使用依托咪酯后 12 小时内达到肾上腺抑制的诊断标准。但到 48 小时，这一数字下降到了 9%[1]。"

正方：住院医师问道："在危重患者中，使用依托咪酯诱导产生的肾上腺抑制是否会使患者的预后变差？"

反方妥协：主治医师承认："与其他诱导药物相比，用于危重患者 RSI 的单剂量依托咪酯并未证实有增加死亡率的风险。"在 Cochrane 的合作中，Bruder 和他的同事对 7 个随机对照试验进行了 meta 分析，这些试验纳入了需要 RSI 的危重患者共 772 名[2]。他们发现 390 名使用依托咪酯的患者与 382 名接受其他诱导药物的患者相比，死亡率没有显著差异，95% 置信区间的优势比为 1.17。

"但是，请注意，到目前为止，仍没有足够有力的 RCT 来检验死亡率的差异，因此必须慎重。"

"这份报告观察了次要结局，包括序贯器官衰竭（sequential organ failure，SOFA）评分、加强医疗病房住院时间（length of stay，LOS）、医院住院时间、机械通气时间和血管活性药物支持时间。在回顾了所有纳入的研究后，作者得出结论，除了 SOFA 评分外，在这些次要结果中没有显著差异。如你所知，SOFA 评分范围从 0（良好的器官功能）到 24（较差的器官功能）。其中比较依托咪酯和氯胺酮诱导行危重病患者 RSI 的 RCT 中，其评分的平均差值为 0.7（95% CI）。在最初的论文中，这一结果被认为不具有统计学意义，然而，在这项

meta 分析中,他们发现了有统计学意义,但结论认为,这种差异在临床上并没有意义[2]。"

正方:"可否在使用依托咪酯后补充皮质类固醇以'抵消'肾上腺抑制?"住院医生问道。

反方:"这听上去似乎很合乎逻辑,但在危重的非感染性休克的患者中进行的一项随机对照试验显示,这种疗法没有任何益处。"主治医师说,"在这项研究中,用单剂量依托咪酯进行诱导后分别注射氢化可的松和安慰剂,结果发现 SOFA 评分、ICU 住院时间、呼吸机使用时间和 28 天死亡率并没有差异。但从另一方面看,接受氢化可的松治疗的患者对去甲肾上腺素的需求有所减少[3]。"

正方:住院医师总结,根据目前已有的证据,在危重病患者中使用依托咪酯确实会抑制肾上腺皮质醇的分泌,但似乎不会增加死亡率、器官系统功能障碍或医疗资源的利用。他意识到这个问题还有待研究,但他仍然想在该名危重患者身上使用依托咪酯进行诱导。

总结
正方妥协

主治医生建议,也许解决争议的最好方法是

避免 RSI 和依托咪酯同时进行。回顾患者的病史,很明显,患者的病情在数小时内逐渐恶化,确实迫切需要进行气管内插管,但非紧急性的。由于患者仍能在吸氧的同时维持可耐受的饱和度,而对于脓毒症尚不需使用血管活性药物,因此他们制订了一种替代方案,在用利多卡因雾化将气道进行彻底麻醉并进行轻度镇静后,通过直接喉镜进行清醒状态下气管内插管。

(马丽云 译,陶涛 姜妤 校)

参考文献

[1] Vinclair M, Broux C, Faure P, Brun J, Genty C, Jacquot C, et al. Duration of adrenal inhibition following a single dose of etomidate in critically ill patients. Intensive Care Med. 2008; 34: 714 - 719.

[2] Bruder EA, Ball IM, Ridi S, Pickett W, Hohl C. Single induction dose of etomidate versus other induction agents for endotracheal intubation in critically ill patients. Cochrane Database Syst Rev. 2015; 1: CD010225.

[3] Payen JF, Dupuis C, Trouve-Buisson T, Vinclair M, Broux C, Bouzat P, et al. Corticosteroid after etomidate in critically ill patients: a randomized controlled trial. Crit Care Med. 2012; 40: 29 - 35.

重症监护病房的患者是否应该进行深度镇静？

74.

凯特琳·J.郭

病例

1名75岁的老年男性患者因肠穿孔急诊性剖腹手术后住进外科重症监护病房（intensive care unit，ICU）。患者既往有高血压、糖尿病、冠心病和酗酒史。一到ICU，他就出现了酸中毒和感染性休克，需要输注去甲肾上腺素和血管加压素。在ICU的接下来的几个小时里，血管加压素用量逐渐减少，乳酸中毒正在改善，但他现在患有急性呼吸窘迫综合征（acute respiratory distress syndrome，ARDS），正通过肺保护性通气策略进行机械通气。预计机械通气时间将超过48小时。

问题

该名ICU的患者是否应该进行深度镇静？

正方： 应该，疼痛是患者从ICU出院后回忆起来的最常见问题，它通常与气管导管和机械通气有关。因此，深度镇静一直在ICU病房被常规使用。

反方： 不行。最近越来越多的证据表明，日常唤醒和减轻镇静能带来更好的临床结局。

正方： 为什么要让患者知道他们所处的状况和环境呢？

反方： 大多数ICU住院是分多阶段的。早期阶段通常是短暂而活跃的，涉及许多干预措施和程序，随后是较长的恢复期。我们是否应该相应地调整镇静深度？

正方： 可能吧，但这很难做到。追溯历史，

ICU的镇静实践源于术中的麻醉护理，而此时呼吸机只能进行强制性呼吸。因此需要深度镇静以保持患者和呼吸机之间的同步性。肌松药是被频繁使用的。当观察到躁动时，使用镇静剂诱导深度镇静，以防止患者意外拔除血管内置管和气管导管时伤到自己。

更复杂的一个问题是，评估ICU患者的疼痛问题极具挑战。ICU患者无法像清醒患者那般可以自行报告疼痛量表。客观的测量指标，如心率和血压，可能很难评估，且经常被一些潜在的医疗状况所混淆。患者感到疼痛可能的原因有很多：抽血、机械通气、血管穿刺置管、Foley导尿管以及因固定和压伤性溃疡引起的骨骼和肌肉疼痛。未经治疗的疼痛的短期后遗症可能包括应激反应、炎症和免疫系统损害的增加，从而易使患者感染和伤口愈合不良。长期后果包括慢性疼痛、焦虑和创伤后精神紧张性障碍。由于这些原因，许多医生倾向于深度镇静的策略。

从1995年到2002年，危重病医学协会关于镇静的实践指南提倡使用了大量的苯二氮䓬类药物输注。由于许多患者从ICU出院后会出现明显的认知和机体损害，创伤后精神紧张性障碍太痛苦了，应该尽可能避免。

反方： 随着现代呼吸机模式的出现，机械通气已不再是深度镇静的原因。

正方： 要注意的是，患者可能有持续深度镇静的医学适应证，其中可能包括颅内高压、严重呼吸衰竭、严重的血流动力学不稳定、癫痫持续状态、控制性降温、同时使用肌松以及需要保护的重

要管道和引流。

病例中的患者接受了剖腹手术,并且感染性休克需要正向血流动力学支持,由于血流动力学不稳定,毫无疑问他需要进行深度镇静。气管导管所致的咳嗽反应都可能导致迷走神经兴奋,从而损害心脏功能。此外,最近一位因肠道手术后感染性休克而接受大容量复苏的患者有罹患腹腔间隔综合征的风险。轻度镇静可能导致呼吸机失同步性,增加胸腔内压力,从而造成腹腔间隔综合征。一个血流动力学不稳定的休克患者需要进行积极的复苏和干预,应进行深度镇静。

反方:传统的 ICU 镇静药物是由短效的苯二氮䓬类药物和阿片类药物组成的,但随着持续输注,这些药物的时-量相关半衰期大大增加。在这些药物消耗殆尽的时候,患者发生谵妄(一种急性脑功能障碍的形式)的风险最高。据报道,机械通气患者谵妄的发病率高达 70%。谵妄的临床特征包括注意力持续时间缩短,不能理解周围环境,以及警觉性的减弱。两种主要的亚型是轻度和多动型谵妄,有些患者可能两者兼有。不管是哪种类型,谵妄都会增加短期和长期的发病率和死亡率。许多 ICU 的幸存者被发现有永久性的记忆力和推理能力的丧失。最近的长期研究表明,有相当数量的患者在从 ICU 出院后很长一段时间内都符合谵妄的诊断标准。我认为轻度镇静更优。在过去的 15 年中,多个随机试验的证据表明,与深度镇静相比,每日唤醒与自主呼吸试验相结合,可以提高临床疗效、减少谵妄发生率、呼吸机使用时间和 ICU 住院时间。这些结果首次在一项里程碑式的研究中得到了证实——"在接受机械通气的重症Ⅲ级患者中,每日中断镇静剂的输注"[1]。结果显示,每日中断镇静显著减少了机械通气和 ICU 住院的时间,并减少了神经影像学改变。随后的大量随机研究证实了类似的结论——"觉醒和呼吸控制试验"[2]和"接受机械通气的危重患者行无镇静方案随机对照试验"[3]。所有患者均接

受疼痛治疗。与深度镇静相反,轻度镇静不会产生额外的短期不良反应或长期精神后果。

大多数原始试验研究的是每日唤醒,而最近的试验集中在轻度镇静:"镇静状态下接受机械通气的重症Ⅲ级患者中,每日中断镇静[4]"。加拿大重症医疗试验小组表明,在将镇静水平降到最低水平的方案中加入每日唤醒,并没有额外的好处。短效镇静剂的使用和早期活动计划,再加上能够同步呼吸的新一代呼吸机的使用,极大地改变了 ICU 镇静的实践。在机械通气患者中使用深度镇静已不再是常规。我们的目标是让患者能平静、清醒地配合护理。

根据 2015 年的 Cochrane 回顾研究[5],丙泊酚和右美托咪啶比苯二氮类药物更受欢迎,因为许多随机试验证实其能降低机械通气时间和 ICU 住院时间,谵妄的风险似乎也有所降低,但不同研究间的异质性很高。右美托咪啶最常见的不良反应是心动过缓。没有证据表明右美托咪啶对死亡率有影响。在麻醉相关文献中,右美托咪啶因其更好的血流动力学效应和更弱的呼吸抑制作用,现已逐渐取代丙泊酚,成为手术镇静药物。

加强医疗医学会最新的镇静实践指南[6]呼吁积极监测和治疗疼痛、躁动和谵妄,而不是用镇静剂掩盖症状。其中一些主要建议如下:

1. 首先治疗疼痛。

2. 常规使用镇静评分法,如 SAS(镇静-激惹量表)和 RAAS(Richmond 镇静-激惹量表)。

3. 最大限度地减少苯二氮类药物作为镇静药物的主要选择,因其会增加谵妄的发生率。

4. 用 ICU-CAM(ICU 混乱评定方法)监测谵妄。

5. 用非药理学措施预防 ICU 谵妄。

在过去的十年间,随着强效镇静剂的没落,很多科学家也开始研究出了减少谵妄的非药理学方法。这些方法包括频繁转向、降低噪声、助视器和助听器、促进睡眠。早期 ICU 活动锻炼也是安全

可行的。它们包括从被动肢体运动到携带呼吸机进行走动。研究表明，减轻镇静和早期活动可改善出院后功能预后。综合各项计划，如由 ICU 谵妄和认知障碍研究小组提供的 ABCDEF 法，通过多学科渠道努力减少谵妄的发生率。

回到我们那个接受了剖腹手术的肠穿孔患者身上：患者到达 ICU 接受了几个小时的额外复苏后，血流动力学状态有所改善，正性肌力药物也减少了。由于患者急性肺损伤，我们预计他需要进行长时间的机械通气。通过一个多模式的镇静方案，以最大限度地减少呼吸机使用时间和 ICU 住院时长。早期活动和轻度镇静联合将使患者获益匪浅。此外，最大限度进行疼痛控制也是至关重要的，如果没能充分缓解患者的疼痛，将会推迟脱机时间。区域麻醉如硬膜外麻醉可以减少阿片类药物的用量。大剂量阿片类药物的副作用包括镇静和肠功能恢复延迟。非药理学措施，如促进昼夜生理周期、频繁转向，可能有助于预防谵妄。最后，早期活动可以预防骨骼肌无力。

总结

越来越多的证据表明镇静和谵妄的管理对临床预后有重要影响。指南已经从深度镇静到日常唤醒和自主呼吸试验，逐渐演变为一种更全面的方法来控制疼痛、躁动和谵妄。最佳做法是通过评估镇静和疼痛的深度，针对性使用适当的镇静剂和阿片类药物来实现的。在给药时，应将镇静控制在最低限度，以确保患者的安全和舒适。如有可能，应使用非药理学方法，以最大限度地减少谵妄。

过去十年来，镇静方案一直在变化。ICU 护

理的不同阶段可能需要不同程度的镇静。在有多种干预措施和积极复苏的早期活动阶段，深度镇静比较合适。而在恢复期，当患者病情危重但病情稳定时，应注意将轻度镇静和早期活动相结合。

（马丽云 译，陶涛 姜妤 校）

参考文献

[1] Kress JP, Pohlman AS, O'Connor MF, Hall JB. Daily interruption of sedative infusions in critically ill patients undergoing mechanical ventilation. N Engl J Med. 2000；342：1471-1477.

[2] Girard TD, Kress JP, Fuchs BD, Thomason JW, Schweickert WD, Pun BT, et al. Efficacy and safety of a paired sedation and ventilator weaning protocol for mechanically ventilated patients in intensive care (Awakening and Breathing Controlled trial)：a randomized controlled trial. Lancet. 2008；371 (9607)：126-134.

[3] Strome T, Martinussen T, Toft P. A protocol of no sedation for critically ill patients receiving mechanical ventilation：a randomized trial. Lancet. 2010；375 (9713)：475-480.

[4] Mehta S, Burry L, Cook D, Fergusson D, Steinberg M, Granton J, et al. Daily sedation interruption in mechanically ventilated critically ill patients cared for with a sedation protocol, a randomized controlled trial. JAMA. 2012；308(19)：1985-1992.

[5] Chen K, Lu Z, Xin YC, Cai Y, Chen Y, Pan SM. Alpha 2 agonist for long-term sedation during mechanical ventilation in critically ill patients. Cochrane Database Syst Rev. 2015；1：CD010269.

[6] Barr J, Fraser GL, Puntillo K, Ely EW, Gelinas C, Dasta JF, et al. Clinical practice guideline for the management of pain, agitation, and delirium in adult patients in the intensive care unit. Crit Care Med. 2013；41：263-306.

[7] ICU Delirium and Cognitive Impairment Study Group. "ABCDEF Bundle." www.icudelirium.org. Accessed 3 Nov 2015.

在容量复苏方面，白蛋白比晶体更有优势吗？

迈克尔·J. 纳索

病例

55 岁男性患者，醉酒后发生车祸而被送至创伤室。他之前因酗酒多次入院，已被急诊科医师所熟知，既往有吸烟史，有高血压、轻度肾功能不全、肝功能异常和凝血功能障碍。患者全身多处骨折，通过气管插管保护气道，入院时格拉斯哥昏迷评分为 8 分。因怀疑气胸，在创伤室内放置了 1 根胸腔管，并开始了大量输血方案。评估病情稳定后进行了 CT 扫描，结果显示创伤性脑损伤（traumatic brain injury，TBI）。此时他的血流动力学指标开始恶化，神经外科和创伤小组迅速将患者送往手术室进行急诊开颅和剖腹探查术。

患者入手术室后置入了动静脉管道，接上了监护仪，患者再使用晶体和血液制品进行复苏后，需要通过血管活性药物/正性肌力药物来维持住平均动脉压（mean arterial pressures，MAP）。作为麻醉医师，你觉得是否应该使用白蛋白来补充血管内容量，提高每搏量，减少脑水肿？

问题

除了用晶体、血液制品、血管升压素和正性肌力药物进行标准复苏外，是否需要使用白蛋白？

正方：2009 年的一项药物使用评估（drug usage evaluation，DUE）显示，只有 53% 的白蛋白使用符合现行标准，70% 的白蛋白用于 3 个服务部门（药物、移植和心胸外科）[1]。白蛋白的使用指南是由大学医院联盟制订的，发表在"内科档案"上，最近一次修订是在 2010 年[1]。里面涉及白蛋白使用的 12 种适应证，并不遵循美国食品和药物管理局（Food and Drug Administration，FDA）批准的一线治疗建议。非蛋白质类胶体，如羟乙基淀粉和右旋糖酐由于成本较低，作为第一线用药。近年来，这种治疗模式发生了变化，因为这些胶体会增加肾衰竭、超敏反应和出血风险。DUE 清楚地表明，即使符合 FDA 批准的适应证，临床医生也不能考虑将白蛋白作为一种可行的替代方法[1]。

我认为，与其他胶体相比，在需要紧急进行心血管复苏的急性患者中，不能将白蛋白列入考虑范围。

关于白蛋白的使用适应证，FDA 定义为包括出血性休克、肝切除、烧伤、脑缺血或出血、心脏搭桥手术、营养支持、急性肾病/肾病综合征、新生儿高胆红素血症、腹水/肝硬化/自发性细菌性腹膜炎/肝肾综合征、器官移植、血浆置换和急性呼吸窘迫综合征（acute respiratory distress syndrome，ARDS）。

反方：关于胶体和晶体在治疗感染性休克方面的差异，许多临床研究未能达成一致[2~4]。Cochrane 通过回顾 24 项研究，证明白蛋白的使用可导致死亡风险增加 6%[5]，但 2013 年 Cochrane 的一项更大的综述分析了 78 项随机对照试验，研究对象是使用胶体或晶体进行液体复苏的创伤、烧伤和术后患者，结果并未证实使用胶体会提高死亡率，而且羟乙基淀粉实际上可能增加死亡的相对危险度（relative risk，RR）：白蛋白 RR 值为

1（95％CI 0.92～1.09），羟乙基淀粉 RR 值为 1.1（CI 1.02～1.1）[6]。基于这些结果，作者认为，由于胶体成本更高，用胶体替代晶体没什么优势[6]。

尽管神经外科 ICU 患者使用白蛋白已被列为一种适应证，但有初步证据（SAFE 研究）表明这种白蛋白使用是不恰当的。SAFE 研究（生理盐水与白蛋白液体评估）表明，使用白蛋白复苏的患者死亡率高于使用生理盐水复苏的患者[4]。

正方：SAFE 试验的死亡率结果可能根本就没有相关性，因为 28 天全因死亡率不适合作为评估脑损伤患者预后的重点。对 TBI 患者进行研究的一个更有意义的终点是损伤后至少 6 个月的死亡率和神经功能状态[7]。此外，TBI 患者仅占研究人群的 7%[4]。SAFE 研究[4]还排除了因心脏手术、肝移植和烧伤进入重症监护病房（intensive care unit，ICU）的患者，但这些都是 FDA 批准的白蛋白治疗的适应证。

反方：SAFE 试验是一项多中心、随机、双盲试验，旨在比较生理盐水和白蛋白对不同类型 ICU 患者的治疗效果，结果发现两组间死亡率、单器官或多器官衰竭、在 ICU 或医院的住院天数、机械通气或肾替代治疗的天数没有差异[4]。在重型颅脑损伤（GCS 评分，3 至 8 分）患者中，24 月内白蛋白组的 146 例患者中有 61 例（41.8％）死亡，生理盐水组的 144 例患者有 32 例（22.2％）死亡（相对危险度为 1.88；95％CI 为 1.31～2.70；$P <$ 0.001）。作者认为，和提高血浆内压力以减轻脑水肿的预期相反，白蛋白通过受损的血脑屏障漏出会导致反常的脑水肿。这一理论也被有监测颅内压（intracranial pressure，ICP）的患者进一步证实了；白蛋白组的患者 ICPs 较高，但这需要进一步的研究[8]。重型颅脑损伤患者通常使用甘露醇和高渗盐水。

正方：没错，但同年发表的 CRISTAL 试验报道，两组间 28 天死亡率无差异，但 90 天胶体组的死亡率 RR 值为 0.92（$P=0.03$），这意味着胶体组存活 90 天的患者明显多于晶体组[2]。在 CRISTAL 试验中，晶体组和胶体组无机械通气的存活天数分别增加了 7 天和 28 天（$P=0.01$），而不使用血管活性药物治疗的存活天数分别增加了 7 天（$P=0.04$）和 28 天（$P=0.03$）[2]。

反方妥协：CRISTAL 试验的人群和其他试验不同，它仅纳入了低血压和乳酸酸中毒的患者[2]。进行随机化之前患者血流动力学基线的差异可能是胶体复苏死亡率不同于以往研究的原因。这个群体可能反映了我们作为麻醉医师在紧急情况下可能遇到的患者群体。

正方：即使在强烈反对白蛋白使用的 SAFE 试验中，胶体组患者达到相同血流动力学指标所需的液体量也明显少于晶体组液体，同时也能维持较好的 MAP 和中心静脉压（CVP）[4]。

在 CRISTAL 试验中，基于胶体管理的液体复苏与仅用晶体进行复苏相比，两者具有相似的死亡率和患病率，但患者发生并发症如肾衰竭或严重休克伴多器官功能衰竭的概率会下降[2]。

正方达成一致：羟乙基淀粉和右旋糖酐是常用的胶体，众所周知两者对肾脏有负面影响，在 CRISTAL 试验中并未显示出差异[2]。由于缺乏对羟乙基淀粉相关的不良反应的认识，特别是在休克和有急性肾损伤风险的患者中，我们可以把慢性肾衰竭的患者排除在试验之外；羟乙基淀粉的容量管理应根据厂家给的指导方针进行，而且胶体可以通过改善心排血量来预防肾损伤。

总结

总之，白蛋白是一种安全的替代晶体复苏的液体。它不会改变死亡率，并且可以获得更满意的心血管终点，如平均动脉压和较小的液体容量，这对于容量可能超负荷的患者来说至关重要。对于本例患者而言，基于 SAFE 试验亚组的分析结果，可以在创伤性脑损伤患者中进行一项随机对

照试验,以证实晶体复苏策略与晶体加胶体液体
复苏策略是否会影响死亡率。

(马丽云　译,陶涛　姜好　校)

参考文献

[1] Vermeulen LC, Ratko TA, Erstad BL, Brecher ME, Matuszewski KA. A paradigm for consensus. The University Hospital Consortium guidelines for the use of albumin, nonprotein colloid, and crystalloid solutions. Arch Intern Med. 1995; 155: 373 - 379 (revised 2010).

[2] Annane D, Siami S, Jaber S, Martin C, Elatrous S, Declère AD, CRISTAL Investigators, et al. Effects of fluid resuscitation with colloids versus crystalloids on mortality in critically ill patients presenting with hypovolemic shock: The CRISTAL randomized trial. JAMA. 2013; 310: 1809 - 1817.

[3] Orbegozo Cortes D, Santacruz C, Donadello K, Nobile L, Tac-cone FS. Colloids for fluid resuscitation: what is their role in patients with shock? Minerva Anestesiol. 2014; 80: 963 - 969.

[4] Finfer S, Bellomo R, Boyce N, French J, Myburgh J, Norton R, SAFE Study Investigators. A comparison of albumin and saline for fluid resuscitation in the intensive care unit. N Engl J Med. 2004; 350: 2247 - 2256.

[5] [no authors listed] Cochrane Injuries Group Albumin Reviewers. Human albumin administration in critically ill patients: a systematic review of randomized controlled trials. BMJ 1998; 317: 235 - 240.

[6] Perel P, Roberts I, Ker K. Colloids versus crystalloids for fluid resuscitation in critically ill patients. Cochrane Database Syst Rev. 2013; 2: CD000567.

[7] Narayan RK, Michel ME, Ansell B, Baethmann A, Biegon A, Bracken MB, et al. Clinical trials in head injury. J Neurotrauma. 2002; 19: 503 - 557.

[8] Gantner D, Moore EM, Cooper DJ. Intravenous fluids in traumatic brain injury: what's the solution? Curr Opin Crit Care. 2014; 20: 385 - 389.

右美托咪啶所能做到的一切都是老药所无法做到的

76.

赫什·帕特尔

病例

儿科麻醉学很有趣。看着麻醉医师使用小工具来管理像我瞳孔大小的气道,这点使我着迷。更重要的是,作为一名医学生,我可以做一名观察者,去理解蓝色幕布背后复杂的魔术表演。在我轮值的又一天,麻醉小组从儿科重症监护病房(pediatric intensive care unit,PICU)推了一名患儿下来。这名 3 岁的孩子不幸患上了一种罕见疾病——线粒体肌病。她虚弱无力地躺在床上,通过双水平正压通气(bi-level positive airway pressure,BiPAP)帮助她进行每一次呼吸。我看着便携式监护仪上显示的 89% 的脉氧饱和度,主治医师看着我问道:"对于这名患儿我们担心什么?"

那一刻,我把自己在医学院学到的所有知识都忘光了,反射性想到的就是"气道、呼吸和循环"。突然我听到身后响起了自命不凡的笑声,伴随着一句话,"显然我们最担心恶性高热。"在我短暂的学医生涯中,我学习到了身处底层只有谦虚才能走得更长。主治医师突然绷起了一张脸,怒视那名判断恶性高热的住院医师。

主治医师说:"她并不会比一般人高发[1]。医学生说的是正确的,像这种依赖 BiPAP 的患者进行支气管镜检时,气道管理将会是一项巨大的挑战。""线粒体肌病是一种常染色体隐性遗传病,根据发病时间和症状的严重性可分为 6 类。最严重的类型预期寿命很短,仅次于呼吸衰竭[2],但不会导致恶性高热。"

在这名患儿身上面临的挑战是要在支气管镜检查期间维持足够的通气,同时提供适当的镇静和镇痛。主治医师决定通过一个面罩管理气道,并将转接头连接到麻醉回路,以便在整个过程中提供正压通气。那么,更具挑战性的问题来了,"你打算使用什么麻醉剂,在保持自主通气的情况下达到记忆缺失、镇痛和镇静的效果,同时保持自主呼吸?"住院医师立即想到了"右美托咪啶",这激起了新老麻醉剂的碰撞。

问题

主治医师问道:"右美托咪啶有什么作用是旧药所没有的?"我们首先讨论药物的基本药理学。右美托咪啶是一种高选择性的 α-2 受体激动剂,具有镇静、镇痛、抗焦虑、阻滞交感神经和减少阿片类药物的作用。这些作用是以亚型受体为中介的。α-2a 受体可促进镇静、催眠、镇痛、神经保护和抑制胰岛素分泌;α-2b 受体集中抑制寒战,在脊髓提供镇痛,并诱导周围血管收缩;α-2c 调节感觉、运动,并使肾上腺素从髓质分泌出来。这 3 种亚型一般都可抑制去甲肾上腺素的释放[3]。

正方(住院医师):右美托咪啶可以使患者在麻醉过程保持自主呼吸。丙泊酚、巴比妥类、苯二氮䓬类药物可导致呼吸抑制,而右美托咪啶甚至可在气管拔管过程中及拔管以后使用[4]。右美托咪啶的一个最大优点是它对呼吸的影响很小,安全剂量范围比较大[5]。它还保持在高碳酸血症状态下的清醒,同时降低窒息阈值[3]。

反方(主治医师)：我多年来一直使用氯胺酮，效果也是一样的。事实上，在易发生支气管痉挛的患者中，氯胺酮的心脏抑制作用较弱，并能改善细支气管舒张[6]。更重要的是，美国食品和药物管理局(Food and Drug Administration, FDA)批准的氯胺酮剂量比起右美托咪啶有更好的镇静效果。

右美托咪啶的主要争议之一是剂量问题。许多临床医师发现这种镇静药和其他镇静药有着截然不同的反应。Jones 等人证明，接受超过 FDA 批准的剂量[最大 0.7 μg/(kg·min)]的患者，在目标 Richmond 激惹-镇静评分(Richmond Agitation-Sedation Scale, RAAS)中所占百分比较更低，无镇静组所占百分比要高于接受小于 0.7 μg/(kg·min)剂量的患者。有趣的是，即使使用较高剂量，副作用的分布情况也保持不变[7]。Venn 等人对内科 ICU 患者进行的第二阶段试验表明，在使用 2.5 μg/(kg·min)剂量的患者中，有 58% 需要丙泊酚进行辅助[8]。

正方：氯胺酮听起来也是一个不错的选择，但如果我们需要对这名患者进行插管，右美托咪啶可以减轻血流动力学的应激反应。右美托咪啶的另一个优点是它可以抑制交感神经[9]，在因应激反应(如尿素循环紊乱)而加重病情的患者中，通常将它作为辅助药物。也有证据表明右美托咪啶可以减少氧消耗[10]，配合交感神经的抑制作用可能改善心脏的结局[11]。

反方：多年来，诸如 β-受体阻滞剂之类的交感神经抑制药物发挥了重要的作用。慢性疾病患者可以完全依赖肾上腺素轴来维持稳定。那她要如何克服这种药物导致的减缓心率和降低血压作用？右美托咪啶的不良反应包括低血压(30%)、高血压(12%)、恶心(11%)、心动过缓(9%)和口干(3%)[12]。右美托咪啶在降低去甲肾上腺素浓度的同时，逐渐降低心率和心排血量，呈现出双相、剂量依赖性的血压变化[13]。在低剂量时，平均动脉压降低，而中心静脉压或肺和全身血管阻力没有任何变化。在较高剂量时，所有这些指标都会升高。

正方：除了血流动力学方面，我也说了使用右美托咪啶可以让小孩更好地醒来，还可以减少阿片类药物的使用总量。在 Shrkry 等人开展的一项研究中，50 名小孩随机分配到安慰剂组和剂量为 0.2 μg/(kg·h)的右美托咪啶组[14]。研究表明，夜间使用低剂量药物输注的患儿中，谵妄的发生率显著降低，但在疼痛评分、拔管时间或康复出院的时间上没有任何影响[14]。

右美托咪啶减少阿片类药物的作用更具有争议性。它的镇痛作用是通过激活 α-2a 受体，抑制疼痛信号，释放局部内啡肽而在脊髓和脊椎上介导的。Venn 等人的研究表明，术后使用右美托咪啶可使心脏病患者的镇痛药需求减少 50%[5]。

反方：丙泊酚、芬太尼和达唑仑能以较低的成本达到类似的临床效果[15]。尽管右美托咪啶给患者带来了许多好处，但与获益相比，总的成本可能要高得多，这本就没必要。它的长期影响或益处尚未充分确定，其减少阿片类药物的原理仍需要进一步评估。

总结

虽然右美托咪啶远不是理想的麻醉剂，但它提供了一系列强大的麻醉作用，包括镇痛、镇静、催眠、抗焦虑、交感神经抑制和减少阿片类药物。在麻醉剂中，它是一种强有力的辅助药物，但也需要警惕，就如那些强效的化学物质一样，特别是它容易引起心动过缓和低血压。这种短效、起效快的药物为自主通气创造了有效的呼吸环境，虽然对患者可能有好处，但却不是必需的。每种麻醉剂都有自己的优缺点。最优化的麻醉需要一个平衡的麻醉方法，每个人适合自己的麻醉技术。在多个研究能证明某种单一药物是最理想的麻醉剂之前,关于麻醉剂选择的争议将持续下去。

(马丽云　译,陶涛　姜妤　校)

参考文献

[1] Davis PJ, Brandom BW. The association of malignant hyperthermia and unusual disease: when you're hot you're hot or maybe not. Anesth Analg. 2009; 109(4): 1001 - 1003.

[2] Genetics Home Reference. Nemaline myopathy. http://ghr. nlm. nih. gov/condition/nemaline-myopathy. Accessed 4 Sept 2015.

[3] Afonso J, Reis F. Dexmedetomidine: current role in anesthesia and intensive care. Rev Bras Anestesiol. 2012; 62(1): 118 - 133.

[4] Panzer O, Moitra V, Sladen RN. Pharmacology of sedative-analgesic agents: dexmedetomidine, remi-fentanil, ketamine, volatile anesthetics, and the role of peripheral mu antagonists. Crit Care Clin. 2009; 25(3): 451 - 469 vii.

[5] Venn RM, Bradshaw CJ, Spencer R, Brealey D, Caudwell E, et al. Preliminary UK experience of dexmedetomidine, a novel agent for postoperative sedation in the intensive care unit. Anaesthesia. 1999; 54(12): 1136 - 1142.

[6] Miller AC, Jamin CT, Elamin EM. Continuous intravenous infusion of ketamine for maintenance sedation. Minerva Aneste-siol. 2011; 77 (8): 812 - 820.

[7] Venn M, Newman J, Grounds M. A phase II study to evaluate the efficacy of dexmedetomidine for sedation in the medical intensive care unit. Intensive Care Med. 2003; 29(2): 201 - 207.

[8] Jones GM, Murphy CV, Gerlach AT, Goodman EM, Pell LJ. High-dose dexmedetomidine for sedation in the intensive care unit: an evaluation of clinical efficacy and safety. Ann Pharmacother. 2011; 45(6): 740 - 747.

[9] Keniya VM, Ladi S, Naphade R. Dexmedetomidine attenuates sympathoadrenal response to tracheal intubation and reduces perioperative anaesthetic requirement. Indian J Anaesth. 2011; 55 (4): 352 - 357.

[10] Taittonen MT, Kirvelä OA, Aantaa R, Kanto JH. Effect of clonidine and dexmedetomidine premedication on perioperative oxygen consumption and haemodynamic state. Br J Anaesth. 1997; 78 (4): 400 - 406.

[11] Yu SB. Dexmedetomidine sedation in ICU. Korean J Anesthesiol. 2012; 62(5): 405 - 411.

[12] Gerlach AT, Dasta JF. Dexmedetomidine: an updated review. Ann Pharmacother. 2007; 41(2): 245 - 252.

[13] Ebert TJ, Hall JE, Barney JA, Uhrich TD, Colinco MD. The effects of increasing plasma concentrations of dexmedetomidine in humans. Anesthesiology. 2000; 93(2): 382 - 394.

[14] Shukry M, Clyde MC, Kalarickal PL, Ramadhyani U. Does dexmedetomidine prevent emergence delirium in children after sevoflurane -based general anesthesia? Paediatr Anaesth. 2005; 15 (12): 1098 - 1104.

[15] Naaz S, Ozair E. Dexmedetomidine in current anaesthesia practice — a review. J Clin Diagn Res. 2014; 8(10): 1 - 4.

治疗全身性炎症反应综合征能改善外科患者的预后吗?

77.

纳德·索利曼

病例

1名40岁的肥胖女性患者,因急性胆囊炎和胆石症性腹腔镜下胆囊切除术治疗,术中发现胆囊发炎了,遂改为开腹手术。开腹的胆囊切除术最常见的全身并发症是肺部并发症;但也可能出现外科手术相关的并发症,如手术部位或腹腔感染、胆漏或出血,这些都可能引起炎症反应。

炎症反应是由细胞因子启动的,细胞因子是一种多肽信号分子,通过自分泌、旁分泌和/或内分泌机制与特定受体结合,从而对刺激做出反应。这一过程与抗炎细胞因子密切相关。有时,促炎细胞因子会打败抗炎细胞因子,从而导致全身炎症反应,而不是局部炎症反应。主要的促炎细胞因子包括白细胞介素-1(interleukin-1,IL-1)、肿瘤坏死因子-α(tumor necrosis factor-alpha,TNF-α)、白细胞介素-6(interleukin-6,IL-6)、白细胞介素-8(interleukin-8IL-8)和巨噬细胞炎症蛋白-1α(macrophage inflammatory protein-1α,MIP-1α)。主要的抗炎细胞因子为白细胞介素-10(interleukin-10,IL-10)和白细胞介素-13(interleukin-13,IL-13)。

全身炎症反应综合征(systemic inflammatory response syndrome,SIRS)被定义为对非特异性感染或非传染性伤害的一种全身反应。例如烧伤、胰腺炎、自身免疫性疾病、缺血或创伤。只要满足以下两项或两项以上的临床标准就可确立

SIRS的诊断: ① 体温高于38℃或低于36℃; ② 心率大于90次/min; ③ 呼吸频率大于20次/min或过度通气状态下动脉二氧化碳分压($PaCO_2$)不大于32 mmHg; ④ 白细胞计数异常(大于12 000/mcl或小于4 000/mcl或大于10%未成熟[条带]形式)[1~3]。这种不受抑制的破坏性反应可能导致器官功能障碍和衰竭。

问题

治疗SIRS是否能为外科患者带来更好的预后? 如果是,哪些治疗方案最有希望?

正方: 我认为,对SIRS的早期诊断和治疗对于改善自然病程、降低发病率和死亡率至关重要。你知道吗? 意大利的SEPSIS研究显示,SIRS的识别与脓毒症的发生呈负相关[1]。这就是为什么SIRS有几种不同的治疗策略,包括生理、药理和/或细胞因子吸附治疗[1]。这些策略针对的是可能的触发源、早期介质和对炎症的生理反应。

反方: 你可能是对的,但是,这些策略是什么么? 它们如何在治疗SIRS和多器官功能障碍综合征中起作用?

正方: 好问题。早期目标导向疗法通过优化心脏前负荷、后负荷和收缩力起作用。通过优化向心脏和全身组织的氧气输送,从而降低了SIRS、休克和严重脓毒症患者的发病率和死亡率[1,2]。

反方: 这可能确实奏效,但对SIRS迹象的敏锐认识和迅速的处理是这一策略成功的最重要因素。

正方：是的！如你所知，TNF-α是SIRS发生发展过程中主要的细胞因子之一。机体受到侵害后其血浆水平会迅速上升。针对促炎细胞因子的药物疗法已被开发出来，以期治疗SIRS和脓毒症。在来自北美的MONARCS试验中，一项对2 634例脓毒症患者使用阿非莫单抗（抗TNF-α Fab₂单克隆抗体片段）的研究显示，死亡率显著降低了3.6%[1]。此外，与安慰剂组相比，TNF-α和IL-6的水平也有显著降低，器官衰竭评分也得到快速改善[1~3]。

反方：我读过那篇文章，这些结果是针对脓毒症患者的，而不是仅有SIRS的患者[3]。

我认为单靠单抗治疗是不够的，因为SIRS中的细胞因子障碍是多方面的。

正方：嗯，也许你听说过抗氧化微量营养素补充剂，如硒和谷氨酰胺，可以改善SIRS和脓毒症患者的预后。与安慰剂相比，静脉注射大剂量硒显著改善了急性生理和慢性健康评估（Acute Physiology and Chronic Health Evaluation，APACHE）评分，并降低了需要血液透析的肾衰竭发生率。口服谷氨酰胺可降低肠道对内毒素的通透性，进而降低细胞因子水平，并降低温度、心率和白细胞计数[1]。这可以作为其他疗法的辅助手段。

反方：我知道Berger等人要求使用这些补充剂的A级证据，但调查发现细胞因子实际受到了影响[1]。此外，口服谷氨酰胺的数据也是不确定的。

正方：如果采用多模式的SIRS治疗方法，那这种方法应该就是血液吸附技术。事实证明，使用细胞吸附剂®（细胞吸附剂公司，蒙茅斯联合公司，新泽西州）可以更快地改善患者的血流动力学环境，同时减少对儿茶酚胺的需求量。该技术使用高生物相容性和血液相容性多孔高技术聚合物珠，通过捕获并永久清除血液中5~60 kDa大小的分子，在血液净化治疗过程中发挥作用。大多

数细胞因子都在这个范围内[4]。在一项病例研究中，对一例胰头切除术后并发感染性休克的患者，采用细胞吸附治疗与持续静脉-静脉血液滤过相结合的方法进行治疗，可以观察到，TNF-α、IL-1β和干扰素-γ（interferon-gamma，IFN-γ）水平降低了，而IL-10水平升高（$P<0.05$）了。这与血管活性药物需求量的减少有关，在使全身血管阻力指数正常化的同时，提供了更稳定的血流动力学曲线和心排量[4]。

反方：我读过那个病例报告，补充一下，虽然患者似乎有所好转，但他最终在第2个细胞吸附剂停止使用后24小时死亡。你提到了几种治疗SIRS的选择，但它们有一个共同点，就是缺乏专门治疗SIRS的广泛确定性的证据！因这些策略而激动似乎还为时尚早。

总结

发生SIRS的核心机制是复杂的，但很可能是细胞因子的大量分泌。细胞因子是一种低分子量的多肽和糖蛋白，具有调节炎症、伤口愈合、局部和全身免疫反应、造血等功能。由此产生的炎症反应包括释放潜在的有害磷脂，吸引中性粒细胞，激活补体、激肽和凝血级联。目前还未找到治疗SIRS的有效手段，但随着一种多模式的治疗方法和对血液吸附技术策略的进一步研究，SIRS有望在不久的将来得到治愈。

（马丽云 译，陶涛 姜妤 校）

参考文献

[1] Jaffer U, Wade RG, Gourlay T. Cytokines in the systemic inflammatory response syndrome: a review. HSR Proc Intensive Care Cardiovasc Anesth, 2010; 2(3): 161-175.

[2] Born F, Pichlmaier M, Peterss S, Khaladj N, Hagl C. Systemic inflammatory response syndrome in

heart surgery: new possibilities for treatment through the use of a cytokine adsorber during ECC? Kardiotechnik. 2014.

[3] Toft P, Tonnesen E. The systemic inflammatory response to anesthesia and surgery. Curr Anesth Crit Care 2008; 349 - 353.

[4] Tomescu D, Dima SO, Tănăsescu S, Tănase CP, Năstase A, Popescu M. Effects of a novel cytokine haemoadsorbtion system on inflammatory response in septic shock after cephalic pancreatectomy — a case report. Rom J Anaesth Int Care. 2014; 21(2): 134 - 138.

重症监护病房里接受机械通气的患者是否应该进行物理治疗？

78.

乔纳森·V.费尔德斯坦

病例

1名45岁的肥胖男子在骑摩托车时被一辆汽车撞到了，随后被送到我们的一级创伤中心。当时他正行驶在高速公路上的右车道上，1名睡眠不足的送货司机突然转向离开，撞到了他的摩托车后轮。创伤超声重点评估（focused assessment with sonography in trauma，FAST）扫描显示在创伤部位有明显的腹部出血，剖腹探查发现脾破裂，需要进行脾切除术以控制出血。由于肠肿胀和患者的身体状态，腹部无法关闭。在切口上放置真空敷料后，患者被送到外科重症监护病房（intensive care unit，ICU）。

第二天，1位理疗师针对患者的康复治疗做出了回复。她概述了这名患者的康复计划："患者处于镇静状态时，可以进行一些上下肢的被动关节运动练习。当患者能配合活动时，可以辅助他进行一些主动关节运动。还可以给用一些康复药物。"

当天下午，理疗师在ICU查房时，跳过了这名患者的房间。"他不在我今天的患者名单上。一定是医嘱开得太晚了，我明天再去看看他。"第二天，她到患者病房，护士告诉她："他被送去手术室进行腹部灌洗了。"最后，在住院的第三天，理疗师才成功为患者开展康复治疗。因为患者仍需要维持较强的镇静，她试着帮患者做一些被动关节运动（range-of-motion，ROM）练习。不幸的是，患者的腿太重，她抬不起来，所以她只能进行上肢

的被动运动。两天后，患者仍处于插管状态，但已经可以配合完成一些动作了。理疗师开始为他进行一些辅助性主动运动，但仍旧无法抬起患者的双腿。当天她写下了意见："患者此时不适合进行物理治疗，等病情好转时再重新咨询康复方案。"

问题

机械通气状态的ICU患者是否应该接受物理治疗？

反方：理疗师提及这位患者停止治疗的问题，她说，有许多在院患者需要进行物理治疗，她可能愿意把时间更多地花在那些能够积极配合的患者身上。她认为与相比起医院中的非危重患者相比，机械通气状态的患者接受物理治疗力量和功能得到的改善有限。

正方：在研读文献后，你把几篇文献发给理疗师。在机械通气和其他危重危重的早期物理治疗中，有多项研究显示了积极的结果。虽然有些收益可能无法很快就看到，但它们在住院过程中是很重要的。Schweickert等人做的一项多中心随机对照试验中，随机选择了104名机械通气患者，在每日镇静中断期间进行早期的运动或功能锻炼，或仅予每日镇静中断[1]。没有反应的患者接受被动关节运动，当他们有意识时，可进行辅助性或独立的主动运动。当患者有能力时，可将治疗升级到床上移动、翻身、坐姿，甚至步态/步行练习。与对照组相比，干预组有更多的患者在出院时恢复了独自主的功能状态。他们还发现，接受早期治疗的患者比对照组谵妄时间更短，无呼吸

机天数更长。长时间不动会导致 ICU 获得性肌无力,这进一步阻碍了基础功能的恢复。Patel 等人研究发现,当早期功能锻炼与强化胰岛素治疗一起使用时,早期功能锻炼降低了 ICU 相关性肌无力的发生率,同时显著降低了胰岛素需求[2]。

反方: 理疗师对这些发现没有异议,也感谢你的论文。不过,她提醒你,这并不如你想的那么简单,以为只要让理疗师去 ICU 开展早期功能锻炼计划。对于危重患者,特别是那些机械通气的患者,安全问题很大。患者身上通常有很多通道、监护仪和通气回路。理疗师如果未接受过连接设备训练,一旦切断了任何这类设备的连接都可能导致不良事件,如血流动力学不稳定患者血管活性药物被中断。理疗师几乎没有或根本没有接受过气道管理训练,这使得意外出现的拔管成为一种潜在的更具破坏性的事件。

正方: 这些担心确实是有道理的,但在搜索文献过程中,你也发现了有些安全数据让人印象深刻。Sricharoenchai 等人在培训了理疗师后进行一项针对危重患者的渐进式早期功能锻炼计划,在 5 267 次物理治疗中,只报告了 34 次潜在的安全事件,占所有物理治疗的 0.6%[3]。最常见的事件是心律失常(10 次)和平均动脉压高于 140 mmHg(8 次)或低于 55 mmHg(5 次),无气管插管脱出、拔除中心静脉或心搏骤停的报道。事实上,在所有这些潜在的安全事件中,只有 4 例需要额外的治疗或费用。

反方: 理疗师再次感谢你发给她的论文,并进行了仔细阅读。当她仔细研究这项研究的方法时,她注意到被研究的 ICU 为 16 名患者提供了相当于 2.25 个全职物理治疗支持的设备。患者还能接受每周 6 天的治疗。这么大数量的人员配置震撼了她,这应该需要昂贵的费用。考虑到这项研究所需的额外培训和人员配置,她质疑,等患者提高到目前治疗师能达到足够处理以上情况是,会耗费更多的成本。

正方: 您承认,制订一项类似于研究中的方案无疑需要比目前使用的更多的资源。幸运的是,由于日常康复是欧洲大部分地区的护理标准,一些团体已经分享了他们的经验。McWilliams 等人发表了一个质量改进项目,建立了一个 ICU 康复小组[4]。他们的单位指定了一名危重病理疗专家来领导一个团队,该团队在一个渐进式早期功能锻炼计划中接受了培训,类似于前面描述的计划。该小组的引进使 ICU 住院时间减少了 2 天,总住院时间减少了 5 天。McWilliams 的团队指出,缩短 ICU 监护住院时间将转化为重大的经济利益。在这 292 名患者中,节省了 584 个危重病床日,增加了新入院床位的可用性。看来,比起不那么积极的康复项目,建立这样一个危重病康复团队最终将获得更大的经济效益。

总结

有可信证据表示支持建立一个针对危重患者的康复团队。这些团队可以对机械通气患者产生积极影响,包括更早恢复独立的功能状态、更短的谵妄持续时间、更多的无呼吸机天数、减少与 ICU 相关性肌无力、缩短 ICU 住院时间以及缩短住院时间。虽然成立这些团队初始需要消耗很多资源,但从长远来看,这可能更具有更大的收益。

(马丽云 译,陶涛 姜妤 校)

参考文献

[1] Schweickert WD, Pohlman MC, Pohlman AS, Nigos C, Pawlik AJ, Esbrook CL, et al. Early physical and occupational therapy in mechanically ventilated, critically ill patients: a randomised controlled trial. Lancet. 2009; 373 (9678): 1874 - 1882.

[2] Patel BK, Pohlman AS, Hall JB, Kress JP. Impact of early mobilization on glycemic control and ICU-acquired weakness in critically ill patients who are

mechanically ventilated. Chest. 2014; 146(3): 583 - 589.

[3] Sricharoenchai T, Parker AM, Zanni JM, Nelliot A, Dinglas VD, Needham DM. Safety of physical therapy interventions in critically ill patients: a single-center prospective evaluation of 1110 intensive care unit admissions. J Crit Care. 2014; 29 (3):

395 - 400.

[4] McWilliams D, Weblin J, Atkins G, Bion J, Williams J, Elliott C, et al. Enhancing rehabilitation of mechanically ventilated patients in the intensive care unit: a quality improvement project. J Crit Care. 2015; 30(1): 13 - 18.

日间手术患者麻醉后在恢复室出现术后持续恶心呕吐，是否应推迟出院？

79.

大卫·沙普里奥,安德鲁·戈德伯格

病例

患者：女性,43岁,因月经过多和子宫肌瘤病史,今日上午在全身麻醉下行腹腔镜子宫肌瘤切除术。麻醉用药包括七氟醚、氧化亚氮,以及间断注射芬太尼和罗库溴铵。手术切皮前给予地塞米松,出现恶心呕吐前20分钟给予昂丹司琼。患者麻醉苏醒后感觉良好,未诉不适。麻醉后恢复室(post anesthesia care unit, PACU)观察30分钟后,患者开始出现恶心症状,并有2次非血性、非胆汁性呕吐。再次给予昂丹司琼后,患者症状略有好转,但此后不久再次出现恶心症状。

美国约60%的手术属于日间手术。术后恶心呕吐(postoperative nausea and vomiting, PONV)是日间手术最常见的并发症之一,也是影响患者术后早期出院的主要因素。此外,PONV带给患者不适的主观感受,有时甚至超过疼痛[1]。

研究表明30%~60%没有预防性使用止吐药的患者术后会出现恶心和/或呕吐。高风险患者PONV发生率可高达80%[2~4]。尽管PONV的并发症甚少致命,但可导致麻醉医师产生挫败感,降低患者满意度,延迟出院,导致非计划再次入院,增加资源消耗,每年医疗费用损失数百万美元[2]。

问题

如果患者在术后数小时仍有恶心呕吐,但疼痛控制良好,生命体征平稳,我们能否允许这名患者从PACU出院回家?

正方：患者应该出院！她的症状无须干预即可自行缓解,她几乎具备了PONV所有危险因素：刚做完腹腔镜妇科手术;相对年轻的女性,不吸烟;接受全身麻醉,使用挥发性麻醉药维持,应用新斯的明;而且过去3小时在PACU使用了芬太尼200 μg和氢吗啡酮0.5 mg。因此她在PACU停留时间延长值得惊讶吗?

其次,患者已经接受了2种不同的止吐药并在PACU补充了上千毫升的液体,对PONV高风险患者我们能做的也就这些了。虽然使用的挥发性麻醉剂是一个已知的PONV危险因素,但研究认为其只是导致术后最初2小时内早期PONV的原因[5]。因此,当她回家后症状可能会得到改善,这只是需要时间。

反方：现在让患者出院回家并不明智,你真的想让一个恶心呕吐的患者下床走动吗?早期活动可能加重并延长症状持续时间,尤其是对于PONV患者。我们当然可以做更多的尝试来减轻患者症状。你有没有阅读PONV的最新指南?

正方：我遵循的是已被研究和验证的改良版麻醉后出院评分系统(post anesthesia discharge scoring system, PADSS)。PADSS标准包括：①生命体征;②活动;③疼痛;④手术出血;⑤恶心与呕吐。根据患者临床情况每个评分0~2分,PADSS评分>9分的患者即可出院[6]。该患者在总分10分中得到9分(其恶心呕吐症状为中度,以及在PACU观察早期症状可短暂缓解),因此适合出院。

反方：是的，如果遵循这些指南，她可能可以出院，但有时你必须独立思考并结合患者的临床实际情况，并非所有临床情况均"千篇一律"，所以我认为在这个时候让患者出院回家并不合适，我们可以尝试更多的治疗手段来减轻她的症状。假如我们让她出院回家并口服止吐药，症状加重了怎么办？

让我们重温一下治疗 PONV 的最新指南。首先，阿片类药物会直接增加 PONV 的发生率，我们应减少此类药物的术后镇痛剂量，该患者需停用芬太尼和氢吗啡酮，可给予酮咯酸和对乙酰氨基酚，这些药物可减少阿片类药物用量。其次，除了之前使用的基础用药，还应该给予药理作用不同的止吐药，包括静脉注射异丙嗪 $6.25 \sim 12.5\ mg$ 或氟哌啶醇 $0.625\ mg$（不太常用）。同时应注意这些药物常见的不良反应——两者均可加重呼吸抑制，异丙嗪可引起幻觉，氟哌啶醇可致患者躁动。值得注意的是，肌肉或静脉注射氟哌啶醇 $0.5 \sim 2\ mg$ 可作为氟哌利多的替代品，但需要明确的是其作为止吐药使用或静脉注射均被美国食品和药物管理局（US Food and Drug Administration，FDA）视为超说明书用药。最后，紧急情况也可静脉注射丙泊酚 $20\ mg$[7]。

正方：目前我们需要为正在手术的患者预留 PACU 床位，若我们不能把手术后的患者从手术室转运到 PACU，手术室将无法运转，其他手术将推迟，医务人员加班费就需要花费数千美元。1994 年，Carroll 等通过审核药物、耗材和人力成本，计算日间手术中心超过 200 名发生 PONV 的患者所产生的费用，他们发现 PONV 导致平均出院时间延迟了 24 分钟，每名患者多花费 415 美元[8]。根据美国过去 20 年的医疗通货膨胀率进行调整后，损失超过 700 美元/人。在大规模的医疗中心，这样可能会造成每年数十万甚至数百万美元的损失！所以如果我们让这类患者待在 PACU，我们的医疗中心可能要倒闭了。

反方：如果患者因恶心呕吐症状感到极度不适而无法回家，我们就不能让她出院，仅仅一个患者的不良经历就足以损害我们日间医疗中心的声誉。一项术前对 100 名患者的研究显示，患者术后最不想经历的 10 个并发症中呕吐和恶心分别排在第 1 位和第 4 位[1]。2001 年，Gan 等学者报道，患者宁愿自付高达 100 美元的费用也不愿意发生术后恶心[9]。如果患者有这种症状，就不能直接让她出院回家，我们必须缓解她的症状。

医疗服务越来越关注患者满意度，需要牢记患者本质上是我们麻醉医疗服务的对象，因此我们必须改变惯例，为患者提供最有价值的诊疗。如果患者认为恶心比疼痛更加难以忍受，那么我们就必须对 PACU 的诊治工作进行相应调整，以适应患者的关注和意愿。

总结

最终由主管医师自行决定患者日间手术后何时可以安全出院，术前询问病史和体格检查过程中对每位患者进行 PONV 风险评估及风险分层，制订相应的麻醉和术后管理方案。麻醉医师可以使用多种策略预防 PONV，给那些已采取预防措施但仍出现 PONV 的患者使用多种止吐药物。手术室患者的转运对日间手术中心的顺利运作至关重要，但必须把患者安全和满意度放在首位。

（吴范灿　黄轩轩　译，

叶靖　张鸿飞　校）

参考文献

[1] Macario A, Weinger M, Carney S, Kim A. Which clinical anesthesia outcomes are important to avoid? The perspective of patients. Anesth Analg. 1999；89（3）：652 - 658.

[2] Apfel CC, Korttila K, Abdalla M, Kerger H, Turan A, Vedder I, et al. A factorial trial of six

interventions for the prevention of postoperative nausea and vomiting. N Engl J Med. 2004；350 (24)：2441－2451.

［3］Gan TJ. Postoperative nausea and vomiting-can it be eliminated? JAMA. 2002；287(10)：1233－1236.

［4］Gan TJ, Meyer T, Apfel CC, Chung F, Davis PJ, Eubanks S, et al. Consensus guidelines for managing postoperative nausea and vomiting. Anesth Analg. 2003；97(1)：62－71, table of contents.

［5］Apfel CC, Kranke P, Katz MH, Goepfert C, Papenfuss T, Rauch S, et al. Volatile anaesthetics may be the main cause of early but not delayed postoperative vomiting：a randomized controlled trial of factorial design. Br J Anaesth. 2002；88(5)：659－668.

［6］Marshall SI, Chung F. Discharge criteria and complications after ambulatory surgery. Anesth Analg. 1999；88(3)：508－517.

［7］Gan TJ, Diemunsch P, Habib AS, Kovac A, Kranke P, Meyer TA, et al. Consensus guidelines for the management of postoperative nausea and vomiting. Anesth Analg. 2014；118(1)：85－113.

［8］Carroll NV, Miederhoff PA, Cox FM, Hirsch JD. Costs incurred by outpatient surgical centers in managing postoperative nausea and vomiting. J Clin Anesth. 1994；6(5)：364－369.

［9］Gan T, Sloan F, de L Dear G, El-Moalem HE, Lubarsky DA. How much are patients willing to pay to avoid postoperative nausea and vomiting? Anesth Analg. 2001；92(2)：393－400.

患者术前高血压控制不佳,是否应推迟手术?

克里斯蒂娜·纳坦,亚瑟·阿查巴西希安

病例

患者男性,67 岁,既往有高血压病史(hypertension,HTN),拟行全髋关节置换术。在术前等待区,多次测量血压(blood pressure,BP)仍为 220/120 mmHg。你建议推迟手术,直至控制好血压。电话咨询心血管科医师,建议只需服用适量拉贝洛尔降低血压,可继续手术。

问题

患者术前高血压控制不佳,是否应推迟手术?

正方:根据 Prys - Roberts 等发表的两篇具有里程碑意义的文章,你认为高血压控制不佳的患者出现心肌缺血和血流动力学不稳定的风险增加[1,2]。

然而心血管科医师反驳说:自 20 世纪 70 年代以来医学已经迅猛发展。你又引述了 Wax 等在 2010 年的文章,表明收缩压(systolic blood pressure,SBP)高于 200 mmHg 的手术患者出现肌钙蛋白升高和院内死亡等不良预后的发生率增加(2.8% vs 1.3%)[3]。

反方:心血管科医师回答说:"这可能是真的,但那篇论文中有 42 例患者取消手术,经过治疗后重新手术,结果患者心脏不良事件发生率增高(4.8%),高于那些被未推迟手术的患者[3]。"

正方:你回答道:"是的,这是因为推迟手术的患者人数太少,不足以产生显著的统计学差异[3]"。

反方:心血管科医师说:"正如 Stamler 等[4]使用人群数据显示的那样,高血压患者显然预后更差,且血压越高,预后越差,但是延迟手术似乎并未显著降低并发症的发生率。"

当你强调患者舒张压(diastolic blood pressure,DBP)也升高的问题时,心血管科医师坐在电脑前检索出一篇关于 Weksler 等进行的随机对照试验[5]:作者纳入了 989 例术前舒张压在 110～130 mmHg 之间的已确诊并经过治疗的高血压患者,排除了靶器官受损,随机分为对照组和研究组。对照组患者入院进行血压控制,连续 3 天 DBP 低于 110 mmHg 即可进行手术。研究组在术前经鼻给予 10 mg 硝苯地平控制血压。两组均无重大心血管或神经系统术后并发症,且研究组的住院时间短于对照组。基于这些结果,作者建议,对于缺乏终末器官损伤(缺血性心脏病、心力衰竭、脑血管疾病或肾脏损害)证据的 3 级高血压患者,无须推迟手术[5]。

正方:你反驳道:"这项研究中的患者似乎不太具有代表性,因为在近 1 000 名患者中没有 1 例出现严重并发症。"

你提醒心血管科医师注意 2002 年美国心脏病学会和美国心脏协会的指南,对于 SBP 高于 180 mmHg 或 DBP 高于 110 mmHg 的高血压患者建议推迟择期手术[6]。

反方:心血管科医师回答说:"你说的没错,但 Howell 等学者[7]的荟萃分析显示,与血压正常的患者相比,高血压患者并未出现预后更差,因此最新指南已对上述建议进行了修改[8]。Howell

等指出围术期患者不会因血压升高本身而死亡，但可能会死于高血压引起的并发症和治疗不当。因此，高血压致靶器官损害的患者应得到更多的重视，甚至需要延迟手术，但他们建议不要一发现收缩期高血压就延迟手术，因为严重高血压患者可能需要 3 个月或更长时间的治疗才能出现心血管危险因素的显著改善。"

总结

由于缺乏数据，同时现有研究结果存在一定矛盾，所以很难对这个有争议的问题做出明确结论。但对于没有任何终末器官损伤的轻、中度高血压患者，普遍认为应继续手术。然而，对于严重高血压患者，应该根据个体情况评估手术的紧迫性和出现心血管并发症的风险。任何关于进行或推迟择期手术的建议均应该考虑其对患者带来的风险和益处。需要密切关注和监测终末器官损伤（缺血性心脏病、心力衰竭、脑血管疾病或肾功能损害）的患者，这类患者推迟手术可能是合理的。

（吴范灿　黄轩轩　译，
叶靖　张鸿飞　校）

参考文献

[1] Prys-Roberts C, Meloche R, Foëx P. Studies of anaesthesia in relation to hypertension. I. Cardiovascular responses of treated and untreated patients. Br J Anaesth. 1971; 43(2): 122 - 137.

[2] Prys-Roberts C, Greene LT, Meloche R, Foëx P. Studies of anaesthesia in relation to hypertension. II. Haemodynamic consequences of induction and endotracheal intubation. Br J Anaesth. 1971; 43(6): 531 - 547.

[3] Wax DB, Porter SB, Lin HM, Hossain S, Reich DL. Association of preanesthesia hypertension with adverse outcomes. J Cardiothorac Vasc Anesth. 2010; 24(6): 927 - 930.

[4] Stamler J, Stamler R, Neaton JD. Blood pressure, systolic and diastolic, and cardiovascular risks. US population data. Arch Intern Med. 1993; 153: 598 - 615.

[5] Weksler N, Klein M, Szendro G, Rozentsveig V, Schily M, Brill S, et al. The dilemma of immediate preoperative hypertension: To treat and operate, or to postpone surgery? J Clin Anesth. 2003; 15: 179 - 183.

[6] Eagle KA, Berger PB, Calkins H, Chaitman BR, Ewy GA, Fleischmann KE, et al. American College of Cardiology; American Heart Association. ACC/AHA guideline update for perioperative cardiovascular evaluation for noncardiac surgery-executive summary: a report of the American College of Cardiology/American Heart Association Task Force on Practice Guidelines (Committee to Update the 1996 Guidelines on Perioperative Cardiovascular Evaluation for Noncardiac Surgery). J Am Coll Cardiol. 2002; 39(3): 542 - 553.

[7] Howell SJ, Sear YM, Foex P. Hypertension, hypertensive heart disease, and perioperative cardiac risk. Br J Anaesth. 2004; 92: 570 - 583.

[8] Fleisher LA, Fleischmann KE, Auerbach AD, Barnason SA, Beckman JA, Bozkurt B, et al. American College of Cardiology; American Heart Association. 2014 ACC/AHA guideline on perioperative cardiovascular evaluation and management of patients undergoing noncardiac surgery: a report of the American College of Cardiology/American Heart Association Task Force on practice guidelines. J Am Coll Cardiol. 2014; 64 (22): e77 - 137.

病态肥胖患者能否在手术后当天出院？ 81.

克里斯托弗·J.库拉托洛，安德鲁·戈德伯格

病例

患者：女性，34岁，体重指数（body mass index, BMI）为42，有高血压、非胰岛素依赖型糖尿病、高脂血症和焦虑症病史。刚在镇静状态下接受疝修补手术，术程顺利。麻醉后监护治疗室（post anesthesia care unit, PACU）的主治医师正在和住院医师讨论，计划当天晚些时候让该患者出院，另外一位主治医师无意中听到并表示这样的患者不适合出院。谁是正确的？

问题

是否应该允许这样病态肥胖患者在手术当天出院？

正方：PACU的主治医师指出这名患者在镇静状态下进行了一次平稳的手术，并符合所有的出院指标，因此她可以从PACU出院。

反方：另一名主治医师认为，部分病态肥胖患者围术期发生并发症的风险增加，术后应该监测数小时，甚至整晚留观。

正方：PACU的主治医师回复道，最近的一项研究显示病态肥胖患者和非肥胖患者在术后发生计划外再次住院方面并无显著差异[1]。此外，只要并发症很轻或术前已控制到最佳状态，就不需要让患者留观整夜[2]。

反方：但有几项研究表明，肥胖是日间患者术后出现并发症、非计划再次入院和取消日间手术的危险因素[2,3]。

正方：这些研究并非结论性，也没有重复研

究来验证[4]。此外，仅仅因为患者BMI高而让他们留观过夜，会对医院病床和医疗支出产生巨大的资源负担。

反方：会有这样的可能，但是这个患者的并发症呢？你得把这一点考虑进去。

正方：她所有的并发症都得到了最佳控制，所以应该允许她出院回家。

反方：患者是否合并阻塞性睡眠呼吸暂停（obstructive sleep apnea, OSA）？还是怀疑患有该疾病？

正方：她没有OSA病史，但我不能排除这种可能性。

反方：我们可以做一个快速评估。目前对于疑似OSA最常用的筛查方法是使用STOP - Bang问卷[5]，敏感性高，随着阳性结果数量的增加而特异性显著增加。因此，患者的阳性回答越多，患者合并OSA的可能性就越大，如果确诊，其OSA的严重程度也越高。问卷调查问题总结如下：

● S(Snoring)=打鼾。你打呼噜的声音大吗（比说话声音大，或者门关上也能听见）？

● T(Tiredness)=疲劳。你经常在白天感到疲倦、乏力或白天思睡吗？

● O(Cbserved apnea)=观察到的呼吸暂停。睡觉时，有人注意到你出现呼吸暂停了吗？

● P(Pressure)=血压。你有高血压或正在接受高血压治疗吗？

● B(Body mass index, BMI)> 35 kg/m^2

● A(Age)=年龄> 50岁

● N(Neck circumference)=颈围> 40 cm

● G(Male gender)=男性

3 个或 3 个以上的肯定回答(yes)表明患 OSA 的风险很高,5~8 个肯定回答表明有较高概率为中重度 OSA。

正方:这个患者得了 6 分,这能说明什么情况呢?

反方:该患者得分为 6 分,患有中重度 OSA 的可能性较大。有专业协会已经发布了治疗这类患者的指南,这对我们很有帮助。例如,2012 年美国日间手术麻醉学会(Society for Ambulatory Anesthesia,SAMBA)就成人 OSA 患者日间手术的术前方案选择发表共识声明[6]。此外,美国麻醉医师协会(American Society of Anesthesiologists,ASA)OSA 患者围术期管理专题小组发表了关于围术期 OSA 患者管理实践指南[7]。

正方:那么他们建议我们如何处理这样的患者呢?

反方:这两个专业协会的治疗方针颇为相似,但略有不同。SAMBA 的共识声明要求我们首先将患者分为已知 OSA 和疑似诊断的 OSA 患者,并讨论其并发症是否得到优化,因为未改善的并发症如充血性心力衰竭和不稳定心绞痛是预后不良的独立危险因素,所以并非所有患者适合做日间手术,尤其是病态肥胖的患者。其次,出院后能够使用持续正压通气(continuous positive airway pressure,CPAP)装置且并发症得到良好

控制的 OSA 患者,可以进行日间手术,因为这将显著降低并发症的风险。应指导这些患者将 CPAP 设备带到医院,并在术后立即开始治疗。

接下来,让我们讨论 OSA 疑似患者,例如本例患者,通过 STOP - Bang 问卷筛查为阳性。如果患者的并发症已经在术前得到优化,则应该判断是否可以使用非阿片类药物为主的镇痛技术控制术后疼痛。怀疑患有 OSA 的患者,即使没有明确诊断,对阿片类药物的敏感性也有所增加,而且这些患者术后更有可能出现通气不足,进展为呼吸暂停和低氧血症,这些因素综合可以致命。因此,如果术后镇痛方案可以避免使用阿片类药物,这些患者就可以进行日间手术。我们讨论的内容总结如下图(图 81 - 1)[6]。

正方:ASA 的治疗指南有何不同?

反方:与其他协会指南相比,ASA 指南有更大样本的麻醉医师和更广泛的文献综述科学数据基础,认为对于 OSA 患者,文献本身不足以明确说明住院手术和日间手术哪个更安全。类似于其他指南,ASA 指南列出了许多需要考虑的因素,如 OSA 严重程度、合并疾病、手术种类、麻醉方式、术后阿片类药物的需求、患者年龄、出院后观察的必要性以及日间设施的水平。指南也指出,使用 CPAP 的患者术后并发症发生率较低。

正方:患者应该接受什么麻醉方式呢?

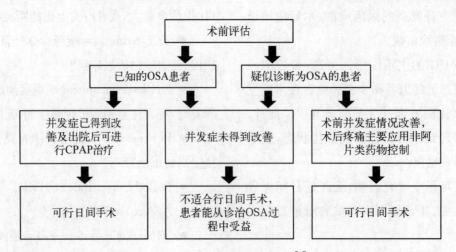

图 81 - 1   阻塞性睡眠呼吸暂停(OSA)患者日间手术流程[6]。**CPAP:气道持续正压通气**

反方：条件允许时，应考虑应用区域阻滞和其他可减少阿片类药物使用的方案。接受镇静治疗的患者应通过持续呼气末二氧化碳波形监测通气情况。如果需要全身麻醉，因气道梗阻的风险增加，应首选气管内插管，保证气道安全。拔除气管导管时应充分拮抗神经肌肉阻滞，在清醒及非仰卧位（如侧卧位或 Floler's 半坐卧位）下拔管。同时必须考虑术后呼吸抑制的危险因素，包括 OSA 的严重程度、镇静剂的使用情况、阿片类药物的使用、手术部位和创伤程度，以及随着患者睡眠模式重建，在术后第三或第四天睡眠期间发生呼吸暂停的可能性。有观察性对比研究表明 OSA 患者采用非仰卧位睡姿时，其呼吸暂停周期缩短。

正方：等等，我们一直在讨论 OSA 和其他的并发症。那她本身的病态肥胖呢？

反方：好问题。虽然肥胖明显与越来越多的并发症有关，但它本身并不能引导你使用某种特定的诊疗方式，我们更主要的关注点是肥胖本身的并发症，其中最主要的就是 OSA。

正方：那么我可以让这个患者出院了吗？

反方：该患者在轻度镇静下接受了一个相对无创的手术，术前充分优化全身情况，术后不需要应用阿片类药物。由于她出现呼吸抑制的风险极低，一旦符合所有出院标准，便可出院回家。但是，考虑到 OSA 的可能性，应该建议她在家庭医师指导下进行规范的睡眠监测，以确定她是否患有 OSA 并需要进行 CPAP 治疗。

总结

病态肥胖与多种并发症有关，这些并发症可能导致患者无法进行日间手术。虽然在实施日间手术前必须对并发症进行适当的治疗改善，但最重要的是确定患者是否疑诊或已确诊 OSA。如果怀疑患者合并 OSA，围术期尤其是术后需要使用引起呼吸抑制的药物，则不建议患者接受日间手术。对于已诊断 OSA 的患者，建议术后使用 CPAP 治疗，并采取充分的预防措施减少呼吸暂停的发生（如非仰卧位睡眠）。虽然文献尚无定论，但专业协会和相关亚专业组织已经提出了针对性诊治的建议。

（吴范灿　黄轩轩　译，
叶靖　张鸿飞　校）

参考文献

[1] Hofer RE, Kai T, Decker PA, Warner DO. Obesity as a risk factor for unanticipated admissions after ambulatory surgery. Mayo Clin Proc. 2008；83(8)：908-916.

[2] Joshi GP, Ahmad S, Riad W, Eckert S, Chung F. Selection of obese patients undergoing ambulatory surgery：a systematic review of the literature. Anesth Analg. 2013；117(5)：1082-1091.

[3] Arance Garcia M, Docobo Durantez F, Conde Guzman C, Perez Torres MC, Martin-Gil Parra R, Fernandez Jimenez PE. Is obesity a risk factor for complications, hospital admissions, and surgical cancellations in ambulatory surgery? Rev Esp Anestesiol Reanim. 2015；62(3)：125-132.

[4] Rosero EB, Joshi GP. Nationwide use and outcomes of ambulatory surgery in morbidly obese patients in the United States. J Clin Anesth. 2014；26(3)：191-198.

[5] Chung F, Yegneswaran B, Liao P, Chung SA, Vairavanathan S, Islam S, et al. Stop questionnaire：a tool to screen patients for obstructive sleep apnea. Anesthesiology. 2008；108(5)：812-821.

[6] Joshi GP, Ankichetty SP, Gan TJ, Chung F. Society for ambulatory anesthesia consensus statement on preoperative selection of adult patients with obstructive sleep apnea scheduled for ambulatory surgery. Anesth Analg. 2012；115(5)：1060-1068.

[7] American Society of Anesthesiologists Task Force on Perioperative. Management of patients with obstructive sleep a. Practice guidelines for the perioperative management of patients with obstructive sleep apnea：an updated report by the american society of anesthesiologists task force on perioperative management of patients with obstructive sleep apnea. Anesthesiology. 2014；120(2)：268-286.

日间手术后疼痛的治疗是否应采用补充与替代疗法？

82.

丹尼斯·格雷奇，大卫·卡姆，普里特·帕特尔

病例

1名既往有阻塞性睡眠呼吸暂停（obstructive sleep apnea，OSA）病史的患者，在多专科日间手术中心（ambulatory surgery center，ASC）接受肩关节镜手术后，主诉有轻度疼痛。由于肩关节有多根神经支配和血管分布密集，术后疼痛是肩部手术后的常见症状。患者要求减轻疼痛，并希望按照原计划在家进行康复治疗。当麻醉医师和患者讨论可用的疼痛治疗方案时，患者提起过去曾有使用阿片类药物后出现糟糕的经历。这些药物的常见不良反应包括严重恶心、呕吐、便秘、瘙痒、成瘾性和呼吸暂停，麻醉医师认为该患者最适于采用非药物治疗方式缓解术后疼痛。

在确定治疗方案之前，麻醉医师和患者讨论了许多补充与替代医学（complementary and alternative medicine，CAM）的治疗方案，包括芳香疗法、顺势疗法、按摩疗法和针灸疗法。患者对其中一些疗法的有效性持保留态度。他问麻醉医师："你确定这些治疗有效吗？"

问题

在日间手术治疗术后疼痛时使用 CAM——特别是芳香疗法、顺势疗法、按摩疗法和针灸疗法——的优势和局限性有哪些？

针灸疗法

从针灸治疗术后疼痛开始，麻醉医师与患者

详细讨论了每一种治疗方法的优缺点。针灸疗法作为传统中医的组成部分，广泛用于治疗疼痛和其他疾患，在中国已经有超过 3 000 多年的历史。目前已有越来越多的临床试验评估针灸及其相关技术作为术后疼痛辅助治疗手段的效果。

正方：2008 年研究人员发表了一篇系统综述，定量评价针灸及其相关技术在治疗术后疼痛中的有效性[1]。在这篇荟萃分析中，作者发现针灸及其相关技术是术后疼痛管理的有效辅助手段，显著降低术后疼痛评分并减少阿片类药物使用，术后 72 小时阿片类药物用量减少最明显，吗啡用量减少 29%；术后 8 小时和 24 小时的阿片类药物用量减少分别为 21% 和 23%[1]。有研究认为麻醉会抑制针灸的效果，针灸的镇痛作用在术后才能逐渐显现。虽然针灸治疗降低疼痛评分在术后 8 小时和 72 小时具有统计学意义，但疼痛强度的降低程度及阿片类药物用量下降的绝对值均较小，可能并不具有临床意义。

但是，阿片类药物用量下降的相对幅度在 21%～29%，临床通常认为有显著意义[1]。此外，该荟萃分析显示，针灸治疗组的阿片类药物相关不良反应发生率显著降低，包括恶心、瘙痒、头晕、镇静和尿潴留，表明降低阿片类药物使用的作用具有明确临床意义。然而，恶心发生率的降低也可能与针灸刺激某些具有止吐作用的穴位有关。针灸的不良反应小且可自行缓解，这是一个重要的考虑因素，因为其他辅助镇痛药的不良反应可能会限制其使用，例如使用非甾体抗炎药（non-steroidal anti-inflammatory drugs，NSAIDs）会导

致出血和肾功能障碍等。也有研究支持针灸治疗其他类型疼痛的有效性，比如慢性膝关节疼痛。

反方：虽然多数研究表明针灸可有效治疗术后疼痛，但针灸镇痛的确切机制尚不清楚。可能机制包括激活内源性疼痛抑制系统，释放内源性阿片类物质包括 β-内啡肽、脑啡肽和强啡肽，以及释放非阿片类物质如血清素、去甲肾上腺素和 γ-氨基丁酸（gamma-aminobutyric acid, GABA）。目前发表的针灸治疗术后疼痛的研究也存在局限性。首先，针灸疗法、手术类型、使用时间和刺激时间等变化较大。其次，结果报道不一，存在较大变化。那些可能被认为具有明显临床意义的结果（如复苏室停留时间和阿片类药物相关不良事件），报道并不一致。与针灸相关的不良反应也是一个问题，包括针灸部位轻微出血、头痛、局部疼痛、头晕和一过性心动过缓等。

顺势疗法

接下来，麻醉医师和患者讨论了顺势疗法治疗术后疼痛的历史和益处。顺势疗法是由德国内科医师 Samuel Christian Hahnemann（1755—1843）提出，他将自己的"以毒攻毒"理论描述为"同类原理"。他记录了某些特定物质对健康个体造成的影响，并用相应的物质治疗其他出现同样症状的患者，这些症状的治疗与临床诊断并不相关。同一疾病的两名患者可能会根据他们的具体症状接受不同的治疗。

反方：一篇纳入 4 项随机对照试验（randomized controlled trials, RCTs）的荟萃分析发现，使用金丝桃（St. John's wort）顺势疗法治疗牙科手术后疼痛，疗效优于安慰剂，但并无统计学意义[2]。这些研究均采用了盲法，并经过精心设计，但并未充分控制干扰因素或详细说明所有顺势疗法的治疗方案。Lokken 等[3]对双侧磨牙嵌塞的患者进行了随机双盲研究及交叉分析，两组患者术式相同，首次手术时一组采用顺势疗法进行术后镇痛而另一组采用安慰剂，再次手术时镇痛方法互换。研究发现，无论是顺势疗法还是安慰剂治疗，术后疼痛程度相同。然而，作者强调，两组患者的手术疼痛评分均较低，提示这个结果是由于研究参与者坚信顺势疗法的疗效。

骨科手术后疼痛治疗中，拇指外翻手术患者使用未稀释的 Traumeel S 制剂（译者注：从植物和矿物质中分离出的稀释提取物，包括颠茄、山金车、圣约翰草和紫锥花），疗效与安慰剂组无差异[4]。作者也强调在接受顺势疗法的患者中，手术当天疼痛最高评分的下降有显著统计学意义，但这种镇痛效果仅出现在术后第 1 天。一项膝关节韧带重建的单中心随机研究发现，接受顺势疗法的患者术后吗啡使用量与使用安慰剂的患者比较并无统计学差异[5]。另一项随机双盲试验在接受膝关节手术患者中使用山兔菊（Arnica montana）附加顺势疗法，结果发现：接受顺势疗法患者的疼痛程度与安慰剂相比无统计学差异[6]，且两组患者使用的镇痛药总量相同。这些附加辅助疗法的研究可能更接近于现实情况，因为患者除了接受顺势疗法外，通常还会同时接受传统治疗。就顺势疗法而言，其研究设计可能比通常用于评估新治疗方案的标准优势试验更为实用。

正方：既往研究表明，顺势疗法的治疗效果实际上来自顺势疗法的会诊医师，而并非治疗本身。顺势疗法专家会诊包括详细的病史采集，与患者共同制定个性化的治疗计划。这种模式可能对患者具有象征意义：沟通技巧、同情心、治愈的希望以及患者对治疗的依从性等均可能在顺势疗法的疼痛治疗中发挥重要作用。现已发现，通过与顺势疗法的医师建立融洽关系，可以缓解与疼痛相关的焦虑情绪。因此，思想开放的医师可以通过开展顺势疗法专家会诊而造福患者。

反方：既往许多研究发现顺势疗法的支持证据模棱两可，为了充分评价这种应用广泛的替代疗法，有必要进行精心设计并深入研究[7]。通常由于疗法的具体机制未明，导致临床医师对该治疗模式持怀疑态度而难以接受。此外，顺势疗法使用的制剂并非标准化配方合成，可能导致患者出现未知的不良反应和药物相互作用的严重问题。

按摩疗法

接下来，麻醉医师和患者一起回顾了按摩疗法的优势。按摩是一种作用于人体软组织的手法治疗方式。按摩成为一种治疗手段，至少要追溯到公元前 8 世纪，此后用于治疗多种疾病，风靡全球。

正方：由经验丰富的理疗师实施的按摩治疗通常无创且安全，这是按摩疗法的优势。有研究观察了按摩疗法在减轻术后疼痛方面的有效性。Taylor 等发现在剖腹手术患者中，辅助按摩治疗、辅助振动治疗和仅用常规治疗的术后疼痛水平并无统计学差异[8]。相反，另一项随机对照试验发现，术后接受辅助按摩治疗的患者疼痛水平显著降低，疼痛强度下降更快[9]。在胸心和腹部外科患者中进行的小规模研究也显示，接受按摩治疗的患者术后疼痛较对照组减轻。Mehling 等对癌症患者术后按摩治疗的评估发现，采取按摩联合针灸治疗，38% 的患者疼痛评分下降至少 2 分，而对照组仅为 18%[10]。术后 3 天平均疼痛评分降低 1.6 分，而对照组为 0.6 分，差异具有统计学意义。与仅使用常规治疗相比，未联合针刺的辅助按摩治疗疼痛改善更明显，但仅在术后第一天能更好地缓解疼痛，作者没有对疼痛下降程度做量化分析。

反方：虽然有越来越多的证据表明按摩辅助治疗可以改善手术患者的疼痛评分，尤其是在术后早期，但这仍然是一个缺乏明确共识且研究活跃的领域。按摩治疗的研究中，触摸对照的设定是一个有争议的问题。许多研究设置的对照组不接受任何身体接触，批判者认为弄清楚未经训练

者的按摩是否和按摩治疗师所做的一样有效也很重要，而且上述对照方法无法控制触摸的非特异性影响。美国国立卫生研究院（National Institutes of Health，NIH）最近完成了一项名为抚摸减轻临终症状（Reducing End-of-Life Symptoms with Touch，REST）的大型Ⅲ期临床试验，该研究评估了未经按摩治疗培训的临终关怀志愿者对患者进行系统抚摸的影响[11]。结果显示仅通过单纯抚摸，患者的疼痛立即出现缓解，并得到持续改善效果，具有统计学意义，可与按摩疗法相媲美。最后，由于存在不良反应，凝血障碍、血小板低、骨折、开放性伤口或皮炎的患者应慎用按摩治疗。这种辅助治疗在美国备受欢迎，尤其在术后患者中的使用越来越多长，需要对该疗法作进一步的大规模研究。

芳香疗法

最后，患者和麻醉医师讨论了芳香疗法的优势和局限性。芳香疗法是指患者吸入从植物中提取的精油进行治疗，既往用于治疗多种疾患。由于嗅觉系统和边缘系统关系密切，近年来芳香疗法的应用研究备受关注。

正方：有证据表明芳香疗法可降低术后疼痛的强度。2006 年 Kim 等发现在乳房活检后用薰衣草油进行芳香疗法，对镇痛药物需求、出院时间或疼痛评分均未产生显著影响，但芳香疗法患者术后疼痛控制满意度高于对照组，差异具有统计学意义[12]。

2007 年，Kim 等再次研究了芳香疗法对术后镇痛的影响，研究对象是接受胃减容手术的病态肥胖患者[13]。结果发现，与对照组相比，薰衣草吸入治疗使术后镇痛药用量明显减少，尤其是吗啡，具统计学意义，但作者同时表示这些发现不能应用于其他手术[13]。

然而，2011 年的一项研究发现，对照组吸入模仿薰衣草气味的人工合成中性芳香剂，与之相

比，使用芳香疗法后的半小时、8 小时和 16 小时显著改善剖宫产术后患者疼痛评分[14]。次年的一项类似研究发现，剖宫产术后患者在首次接受芳香疗法后 4 小时、8 小时和 12 小时内疼痛减轻，心率降低，镇痛药需求减少，疼痛控制满意度增加[15]。儿科人群中，应用薰衣草精油的芳香疗法可减少扁桃体切除术后口服镇痛药的用量，但不能降低疼痛强度[16]。与接受杏仁油安慰剂的患儿相比，使用突厥蔷薇（*Rosa damascena Mill*）的儿科患者术后疼痛评分显著降低[17]。

反方：麻醉医师向患者说明，虽然大量研究表明使用芳香疗法的患者术后镇痛药物用量下降，但其本身尚未被证明是一种充分的术后疼痛治疗方式。当然，芳香疗法可作为传统药物镇痛的补充疗法。现有数据表明，还需要进一步研究芳香疗法镇痛效果的可靠性。最后，使用某些制剂也有副作用，如薰衣草油会引起嗜睡，长时间使用甘草会引起高血压。

总结

尽管补充和替代医学存在局限性，但可辅助治疗日间手术后疼痛。部分外科手术中，芳香疗法可以降低术后疼痛的强度（降低疼痛评分）。顺势疗法专家会诊可减少患者焦虑，提高患者满意度。按摩疗法作为一种无创技术，在辅助治疗时可以更快地降低疼痛评分和减轻疼痛强度。最后，针灸疗法可明确降低术后疼痛评分，减少阿片类药物用量，同时可减少阿片类药物相关不良事件，减少术后恶心呕吐的发生。

（吴范灿　黄轩轩　译，

叶靖　张鸿飞　校）

参考文献

[1] Sun Y, Gan TJ, Dubose JW, Habib AS. Acupuncture and related techniques for postoperative pain: a systematic review of randomized controlled trials. Br J Anaesth. 2008; 101(2): 151 - 160.

[2] Raak C, Büssing A, Gassmann G, Boehm K, Ostermann T. A systematic review and meta-analysis on the use of Hypericum perforatum (St. John's Wort) for pain conditions in dental practice. Homeopathy. 2012; 101(4): 204 - 210.

[3] Lokken P, Straumsheim PA, Tveiten D, Skjelbred P, Borch-grevink CF. Effect of homoeopathy on pain and other events after acute trauma: placebo controlled trial with bilateral oral surgery. BMJ. 1995; 310(6992): 1439 - 1442.

[4] Singer SR, Amit-Kohn M, Weiss S, Rosenblum J, Maoz G, Samuels N, et al. Traumeel S® for pain relief following hallux valgus surgery: a randomized controlled trial. BMC Clin Pharmacol. 2010; 10: 9.

[5] Paris A, Gonnet N, Chaussard C, Belon P, Rocourt F, Sara-gaglia D, et al. Effect of homeopathy on analgesic intake following knee ligament reconstruction: a phase III monocentre randomized placebo controlled study. Br J Clin Pharmacol. 2008; 65(2): 180 - 187.

[6] Barlow T, Downham C, Barlow D. The effect of complementary therapies on post-operative pain control in ambulatory knee surgery: a systematic review. Complement Ther Med. 2013; 21(5): 529 - 534.

[7] Roberts M, Brodribb W, Mitchell G. Reducing the pain: a systematic review of postdischarge analgesia following elective orthopedic surgery. Pain Med. 2012; 13(5): 711 - 727.

[8] Taylor AG, Galper DI, Taylor P, Rice LW, Andersen W, Irvin W, et al. Effects of adjunctive Swedish massage and vibration therapy on short-term postoperative outcomes: a randomized, controlled trial. J Altern Complement Med. 2003; 9 (1): 77 - 89.

[9] Mitchinson AR, Kim HM, Rosenberg JM, Geisser M, Kirsh M, Cikrit D, et al. Acute postoperative pain management using massage as an adjuvant therapy: a randomized trial. Arch Surg. 2007; 142 (12): 1158 - 1167.

[10] Mehling WE, Jacobs B, Acree M, Wilson L, Bostrom A, West J, et al. Symptom management with massage and acupuncture in postoperative cancer patients: a randomized controlled trial. J Pain Symptom Manage. 2007; 33(3): 258 - 266.

[11] Kutner JS, Smith MC, Corbin L, Hemphill L, Benton K, Mellis BK, et al. Massage therapy versus simple touch to improve pain and mood in patients with advanced cancer: a randomized trial. Ann Intern Med. 2008; 149(6): 369-379.

[12] Kim JT, Wajda M, Cuff G, Serota D, Schlame M, Axelrod DM, et al. Evaluation of aromatherapy in treating postoperative pain: pilot study. Pain Pract. 2006; 6(4): 273-277.

[13] Kim JT, Ren CJ, Fielding GA, Pitti A, Kasumi T, Wajda M, et al. Treatment with lavender aromatherapy in the post-anesthesia care unit reduces opioid requirements of morbidly obese patients undergoing laparoscopic adjustable gastric banding. Obes Surg. 2007; 17(7): 920-925.

[14] Hadi N, Hanid AA. Lavender essence for post-cesarean pain. Pak J Biol Sci. 2011; 14 (11): 664-667.

[15] Olapour A, Behaeen K, Akhondzadeh R, Soltani F, Al Sadat Razavi F, et al. The effect of inhalation of aromatherapy blend containing lavender essential oil on cesarean postoperative pain. Anesth Pain Med. 2013; 3(1): 203-207.

[16] Soltani R, Soheilipour S, Hajhashemi V, Asghari G, Bagheri M, Molavi M. Evaluation of the effect of aromatherapy with lavender essential oil on post-tonsillectomy pain in pediatric patients: a randomized controlled trial. Int J Pediatr Otorhinolaryngol. 2013; 77(9): 1579-1581.

[17] Marofi M, Sirousfard M, Moeini M, Ghanadi A. Evaluation of the effect of aromatherapy with Rosa damascena Mill, on postoperative pain intensity in hospitalized children in selected hospitals affiliated to Isfahan University of Medical Sciences in 2013: a randomized clinical trial. Iran J Nurs Midwifery Res. 2015; 20(2): 247-254.

独立的日间手术中心与医院手术室的优缺点对比 83.

丹尼斯·格雷奇,普里特·帕特尔,大卫·卡姆

病例

患者:男性,25 岁,既往体健,因一周前右膝受伤就医。患者对医师说:"上星期我和朋友们在打篮球时突然听到砰的一声,并且感到膝盖很疼。"之后,他去了当地急诊,诊断为右膝半月板撕裂,需要进行修复手术。患者今天到医院就诊以决定下一步治疗方案。他问医师:"我的膝盖最好去哪里实施修复手术?"

问题

与医院手术室(operating room,OR)相比,在独立的日间手术中心(ambulatory surgery center,ASC)进行手术有什么优势和局限性?

当患者和医师讨论他的选择时,医师说:"你可以到马路尽头的独立日间手术中心做这个手术,对你来说我认为这是最好的选择。"

正方: 医师建议在独立的 ASC 进行手术是一个明智的决定,原因如下。首先,2010 年发表的一项研究调查了佛罗里达州常见日间手术的医疗保险数据,结果显示,ASC 比医院手术室效率更高[1]。2012 年另一项研究比较了医疗保险受益人在医院手术室和 ASC 之间的日间手术情况[2],我们感兴趣的主要数据包括手术时间、手术室停留时间、术后复苏室停留时间和围术期总时间,ASC 的数据明显短于医院手术室。然而,作者也承认目前尚不清楚这种差异中由于效率不同或患者选择不同的占多大比例。

Kadhim 等于 2015 年发表了一项重要研究,对在同一医院行前交叉韧带重建术(anterior cruciate ligament reconstruction,ACLR)的日间患者和住院患者的手术时间和手术室效率进行比较,结果发现,尽管同一个外科医师使用同一家医院的医疗设备在手术室进行相同的手术,其手术时间和工作效率仍存在差异[3]。在 ASC 完成的 ACLR 手术时间比住院患者的手术时间短($P<$ 0.000 1),住院患者周转时间的中位数也明显长于日间手术患者。事实上,如果连续进行 2 台手术,ASC 的耗时为 6 小时,而医院则需要 9 小时。

除了更高效之外,ASC 还可以降低患者的治疗成本[1]。Koenig 等研究了 2000—2009 年 4 种常见日间手术(白内障手术、上消化道手术、结肠镜检查和关节镜检查)中 ASC 的增长对所有医疗保险手术总量以及 ASC 市场份额的影响[4]。除了结肠镜检查外,ASC 的增长与医疗保险的数量并没有明显联系,每 10 万人口增加一间 ASC 手术室,会使所有日间结肠镜检查的人数增加 1.8%。这项研究表明,ASC 的持续增长可以减少医疗保险支出,因为与住院手术治疗相比,ACS 的收费低于医院内日间手术的收费。

最后,ASC 不仅高效、低成本,而且研究发现还能提高患者满意度[5]。Gardner 等比较了在医院手术室或独立 ASC 接受手术的患者在焦虑和满意度方面的差异。47 名参与者完成了状态特征焦虑量表和 Press Ganey 日间手术调查(State Trait Anxiety Inventory and Press Ganey Ambulatory Surgery Survey)。手术室和 ASC 患

者术前均处于中等焦虑水平，对所接受的诊疗均非常满意。术前焦虑、整体治疗满意度、整体护理满意度均无显著差异，手术地点可能并非影响患者焦虑或满意度的决定因素。

反方：虽然 ASC 有诸多优点，但也存在一些缺点。Hollenbeck 等研究指出，ASC 可能因为提高了整体手术效率，反而增加了医疗总费用[1]。他们通过佛罗里达州日间手术数据库（State Ambulatory Surgery Database of the State of Florida）调查了 2006 年接受 4 种常见日间手术（包括膝关节镜检查、膀胱镜检查、白内障摘除和结肠镜检查）的患者，结果发现，"ASC 的存在与老年患者普通日间手术的比例增高有关，ASC 究竟是满足了临床需求，还是导致了其过度使用，目前尚不清楚"[1]。

随着 ASC 的持续增长，进行资格认证变得至关重要，因为认证可以评估临床实践水平，完善问责制度，更好地确保医疗质量[6]。美国部分州的 ASC 资格认证由权威组织强制执行，但也有部分州则是自愿申请认证。资格认证可为 ASC 的安全规范运作提供外部验证，与其他认证机构进行评估指标分析，并给予患者和保险付款者持续改进医疗质量的承诺。

与医院手术室和住院设施相比，独立的 ASC 也有明显局限性。独立的 ASC 通常仅限于中低等风险的手术以及中低等风险的患者。高危手术包括重要器官、大脑、鼻窦、髋关节、膝关节、截肢以及头颈部的手术。此类手术后需要密切监测和控制疼痛，多数必须住院治疗。高危患者通常有明显控制不佳的并发症，典型病例包括肾衰竭、充血性心力衰竭（congestive heart failure，CHF）、慢性支气管炎和肺气肿（chronic bronchitis and emphysema，COPD）、肝病、控制不佳的糖尿病（diabetes mellitus，DM）、高血压（hypertension，HTN）、癌症和病态肥胖。患有上述并发症的患者必须在术前评估门诊咨询麻醉医师，因为他们

很可能会经历复杂且长时间的康复过程，需要多学科专家的联合诊疗。密歇根大学最近的一项研究发现，增加术后不良结局发生率的危险因素包括：癌症史、截瘫、高龄（>81 岁）、肾功能衰竭/需要透析、正在使用类固醇药物、COPD 和卒中史[7]。该研究提示，这些患者接受手术时如果选择住院治疗，治疗会更安全。

美国麻醉医师协会已经确定了许多有助于预测困难气道的特征，包括张口度小、门牙突出、颈部手术和/或放疗史、颈部活动受限、张口时看不见悬雍垂和扁桃体以及小下颌。改良 Mallampati 气道分级为Ⅲ～Ⅳ级的患者出现术中及术后并发症的风险更大，住院治疗能对其进行更有效的管理。

最后，许多 ASCs 为私营机构，且缺乏大型机构的监督。这种情况下，为了追求利益最大化，可能会牺牲患者安全。例如，ASCs 的医疗人员可能会让患者尽早离开 PACU，如果过早出院，患者可能会在长时间驾车回家时感到不适，在途中或家里出现恶心，难以更换渗血的敷料，行走及如厕困难，甚至出现更严重的并发症，如出血和感染。住院患者的术后康复可以避免各种不适，也可以随时获得医疗专家的咨询指导、影像学检查和术后疼痛治疗。而且，当发生严重并发症时 ASC 可能缺乏相应的医疗资源，需要通过救护车将患者转运至医疗水平更高的机构治疗。

总结

随着外科技术和麻醉药物安全性的提高，日间手术已成为美国发展最快的手术类型。患者现在可以选择独立的 ASC 或传统的医院手术室进行各种日间手术。与医院手术室相比，独立的 ASC 具有许多优势，包括效率增加、费用降低以及与住院手术相似的患者焦虑和满意度评分。然而，ASC 可能导致医疗过度使用，缺乏严格的医院

认证程序,无法处理高风险患者和进行高风险手术,这些均限制其发展。

（吴范灿　黄轩轩　译，

叶靖　张鸿飞　校）

参考文献

［1］ Hollenbeck BK, Hollingsworth JM, Dunn RL, Zaojun Y, Birk-meyer JD. Ambulatory surgery center market share and rates of outpatient surgery in the elderly. Surg Innov. 2010; 17(4): 340 - 345.

［2］ Hair B, Hussey P, Wynn B. A comparison of ambulatory perioperative times in hospitals and freestanding centers. Am J Surg. 2012; 204(1): 23 - 27.

［3］ Kadhim M, Gans I, Baldwin K, Flynn J, Ganley T. Do surgical times and efficiency differ between inpatient and ambulatory surgery centers that are both hospital owned? J Pediatr Orthop. 2015.

［4］ Koenig L, Gu Q. Growth of ambulatory surgical centers, surgery volume, and savings to medicare. Am J Gastroenterol. 2013; 108(1): 10 - 15.

［5］ Gardner TF, Nnadozie MU Sr, Davis BA, Kirk S. Patient anxiety and patient satisfaction in hospital-based and freestanding ambulatory surgery centers. J Nurs Care Qual. 2005; 20(3): 238 - 243.

［6］ Urman RD, Philip BK. Accreditation of ambulatory facilities. Anesthesiol Clin. 2014; 32(2): 551 - 557.

［7］ Mathis MR, Naughton NN, Shanks AM, Freundlich RE, Pan-nucci CJ, Chu Y, et al. Patient selection for day case-eligible surgery: identifying those at high risk for major complications. Anesthesiology. 2013; 119(6): 1310 - 1321.

第十部分

急性疼痛

局部麻醉药会影响幻肢痛的进程吗？

84.

克里斯托弗·德纳塔莱

病例

患者：男性，62岁，因右膝关节远端进行性坏疽和坏死，需要急诊截除右下肢。患者既往有多次周围血管疾病并发症的相关手术史，包括下肢血管造影、股动脉支架置入、主动脉股动脉旁路分流术。患者术前有明显的缺血性疼痛，很大程度上是神经病理性疼痛，他询问你有什么方法可以减少截肢后出现慢性疼痛。因为截肢患者有可能会出现残肢痛、幻肢痛，甚至幻肢感，这些症状可在术后不久出现。

问题

截肢手术采取局部麻醉是否可以预防或延缓幻肢痛的进展？还有什么方法可以预防幻肢痛？

正方： 尽管在证据上存在争议，我还是会选择局部麻醉，因为风险最低，对患者的益处却很大。

反方： 目前我还未发现有研究能明确指出单纯的局部麻醉用于此类患者的好处。Nikolajsen等研究发现，与对照组相比，围术期应用硬膜外镇痛对预防慢性幻肢痛或残肢痛的发生并无明显差异。他们使用综合技术，在手术前1天留置硬膜外导管以管理短期内急性疼痛。术前硬膜外镇痛效果良好，但在预防幻肢痛或残肢痛方面远期效果并不明显[1]。尽管该技术在治疗急性疼痛方面取得了成功，但考虑到缺乏远期疗效和存在并发症的风险，截肢手术时我不会常规留置硬膜外导管。这些患者常需接受抗凝治疗，留置硬膜外导管会增加硬膜外血肿的风险，这种风险令人无法接受。我采用硬膜外或区域阻滞的唯一原因是控制急性疼痛。

无论是否采用硬膜外麻醉，我们均可以通过充分的围术期镇痛来缓解幻肢痛。Karanikolas等研究患者在术前、术中和术后采取局部镇痛及静脉自控镇痛泵（intravenous patient-controlled analgesia，IV PCA）的使用情况。他们发现在这3个阶段中，硬膜外置管没有任何益处。只要围术期疼痛得到充分控制，所有患者截肢后6个月内幻肢痛发生率均有所降低。不管选择何种方案（硬膜外或IV PCA），充分的围术期疼痛管理是降低幻肢痛发生率、强度和频率的唯一措施[2]。因此，益处似乎与硬膜外镇痛并不相关。

正方： 如果应用周围神经置管比静脉镇痛更能持久、有效地控制术后疼痛，那么慢性疼痛也有可能通过这一途径缓解。一项小型研究观察了在围术期放置下肢神经阻滞导管预防术后疼痛的疗效，留置时间中位数是30天，干预组患者严重幻肢痛和幻肢感觉均有所减轻，效果甚至持续至停用局麻药12个月后[3]。

反方： 这项研究的实用性如何？周围神经导管留置1个月安全吗？治疗的首要目标是预防潜在的不良影响，该文章中作者也提到，术后留置周围神经导管30天存在诸多问题，如意外拔除、感染等。但如果这项研究发现是真的，就有必要研发能使周围神经导管长时间安全留置的方法。

正方： 目前技术仍难以治疗幻肢痛，但任何预防幻肢痛进展的方法均对截肢患者有益处。我会和患者谈谈，但我觉得即使短时间留置外周神经导管，也有潜在益处，不良反应也不多。

幻肢痛病例中,仅 6 天时间的周围神经药物输注即可产生一定疗效。也有研究报道短期输注局部麻醉药后患者幻肢痛得到改善,这种效果甚至持续 1 年[4]。我不会因为这个小样本病例研究就将术后留置外周神经导管作为治疗的标准,但该研究所采用的治疗方法可能对患者有益,需要深入探索。其次,我会与患者讨论麻醉方式的选择,我计划采取局部麻醉,以获得最佳的镇痛效果,并希望这作为一种预防措施,降低发生幻肢痛的可能性。

总结

目前对减少截肢患者发生幻肢痛风险最有效的方法尚未形成明确共识。尽管术后局部镇痛的应用备受关注,但目前尚无明确的推荐方案。现阶段治疗的最佳方法是恰当的控制急性疼痛,可通过静脉自控镇痛、硬膜外或周围神经阻滞镇痛的方式,这些均对预防慢性幻肢痛有积极影响。

(吴范灿 黄轩轩 译,
叶靖 张鸿飞 校)

参考文献

[1] Nikolajsen L, Ilkjaer S, Christensen J, Kroner K, Jensen T. Randomized trial epidural bupivacaine and morphine in prevention of stump and phantom pain in lower-limb amputation. Lancet. 1997; 350: 1353 - 1357.

[2] Karanikolas M, Aretha D, Tsolakis I, Monantera G, Kiekkas P, Papadoulas S, et al. Optimized perioperative analgesia reduces chronic phantom limb pain intensity, prevalence, and frequency. Anesthesiology. 2011; 114(5): 1144 - 1154.

[3] Borghi B, D'Addabbo M, White P, Gallerani P, Toccaceli L, Raffaeli W, et al. The use of prolonged peripheral neural blockade after lower extremity amputation: the effects on symptoms associated with phantom limb syndrome. Anesth Analg. 2010; 111(5): 1308 - 1315.

[4] Ilfeld B, Moeller-Bertram T, Hanling S, Tokarz K, Mariano E, Loland V, et al. Treating intractable phantom limb pain with ambulatory continuous nerve blocks: a pilot study. Pain Medicine. 2013; 14: 935 - 942.

腓骨肌萎缩症与局部麻醉：围术期椎管内镇痛真的是禁忌吗？

85.

玛格达莱纳·安尼特斯库

病例

患者：男性，65 岁，拟行开腹胆囊切除术和半结肠切除术，手术时长约 3 小时。他的电子病历上病情记录很少。在术前等待区见过患者后，与外科医师讨论病情，你了解到该患者曾因不明原因的小肠梗阻多次接受腹部手术。3 年前，患者被诊断为进行性神经性腓骨肌萎缩症（Charcot-Marie-Tooth，CMT），早期腿部无力，行走困难，常需轮椅代步。心血管科医师术前评估认为心脏风险较低，不需要进行心脏检查。计算机断层扫描（computed tomography，CT）显示腹腔广泛粘连包裹横结肠、回盲部和胆囊，大量纤维组织提示可能有亚急性小肠梗阻。在两年半前进行的开放性腹腔粘连松解术中，患者接受硬膜外麻醉，止痛效果良好。

问题

考虑到该患者上次手术时硬膜外镇痛完善以及预计手术时长，你会考虑为该先天性神经肌肉疾病患者放置硬膜外导管吗？

正方： 患者既往行硬膜外麻醉效果良好。他的手术切口计划从剑突到脐下 5 cm，存在严重术后疼痛的风险，围术期选用硬膜外镇痛是最佳选择，尤其是在半结肠切除术和胆囊切除术后[1]。

反方： 你说的没错，但患者有神经肌肉障碍。CMT 是一种进行性的先天疾病，肌无力由远端向近端发展。严重病例中，中轴肌肉（躯干肌、头颈肌、尾肌）无力导致脊柱侧弯和肺功能受限[2]。该患者最近未接受过神经科医师的评估，因此我们不知道病情进展到什么程度。如果患者放置硬膜外导管后出现严重肌肉无力，我们将如何判断该肌无力与 CMT 有关，还是与椎管内麻醉的并发症有关呢？

正方： 这个关注点很好，但 CMT 是一种遗传异质性疾病，可根据其常见表型（进行性腓骨肌无力和萎缩）图谱诊断。CMT 症状严重程度不一，从轻到重。最危险的是在青春期发病的 CMT I 型，常出现严重的肌肉骨骼及呼吸系统并发症。CMT I 型神经病变发生在骨骼快速生长之前，将导致中轴骨骼发育不良，随后出现脊柱侧弯和限制性肺部疾病。CMT II 型症状较轻，发生在 50～70 岁，起病与进展均较缓慢，表现为轻度乏力[3]。

反方： 接受大手术的患者术后出现严重疼痛的风险较高，应制定综合的围术期镇痛方案，包括多模式镇痛治疗；硬膜外镇痛可能只是治疗该患者术后疼痛的多种必要手段之一。有人认为硬膜外麻醉可能是神经肌肉疾病患者的禁忌证。术中输注氯胺酮和利多卡因可能有益，以 0.5 mg/（kg·h）的速度输注氯胺酮，可减少阿片类药物用量，疼痛评分更理想[4]。

正方： 对于合并边缘系统认知功能障碍的老年患者，快速输注氯胺酮增加围术期谵妄发生率。因此，椎管内麻醉仍然是最优选择，尤其在椎管内连续输注阿片类药物而非局部麻醉药时。需要对该患者进行详细的术前评估并记录基础神经功能,以免术后出现不良事件后能有效鉴别。

反方:神经功能障碍患者在进行椎管内操作时,可能出现"二次打击(double-crush)"现象。由于已存在神经受损,当患者发生其他部位的继发神经损伤时,可能比正常人群损害更严重。因此在这些特殊患者中,脊髓可能在有创穿刺或置管过程中受到明显损伤,尤其是因潜在神经病变导致感觉功能障碍者,此类患者可能无法主诉穿刺或导管放置后的感觉异常[5]。

正方:虽然部分特殊病例中硬膜外镇痛可能禁忌,但越来越多的证据支持在大手术围术期应用硬膜外镇痛[6]。

总结

硬膜外输注局部麻醉药和/或阿片类药物可作为多种外科手术的推荐镇痛方法。对于存在神经肌肉基础疾病的患者,仔细的神经系统功能检查和对病因、预后和疾病进展的了解是衡量硬膜外操作风险和益处的关键。

对于轻度、稳定的神经肌肉疾病,如 CMT II 型,术前硬膜外镇痛可能有益,特别是仅使用阿片类药物。因局部麻醉药(local anesthetic,LA)对已存在损伤的神经纤维有影响,所以应谨慎考虑是否在硬膜外腔加入 LA。另外,神经肌肉疾病患者对低浓度的局麻药耐受性较好,因为低浓度配方在硬膜外麻醉过程中对感觉、自主神经和运动纤维阻滞的影响较小。

对于严重的神经肌肉疾病,如 CMT I 型,镇痛方案有多种选择,如术中输注利多卡因和氯胺酮,围术期短期使用美沙酮等长效药物,或提前使用膜稳定剂如加巴喷丁或普瑞巴林超前镇痛。麻醉医师必须权衡椎管内麻醉对先天或后天神经肌肉疾病患者的利弊。

(吴范灿　黄轩轩　译,

叶靖　张鸿飞　校)

参考文献

[1] White PF, Kehlet H. Improving postoperative pain management: what are the unresolved issues? Anesthesiology. 2010; 112: 220-225.

[2] Bösenberg A, Larkin K. Anaesthesia and Charcot-Marie-Tooth disease. South Afr J Anaesth Analg. 2006; 12(4): 131-133.

[3] Pareyson D, Marchesi C. Diagnosis, natural history and management of Charcot-Marie-Tooth disease. Lancet Neurol. 2009; 8: 654-667.

[4] Bell RF, Dahl JB, Moore RA, Kalso E. Perioperative ketamine for acute post-operative pain: a quantitative and qualitative systematic review. Acta Anesthesiol Scand. 2005; 49: 1405-1428.

[5] Klingler W, Lehmann-Horn F, Jurkat-Rott K. Complications of anesthesia in neuromuscular disorders. Neuromuscul Disord. 2005; 15: 195-206.

[6] Pöpping DM, Elia N, Van Aken HK, Marret E, Schug SA, Kranke P, et al. Impact of epidural analgesia on mortality and morbidity after surgery: systematic review and meta-analysis of randomized controlled trials. Ann Surg. 2014; 259: 1056-1067.

血液填充疗法对无腰椎穿刺史的体位性头痛患者有用吗？

86.

玛格达莱纳·安尼特斯库

病例

患者：女性，30 岁，严重体位性头痛，神经科医师请你为其进行硬膜外血液填充治疗（epidural blood patch，EBP）（译者注：也称为血补丁治疗）。你同意先对患者进行评估后再决定后续治疗。患者出现严重的急性发作性体位性头痛 1 个月，其家庭医师最初用布洛芬和氢可酮进行治疗，但头痛未缓解。患者主诉疼痛为搏动性，程度剧烈，主要集中在颞部，前额和枕部疼痛较轻，坐立时疼痛加重，平躺时疼痛稍有减轻，未发现其他症状。因为疼痛导致虚弱，患者甚至无法照顾 4 个孩子。

问题

对于无硬膜穿破史的体位性头痛及可能的特发性颅内低压（idiopathic intracranial hypotension，IIH），硬膜外血液填充治疗（epidural blood patch，EBP）是否能确诊疾病并有效缓解疼痛？

正方： 陪同患者的神经科医师确信她是 IIH，坚持要你行急诊 EBP[1]。IIH 是一种表现为新发的无硬膜穿破史的严重体位性头痛，常发生在坐位或站立 15 分钟内，该患者的临床表现与 IIH 一致。神经科医师坚持认为，根据他的经验没有药物可以治疗这种疼痛，最有效的治疗是腰段 EBP。

反方： 尽管患者存在 IIH 的可能性，但其头痛位置有些不寻常。患者主诉头痛部位集中在颞区，而非典型的额枕部分布。而且其他疾病如体

位性直立性心动过速（postural orthostatic tachycardia，POTS）、尿崩症和颈源性疼痛也可能引起类似 IIH 的体位性头痛[2]，EBP 治疗对这些疾病没什么效果。因此还需要对病例进行其他检查以做出正确的诊断。

正方： 头痛是就医的常见症状，但体位性头痛并不多见。IIH 综合征有明确的诊断标准：

1. 直立性头痛

2. 至少符合下列一项：

（a）椎管内脑脊液（cerebrospinal fluid，CSF）压力低[（小于 60 mm H_2O）]

（b）EBP 治疗后病情持续改善

（c）证实为活动性脑脊液漏

（d）磁共振成像（magnetic resonance imaging，MRI）提示颅内低压

3. 无硬膜穿破史

4. 无其他疾病

EBP 对于 IIH 诊断和治疗均相当重要[3]。

反方： 没有影像学检查时，如果诊断错误，EBP 治疗弊大于利。应用 EBP 将血液注射到硬膜外间隙治疗 IIH 体位性头痛时，有几例报道在注射血液后立即发生反弹性颅内高压。颅内压过低和过高通常均合并严重头痛，容易混淆。颅内压由低变高可能伴随头痛部位的改变。IIH 常导致枕部疼痛，颅内高压所致头痛则多局限于额叶区和眶后区。血液填充治疗后新发恶心、呕吐和视物模糊症状有助于诊断这种并发症[4]，确诊需要影像学检查。

正方： 自该综合征提出以来，许多影像学检

查已经用于辅助诊断。对于有严重体位性头痛但无任何硬膜穿破史的患者,怀疑 IIT 时应通过有创和无创影像学检查来诊断。由于有创的诊断性检查多需要硬膜穿刺,所以首选影像学检查。MRI 表现的 IIH 低压征象,通常称为 SEEPS[5]:

1. 硬膜下积液(subdural fluid collection)

2. 硬脑膜增厚(enhancement of the pachymeninges)

3. 静脉丛充盈(engorgement of the venous structures)

4. 垂体充血(pituitary hyperemia)

5. 脑下垂(sagging of the brain)

MRI 可作为 IIH 的诊断工具,但目前尚不清楚其是否能确诊。许多诊断 IIH 的试验具有不同的敏感性和特异性,但还没有最适用的试验。

反方:随着技术进步,影像学检查在诊断 IIH 方面取得了迅速发展。MRI 联合颅内静脉造影可提高诊断价值[6]。放射性核素脑池造影是目前确诊 IIH 的一种方法。结合脊柱 MRI 检查发现存在积液的证据,确定 CSF 漏,这对指导 EBP 治疗的正确定位至关重要[5]。

正方:所以,如果我们能确定 CSF 漏的程度,我们就可以实施 EBP。其作用机制可能是对硬脑膜漏形成胶状封堵,随后纤维蛋白沉积和激活成纤维细胞活性。另一种可能机制是 EBP 限制了脊髓硬膜外腔内 CSF 的流动,从而影响 CSF 吸收。所以我赞成尽快实施 EBP。

反方:IIH 的所有治疗方式均从保守疗法开始。与硬膜穿破后头痛类似,IIH 的头痛也可通过休息、服用咖啡因制剂、增加液体摄入量和腹部约束缓解,这些方法的目的是增加泄漏部位的 CSF 压力,从而在一定程度上缓解头痛。其他治疗方法包括静脉注射咖啡因或茶碱,作用于腺苷受体,产生血管收缩作用,降低颅内血流和静脉充血。

只有约 60% 的患者接受首次 EBP 治疗后症状初步改善并长期缓解。对于有严重症状的患者,第一次注射后第 5 天即可行第二次 EBP[2]。EBP 穿刺部位应尽可能靠近 CSF 漏的位置可获得更好疗效[7]。硬膜外注射生理盐水或人工 CSF 的疗效有限。手术是最后的治疗措施,适用于有大面积硬膜缺损的难治性病例。

总结

IIH 是一种非硬膜穿破引起的体位性头痛综合征。许多病例难以诊断,还会与引起头痛的其他疾病相混淆。诊断 IIH 需要行有创和无创影像学检查,如颅脑 MRI 伴静脉造影、放射性核素造影、腰椎穿刺测量脑脊液压力。EBP 是主要的治疗方法,但疗效通常不如用于治疗硬膜穿破后头痛的疗效,许多时候需要 2 次甚至 3 次 EBP 才能有效缓解症状,对于顽固性病例可行手术治疗。

(吴范灿 黄轩轩 译,

叶靖 张鸿飞 校)

参考文献

[1] Schievink WI. Spontaneous spinal cerebrospinal fluid leaks and intracranial hypotension. JAMA. 2006;295(19):2286 - 2296.

[2] Schievink WI, Deline CR. Headache secondary to intracranial hypotension. Cure Pain Headache Rep. 2014;18:245 - 252.

[3] Schievink WI, Dodick DW, Mokri B, Silberstein S, Bousser MG, Goadsby PJ. Diagnostic criteria for headache due to spontaneous intracranial hypotension: a perspective. Headache. 2011;51:1442 - 1444.

[4] Kranz PG, Amrhein TJ, Gray L. Rebound intracranial hypertension: a complication of epidural blood patching for intracranial hypotension. Am J Neuroradiol. 2014;35:1237 - 1240.

[5] Wiesemann E, Berding G, Goetz F, Windhagen A. Spontaneous intracranial hypotension: correlation of imaging findings with clinical features. Eur Neurol. 2006;56:204 - 210.

［6］Maralani PJ，Hassanlou M，Torres C，Chakraborty S，Kingstone M，Patel V，et al. Accuracy of brain imaging in the diagnosis of idiopathic intracranial hypotension. Clin Radiol. 2012；67：656 - 663.

［7］Benzon HT，Nemickas R，Molloy RE，Ahmad S，Melen O，Cohen B. Lumbar and thoracic epidural blood injections to treat spontaneous intracranial hypotension. Anesthesiology. 1996；85：920 - 922.

剖宫产术后镇痛采取硬膜外单次剂量吗啡注射还是患者自控硬膜外镇痛?

87.

露西亚·戴安娜·沃库勒斯库,奥尔佳·艾德林,约瑟夫·托马斯·拉吉

病例

患者:女性,32岁,G3P1,体重指数(body mass index, BMI)为40,择期行再次剖宫产。患者否认有其他合并疾病,但她丈夫说她晚上打鼾声音很大,并注意到夜间有出现呼吸暂停的情况。同时产妇告诉我们,上次剖宫产后,硬膜外镇痛的效果影响她与孩子互动,出现右腿麻木无力,无法起床上洗手间,硬膜外导管周围的皮肤持续红肿疼痛数天,总的来说,"非常不舒服"。因此,她问你是否可以在手术后立即拔除硬膜外导管。

麻醉医师术前于L3/4置入硬膜外导管,用含有1:200 000肾上腺素的2%利多卡因20 mL行硬膜外阻滞麻醉,剖宫产手术顺利。但手术期间产妇氧饱和度水平在90%左右,需要鼻咽通气道吸氧,并将产妇置于头高足低位(反Trendelenburg体位)。手术结束时,麻醉医师团队讨论硬膜外导管留置问题及术后镇痛方案。

问题

剖宫产术后镇痛采取硬膜外单次剂量吗啡注射还是患者自控硬膜外镇痛(patient-controlled epidural analgesia, PCEA)?

正方:近年来美国剖宫产手术数量显著上升,2011年占分娩总数的33%[1,2]。剖宫产术后常伴随中度至重度疼痛,持续40~48小时后逐渐缓解。

手术结束时,椎管内注射吗啡并拔除硬膜外导管是剖宫产术后镇痛的常用技术。硬膜外腔注射单次剂量吗啡可在24小时内发挥足够的镇痛作用,且无明显镇静作用,不影响血流动力学指标及神经肌肉功能[3-9]。

Kumarasamy等学者通过一项前瞻性、随机、双盲研究纳入60例ASA I级和II级剖宫产手术患者,观察硬膜外腔注射4 mg或5 mg吗啡缓解术后疼痛的效果和持续时间。结果发现,5 mg吗啡可维持更长的镇痛时间,镇痛效果更好[4],两种剂量均未造成过度镇静或呼吸抑制。

反方:基于BMI,该产妇符合临床重度肥胖标准。她有打鼾、夜间呼吸暂停、白天经常打瞌睡的症状,虽然未接受过正式检查,但可能患有阻塞性睡眠呼吸暂停(obstructive sleep apnea, OSA)[10]。该患者存在气道梗阻风险(体型庞大、已经出现OSA症状),硬膜外腔注射吗啡这种可能造成延迟性呼吸抑制的阿片类药物,会增加术后并发症的风险。

El-Solh等最近进行的荟萃分析显示,OSA患者术后发生呼吸衰竭的风险比正常人增加了近2.5倍[11]。Lee等发现,绝大多数阿片类药物引起的呼吸抑制事件发生在术后24小时内,其中相当一部分与硬膜外腔使用阿片类药物有关。肥胖和OSA均会增加椎管内应用阿片类药物引起呼吸抑制的风险[12,13]。此外,随着妊娠期正常的生理变化,如果发生呼吸抑制,肥胖可导致氧饱和度迅速下降和通气困难。硬膜外腔给予吗啡后,患者均应监测生命体征至少24小时[13]。

正方:只要留置硬膜外导管,PCEA患者就应

该接受长时间的监护,定期评估镇痛效果及是否出现潜在并发症(血肿、硬膜外脓肿、皮肤感染、导管移位等)。尽管 PCEA 可以在术后 24 小时后发挥更好的镇痛效果,但因需要一定条件和专业人员管理,因此费用较高[14]。

该产妇既往有与硬膜外导管相关并发症的经历:单侧阻滞、镇痛过深(可能与导管移位有关)以及穿刺部位浅表蜂窝织炎。手术结束时拔除导管将减少类似事件的再次发生。

在硬膜外麻醉作用消退后,患者就能站立和行走,无乏力、麻木或本体感觉缺失等症状。早期下床活动可提高患者满意度,还可以预防深静脉血栓形成[15]。该肥胖产妇在剖宫产术后早期出现静脉血栓栓塞的风险增加[16,17]。手术结束时拔除硬膜外导管意味着在术后数小时内可应用更多种类的抗凝药物。

早期拔除硬膜外导管还可以避免出现浅表蜂窝织炎或深部感染[18,19]。如果选择 PCEA,则需通过减少导管操作次数和每 8 小时检查一次穿刺部位以维持无菌环境,尽最大可能地降低感染风险[20]。

反方:虽然硬膜外腔应用吗啡可以提供良好的术后镇痛效果,但可能存在恶心、呕吐、瘙痒、镇静、尿潴留和呼吸抑制等多种不良反应[3,6,8,14],这些问题必须在给药前进行考虑并告知患者。发生呼吸抑制、恶心、呕吐或瘙痒的风险与剂量相关,吗啡剂量超过 4 mg 的风险更高[4,6]。Kumarasamy 等研究表明,接受高剂量吗啡(5 mg)的产妇术后出现恶心、呕吐(postoperative nausea and vomiting,PONV)和瘙痒的发生率明显高于接受低剂量吗啡(4 mg)的患者。具体来说,硬膜外腔接受 5 mg 吗啡的产妇中分别有 72% 和 82% 出现 PONV 和瘙痒,而硬膜外腔接受 4 mg 吗啡的产妇中只有 16% 和 29% 出现 PONV 和瘙痒[4]。该研究评估的产妇相对健康,平均体重约 68 kg,平均身高为 156~158 cm,因此有必要进一步研究硬膜外腔吗

啡注射在肥胖产妇剖宫产术后镇痛中的应用。

正方:该产妇上一次硬膜外麻醉体验不佳,应采取合适方式以避免出现更多问题。然而硬膜外腔注射吗啡即使出现不良反应,多数可以治疗。瘙痒是继发于吗啡激动 μ 受体后出现的症状,可通过静脉注射低剂量纳洛酮治疗。苯海拉明只会产生镇静作用,不能缓解瘙痒,因为吗啡导致的瘙痒与组胺释放无关。恶心症状可以通过多种药物和技术治疗,包括充分补液和使用适当的镇吐药物,如昂丹司琼。

反方:应用阿片类药物、局部麻醉药或两者结合实施剖宫产术后硬膜外镇痛是一种非常有效和安全的方法。拔除硬膜外导管后,虽然无药物禁忌证的患者可以接受对乙酰氨基酚和酮咯酸替代治疗,但镇痛方法的选择受到限制。静脉注射或口服阿片类药物镇痛效果满意,但全身应用阿片类药物可能导致产妇嗜睡、头晕,并可能通过母乳对婴儿产生镇静作用。比起静脉或椎管内应用阿片类药物,硬膜外 PCA 技术可提供更好的术后镇痛效果[14],通过硬膜外导管输注小剂量芬太尼和丁哌卡因可达到良好的镇痛效果,且不妨碍患者活动。

产科和麻醉医师团队以及护理人员与产妇讨论了现有术后镇痛方案的潜在利弊。他们告知产妇硬膜外注射吗啡有导致呼吸抑制的可能性,也可能无法充分缓解术后疼痛,特别是手术 24 小时之后[14]。这位产妇最后决定保留硬膜外导管,采用低剂量芬太尼和丁哌卡因行硬膜外 PCA。

总结

随着包括育龄妇女在内的整体人群肥胖发病率的增加,术后疼痛治疗方案的选择变得非常重要,该方案必须在提供良好镇痛效果的同时尽量减少对肥胖产妇人群的不良反应。有效的剖宫产术后镇痛是促进母婴交流的关键,镇痛充分可促

使患者早期下床活动和出院，从而提高患者满意度。麻醉科、产科和/或疼痛管理小组的跨学科团队应对患者情况进行个体化评估。

硬膜外腔局部麻醉药和阿片类药物 PCA 效果确切，且多数患者可以耐受。PCEA 的初始留置和后续管理需要专门设备和接受过硬膜外导管管理培训的专业人员，所需费用较高。

单次硬膜外腔注射吗啡可提供足够的术后镇痛作用，尤其是在术后 20～24 小时，但其恶心、呕吐、瘙痒、镇静、尿潴留和呼吸抑制等不良反应的发生率较高，限制了其使用。

有条件的情况下，应采用多模式、降低阿片类药物使用的治疗方案，如使用对乙酰氨基酚和/或酮咯酸联合硬膜外镇痛（PCA 或手术结束时硬膜外腔注射单次剂量吗啡）。有必要开展进一步大规模的双盲研究，以评估不同类型产妇硬膜外腔给予吗啡的安全性和有效性。

（吴范灿　黄轩轩　译，
叶靖　张鸿飞　校）

参考文献

[1] Hamilton BE, Martin JA, Ventura SJ. Births: preliminary data for 2012. Natl Vital Stat Rep. 2013；62(3)：1 – 20.

[2] Witt WP, Wisk LE, Cheng ER, Mandell K, Chatterjee D, Wakeel F, et al. Determinants of cesarean delivery in the US: a lifecourse approach. Matern Child Health J. 2015；19(1)：84 – 93.

[3] Kotelko DM, Dailey PA, Shnider SM, Rosen MA, Hughes SC, Brizgys RV. Epidural morphine analgesia after cesarean delivery. Obstet Gynecol. 1984；63(3)：409 – 413.

[4] Kumarasamy S, Choy YC. Epidural morphine for postoperative analgesia after caesarean section. Acute Pain. 2008；10(3 – 4)：117 – 121.

[5] Youssef N, Orlov D, Alie T, Chong M, Cheng J, Thabane L, Paul J. What epidural opioid results in the best analgesia outcomes and fewest side effects after surgery? a meta-analysis of randomized controlled trials. Anesth Analg. 2014；119(4)：965 – 967.

[6] Bonnet MP, Mignon A, Mazoit JX, Ozier Y, Marret E. Analgesic efficacy and adverse effects of epidural morphine compared to parenteral opioids after elective caesarean section: a systematic review. Eur J Pain. 2010；14(9)：894. e1 – 9.

[7] Gambling D, Hughes T, Martin G, Horton W, Manvelian G. A comparison of Depodur, a novel, single-dose extended-release epidural morphine, with standard epidural morphine for pain relief after lower abdominal surgery. Anesth Analg. 2005；100(4)：1065 – 1074.

[8] Martin R, Lamarche Y, Tétrault JP. Epidural and intrathecal narcotics. Can Anaesth Soc J. 1983；30(6)：662 – 673.

[9] Rosen MA, Hughes SC, Shnider SM, Abboud TK, Norton M, Dailey PA, Curtis JD. Epidural morphine for the relief of postoperative pain after cesarean delivery. Anesth Analg. 1983；62(7)：666 – 672.

[10] Finkel KJ, Searleman AC, Tymkew H, Tanaka CY, Saager L, Safer-Zadeh E, et al. Prevalence of undiagnosed obstructive sleep apnea among adult surgical patients in an academic medical center. Sleep Med. 2009；10：753 – 758.

[11] Hai F, Porhomayon J, Vermont L, Frydrych L, Jaoude P, El-Solh AA. Postoperative complications in patients with obstructive sleep apnea: a meta-analysis. J Clin Anesth. 2014；26(8)：591 – 600.

[12] Lee LA, Caplan RA, Stephens LS, Posner KL, Terman GW, Voepel-Lewis T, Domino KB. Postoperative opioid-induced respiratory depression: a closed claims analysis. Anesthesiology. 2015；122(3)：659 – 665.

[13] American Society of Anesthesiologists Task Force on Neuraxial Opioids, Horlocker TT, Burton AW, Connis RT, Hughes SC, Nickinovich DG, Palmer CM, et al. Practice guidelines for the prevention, detection, and management of respiratory depression associated with neuraxial opioid administration. Anesthesiology. 2009；110(2)：218 – 230.

[14] Vercauteren M, Vereecken K, La MM, Coppejans H, Adriaensen H. Cost-effectiveness of analgesia after Caesarean section. A comparison of intrathecal morphine and epidural PCA. Acta Anaesthesiol Scand. 2002；46(1)：85 – 89.

[15] Francis C. Prophylaxis for thromboembolism in

hospitalized medical patients. N Engl J Med. 2007;
356: 1438 - 1444.

[16] Tepper NK, Boulet SL, Whiteman MK, Monsour M, March-banks PA, Hooper WC, et al. Postpartum venous thromboembolism: incidence and risk factors. Obstet Gynecol. 2014; 123(5): 987 - 996.

[17] Gadsen J, Hart S, Santos AC. Post-cesarean delivery analgesia. Anesth Analg. 2005; 101 (5 Suppl): S62 - 69.

[18] Yuan H, Zuo Z, Yu K, Lin W, Lee H, Chan K. Bacterial colonization of epidural catheters used for short-term postoperative analgesia. Anesthesiology. 2008; 108: 130 - 137.

[19] Dawson S. Epidural catheter infections. J Hosp Infect. 2001; 47(1): 3 - 8.

[20] Brooks K, Pasero C, Hubbard L, Coghlan RH. The risk of infection associated with epidural analgesia. Infect Control Hosp Epidemiol. 1995; 16(12): 725 - 728.

阻塞性睡眠呼吸暂停患者术后是否应避免使用阿片类药物?

88.

露西亚·戴安娜·沃库勒斯库,奥尔佳·艾德林

病例

患者:男性,55 岁,体重指数(body mass index, BMI) 为 46,患有阻塞性睡眠呼吸暂停(obstructive sleep apnea, OSA),在家使用持续气道正压(continuous positive airway pressure, CPAP)治疗但依从性较差,合并有高血压、2 型糖尿病、胃食管反流,拟行腹腔镜胆囊切除术。

经检查,患者颈部脂肪过厚,络腮胡,舌体肥厚,Mallampati 气道分级为Ⅲ级,考虑到该患者可能为困难气道,麻醉医师准备了可视喉镜。麻醉诱导后,患者出现通气困难,予以口咽通气道、托下颌和双人通气等处理,普通喉镜气管内插管难度大,最终在可视喉镜下插入气管导管。

手术开始 30 分钟后,由于术野显露不佳,外科医师决定中转开腹,术程顺利。准备关腹时,外科医师希望麻醉医师能给患者使用"足量"芬太尼,这样患者在麻醉后监护病房(post anesthesia care unit, PACU)会较为舒适,但麻醉医师考虑到全身应用阿片类药物对这个患有 OSA 和困难气道的病态肥胖患者的影响,建议输注氯胺酮以减少术后阿片类药物的使用。

问题

OSA 患者术后是否应避免使用阿片类药物?

OSA 是一种常见的睡眠相关性呼吸障碍,由反复发作的上呼吸道部分或完全梗阻导致睡眠期间呼吸暂停、高碳酸血症和氧饱和度降低。常出现白天嗜睡、疲劳和注意力不集中。肥胖是 OSA 最重要的危险因素[1,2],OSA 患者围术期发生心肺并发症的危险增加[2,3]。减肥手术和气管插管困难会进一步增加术后不良事件的风险[2]。

正方:"麻醉和镇痛计划的关注点是避免使用已知可能加重通气不足和低氧血症的药物与技术。"麻醉医师说道,"当使用阿片类药物镇痛时,患有睡眠呼吸暂停的肥胖患者出现呼吸暂停和高碳酸血症的风险增加。"所以术后全身用阿片类药物需谨慎,且应密切监测脉搏氧饱和度,并考虑辅助给氧[2,3]。

此外,如果这些患者在 PACU 中出现呼吸暂停,气道管理可能存在问题。即使拥有优秀的团队和必要的设备,该患者在手术室还是出现了面罩通气困难和气管插管困难。

因此,麻醉医师建议应该采取阿片类药物最小化的策略,如氯胺酮输注[2-6]。

反方:这位外科医师打断说:"在我这么多年的临床实践中,我从来没用过氯胺酮来治疗术后疼痛。我计划按照既往对开腹手术患者所采取的常规方案,让患者行芬太尼自控镇痛(patient-controlled analgesia, PCA)。而且由于我们的护士和住院医师不熟悉氯胺酮的使用剂量和副作用,因此出错风险增高。"

Leape 等的一项前瞻性研究发现,缺乏药物知识是医院用药错误最常见的原因,不正确的剂量、用药次数和给药途径是常见错误[7]。其次阿片类和非阿片类镇痛药物属于"高度警惕(high-alert)"或"高风险(high-risk)"药物,常涉及用药相关的不良事件。超说明书范围用药(如氯胺酮用于术后镇痛)也会增加不良事件的可能性[8]。

外科医师强调:"芬太尼镇痛效果良好,其药效学众所周知,适用于这种特殊的术后疼痛,且起效迅速。使用芬太尼行 PCA,患者可以转入普通病房行 SpO_2 监测并辅助给氧。相比之下,注射氯胺酮则需要患者转入重症监护室,需要额外的费用,增加患者经济负担。"

正方:麻醉医师指出,并非所有患者适用"千篇一律(cookie-cutter)"的术后医嘱。氯胺酮是阿片类药物的合适替代品或辅助用药,可用于特定患者(老年、阿片类药物敏感或耐药、OSA 或已知困难气道患者等)的术后镇痛。

氯胺酮是一种作用于各种受体的镇痛和分离麻醉药,包括 N-甲基-D-天门冬氨酸(N-methyl-D-aspartate, NMDA)受体、阿片类受体和部分单胺能受体。通过非竞争性拮抗 NMDA 受体,氯胺酮可降低反复疼痛刺激引起的疼痛信号渐进性增加的"上扬"(windup)现象和对疼痛敏感性增强的中枢敏化,以及阿片类药物引起的痛觉过敏。围术期静脉注射氯胺酮具有降低阿片类药物用量的效应,可降低术后 24~48 小时的疼痛强度和阿片类药物用量[5,6,10,11]。

Bell 等的荟萃分析发现,亚麻醉剂量的氯胺酮可有效降低术后第 1 个 24 小时吗啡的需求量。氯胺酮和吗啡联合用药的患者术后恶心呕吐症状明显减轻,这可能是由于减少了吗啡的用量[6]。小剂量氯胺酮在维持呼吸驱动力的同时产生镇痛作用,此外,还有支气管扩张和轻度呼吸刺激作用,所以氯胺酮在保护 OSA 患者上气道通畅方面也具有优势[5]。

反方:外科医师担心患者使用氯胺酮可能出现不愉快的拟精神病不良反应,如幻觉、"离体"体验、噩梦和非理性行为。

他反驳说:"虽然麻醉前用药给予苯二氮䓬类

可以预防幻觉,但并非总是有效[10]。咪达唑仑和其他苯二氮䓬类药物也可能导致呼吸抑制,尤其是与阿片类药物联合使用时。"

正方:麻醉医师反驳:虽然氯胺酮确实有可能导致不愉快的梦境和幻觉,但这些不良反应常见于大剂量使用,而非小剂量。亚麻醉剂量氯胺酮的不良反应轻微,甚至没有[6,11],且麻醉前使用低剂量咪达唑仑可进一步减轻该症状[11]。此外,虽然芬太尼已经很好地用于术后镇痛,但其镇痛效果往往受限于不良反应,如嗜睡、呼吸抑制、恶心、呕吐、便秘等。阿片类药物引起的气道梗阻是合并 OSA 的病态肥胖患者需特别关注的问题[5]。因此,采用多模式、非阿片类药物镇痛方法有助于减少这些不良反应。

反方:外科医师说:"虽然氯胺酮可能会降低术后疼痛评分和阿片类药物需求,但我担心氯胺酮没有特异性拮抗剂。我的团队熟悉阿片类药物引起的呼吸抑制和镇静的诊断和治疗,纳洛酮可随时在病区使用且起效迅速,可以逆转阿片类药物的不良影响。如果患者在没有拮抗剂的情况下使用了过量的氯胺酮,只能采用对症支持治疗和等待药物自然代谢的治疗方案。"

而且,外科和麻醉医师团队之间对于患者诊治方案的深入讨论非常必要,每个患者均应该进行个体化评估。最后经过讨论,他们决定对该患者使用对乙酰氨基酚、酮咯酸和芬太尼 PCA。为了避免昂贵的 ICU 住院费用,医师团队选择暂不使用氯胺酮,但如果上述方案无法充分控制患者疼痛时,可注射氯胺酮治疗。

总结

随着手术技术的发展,围术期医学的不断进步,接受手术患者的病情越来越复杂。患者群体的多样化让术后疼痛管理更具有挑战性。老年或体弱患者、对阿片类药物敏感或耐药患者、OSA

或困难气道患者能选择的药物类别较少,可以考虑使用氯胺酮,减少阿片药物用量。应根据具体病情进行个体化诊治,尽可能地考虑使用氯胺酮、非甾体抗炎药(non-steroidal anti-inflammatory drugs,NSAIDs)、对乙酰氨基酚或其他辅助药物进行多模式镇痛,以减少全身阿片类药物的使用。最后,为了给患者提供最安全的诊疗,围术期团队之间的认真讨论和有效沟通非常必要。

(吴范灿 黄轩轩 译,

叶靖 张鸿飞 校)

参考文献

[1] Masood A, Phillips B. Sleep apnea. Curr Opin Pulm Med. 2000; 6; 479 - 484.

[2] Porhomayon J, Nader ND, Leissner KB, El-Solh AA. Respiratory perioperative management of patients with obstructive sleep apnea. J Intensive Care Med. 2014; 29(3); 145 - 153.

[3] Rösslein M. Perioperative management of adult patients with obstructive sleep apnea. Anasthesiol Intensivmed Notfallmed Schmerzther. 2015; 50; 174 - 182.

[4] Thangathurai D, Roffey P. Postoperative pain relief with ketamine in patients with central sleep apnea. J Clin Sleep Med. 2009; 5; 480.

[5] Alvarez A, Singh PM, Sinha AC. Postoperative analgesia in morbid obesity. Obes Surg. 2014; 24; 652 - 659.

[6] Bell RF, Dahl JB, Moore RA, Kalso E. Perioperative ketamine for acute postoperative pain. Cochrane Database Syst Rev. 2006 Jan 25; (1); CD004603.

[7] Leape LL, Bates DW, Cullen DJ, Cooper J, Demonaco HJ, Gallivan T, et al. Systems analysis of adverse drug events. ADE Prevention Study Group. JAMA. 1995; 274(1); 35 - 43.

[8] Benjamin DM. Reducing medication errors and increasing patient safety; case studies in clinical pharmacology. J Clin Pharmacol. 2003; 43; 768 - 783.

[9] Kapur S, Seeman P. NMDA receptor antagonists ketamine and PCP have direct effects on the dopamine D(2) and serotonin 5 - HT (2)receptors-implications for models of schizophrenia. Mol Psychiatry. 2002; 7(8); 837 - 844.

[10] Elia N, Tramèr MR. Ketamine and postoperative pain — a quantitative systematic review of randomised trials. Pain. 2005; 113(1 - 2); 61 - 70.

[11] Garg N, Panda NB, Gandhi KA, Bhagat H, Batra YK, Grover VK, et al. Comparison of small dose ketamine and dexmedetomidine infusion for postoperative analgesia in spine surgery — a prospective randomized double-blind placebo controlled study. J Neurosurg Anesthesiol. 2016; 28 (1); 27 - 31.

第十一部分
局部麻醉

多发性硬化症患者禁用脊髓麻醉或硬膜外麻醉吗？

89.

乌切纳·O.乌迈

病例

患者，肥胖女性，31 岁，自 23 岁起患有复发缓解型多发性硬化症（multiple sclerosis，MS），磁共振成像（magnetic resonance imaging，MRI）显示有多个非活动性脑部病变。患者目前无神经功能缺损或残疾，怀有双胞胎，现因出现宫缩来到产房。

产科医师与你讨论了分娩计划，该医师经治患者的剖宫产率非常高。患者气道检查显示 Mallampti 分级Ⅳ级，颈粗。你向患者解释了分娩计划，包括在尝试阴道分娩时实施硬膜外麻醉。如果需要紧急剖宫产，你还与患者讨论了脊髓麻醉。

患者同意这两种选择，并说："我姐姐是一名护士。她告诉我，全身麻醉对孕妇来说风险很大，可能会导致死亡。我姐姐还说，如果我接受全身麻醉，我的孩子会接触到你给我的所有药物。医师，我真的不想那样。"

多发性硬化症是一种影响中枢神经系统的自身免疫性疾病。Jean-Martin Charcot 于 1868 年首次指出，MS 由大脑或脊髓病变的形成伴神经元髓鞘的炎症和破坏发展而来。这些斑块通常影响视神经、脑干、基底神经节和脊髓的白质，很少影响周围神经系统。该疾病通常始于 20～50 岁，女性发病率是男性的两倍。尽管手术后的前 3 个月可能会复发，但妊娠常可改善症状[1]。虽然妊娠似乎不会恶化或加速 MS 进程，但对于部分患者分娩可能更具挑战性。MS 引起的肌无力和神经损伤可能会影响产妇在分娩时所需要施加力量的能力，

导致剖宫产、产钳或胎头吸引辅助分娩的可能性增加。

你的同事是一位经验丰富的麻醉医师，那天下午也负责产房工作。他听说你的患者有 MS，并注意到你计划为分娩实施腰硬联合麻醉。他来到你面前说："你真的要给这个患者实施脊髓麻醉或硬膜外麻醉吗？她患有多发性硬化症，你为什么要冒这个险？你这是在等待一场官司！"

问题

多发性硬化症患者实施脊髓麻醉或硬膜外麻醉是否安全？

正方："对于可能出现困难气道的孕妇来说，硬膜外麻醉和/或脊髓麻醉更可取。"你说。区域麻醉后，已有神经病变的患者神经病变加重的发生率为 0.4%[2]。多数病例可能是由于受损的神经更容易受到压缩性损伤[2]。反复尝试插管，尤其对产科患者，可能会增加缺氧、喉头水肿、气道创伤、出血和肺误吸的风险。最近一项回顾性研究对全麻剖宫产患者与年龄相当的接受非产科腹部或妇科手术的女性患者进行比较。快速顺序诱导后，接受剖宫产手术的产妇喉镜视野不佳的发生率为 14/854，而非妊娠组为 4/814。3 名接受剖宫产手术的患者插管失败，非产科患者只有 1 名[3]。妊娠患者插管期间产妇发病率或死亡率的风险潜在增加是避免全身麻醉的重要原因。

反方：你的同事回答说："我强烈反对！美国麻醉医师协会（American Society of Anesthesiologists，ASA）困难气道管理实践指南出版和气道管理装

置改善后,潜在困难气道患者气管插管更加安全。Airtraq 喉镜、Glidescope 视频喉镜或清醒纤支镜插管技术是保护患者气道更安全的方法。必要时,诸如喉罩和联合导管的救援装置在紧急情况下也有帮助。记住,根据'双重打击(double crush)'理论,已患有如多发性硬化症的神经病变患者发生区域麻醉相关神经损伤的风险可能增加。该理论假设,已受损的神经在其他部位更容易受到损害。特别是在 MS 中,脱髓鞘神经元似乎易受局麻药毒性的影响,从而增加传导阻滞。全身应用或椎管内麻醉期间使用局麻药,可使处于沉默状态的脱髓鞘斑块暴露,导致患者症状恶化。"

正方:"但这些症状通常短暂而且可逆,并不意味着基础疾病的恶化。一项关于妊娠和分娩对 MS 临床病程影响的研究发现,硬膜外麻醉并不能预测复发[1]。尽管产后前 3 个月恶化的风险增加,但在纳入的 227 名女性中,72% 在此期间并未复发。总体而言,分娩后的复发率与孕前相似。与产后复发可能相关的 3 个因素是孕前复发率增加、妊娠期间复发率增加以及 Kurtzke 残疾状况量表(Kurtzke Disability Status Scale, DSS)评分更高[1]。该研究实际上表明,无论是否实施硬膜外麻醉,此前 MS 严重和频繁复发的女性可能在妊娠期和分娩后更易复发。在我看来,这个潜在困难的患者尝试插管的风险超过了在 Mallampti Ⅳ 级的肥胖患者中实施硬膜外麻醉或脊髓麻醉的风险。尽管可能发生暂时的神经功能缺损,但不像孕妇丢失气道那样更具有灾难性。"

反方:"再次强调,此类患者中脊髓麻醉或硬膜外麻醉并非你所想象的那么无害。术前神经损伤的患者更容易因穿刺针和导管放置、局麻药全身毒性以及局麻药溶液中使用肾上腺素时升压药引起的缺血而进一步损伤神经。肥胖患者中,脊髓麻醉或硬膜外麻醉在技术上比较困难,可能需要多次尝试,增加了针从脊髓中退出并穿过硬膜外腔时损伤神经根的机会。"

正方:"避免全身麻醉一是尽量减少胎儿接触药物,其次减少患者气道引起缺氧及胎儿窘迫的潜在风险。全身麻醉下,胎儿暴露于静脉麻醉药。除依托咪酯和氯胺酮外,多数诱导药物在静脉注射后可引起低血压,增加子宫胎盘功能不全的风险。给予阿片类药物可增加呼吸抑制以及分娩后低 Apgar 评分的可能。区域麻醉下,母亲和胎儿的整体风险较低。尽管脊髓麻醉或硬膜外麻醉通常发生低血压,但早期补液和需要时使用麻黄碱和/或去氧肾上腺素治疗低血压可能会改善这种情况。"

总结

最终,应根据每位多发性硬化症患者的具体情况决定是否为其实施脊髓麻醉或硬膜外麻醉。有关此类患者使用脊髓麻醉和硬膜外麻醉的研究有限,需要进一步研究以协助建立明确的指南。如果计划实施脊髓麻醉或硬膜外麻醉,必须记录患者术前的神经功能检查,并且必须让患者意识到 MS 症状可能复发和/或恶化的风险。应通过让患者参与麻醉药选择的决策过程,以引起患者对脊髓麻醉和硬膜外麻醉后 MS 恶化的重视。

（孟庆元　译,卞金俊　校）

参考文献

［1］Vukusic S, Hutchinson M, Hours M. Pregnancy and multiple sclerosis (The PRIMS study): clinical predictors of postpartum relapse. Brain. 2004; 127 (6): 1353 - 1360.

［2］O'Neal MA, Chang L. Postpartum spinal cord, roots, plexus and peripheral nerve injuries involving the lower extremities: a practical approach. Anesth Analg. 2015; 120(1): 141 - 148.

［3］Heinrich S, Irouschek A, Prottengeier J. Adverse airway events in parturient compared to non-parturient patients. Is there a difference? Results from a quality management project. J Obstet Gynaecol Res. 2015; 41(7): 1032 - 1039.

超声、神经刺激仪，或两者兼用：如何最好地进行外周神经阻滞？

90.

陈俊平

病例

我非常支持使用超声引导技术进行外周神经阻滞。最近，我经治1名进行关节镜辅助下肩袖修复术的病态肥胖患者。讨论麻醉方案时，我开始准备超声设备。

这位安静的患者突然脱口而出："对于神经阻滞，我更喜欢'抽搐'而不是'扫描'技术。你是用扫描还是抽搐的方法？"我还没来得及回答，他继续说道："7年前，我做同样的肩部手术时，麻醉医师用一台机器扫描我的脖子，并用一个所谓的回声针多次戳我，持续半个多小时，很痛苦。我的脖子和床上浸满了血腥的胶状物，但他仍然找不到正确位置。最后，第二名医师拿着一个小盒子和一根针过来，他的操作让我的肩膀抽搐，之后我的肩膀和手臂在当天都是麻木的。"

当我试图向患者解释使用超声的好处和优势时，我的上级麻醉医师快速设置了神经刺激仪并进行了阻滞。显然，上级医师此前曾多次遇到这种情况，特别是在超声引导下神经阻滞时代刚开始时。神经刺激仪有30年的熟练使用历史，但最近不再受宠。

问题

超声引导下外周神经阻滞是否比使用神经刺激仪阻滞更有效、成功？

正方：使用超声引导可以识别神经的准确位置，而不是使用解剖标志来间接推断进针点。使用超声可以减少局麻药的使用剂量，加快区域麻醉的起效时间，以及减少阻滞失败的次数。超声还可以显示邻近的解剖结构，如血管和胸膜，从而降低并发症的发生率[1]。

反方：只要你在合适的位置给予适当剂量的局麻药，外周神经阻滞总是有效的。外周神经刺激仪价格低廉且易于携带、维护和保存。

正方：该病例麻醉实施很顺利，除了通过肌间沟阻滞提供手术麻醉外，患者仅需要轻度镇静来缓解焦虑。我悄悄问上级医师："当然，7年前我们刚开始使用超声进行神经阻滞时，可能很难对一名肥胖患者进行扫描。多年来超声技术得到了改进，现在可以产生高质量的图像。我们在使用上也积累了经验，开发了特定的超声阻滞技术以完成更成功的阻滞，例如腹横肌平面阻滞、收肌管阻滞和胸部阻滞[2]。"

反方："我同意你的看法，"上级医师说，"更好的设备可以提高成功率。但是，我们操作者才是得到最佳结局的关键。这就是我一直强调的，操作者，操作者，操作者。"

正方：对上级医师所说的有些怀疑，我继续说："安全性呢？在实时超声成像下直接显示解剖结构显然不是更安全吗？作为一名患者，你真的想通过神经刺激来盲目推测神经的位置吗？许多临床医师认为超声引导下神经阻滞可以减少神经损伤。"

反方："证据，证据，证据。"上级医师提高了声音。"支持你观点的科学证据在哪里？"他将关键词"超声引导下神经阻滞及其相关并发症"输入最近的计算机搜索引擎。很快一长串列表显示如下：神经损伤、脊髓损伤、血管内和硬膜外腔注射、气胸、颈动脉夹层及局麻药全身毒性。

他继续说："即使是现有文献中的前瞻性试验也不支持使用超声降低与外周神经阻滞相关的神经损伤发生率的观点。其中一个例子是一项前瞻性、随机、对照试验，比较了超声或神经刺激仪引导下肌间沟阻滞用于门诊肩部手术术后神经症状的发生[3]。这项精心设计的前瞻性研究中，作者并未观察到这两种技术在阻滞失败、患者满意度或发生率以及术后神经症状的严重程度方面存在显著差异。"

正方："的确，很多报告指出超声引导技术的并发症。然而，病例报告或小型观察研究的科学价值有限。这是因为神经严重损伤的发生率极低，研究的样本量限制了检测差异的能力。此外，部分推测由于神经阻滞造成的神经损伤不可能与其他原因引起的损伤区分开来，比如体位、止血带、组织肿胀引起的继发性损伤或手术本身。另一方面，新技术的经验和进步带来更好的图像和更佳的穿刺针可视效果，当然也降低并发症发生率。我个人相信超声的优势最终将使其作为治疗标准来实施。例如，一个类似的例子，因为脉搏血氧仪具有显著的功能，其已被用作现代麻醉监护中的几项标准监测之一，尽管缺乏足够的科学证据证明它能改善围术期的死亡率[4]。"

"回顾历史，并没有足够证据表明神经刺激仪优于感觉异常技术，后者包括找到正确的解剖标志，直接接触目标神经以引发感觉异常的反应。然而，这种方法被神经刺激技术所取代，实习生不再学习这种古老的方法[5]。"

反方：此时，上级医师无法控制自己："为什么在过去的 10 年里我们如此广泛地使用超声，仍会遇到这么多的并发症？我在这个单位 20 年的临床实践中，过去 5 年里已经观察到 3 例超声引导下术后神经损伤的病例（一例是严重的永久性臂丛麻痹），而我不记得过去我们使用神经刺激仪时有任何永久性神经损伤的病例（在一家医院的个人观察）。虽然这很可能与区域麻醉和警惕性监控/报告的数量增加有关，但我认为原因之一是我们已经从神经刺激时针固定技术转变为超声引导下针移动的方法。""通过神经刺激进行外周神经阻滞期间，在引发可接受的运动反应后，保持针静止注射麻醉药。超声引导期间，倾向于将针在目标周围移动以达到'理想'的阻滞。普遍认为，你操作和重新定位针的次数越多，你就越有可能刺穿这些脆弱的结构。"

正方："这就是墨菲定律。如果有一种错误方式去做某件事情，那么最后一定会有人这样做。人们认为，多数不良结局都源于操作人员的能力不足，而不是超声引导技术本身的缺陷。"我回答说，"这就是许多专家提倡规范化培训、为实施阻滞以及监测设备建立一种标准技术的重要性的原因。"

反方："我们单位是一家优秀的区域麻醉中心。你知道在过去几年里我们购买了 10 台神经刺激仪，却只购买了 3 台超声机器吗？这难道不意味着神经刺激仪仍然在我们单位的外周神经阻滞中发挥作用吗？"上级医师指出。

正方："超声引导下神经阻滞不会排除神经刺激仪的使用。相反，他们应该同时使用。神经刺激仪现在应该作为针-神经接触的预警监测，而不是作为神经定位器本身。神经刺激也许能提供部分提示以表明针是否接近神经，虽然它实际上不能识别神经内针的位置。如你所知，由于针的追踪技术不佳以及无法观察到针尖，超声引导技术也可能无法显示神经内针的位置。神经刺激还可以弥补扫描患者时出现的解剖困难，例如我们刚刚遇到的患者。此外，超声伪影是真实的。各向异性，即超声换能器或光束角度的轻微改变导致图像结构的显著变化，是解释误差的一个例子。这种情况下，神经刺激可能有助于识别神经。"

反方："为防止神经损伤,超声图像在某种程度上有助于观察神经和针的相互关系,避免神经穿刺以及避免神经内注射。神经刺激,即使在较低的电流(<0.2 mA)下,也不大敏感且更不确定。感觉异常的方法是所有方法中最不敏感的[6]。为检测针-神经的接触,所有3种方法一起使用必定等于或好于仅使用一种方法,这才是明智的做法。"

总结

我们的目标是将患者损伤的可能性最小化。目前,虽然尚无"完美"的监护手段可避免外周神经阻滞期间出现神经损伤,但将神经刺激与超声技术相结合,以及患者清醒并能识别针-神经接触时的感觉异常,是我们避免不良事件的最佳方法。

(孟庆元　译,卞金俊　校)

参考文献

[1] Salinas FV, Hanson NA. Evidence-based medicine for ultrasound-guided regional anesthesia. Anesthesiol Clin (1932 - 2275). 2014; 32(4): 771 - 787.

[2] Cataldo R, Carassiti M, Costa F, Martuscelli M, Benedetto M, Cancilleri F, et al. Starting with ultrasonography decreases popliteal block performance time in experienced hands: a prospective randomized study. BMC Anesthesiol. 2012; 12: 33.

[3] Liu SS, Zayas VM, Gordon MA, Beathe JC, Maalouf DB, Paroli L, et al. A prospective, randomized, controlled trial comparing ultrasound versus nerve stimulator guidance for interscalene block for ambulatory shoulder surgery for postoperative neurological symptoms. Anesth Analg. 2009; 109(1): 265 - 271.

[4] Pedersen T, Nicholson A, Hovhannisyan K, Møller AM, Smith AF, Lewis SR. Pulse oximetry for perioperative monitoring. Cochrane Database Syst Rev. 2014; 3: CD002013.

[5] Liguori GA, Zayas VM, YaDeau JT, Kahn RL, Paroli L, Buschi-azzo V, et al. Nerve localization techniques for interscalene brachial plexus blockade: a prospective, randomized comparison of mechanical paresthesia versus electrical stimulation. Anesth Analg. 2006; 103(3): 761 - 767.

[6] Abdallah FW, Chan VW. Monitoring intraneural needle injection: work in progress. Anesth Analg. 2014; 118(3): 504 - 506.

91.

我们知道静脉注射脂肪乳剂治疗局麻药急性毒性的机制吗?

奥尔佳·费雷拉·马丁斯

病例

患者:男性,60岁,因肩袖撕裂行肩关节镜手术。患者有严重的冠状动脉疾病和高血压病史。8年前发生心肌梗死,随后行经皮冠状动脉腔内成形术。患者服用的药物包括美托洛尔和阿司匹林。术前心电图显示右束支传导阻滞和与陈旧性前壁心肌梗死相关的改变。患者同意区域麻醉联合镇静,并接受肌间沟阻滞。

患者进入手术室后,我们使用标准监护仪进行监护,并在患者右臂置入1根20号静脉针建立静脉通道。生命体征如下:血压130/82;心率72;呼吸频率12;呼吸室内空气 SpO_2 100%。给予咪达唑仑 2 mg 静脉注射,面罩吸氧,氧流量 2 L/min。患者体位摆放合适,消毒铺巾。使用超声识别臂丛,回抽后注射 20 mL 局麻药溶液(0.5%的丁哌卡因),每次 5 mL,持续 3 分钟以上。

在我们完成阻滞后几秒钟,患者出现强直-阵挛性抽搐发作。我们立即增加氧流量并再次静脉注射 5 mg 咪达唑仑。抽搐发作停止,但约 1 分钟后,患者再次发作抽搐。给予丙泊酚 100 mg 静脉注射。突然,心电图显示心搏停止,血压检测不到,无法触及颈动脉或股动脉搏动。立即开始心肺复苏,气管插管。我们对患者进行了 20 分钟的复苏,给予了大剂量的肾上腺素和血管加压素,同时计划进行体外循环。其中一位麻醉住院医师最近完成了关于局麻药全身毒性(local anesthetic systemic toxicity, LAST)病例的模拟训练,他提议用英托利匹特脂肪乳剂(费森尤斯·卡比,乌普萨拉,瑞典)治疗患者。我们通过外周静脉注射 100 mg(译者注:应为 100 mL),并继续心肺复苏。15 秒内恢复窦性心律,可检测到血压和脉搏。我们开始以 18 mL/min 的速度持续输注英托利匹特,并将其转入加强医疗病房进一步监测。夜间拔出气管导管,患者恢复良好,次日出院回家。

第二天,我遇到我的主治医师。"我非常激动地记录下我们成功使用英托利匹特治疗了 LAST。"

但他表示怀疑。"我们怎么知道这是因为英托利匹特,而不是我们同时尝试的许多疗法之一呢?我们甚至不知道英托利匹特是如何起作用的。"

问题

我们知道静脉注射脂肪乳剂(intravenous lipid emulsion, ILE)治疗高血液浓度局麻药的机制吗?

正方: 自 2006 年首次报道成功使用 ILE 治疗丁哌卡因诱发的急性心搏骤停以来,已报道了数十例成功使用英托利匹特治疗 LAST 的病例。英托利匹特是目前使用脂肪乳剂的主要品牌,已成功用于治疗各种患者,包括 2 天的新生儿和 92 岁的女性。已证明像我们这种患有如冠状动脉疾病和基础传导缺陷的心脏基础疾病患者,局麻药诱发心脏毒性的风险将会增加[1]。

反方: 但证据的级别是病例报告,远没有前瞻性随机临床试验的证据严谨。证据充满许多偏见,包括治疗失败病例的漏报。

正方:许多研究 ILE 机制的动物和体外研究也已经发表。事实上,动物模型在治疗各种其他药物过量时有优势,ILE 已被成功用于治疗一系列具有不同药理学特征的亲脂性药物毒性[1]。三环类抗抑郁药和维拉帕米是急诊科医师使用 ILE 成功治疗的两种最常见药物。诸多病例的成功促使急诊科医师建议在所有复苏室附近储备 ILE,以备毒物急救之用[2]。

反方:尽管如此,我们如何解释 ILE 可以逆转由一系列缺乏共同机制的药物引起的毒性呢?

正方:人们提出许多关于脂肪乳剂作用的机制。主要理论是隔离(所谓的脂质池现象)。该理论表明 ILE 提供一个脂质团块与毒素结合,将药物与靶组织隔离,从而逆转毒性。由于大脑较大程度上不依赖脂肪酸代谢,除了心脏毒性,ILE 还成功治疗神经毒性,为这一理论提供了间接证据[1,2]。

反方:但是,你提到的药物清单中不也包括水溶性药物吗,如 β 受体阻滞剂和拉莫三嗪?"脂质池"理论并没有解释这些。

正方:ILE 的作用可能不仅限于一种机制,已有研究指出脂肪乳剂作用的其他可能机制。已证明大的脂质负荷可抵消局麻药对脂肪酸代谢的有效抑制,并在毒性条件下为肌细胞提供持续的脂肪酸来源。除了增强脂肪酸代谢外,ILE 还具有细胞保护作用,可降低线粒体通透性和减少细胞凋亡,以及直接膜效应,减少局麻药对心脏钠通道的抑制[1]。

反方让步:有研究正在探讨 ILE 疗法的合理机制,这样的研究很有意义,将继续探索 ILE 疗法逆转多种药物毒性的多层面机制。虽然我们可能还不完全了解 ILE 的作用机制,但越来越多的病例报告清楚表明 ILE 是治疗 LAST 及其他药物过量的有用疗法。

总结

虽然静脉内脂质疗法的确切机制尚未完全阐明,但 100 多篇已发表的病例报告可为临床提供有价值的参考。对临床医生进行这种疗法的培训并提高认识对患者预后至关重要。

特别需要强调的是要认识到 LAST 的药物治疗不同于其他心搏骤停的情况,并且要熟悉美国区域麻醉和疼痛医学学会(American Society of Regional Anesthesia and Pain Medicine,ASRA)公布的治疗指南。具体而言,如果患者表现出心血管不稳定的迹象,应避免使用丙泊酚抑制抽搐发作。治疗心律失常时,避免使用血管加压素、钙通道阻滞剂、β 受体阻滞剂或局麻药,并将单次肾上腺素剂量降至小于 $1\,\mu g/kg$[3]。

救治后需要在网站 www.lipidrescue.org 上发布 LAST 的事件,并向该网站报告脂肪乳的使用情况[3]。在缺乏前瞻性人体临床试验的情况下,这些数据可以帮助我们进一步确定治疗中改善患者生存和预后的因素。

(孟庆元 译,卞金俊 校)

参考文献

[1] Weinberg G. Lipid emulsion infusion: resuscitation of local anesthetic and other drug overdose. Anesthesiology. 2012;117:180-187.

[2] Cao D, Heard K, Foran M, Koyfman A. Intravenous lipid emulsion in the emergency department: a systematic review of the literature. J Emerg Med. 2015;48:387-397.

[3] Neal JM, Mulroy MF, Weinberg GL. American Society of Regional Anesthesia and Pain Medicine checklist for managing local anesthetic systemic toxicity: 2012 version. Reg Anesth Pain Med. 2012;37:16-18.

留置神经阻滞导管相关的秘密

92.

明达尔·帕特

病例

患者:男性,20岁,被一辆时速 32～48 km 的工业垃圾车撞倒后送到急诊室。当时患者试图穿过街道,不知所向的跌跌撞撞跑着,卡车司机紧急刹车,但还是撞上患者。患者承认此前曾吸食可卡因并喝了几杯酒。

患者右下肢远端广泛软组织损伤,包括伴有肌腱、肌肉和骨骼暴露的踝关节脱套伤。入手术室前,患者右侧第 4、5 趾失去知觉,无法伸展。患者紧急入手术室进行冲洗和清创。

术后第 3 天,整形外科团队再次为患者实施了开放性伤口闭合和软组织重建术,包括坏死组织进一步清创,腹直肌游离皮瓣重建和血管重建以及中厚皮片移植,历时 9 小时。术后患者进入麻醉后监测治疗室(post-anesthesia care unit, PACU),夜间每 30 分钟进行一次皮瓣检查,然后从术后第 1 天开始每小时检查 1 次。活动仅限于卧床休息,腿部抬高避免受压,一直使用暖风加温装置。采用静脉注射氢吗啡酮的患者自控镇痛,疼痛评分维持在 8 分左右(满分 10 分),伴睡眠中断和重度便秘,整形外科团队担心移植物的存活。整形外科向我咨询如何有效的治疗疼痛,理想情况下应采用连续外周神经阻滞(continuous peripheral nerve block, cPNB)。一位同事简单回复整形外科,如果需要神经阻滞,应该在术前咨询,因为"现在患者移植皮瓣还比较脆弱,而且有已知的神经损伤!"

问题

如何在病情复杂需要充分治疗的患者体内放置导管并确保其有效工作呢?鉴于导管放置失败和感染等已知并发症,是否值得冒险?一旦放置,如何维护以确保连续阻滞技术疗效得到有效延长?

正方:我把同事拉到一旁告诉他,"患者病历中清楚记录了神经损伤是由最初的损伤引起。有文献支持和反驳'双重打击'理论(该理论假定患有神经损伤的人同一神经再次受损的风险更高),但对该患者来说,我认为阻滞实际上会促进愈合。研究表明,区域麻醉会降低全身应激反应,引起血管舒张,从而促进血液流向游离皮瓣,改善皮瓣内微血管的血流分布[1]。导管并发症轻微,如果发生也不会产生长期后遗症。"

我向同事展示了一项关于儿童外周神经导管安全性的研究。使用不同技术放置 2 000 多个导管后(部分病例并未使用超声),没有持续性神经病变的报告[2]。研究还指出,导管出现问题比较常见,但并不严重,这些发现与成人一致。

"当我给患者摆体位,在其大腿后侧定位行坐骨神经阻滞时,除了神经损伤,我还关心移植皮瓣的存活情况。我需要有整形外科团队在床旁,他们将协助体位摆放和监测以确保移植皮瓣没有受到额外压迫,并保持适当抬高避免充血。此外,他们还可在阻滞操作前后检查脉搏。"

我联系了外科团队,外科医师同意在操作时他们在场会更安全。我开始准备行超声引导下腘窝阻滞。

反方："听起来你给这脆弱的移植皮瓣增添了许多风险。为什么要这么麻烦呢？特别是大家都知道连续神经阻滞导管很难管理——导管会渗漏、断开，敷料脱落及失败率高。患者已经错过了超前镇痛，你这样会把自己弄得一团糟。就像我说的，阻滞应在手术前完成。"

正方："但他现在很痛苦！任何为降低阿片类药物使用和采用多模式镇痛的努力都是合理的。有证据表明，术后立即充分镇痛可降低慢性疼痛的发生率或严重程度[3]。由于外周神经阻滞可在术后多天有效抑制伤害性感受传入，因此可防止导致原发性和继发性痛觉超敏的'上紧发条(wind up)'或中枢敏化。如果没有阻滞，该患者就需要更多阿片类药物，产生耐受性，可能需要更长期的门诊使用或依赖阿片类药物，甚至可能发展为阿片类药物诱导的痛觉超敏。而且，患者存在严重便秘！是的，越早越好，但现在阻滞总比没有阻滞好。"

反方："你刚刚向我展示的那篇论文说导管问题很常见。如果他受伤的肢体感染了怎么办？"

正方："文章说绝大多数导管问题是由意外移位或脱开所造成。其次常见并发症是浅表感染和刺穿血管。这项研究中，两者发生率均小于1%，这证实了其使用的安全性[2]。另一项研究表明，轻微并发症的发生频率与单次注射阻滞类似[4]。"

我向同事做出让步，"不过有一件事你是对的，导管很难管理。最常见的不良事件是导管功能障碍，通常由意外移位引起[2]"。我告诉他我有很多锦囊妙计可防止这种情况发生。

我开始列举我常用的技巧，"我经常使用无菌液体黏合剂，如安息香和胶条。2-辛基氰基丙烯酸酯胶水(如Dermabond，多抹棒)也不错，但价格昂贵且很难买到。可以用这些黏合剂缠绕固定导管，然后用像透气胶膜(Tegaderm)的无菌透明封闭敷料覆盖。超声波凝胶是你的敌人！当我使用导管时，我会尽可能少用它，并彻底擦干净。通常

我也会在每个连接处贴一张透气胶膜——导管到连接处和连接处到输液管——以防止在病房内断开和污染。我还使用了套件中的导管固定装置。"

我向同事展示了Ilfeld和Enneking的综述。"他们对家庭用神经周围输注的研究进行分析，结果发现，门诊患者中联合使用这些操作可使导管保留率达到95%～100%，持续60小时以上[5]。"

同事对此印象深刻，所以我向他展示了我更多的技巧，"我从不在多个封闭敷料之间将导管分层或夹住导管，因为你无法将他们彼此分开，需要更换敷料时这就有问题了。"

反方："你很难让导管留在原位。为什么需要重新调整导管位置呢？"

正方："好吧，有几个原因。"我解释说，有时阻滞是在手术前完成，可能在'阻滞区域'，患者到达手术室后，敷料与手术区域重叠。"这种情况下，你必须重新调整以使术野暴露最佳。所以，如果你连续使用透气胶膜，那很好；他们可以相对容易地从皮肤甚至导管上剥离下来。如果你在导管顶部贴上透气胶膜，然后将更多的导管和透气胶膜环绕其上，可能增加重新放置导管的难度。"

"但是，如果可以的话，只需将无菌单或纱布放在我的敷料上，然后让外科医师在导管上铺无菌洞巾。你可以想象，当洞巾落下时，许多导管会移位。只有在完全覆盖导管敷料时才有效。如果我这样做，我会确保在移除洞巾时，房间里的任何人都会小心翼翼地收回洞巾，而且整个外科团队、护理人员等均应该非常清楚导管的存在。"

"还要记住，埋植隧道有助于导管及其敷料远离手术区域，这是避免意外移位的另一种方法。"

反方："需要调整导管的另一个可能原因是导管一直在渗漏。当导管在病房发生渗漏时，也很容易脱落。然后护士和外科医师只想拔除导管，因为他们认为导管没有工作。"

正方："你说的确实是这样而且非常重要，原因有二。最近有研究已经观察导管针刺技术与之

有关,有助于预防这种情况,而 Seldinger 技术与之并不相关[6]。多数连续外周神经阻滞套件中,导管直径比针小,因此在穿刺创面留有渗漏的空间,更容易发生意外移位。遗憾的是,这项技术需要进一步研究,但我很乐意使用。另一种可能减少渗漏的方法是降低基础速率,同时增加局麻药浓度。有研究表明,神经阻滞的作用取决于局麻药的总剂量而不是浓度或体积;因此,以较低速率输注高浓度局麻药可能与低浓度一样有效[7]。"

反方:"所以渗漏的问题看起来相对难以解决。但这并不是病房才出现的问题。泵出现故障或输注停止导致不必要的停顿,患者很难像刚开始给药时那样舒适。外科医师有时也会对运动阻滞不满意,突然关闭输注泵。"

正方:"是的,这些问题并不少见。导管的确需要监督管理,但这些问题都可以通过急性疼痛管理小组(acute pain service, APS)来解决解决。APS 可以根据患者期望设定输注速度,调整输注速度将疼痛控制到最佳水平,持续输注的同时根据情况给予单次注射。他们会为患者进行体格检查,确保无感染迹象和敷料完整。APS 小组也是外科团队的重要联络人,根据体格检查结果判断阻滞是否有效,并根据外科医师对神经监测的需要确定镇痛效果,避免运动阻滞。"

反方:"但也有许多研究发现,导管放置到位后,24 小时视觉模拟量表(visual analog scale, VAS)疼痛评分增加[8]。所以为什么不只是注射 1 次,并使用辅助药物延长时间呢?"

正方:"最初置管时达到的阻滞强度很难维持。PACU 护士根据需要主动单次注射(clinician-activated boluses, CABs)追加镇痛已被证明可以较好地缓解疼痛[8]。一旦患者回到病房,通常会忘记 CAB 剂量。为防止这种情况,我会告诉患者采取 CABs,也会告诉术后陪伴患者的家人和朋友。APS 查房期间,我也一直培训和鼓励病房护士使用 CABs。他们很少定期接触 cPNB,对导管

的管理可能不熟。"

"不同类型阻滞的最佳输注速度仍有待探讨,但患者间总会有差异。总体而言,强有力的证据表明,连续外周神经阻滞可改善术后镇痛和患者的满意度,同时降低追加镇痛药的需求,减少阿片类药物相关不良反应。镇痛改善可使患者的睡眠质量和进行康复的能力更好、功能恢复更早以及慢性疼痛更少。对本例患者,有证据表明会促进愈合。"

总结

连续外周神经阻滞是一种安全有效的方法,可对术后中度至重度疼痛产生强效镇痛。已经证明该方法有利于优化术后镇痛,其益处可能长于输注持续时间。已知的放置困难、导管失败率和潜在并发症可能是影响该技术的开展。总的来说,需要长时间阻滞时,这是一种安全有效的高质量术后镇痛方法。导管能否发挥最佳功能取决于放置的熟练程度和导管固定方法、与外科团队的良好沟通和协调、对患者的宣教以及导管的日常管理,理想情况下应由急性疼痛治疗小组来管理。

(孟庆元 译,卞金俊 校)

参考文献

[1] Hahnenkamp K, Theilmeier G, Van Aken HK, Hoenemann C. The effects of local anesthetics on perioperative coagulation, inflammation, and microcirculation. Anesth Analg. 2002;94:1441-1447.

[2] Walker BJ, Long JB, De Oliveria GS, Szmuk P, Setiawan C, Polaner DM, et al. PRAN Investigators. Peripheral nerve catheters in children: an analysis of safety and practice patterns from the pediatric regional anesthesia network (PRAN). Br J Anaesth. 2015;115(3):457-462.

[3] Andreae MH, Andreae DA. Regional anaesthesia to prevent chronic pain after surgery: a Cochrane

systematic review and meta-analysis. Br J Anaesth. 2013; 111: 711 - 720.

[4] Machi AT, Ilfeld B. Continuous peripheral nerve blocks in the ambulatory setting: an update of the published evidence. Curr Opin Anaesthesiol. 2015; 28(6): 648 - 655.

[5] Ilfeld BM, Enneking FK. Continuous peripheral nerve blocks at home: a review. Anesth Analg. 2005; 100: 1822 - 1833.

[6] Tsui BC, Ip VH. Catheter-over-needle method reduces risk of perineeural catheter dislocation. Br J Anaesth. 2014; 112: 759 - 760.

[7] Madison SJ, Monahan AM, Agarwal RR, Furnish TJ, Mascha EJ, Xu Z, et al. A randomized, triple-masked, active-controlled investigation of the relative effects of dose, concentration, and infusion rate for continuous popliteal-sciatic nerve blocks in volunteers. Br J Anaesth. 2015; 114: 121 - 129.

[8] Capdevila X, Pirat P, Bringuier S, Gaetner E, Singelyn F, Bernard N, et al. French Study Group on Continuous Peripheral Nerve Blocks. Continuous peripheral nerve blocks in hospital wards after orthopedic surgery: a multicenter prospective analysis of the quality of postoperative analgesia and complications in 1, 416 patients. Anesthesiology. 2005; 103: 1035 - 1045.

需要每日 2 次低分子量肝素的创伤患者留置椎管内或外周神经导管是否安全？

93.

布鲁克·奥尔布赖特-特雷纳，罗伯特·特雷纳

病例

1 名美国军人在踩到路边炸弹后下肢严重受伤。患者在通过急救航空运输到达医院前已接受大量输血、右侧膝关节以上创伤性截肢、左侧膝关节以下创伤性截肢以及其他盆腔和腹部损伤。到达后，患者被安排在手术室进行冲洗和清创（irrigation and debridement，I&D），随后转至重症监护病房（intensive care unit，ICU）拔管，但充分镇痛可能影响其脱离机械通气。外科医师说，由于患者存在静脉血栓栓塞（venous thromboembolism，VTE）高风险，需要每日 2 次的低分子量肝素（low molecular weight heparin，LMWH）30 mg 皮下注射。

该患者急性疼痛管理的注意事项包括：需要预防静脉血栓；非阿片类药物为基础的疼痛治疗，有助于患者脱离呼吸机并降低呼吸事件的发生率；预计多次下肢 I & D 手术；需要降低再次气管插管的次数；以及长期康复期间的疼痛治疗。

问题

需要每日 2 次低分子量肝素的创伤患者留置椎管内或外周神经区域麻醉导管是否安全？

正方：创伤患者发生 VTE 的风险比一般人群更高（40%～80%）[1]。因此，给予充分的药物预防非常重要。椎管内和区域麻醉对 VTE 具有一定保护作用，但不足以单独预防[2]。尽管有些争议，但当患者接受某些抗凝治疗方案时，维持椎管内导管正常工作可能很有必要。虽然尚不清楚，但接受每日两次 LMWH 维持剂量的患者进行硬膜外麻醉时发生硬膜下或硬膜外血肿的风险较小。如果未使用硬膜外或外周神经留置导管镇痛，则必然需要更多阿片类药物。然而，创伤患者发生包括死亡在内的阿片类药物相关并发症的风险特别高。Weinger 的一篇文献综述指出，多达 1/300 的术后患者需要抢救剂量的纳洛酮治疗呼吸抑制，每年将近 20 000 例，其中 10% 有严重后遗症[3]。从麻醉结案索赔项目数据库的 9 799 份案例中，3 位作者回顾了 1990—2009 年的 357 份急性疼痛索赔病例，发现阿片类药物相关呼吸抑制极有可能导致多达 77% 的患者发生重度脑损伤或死亡[4]。我宁愿避免阿片类药物相关呼吸抑制的真正风险，而不是理论上的血肿风险。

反方：我说："首先不要伤害他人。"硬膜外或硬膜下血肿可能导致终身瘫痪。非常重要的区域麻醉学会（Anesthesia Society of Regional Anesthesia，ASRA）的指南怎么说？指南非常明确地指出，无论是在外周还是在椎管内放置"深部"区域麻醉导管的患者，禁止使用每日两次的 LMWH[1]。关于"浅表"区域麻醉导管或阻滞，指南尚未涉及。ASRA 指南规定，必须在第一次给肝素前至少 2 小时拔出导管。然而，如果患者只需要每日 1 次的 LMWH 维持剂量（即每日 40 mg 皮下注射），那么根据指南，可继续安全使用导管。当需要放置或拔出导管时，应在 10～12 小时前停用每日 1 次的 LMWH，并在区域麻醉 4 小时后再开始使用。

正如我同事所提到的,在大型试验中,仅使用区域麻醉作为预防 VTE 的手段尚未令人信服。我想我们都同意止疼至关重要。

正方:好的,那你有什么建议呢?对乙酰氨基酚和非甾体类抗炎药(non-steroidal anti-inflammatory drugs, NSAIDs)?

反方:你说得有道理,最佳的止疼方式仍然是个问题。许多被引用的研究没有明确提到辅助药物如氯胺酮、右美托咪定、加巴喷丁、COX - 2 抑制剂和静脉局部麻醉剂的益处。最近证据表明,即使术前和术中即刻给予单次剂量的抗癫痫药物(即加巴喷丁、普瑞巴林)和氯胺酮,也能提供持久益处,如减少慢性疼痛综合征的发生。氯胺酮还可减少 6 周内阿片类药物的使用[5-7]。不违反 ASRA 指南的情况下,适时使用这些辅助药物可长时间缓解疼痛,避免使用阿片类药物。

正方:很好,但我们讨论的不仅仅是围手术期区域麻醉的益处。创伤患者发生慢性疼痛综合征(chronic pain syndromes, CPS)的风险很高。许多研究表明,连续区域麻醉可减少 CPS 的发生。如果放置较早且时间较长(多于 3 天),区域麻醉可减少促炎性细胞因子的释放,改善内源性抑制因子,减少外周兴奋性因子,并减少疼痛对神经细胞通路的持久影响,从而防止出现所谓的中枢敏化或"上发条(wind-up)"现象[8-10]。通过最大限度地减少对重复伤害性刺激的感知,非痛觉通路比痛觉通路得到加强,使用包括连续区域麻醉技术在内的多模式疗法可预防 CPS 的发生。

反方:硬膜外血肿致截瘫的患者会希望麻醉医师更关注安全性,而不是慢性疼痛。

正方:我不是唯一一个不同意 ASRA 的人。虽然 ASRA 指南建议不要在接受每日 2 次的 LMWH 的患者中留置深部区域麻醉导管[1],但美国胸科医师学会(American College of Chest Physicians,ACCP)和欧洲麻醉学会(European Society of Anesthesiology, ESRA)均在其指南中

指出这种技术安全可行[11,12]。他们警告当使用每日 2 次的预防剂量时,应等待 24 小时而不是 12 小时再放置或拔出导管。

反方:是的,虽然 ESRA 和 ACCP 认为在放置导管时每日两次预防性使用 LMWH 安全,但 ASRA 不同意的原因是 1993 年至 1998 年,与欧洲报道的发病率相比,美国脊髓血肿的发病率大大增加。这被认为与美国食品和药物管理局(FDA)批准在美国使用每日 2 次的 LMWH 有关。在此期间,FDA 药品监督系统报告了 40 多例脊髓血肿,这似乎与剂量增至每 12 小时 30 mg 相关[13]。5 年内脊髓血肿出现频率的显著增加促使对接受每日 2 次的 LMWH 的患者留置椎管内导管的风险和益处进行重新评估。这是 1998 年 ASRA 指南制定的原因之一,旨在阻止接受每日 2 次的 LMWH 期间使用椎管内导管。该指南还得出结论,对放置导管的患者,每日 1 次的 LMWH 是安全的。

正方:此外,即使你不想放置椎管内导管,也应强烈考虑外周神经导管。很少有数据表明外周神经导管(peripheral nerve catheters, PNCs)会导致出血并发症。Buckenmaier 等[14]回顾性观察了 2003—2005 年的 187 名战斗伤员在 PNC 置入 12 小时后适时接受 30 mg 的依诺肝素,未发现导管相关出血并发症。静脉或皮下注射肝素进行抗凝治疗的特殊情况下,出血并发症发生率小于 3%,与 LMWH 相关的风险甚至更低[11,14]。有研究对现有文献进行综合分析发现,与中枢神经阻滞相关的出血并发症计算的总体发生率在硬膜外麻醉中约小于 1/150 000,脊髓麻醉中约小于 1/220 000[15]。

反方:1998 年 ASRA 指南的制定旨在阻止接受每日 2 次的 LMWH 期间使用外周和椎管内导管。该指南还得出,对放置导管的患者,每日 1 次的 LMWH 是安全的[1]。

正方:在采用"一刀切(one-size fits all)"的方

法教条的接受这些指南之前,让我们仔细分析这40 例脊髓血肿,结果导致我们对留置导管患者接受每日 2 次 LMWH 的担忧。与每日 2 次的给药方案相比,患者因素、合并抗血小板或抗凝药物治疗或椎管内导管置管困难,似乎更易导致出血并发症的发生。在 1993—1998 年报告的 40 多例脊髓血肿病例中,70% 以上为老年(>77 岁)、女性、低体重(<62 kg)及多个并发症。其中部分患者有强直性脊柱炎或肾/肝功能障碍病史。4 例患者因椎管内导管置管出现困难/损伤而导致导管内出现血性液体,超过 36% 的患者同时服用其他抗血小板药物,包括华法林、酮咯酸、萘普生、阿司匹林和其他药物[16]。40 例患者中有 2 例 LMWH 剂量超过推荐的每日 2 次 30 mg。抗血小板活性最强时拔出导管会出现一种并发症。评估脊髓硬膜外血肿危险因素的两项独立研究发现,高龄(>60 岁)为独立危险因素[17,18]。在 FDA 药品监督系统报告的脊髓硬膜外血肿病例中,没有一例是年轻、健康的创伤患者。应该进一步研究以检查在有或没有区域麻醉导管的创伤患者中,出血并发症与每日两次的血栓预防用药之间的关系。尚不清楚,老年人或肾清除率降低的患者中出血风险增加以至于无法在接受每日 2 次的 LMWH 下安全留置区域麻醉导管。重度肾功能不全患者中,抗 Xa 活性达到更高的峰值,消除半衰期从 4~6 小时增加至 16 小时甚至更长[11]。然而,年轻、健康的创伤患者发生 VTE 的风险明显增加,多数情况下肾功能正常。经过对现有证据的仔细检查,我认为在年轻、健康的肾功能良好的创伤患者中,我会在放置导管时维持每日 2 次的LMWH。这种情况下,我认为 VTE 并发症的风险远高于出血的风险。

总结

创伤患者发生 VTE 的风险较高,此类事件的发病率和死亡率可能具有毁灭性。RA 已被证明是一种安全有效的治疗方式,应与其他辅助药物一起作为减少急性疼痛、缓解慢性疼痛的进展及限制基于阿片类药物模式不良影响的方法。ASRA 对 RA 导管的放置和维护有严格的要求[1],特定人群中应用应予以考虑。然而,需要在年轻、健康的创伤患者中进行更多研究,以评估留置 RA 导管并接受每日 2 次 LMWH 时的出血风险与 VTE 风险。得出安全性和有效性的最终结论之前,必须进行这些研究。

(孟庆元　译,卞金俊　校)

参考文献

[1] Horlocker TT, Wedel DJ, Rowlingson JC, Enneking FK, Kopp SL, Benzon HT, et al. Regional anesthesia in the patient receiving antithrombotic or thrombolytic therapy: American Society of Regional Anesthesia and Pain Medicine evidence-based guidelines (third edition). Reg Anesth Pain Med. 2010; 35(1): 64 - 101.

[2] Rawal N. Epidural technique for postoperative pain: gold standard no more? Reg Anesth Pain Med. 2012; 37(3): 310 - 317.

[3] Weinger MB, Lee LA. No patient shall be harmed by opioid-induced respiratory depression. APSF newsletter. Fall. 2011; 26(2): 21 - 40.

[4] Lee LA, Caplan RA, Stephens LS, Posner KL, Terman GW, Voepel-Lewis T, et al. Postoperative opioid-induced respiratory depression: a closed claims analysis. Anesthesiology. 2015; 122(3): 659 - 665.

[5] Buvanendran A, Kroin JS. Multimodal analgesia for controlling acute postoperative pain. Curr Opin Anesthesiol. 2009; 22(9): 588 - 593.

[6] Radhakrishnan M, Parmod KB, Arvind C. Effect of preemptive gabapentin on postoperative pain relief and morphine consumption following lumbar laminectomy and discectomy: a randomized, double-blinded, placebo-controlled study. J Neurosurg Anesthesiol. 2005; 17(3): 125 - 128.

[7] Loftus RW. Intraoperative ketamine reduces perioperative opiate consumption in opiate-dependent

patients with chronic back pain undergoing back surgery. Anesthesiology. 2010; 113(3): 639 - 646.

[8] Nikolajsen L, Jensen TS. Phantom limb pain. Br J Anaesthesiology. 2001; 87: 107 - 116.

[9] Pogatzki-Zahn EM, Zahn PK. From preemptive to preventive analgesia. Curr Opin Anesthesiol. 2006; 19(5): 551 - 555.

[10] Woolf CJ. Central sensitization: implications for the diagnosis and treatment of pain. Pain. 2011; 152(3 Suppl): S2 - 15.

[11] Schulman S, Beyth RJ, Kearon C, Levine MN. Hemorrhagic complications of anticoagulant and thrombolytic treatment: American College of Chest Physicians Evidence-Based Clinical Practice Guidelines (8th Edition). Chest. 2008; 133: 257S-98S.

[12] Wiebke G, Vandermeulen E, Van Aken H, Kozek S, Llau JV, Samama CM. Regional anaesthesia and antithrombotic agents: Recommendations of the European Society of Anaesthesiology. Eur J Anaesthesiol. 2010; 27: 999 - 1015.

[13] Schroeder DR. Statistics: detecting a rare adverse drug reaction using spontaneous reports. Reg Anesth Pain Med. 1998; 23(6 Suppl 2): 183 - 189.

[14] Buckenmaier CC, Shields CH, Auton AA, Evans SL, Croll SM, Bleckner LL, et al. Continuous peripheral nerve block in combat casualties receiving low-molecular weight heparin. Br J Anaesthesiol. 2006; 97(6): 874 - 877.

[15] Horlocker TT, Wedel DJ. Anticoagulation and neuraxial block: historical perspective, anesthetic implications, and risk management. Reg Anesth Pain Med. 1998; 23(6 Suppl 2): 129 - 134.

[16] FDA Anesthetic and Life Support Drugs Advisory Committee. February 5, 1998 meeting transcript. http://www. fda. gov/ohrms/dockets/ac/98/transcpt/3380tl. pdf Accessed 17 Nov 2015.

[17] Sokolowski MJ, Garvey TA, Perl J 2nd, Sokolowski MS, Cho W, Mehbod A A, et al. Prospective study of postoperative lumbar epidural hematoma: incidence and risk factors. Spine. 2008; 33 (1): 108 - 113.

[18] Awad JN. Analysis of the risk factors for the development of post-operative spinal epidural haematoma. J Bone Joint Surg Br. 2005; 87 - B(9): 1248 - 1252.

清醒或睡眠：区域神经阻滞可安全用于深度镇静或睡眠的患者吗？

94.

肖娜·多尔曼

病例

患者：男性，59 岁，讲西班牙语，拟行左侧肩袖撕裂修复术。患者有冠状动脉疾病、高血压、高脂血症和轻度胃食管反流病（gastroesophageal reflux disease，GERD）的病史，正在行饮食控制治疗。于 2009 年在左前降支置入 2 个支架，还做过阑尾切除术，术后发生严重恶心呕吐。患者无已知的过敏史，服药清单如下：波立维（最后一次服用是 7 天前）、阿司匹林（手术当天早晨服用）、络活喜（手术当天早晨服用）和立普妥。

测量血压为 145/72 mmHg，心率 72 次/min，呼吸频率 12 次/min，氧饱和度 100%。患者身高约 177.8 cm，体重约 74.8 kg。体检未发现异常。

患者气道检查显示 Mallampati Ⅱ 级，颈部活动度和张口度良好。所有实验室检查结果均正常，包括血小板、凝血酶原时间/部分凝血活酶时间（PT/PTT）和国际标准化比率（international normalized ratio，INR）。超声心动图显示轻度舒张功能障碍，无瓣膜异常，射血分数 60%。患者血管重建后未再进行应激测试，但每日活动量超过 4 个代谢当量（metabolic equivalents，METs）且无症状发生。

通过电话随访获取病史和知情同意书。由于严重的术后恶心呕吐，患者形容以前的全麻经历"痛苦"，并要求选择其他麻醉方式。患者还有严重的针头恐惧症。已签好肌间沟阻滞和镇静的同意书。然而，患者要求术中全程保持睡眠状态。

患者入手术室，按照 ASA 标准进行监护。由于患者害怕针头，所以非常困难地置入 20 号静脉注射针。给予患者咪达唑仑 2 mg 使其轻度镇静，然后开始肌间沟阻滞。然而，当针进入皮肤时，患者极度烦躁且不配合。由于语言障碍，很难控制患者。将阻滞针退出，给予咪达唑仑 10 mg 和芬太尼 100 μg 让患者深度镇静。患者保持自主呼吸，感觉舒适。超声引导下平稳实施肌间沟阻滞。患者于沙滩椅体位下行肩袖修复术，输注丙泊酚维持镇静。术后，患者对自己的经历非常满意。未出现术后恶心，镇痛完善且超过 24 小时，肌间沟阻滞消退后无神经系统异常。

问题

清醒或睡眠……区域神经阻滞可安全用于深度镇静或睡眠的患者吗？

正方：深度镇静或全身麻醉下进行区域麻醉阻滞是儿科患者的标准治疗方法，正如儿科区域麻醉网中的大量患者所证实[1,2]，这样方法同样也适用于成人患者。目前指南主要基于专家意见和病例报告，而并非循证医学。

反方：确实尚无前瞻性、随机、对照研究来评估麻醉深度对区域麻醉并发症风险的影响，而且这样的研究永远不可能实施，因为神经损伤的并发症罕见，所以完成这项研究极其困难。因此，我们应该保守一些，只给清醒患者实施区域麻醉。

正方：在深度镇静的患者中或全身麻醉下进行阻滞实际上会更安全，降低了患者突然移动导致针头进入危险区域或错误位置的可能。

反方：深度镇静让患者不能释放早期警示信号以提醒麻醉医师发生局麻药全身毒性（LAST）和神经损伤。

正方：你说的这些观点并没有在文献中得到证实。局麻药毒性引起的抽搐可发生于直接血管内注射或全身吸收。如果血浆浓度缓慢上升，患者可出现抽搐发作前的典型中枢神经系统症状（口周麻木、头晕、耳鸣和视觉/听觉改变），但更可能是因为直接血管内注射导致抽搐发作。这种情况下，患者抽搐发作无先兆症状。注射全部局麻药并让患者镇静以进行手术后，可能会发生全身吸收引起抽搐。此外，使用苯二氮䓬类药物进行镇静可提高抽搐发作的阈值，从而提高局麻药的安全范围[3]。

反方：Benumof 报道了 4 例全麻下行肌间沟阻滞后出现颈部脊髓功能永久性丧失的病例[4]。任何避免这种可怕并发症的机会似乎都很合理。尽管不能证明如果患者保持清醒将不会发生这种情况，但清醒患者可通过告诉麻醉医师剧烈疼痛或感觉异常，从而提供关于可能发生神经损伤的宝贵信息。

正方：Misamore 等发表了一项前瞻性分析，发现全麻下行肌间沟阻滞的成功率和不良事件的发生率与之前在清醒患者中进行阻滞的研究相似[5]。另外，感觉异常和疼痛作为神经损伤指标的敏感性较低。Perlas 等通过超声证实，发现 104 例患者中只有 30 例在针头接触神经时报告感觉异常[6]。而且一旦患者描述由于针刺引起的神经损伤导致典型的剧烈疼痛时，这种损伤很可能已经发生。

反方：虽然很难证明患者主诉疼痛或感觉异常会导致更少的神经系统并发症，但 Auroy 等发现如果阻滞期间出现这些症状就意味着 100% 的病例会发生神经损伤[7]。这项研究的样本量很小，但至少说明注射期间出现感觉异常和/或疼痛可能与神经损伤相关。麻醉下的患者绝不会提供

这些可能有用的警示信号。

正方：多数评估区域麻醉并发症的研究均采用感觉异常或神经刺激仪技术。超声引导的阻滞可能更安全，因为可直接观察到神经、针和局麻药的扩散。超声还可减少局麻药的容量。

反方：尚无证据表明超声可减少并发症，多数研究显示并发症的发生率与传统神经定位技术相似[8-10]。

正方：确实，现有文献显示血管内注射是随着超声的应用而减少的唯一并发症。然而，多数研究是在开展超声下外周神经阻滞的初期完成的。技术熟练后，超声可能使外周神经阻滞更安全。对麻醉后的患者实施外周神经阻滞，使用超声会让麻醉医师的操作更加舒适，会提高接受度，让更多患者从区域麻醉中受益。

反方：我同意区域麻醉可能让许多患者受益。然而，作为医师，我们的目标是"首先不要伤害患者"。实施区域麻醉的目的应该是降低潜在并发症。正如 2008 年美国区域麻醉学会（ASRA）报告中所总结的那样，外周神经阻滞不应常规用于麻醉下的患者[3]。然而，在某些难以沟通的患者中（由于语言障碍、痴呆、发育迟缓或运动异常），我也同意其益处可能大于受伤的风险，如果能在深度镇静或全麻下仔细实施，则可考虑外周神经阻滞。

（孟庆元 译，卞金俊 校）

参考文献

[1] Taenzer AH, Walker BJ, Bosenberg AT, Martin L, Suresh S, Polaner DM, et al. Asleep versus awake: Does it matter? Pediatric regional block complications by patient state: a report from the pediatric regional anesthesia network. Reg Anesth Pain Med. 2014; 39(4): 279 - 283.

[2] Taenzer AH, Walker BJ, Bosenberg AT, Krane EJ, Martin L, Polaner DM, et al. Interscalene brachial plexus blocks under general anesthesia in children: is

this safe practice? A report from the pediatric regional anesthesia network. Reg Anesth Pain Med. 2014; 39(6): 502 - 505.

[3] Bernards CM, Hadzic A, Santhanam S, Neal JM. Regional anesthesia in anesthetized or heavily sedated patients. Reg Anesth Pain Med. 2008; 33(5): 449 - 460.

[4] Benumof JL. Permanent loss of cervical spinal cord function associated with interscalene block performed under general anesthesia. Anesthesiology. 2000; 93 (6): 1541 - 1544.

[5] Misamore G, Webb B, McMurray S, Sallay P. A prospective analysis of interscalene brachial plexus blocks preformed under general anesthesia. J Shoulder Elbow Surg. 2011; 20(2): 308 - 314.

[6] Perlas A, Niazi A, McCartney C, Chan V, Xu D, Abbas S. The sensitivity of motor response to nerve stimulation and paresthesia for nerve localization as evaluated by ultrasound. Reg Anesth Pain Med. 2006; 31: 445 - 450.

[7] Auroy Y, Narchi P, Messiah A, Litt L, Rouvier B, Samii K. Serious complications related to regional anesthesia. Results of a prospective survey in France. Anesthesiology. 1997; 87: 479 - 486.

[8] Sites BD, Taenzer AH, Herrick MD, Gilloon C, Antonakakis J, Richins J, et al. Incidence of local anesthestic systemic toxicity and postoperative neurological symptoms associated with 12.668 ultrasound-guided nerve blocks. An analysis from a prospective clinical registry. Reg Anesth Pain Med. 2012; 37(5): 478 - 482.

[9] Bogdanov A, Loveland R. Is there a place for interscalene block performed after induction of general anesthesia? Eur J Anaesthe-siol. 2005; 22: 107 - 110.

[10] Neal J, Brull R, Chan VWS, Grant SA, Horn JL, Liu S, et al. The ASRA evidence-based medicine assessment of ultrasound-guided regional anesthesia and pain medicine: executive summary. Reg Anesth Pain Med. 2010; 35(2 Suppl): S1 - 9.

95

神经内注射：是不是好方法？

简·鲍布利克

病例

患者：男性，65 岁，正接受全肩关节置换术。外科医师拒绝连续外周神经阻滞，负责该患者的麻醉医师并不愿意在局麻药中添加佐剂，但又的确希望阻滞"尽可能持久"。另一位同事 Pro 医师建议进行"神经内"注射，因为这会"使神经阻滞起效更快，持续时间更长"。

问题

什么是"神经内"注射？这是不是个好方法？

正方： "如你所知，Con 医师，神经内注射可加速阻滞起效时间，并延长持续时间。所以你真的可以'两全其美（best of both worlds）'。此外，Bigeleisen 等[1]表明这是安全的，不会导致任何神经系统后遗症。即使你使用昂贵的新式超声也不能真正可靠地区分臂丛神经的边界。"Pro 医生笑着说道，"而且 Orebaugh 等[2]观察到神经内注射可能比人们意识到的更频繁。"

反方： "你提出了几点。首先，什么是'神经内'注射？如你所知，每根周围神经都有 3 个结缔组织鞘包裹：神经内膜、神经束膜和神经外膜。神经内膜包裹着单根神经纤维和施万细胞。同时，神经束膜是一种薄的多层结缔组织，包裹住成群的神经束。神经束膜和'内部'束间结缔组织被'外部'或表面的神经外膜包裹，组成神经干，保护周围神经免受机械压力。神经外膜本身被另一种疏松的神经外结缔组织鞘即神经旁膜所限制，从而使神经在周围组织内活动。"

"正如 Franco[3]研究又发现，神经丛中，神经旁膜被筋膜包裹，对于臂丛来说，就是椎前筋膜[3]。因此，如你所见，你真的想按 Choquet[4]说的那样注射到神经旁膜下面，以扩散到四周或血管周围。"

正方： "这种对解剖结构的描述确实很精细，但正如你在 Biegleisen 的文章中清楚看到的那样，在手术期间或术后并未发生感觉异常或感觉迟钝，而在注射期间通常可观察到迟钝和异常感觉。此外，定量运动和感觉测试显示，在 6 个月随访的所有患者中并未发现神经系统损伤（定性感觉和定性、定量运动测试），尽管在第 3 周和第 6 个月随访的期间，可能会错失发现暂时性的神经病变。"

反方： "但所描述的肿胀和束间分离是神经内注射的明显迹象，这些迹象一次又一次证明会导致组织损伤和临床神经病变。Selander 等[5]在 1979 年指出，神经内注射时直接针刺损伤和局麻药毒性或缺血效应是有害的。此外，臂丛的结缔组织与神经结构的比率较小，相对更容易发生神经损伤。目前超声机器的分辨率还无法区分束内注射和束间注射。"

正方： "你说的完全正确，目前的超声技术无法分辨注射到基质还是神经束。但束内注射可能只是神经损伤的原因之一。例如，针的大小和斜面类型也可影响神经损伤的发生率，甚至通过微电极刺穿单个轴突也会发生传导缺陷。高注射压力或高容量单独或合并神经内注射[6]可能是神经损伤的另一个原因，因此你不能简单认为只有注射位置才是罪魁祸首。"

"最后，神经种类和位置可能影响超声引导下注射的方式。刺穿神经的针可能不会刺穿神经束，这取决于神经的大小以及神经结构和结缔组织的关系。此外,小神经更容易肿胀,因其不受致密筋膜的约束。最后,外周神经的横截面由约50%的神经元与50%的脂肪和结缔组织组成。因此,在不接触神经束或损伤神经元的情况下刺穿外周神经的可能性较大。"

反方:"对于外周神经而言,一切都还好。例如,腋神经阻滞或腘窝行坐骨神经阻滞,注入常见的神经周围鞘内(一种神经内注射)可导致起效更快、成功率更高。然而,如果是肌间沟行臂丛阻滞会明显不同。神经根和神经干具有较大的神经束,几乎没有神经内基质,有大量筋膜包裹。注射到这些结构中,即使使用小剂量的局麻药,也可能产生较大压力而发生永久性损伤。此外,即使注射时无痛也不能避免可能的损伤,因此我建议要更加谨慎。"

正方:"我已经非常谨慎,但你比我还谨慎。超声出现之前,我们曾在神经刺激仪下将针头安全靠近甚至可能刺入神经中,很少发生感觉异常。当确实发生感觉异常时,多数病例会立即或在一天内迅速消失。如果有什么不同的话,那就是超声引导下神经阻滞会发现'神经内'注射而不会导致长期损伤,而且有潜在的好处。要保持进步!"

反方:"事实是,我们不知道神经内注射导致神经损伤的频率有多高。我们没必要冒险。无论注射到神经内、神经外还是神经旁,凭当前技术和超声机的分辨率不可能识别肌间沟中神经结构的肿胀。而且这在临床上有什么不同吗?Spence等[7]指出,创伤性较小的丛旁注射会产生感觉和运动阻滞,这与在臂丛神经鞘内注射一样有效。即使没有任何后果,局麻药的安全剂量或浓度仍不清楚。"

刺穿神经和神经内注射在任何方面都不具有进展性或治疗性,为什么我们不停止这样做,而不是试图说服自己神经注射和针刺损伤没有那么严重?

总结

当对安全性知之甚少时,我们需要权衡靠近

神经注射并避免有意神经内/神经外注射的受益和风险。因此,当可以使用安全有效的技术如神经旁注射时,不推荐常规使用"神经内"注射进行外周神经阻滞。如果出现神经肿胀和压力增加,应谨慎撤回针头并重新定位。在锁骨下和腋窝进行血管周围注射、在常见神经鞘(腘窝、坐骨神经)中进行注射以及远离神经注射(肌间沟)均是安全有效的替代方案。

(孟庆元 译,卞金俊 校)

参考文献

[1] Bigeleisen PE. Nerve puncture and apparent intraneural injection during ultrasound-guided axillary block does not invariably result in neurologic injury. Anesthesiology. 2006;105(4):779-783.

[2] Orebaugh SL, McFadden K, Skorupan H, Bigeleisen PE. Sub-epineurial injection in ultrasound-guided interscalene needle tip placement. Reg Anesth Pain Med. 2010;35(5):450-454.

[3] Franco CD. Connective tissues associated with peripheral nerves. Reg Anesth Pain Med. 2012;37(4):363-365.

[4] Choquet O, Morau D, Biboulet P, Capdevila X. Where should the tip of the needle be located in ultrasound-guided peripheral nerve blocks? Curr Opin Anaesthesiol. 2012;25(5):596-602.

[5] Selander D, Dhuner KG, Lundborg G. Peripheral nerve injury due to injection needles used for regional anesthesia. An experimental study of the acute effects of needle point trauma. Acta Anaesthesiol Scand. 1977;21:182-188.

[6] Hadzic A, Dilberovic F, Shah S, Kulenovic A, Kapur E, Zaciragic A, et al. Combination of intraneural injections and high injection pressure leads to fascicular injury and neurological deficits in dogs. Reg Anesth Pain Med. 2004;29:417-423.

[7] Spence BC, Beach ML, Gallagher JD, Sites BD. Ultrasound-guided interscalene blocks: understanding where to inject the local anaesthetic. Anaesthesia. 2011;66(6):509-514.

腹横肌平面阻滞的效果优于手术区域局部浸润麻醉吗？

96.

比米·夏尔玛，乌切纳·O.乌迈，施鲁蒂玛·坦加达

病例

患者：男性，19岁，拟行右侧腹股沟疝修补术。在同患者讨论了麻醉相关问题后，患者对术后疼痛比较担忧。由主治医师和住院医师组成的麻醉团队向患者告知腹横肌平面（transversus abdominis plane，TAP）阻滞对术中和术后疼痛缓解的风险和益处。

TAP阻滞是A. N. Rafi在2001年给《Anaesthesia》的读者来信中首次提出[1]。其利用一种体表标志技术识别腰（Petit）三角，将局麻药注入腹内斜肌和腹横肌之间的空隙，从而阻滞下肋间神经、髂腹下神经和髂腹股沟神经，覆盖了脊神经T6至L1的分布，因此，通常用于下腹部手术，例如大肠切除术、剖宫产术或腹股沟疝修补术。这种方法可阻断皮肤感觉、肌肉和腹部腹膜的疼痛。其风险包括局麻药全身毒性反应和腹膜损伤。如果局麻药深度达到髂筋膜可能会损伤股神经。最后，如果在手术前完成阻滞，局麻药的注射可能会破坏腹部解剖结构。相对禁忌证包括抗凝、出血疾病史、存在腹壁疝，而绝对禁忌证则包括患者拒绝和局灶性感染[2]。

患者对TAP阻滞很感兴趣。当麻醉团队向外科医生谈到麻醉计划时，外科医生说："你可以为了学习去做第一例TAP阻滞，但这不会带来任何好处，因为手术结束时我会用布比卡因局部浸润伤口。"

问题

腹横肌（TAP）平面阻滞的效果优于手术区域浸润吗？

正方：TAP阻滞可降低术后对麻醉性镇痛药的需求。

最近一项研究观察了59例接受腹腔镜结直肠手术的患者[3]，外科医生对29例患者进行了伤口浸润，在微创伤口处将0.25%罗哌卡因25 mL注射到皮下组织和肌肉，每个伤口注射5 mL。另外30例患者在超声引导下由麻醉医师实施双侧TAP阻滞，每侧注入0.25%罗哌卡因10 mL。术后镇痛采用吗啡患者自控镇痛（patient-controlled analgesia，PCA）。最初的24小时和48小时，TAP阻滞组的吗啡用量明显少于手术浸润组：分别为16.6 mg vs 24.0 mg和23.6 mg vs 31.8 mg。

反方：与多模式镇痛联合应用时，TAP阻滞并未减少麻醉性镇痛药的使用。

另一项研究比较了行开放性前列腺根治切除术的患者分别接受TAP阻滞、手术局部浸润或安慰剂后的疼痛评分和吗啡用量[4]。然而这项研究中，所有患者术前均口服加巴喷丁、对乙酰氨基酚和布洛芬，术后继续规律服用对乙酰氨基酚和布洛芬。24小时时，3组疼痛评分和吗啡用量没有任何差异。这表明与使用阻滞或伤口浸润等侵入性方法相比，多模式治疗可提供类似的镇痛。

反方：麻醉性镇痛药用量的减少不具有临床意义，并不能弥补手术时间的延长。

早期研究中[3]，完成一次TAP阻滞平均需要

14.7分钟，而完成手术浸润只需要4分钟。这意味着患者在手术室多停留10分钟，通常还处于全身麻醉状态。此外，住院时间、恶心呕吐或肠梗阻的发生率并无显著差异。

正方：需要进行大规模的研究以证明其临床意义。

我相信吗啡用量减少与疼痛控制改善有关，意味着患者满意度提高。TAP阻滞依赖操作者，随着使用频率的增加以及在下腹部手术中使用更加常规，完成阻滞的速度将提高，时间差会缩小。最后，虽然恶心、呕吐或肠梗阻的发生率没有明显下降，但受此影响的患者变少了。实际上也许一项更大的研究会显示出明显减少，显然从缩短住院或恢复室滞留时间中获得直接经济利益。

就完成阻滞时间而言，虽然明显比手术区域浸润长，但增加的时间并无真正差异。多余的几分钟不允许在同样的阻滞时间内安排另一台手术。此外，随着麻醉医师实施阻滞越来越熟练，并将其作为固有部分纳入麻醉操作中，整个过程将会变得更加有效。

反方：患者最多轻微减少术后疼痛，但会增加不必要的风险。

手术浸润的最大风险是局麻药全身毒性，然而，由于文献中没有引用任何并发症，这更具理论性而不是临床性。但是TAP阻滞报道过并发症。更常见的风险是意外的股神经运动阻滞，这实际上会延长住院时间。此外，阻滞失败也很常见，特别是在肥胖患者中（这种手术人群的比例越来越高）。因此，这些患者将经历一个带有风险且不提供额外益处的操作。尽管麻醉性镇痛药具有呼吸抑制的风险，但其拮抗剂纳洛酮很容易获得，并且多数医生都熟悉该药的使用。

正方：TAP阻滞为那些对可选择的疼痛控制方法禁忌的患者提供了相对安全的替代方案。

文献中，很少有并发症实际上与TAP阻滞相关。有3例报告了全身毒性，3例发生了与髂腹股

沟/髂腹下阻滞相关的股神经运动阻滞。此外，超声的使用增加了TAP阻滞的成功率。操作者可直接观察到局麻药的浸润，提高了局麻药扩散的精确度。因此，相关风险的发生率降低。

此外，TAP阻滞对于存在其他形式疼痛治疗风险的患者来说是更安全的替代方案。例如，服用抗凝药而不能接受椎管内阻滞的患者、有麻醉性镇痛药滥用史或麻醉性镇痛药需求增加的患者、患有急性或慢性肾病的患者或者有缺氧风险的患者（例如阻塞性睡眠呼吸暂停），将会因减少或避免使用麻醉性镇痛药而大大获益。

反方：麻醉性镇痛药和其他形式的静脉口服镇痛药能提供比单独TAP阻滞更长时间的镇痛。

TAP就算有效也只提供几小时的术后疼痛缓解，如果在术前进行甚至时间更短。此外，疼痛缓解无法滴定。麻醉性镇痛药和其他辅助镇痛药可提供数小时的缓解。短效药物如芬太尼，可根据患者舒适度和呼吸频率方便调整。

正方：使用丁哌卡因脂质体可缓解疼痛长达72小时。

丁哌卡因脂质体（Exparel®）最近被批准用于TAP阻滞，其使用方式与其他麻醉药相同。已证明丁哌卡因脂质体可缓解疼痛长达72小时。其使用的日益广泛可显著减少麻醉性镇痛药的用量，并具有更好的长期效益，例如肠功能恢复更快，住院时间缩短。

另外，对于一个运行良好的急性疼痛团队，即使患者离开手术室，也可以对其重复实施TAP阻滞，绝不仅限于手术室，因为除了阻滞用品外，唯一需要的设备就是超声。

总结

TAP阻滞为下腹部手术的镇痛提供了另一种选择。这种阻滞不是所有患者的最佳替代方案，例如腹部解剖或凝血困难的患者。然而，对于

希望避免使用麻醉性镇痛药的患者,包括麻醉性镇痛药需求量大或易因麻醉性镇痛药导致呼吸抑制的患者(即老年、肥胖、OSA 患者),TAP 阻滞具有重要作用。

目前,证明 TAP 阻滞益处的临床研究结果不一致,积极的结果尚未对临床带来益处,因此需要进行更大规模的研究以达成共识,例如恢复室或医院停留时间缩短,恶心呕吐发生率降低以及肠功能恢复更快。此外,随着 TAP 阻滞应用日益增多,益处也应该变得更明显。阻滞失败率、并发症发生率应该会降低,阻滞效率也会提高。

最后,丁哌卡因脂质体在 TAP 阻滞中的应用具有较大的潜在益处,尚未发现与之相关的其他风险,长达 72 小时的功效可能增强临床收益。同样,仍需要进行更大规模的研究以客观评价其效果。

(孟庆元 译,卞金俊 校)

参考文献

[1] Rafi AN. Abdominal field block:a new approach via the lumbar triangle. Anaesthesia 2001;56(10):1024-1026.

[2] Harmon D, Barrett J, Loughnane F, Finucane BT, Shorten G. Peripheral nerve blocks and perioperative pain relief. 2nd ed. Philadelphia:Saunders Ltd.;2011.

[3] Park JS, Choi GS, Kwak KH, Jung H, Jeon Y, Park S, et al. Effect of local wound infiltration and transversus abdominis plane block on morphine use after laparoscopic colectomy:a nonrandomized, single-blind prospective study. J Surg Res. 2015;195(1):61-66.

[4] Skjelsager A, Ruhnau B, Kistorp TK, Hvarness H, Mathiesen O, Dahl JB. Transversus abdominis plane block or subcutaneous wound infiltration after open radical prostatectomy:a randomized study. Acta Anaesthesiol Scand. 2013;57:502-508.

区域麻醉或椎管内麻醉前是否需要床旁检测凝血功能？

97.

保罗·谢凯恩

病例

患者：男性，58 岁。在建筑工地被一根钢梁砸中，导致双下肢挤压伤，被送至创伤中心。收到 1 级创伤呼叫后，你将评估患者是否需要紧急进入手术室。到达创伤病房后，你收到紧急医疗服务（emergency medical service，EMS）的报告，该男子有冠状动脉疾病（coronary artery disease，CAD）病史，8 个月前置入一枚药物洗脱支架（drug-eluting stent，DES），目前正同时服用阿司匹林和氯吡格雷；还患有阻塞性睡眠呼吸暂停（obstructive sleep apnea，OSA），夜间睡眠需要持续气道正压通气（continuous positive airway pressure，CPAP）。患者既往抽烟 35 年，每日 2 包，去年戒烟。在担架上，你看到这名男子体重至少 120 kg，颈粗，气道分级 Mallampati Ⅳ 级。

外科团队表示无法挽救患者右足，需要紧急进行右侧膝盖以下截肢、左侧第一至第三跖骨开放复位和内固定手术。

你打电话给麻醉医师准备清醒纤维支气管镜插管，请主治医师检查麻醉计划，之后向患者进一步解释什么是清醒纤维支气管镜插管以及为什么要这么做。患者一旦听到"清醒"和"呼吸管"的字样变得非常焦虑。他说："我曾做过一次疝气手术，他们只是在我背部注射了一针让我失去感觉。你不能再这样做吗？"

主治医师来了，你叙述了患者病史。主治医师说："这种情况下椎管内技术是理想的麻醉方法，然而，患者一直在服用阿司匹林和氯吡格雷，可能增加硬膜外血肿的风险。"

问题

区域麻醉和椎管内麻醉前是否需要床旁检测凝血功能？

反方：你引用了最近的 2010 年美国区域麻醉学会（American Society of Reginal Anesthesia，ASRA）指南，椎管内阻滞前应停用氯吡格雷 7 天，如果在第 5～7 天进行椎管内阻滞，应有结果表明血小板功能正常[1]。床旁（point of care，POC）凝血功能检测尚未成为治疗标准，即使结果表明 POC 凝血功能正常，技术上我们仍将违反当前的 ASRA 指南。

正方：主治医师说："这些指南是基于椎管内麻醉和抗凝专家的集体经验提出的，主要根据病例报道和临床系列研究。应根据个体基础情况，权衡脊髓血肿的风险（非抗凝患者硬膜外麻醉 1/150 000，脊髓麻醉小于 1/220 000）与区域麻醉给患者带来的益处，最终确定是否为该患者实施区域麻醉或椎管内麻醉。我看过一个病例报道，尽管在实施腰硬联合麻醉进行膝关节置换术前停用氯吡格雷 7 天，但患者仍发生硬膜外血肿[2]。我们需要一个快速的 POC 检测来告诉我们患者凝血系统的工作情况，有助于我们决定是否可安全实施区域或椎管内麻醉。"

反方：你问主治医师："为什么我们不能先输入血小板，然后再进行椎管内麻醉呢？"

正方：主治医师反驳道："你需要多少单位来

逆转双重抗血小板治疗呢?"

反方:思考了几秒后,你回想不起回答这个问题的在体研究。况且患者的实验室分析也显示血小板计数正常。

正方:"输注每一单位的血小板都会使患者面临不必要的血小板输注风险,包括与输注有关的急性肺损伤、细菌污染、输血反应、管理失误以及费用增加。"

如果有一种方法可以通过快速 POC 检测血小板功能来决定是否需要输注血小板,并指导术前甚至术中的输注呢? 其中一个例子是快速血栓弹力图(r-TEG),从患者身上抽取少量血液样本,轻轻旋转以模拟缓慢的静脉流动并激活凝血,同时使用细导线探针检测周围血凝块的形成。Sonoclot 是另一种选择,这是一种在凝固血液样本中使用小型振动探针检测针对运动的改变来确定血小板功能的设备。

反方:"对于多数需要椎管内或区域麻醉的患者而言,简单的病史和体格检查胜过任何凝血功能检测的需要。这些检查的成本和麻烦值得吗?"你想知道。"r-TEG 的费用(317 美元)差不多相当于凝血酶原时间(PT)、部分凝血活酶时间(PTT)、国际标准化比值(INR)、血小板计数和纤维蛋白原的总成本(286 美元)。而且,这还没有考虑培养有能力在创伤科室或急诊室进行 POC 凝血检测的实验室工作人员的成本,或者制造商推荐的每 8 小时质量控制的费用[3]。"

正方:"全凝血分析的一个重要优点是,每种标准的实验室凝血测试(PT、PTT、INR 和纤维蛋白原)只提供凝血级联的特定信息,而全凝血分析则提供整个凝血过程的图像,以及各方面如何相互作用以形成凝块。这难道不是更重要的信息吗?"

反方:TEG 最初用于肝移植期间的凝血监测,现已发展为在创伤/重症医学、心血管手术和产科麻醉中提供有价值的信息。请记住你在医学院二年级时学到的血液学模块,并记住 TEG 提供有关纤维蛋白形成(R 时间)、纤维蛋白聚合和交联的速率(α 角)、血小板-纤维蛋白相互作用(最大振幅)以及纤维蛋白溶解的信息[3]。

正方:"最初 TEG 在检测抗血小板药物引起的血小板功能损害方面受到限制[4]","主治医师解释道,"随着血小板图监测的发展,这一限制得到解决,但需要更长时间,而且成本更高。"

总结

"由于对这个问题没有一个循证的答案,我们必须权衡每一种方法的风险和益处,并告知患者。通过进行 POC 凝血检测,我们获得有利结果的可能性增加。"

你给患者提供两种选择,患者希望实施腰硬联合(combined spinal-epidural, CSE)麻醉来进行手术。快速血栓弹力图检查结果提示无明显临床凝血功能障碍。CSE 顺利,无并发症发生,患者舒适,无任何麻醉或手术并发症发生。术后患者继续进行双重抗血小板治疗,并在观察病房监护,直到可以拔出硬膜外导管时,再次检查 TEG,提示可以安全拔出导管。

(孟庆元 译,卞金俊 校)

参考文献

[1] Horlocker TT, Wedel DJ, Rowlingson JC, Enneking FK, Kopp SL, Benzon HT, et al. Regional anesthesia in the patient receiving antithrombotic or thrombolytic therapy: American Society of Regional Anesthesia and Pain Medicine Evidence-Based Guidelines (Third Edition). Reg Anesth Pain Med. 2010;35(1): 64-101.

[2] Tam NL, Pac-Soo C, Pretorius PM. Epidural haematoma after a combined spinal-epidural anaesthetic in a patient treated with clopidogrel and dalteparin. Br J Anaesth. 2006;96(2): 262-265.

[3] Holcomb JB, Minei KM, Scerbo ML. Admission rapid thrombelas-tography can replace conventional coagulation tests in the emergency department: experience with 1974 consecutive trauma patients.

Ann Surg. 2012; 256(3): 476 - 486.

[4] Enriquez LJ, Shore-Lesserson L. Point-of-care coagulation testing and transfusion algorithms. Br J Anaesth. 2009; 102(4): 492 - 498.

抗凝患者可以进行周围神经阻滞吗？ **98.**

宋基文

病例

患者：女性，38 岁，G2P0010，怀孕 12 周，因在泥泞的人行道上摔倒后导致右侧桡骨开放性骨折。患者口服避孕药后有左下肢深静脉血栓形成史，并因此而皮下使用依诺肝素（一种低分子肝素），过去 3 个月每 12 小时注射 1 次。患者在到达医院前 5 小时最后 1 次使用，并称其最后进餐时间为入院前 6 小时。患者在急诊室内注射吗啡减轻疼痛。

由于受污染伤口继发感染的风险较高，骨科团队认为有必要进行急诊手术。患者担心全身麻醉可能会对其怀孕产生不良影响，其 3 年前经历一次自然流产，在多次向不孕症专家咨询过后才再次怀孕。她说，她会尽一切努力避免全身麻醉，避免失去婴儿或使其暴露于可能长期有害影响之下的风险。

问题

抗凝患者可以进行周围神经阻滞吗？

反方：许多人倾向于给拟行急诊手术的患者实施全身麻醉。该患者有几个增加肺误吸风险的因素，包括未根据指南禁食。创伤、妊娠引起的疼痛和不适以及最近使用麻醉性镇痛药可进一步延缓胃排空[1]。最安全的选择是进行全身麻醉，通过气管导管将肺与胃隔离，并排除使用可能致畸的药物。药物选择上，应优先考虑成年患者，确保以最小风险完成手术。此外，该患者正在服用抗凝药。如果穿破血管，实施区域神经阻滞可能导致患者出血风险。

正方：从另一方面来讲，如果患者能够保持清醒安静，那么就可以通过仔细实施区域神经阻滞完成手术，无须进行气道操作或让患者镇静。神经阻滞会使患者手臂失去知觉，提供充分的手术麻醉。清醒、合作的患者中，气道反射保持完好。此外，避免全身麻醉可降低胎儿发育的潜在风险，尤其是在妊娠早期[2]。N-甲基-D-天冬氨酸（NMDA）型谷氨酸和 c(γ)-氨基丁酸（GABA）受体分布于中枢神经系统。麻醉药与这些受体相互作用，而这些受体在发育期间神经元突触发生、分化和存活中发挥不可或缺的作用[2]。动物研究显示，接触麻醉药的未成熟啮齿动物脑中的神经元凋亡加速[2]。虽然这些结果不应外推到人类身上，也没有任何药物与人类胎儿发育的危险直接相关，但限制胎儿接触麻醉药物可能会改善胎儿结局。

如果在超声引导下进行，神经阻滞可以为不需要镇静的合作患者提供最佳的手术麻醉。在有多种因素可能使患者处于误吸或其他并发症风险的情况下，神经阻滞特别有用。超声可以使阻滞针、血管、目标神经和周围结构可视化；提供有关解剖变异可能的有用信息；可将针尖精确引导至目标神经或神经丛附近，而不会直接接触到神经，从而降低神经内损伤；有助于将局麻药注射到最佳位置，同时将意外穿破血管的风险降至最低。确保穿刺针位置准确且安全的重要步骤包括：回抽确认是否无血，不断观察针尖的前进情况，局麻药在神经周围扩散，以及避免用力按压超声可能导致的假性静脉缺如[3]。

研究表明,超声引导与较少的穿破血管、成功完成阻滞的穿刺次数减少以及在不影响麻醉治疗或持续时间的情况下局麻药用量减少相关[3]。还有病例报道了在服用抗凝药或有凝血障碍的患者中成功完成超声引导下的周围神经阻滞,且无出血并发症[4]。

反方:然而,值得注意的是,阻滞的成功取决于专业人员的经验和舒适程度[4]。血管内注射的报道似乎与缺乏经验和技术不完善有关[5]。

正在抗凝的患者出血和血肿形成的风险较高,可能导致神经压迫和缺血,从而导致感觉或运动障碍,或者可能需要输血,而输血本身就有风险。超声也存在技术问题,如分辨率有限,以及诸如操作者技术原因不能完全看到针尖,可能导致并发症,不值得冒险[3]。气道检查结果良好的患者中,保护气道比冒不必要的出血风险更重要。

问题

服用抗凝药真的会增加周围神经阻滞中血肿形成的风险吗? 这不是椎管内阻滞的主要关注点吗?

反方:如果血管被穿破,患者有发生出血并发症的风险。如果在不可压缩的解剖区域进行阻滞,可能会引起邻近结构的压迫和其他并发症。最近一项研究报道,住院医师联合使用超声和神经刺激仪时,血管穿破率为3.2%[6]。

正方:如果严格在超声引导下仔细进行周围神经阻滞,血管损伤的风险很低,即使抗凝患者也是如此。前面提到的描述血管穿破的研究涉及住院医师,因此,缺乏经验可能是作用因素之一[6]。相反,另一项研究中,专科麻醉医师或有区域麻醉经验的高年资住院医师在超声引导下实施阻滞,操作不会导致血管穿破[7]。

目前,还没有关于抗凝患者在超声引导下进行周围神经阻滞后神经血管并发症的发生率和严重程度的研究。然而,根据部分已发表的病例报道,在经超声直接显示血管和神经结构的情况下,神经阻滞可安全有效地用于这些患者,且无并发症发生[4,8,9]。值得注意的是,虽然有几例血管损伤伴或不伴有神经功能障碍的报道,但所有患者均在6~12个月内完全恢复神经功能[10,11]。此外,为评估周围神经阻滞后大出血风险而进行的最大规模研究发现,这种情况发生在腰大肌间隙或腰交感神经阻滞后,而非浅表神经阻滞[10,11]。

问题

如果将锁骨上或锁骨下神经阻滞看作是在不可压缩的位置,那么可以选择腋神经阻滞,但会增加穿刺次数。那么,选择腋神经阻滞,会增加血管穿刺风险吗?

正方:锁骨上和锁骨下阻滞均具有容易接近臂丛的优点。然而,一旦意外穿破血管,很难对锁骨下血管进行有效压迫。因此,抗凝患者中,理想的超声引导阻滞应在能够压迫的部位进行。此外,进行锁骨上或锁骨下阻滞时,胸膜与神经非常接近,可能会发生另一种风险——气胸[7]。与锁骨上或锁骨下神经阻滞相比,腋神经阻滞虽然需要更多的穿刺次数,但腋下血管易于压迫,无须避开胸膜,从而降低了气胸或血胸的风险[8]。该理论的典型病例是一例携带左心室辅助装置的患者,服用华法林抗凝,因感染性关节行腕关节镜检查手术[8]。

反方:有人可能会争辩说,即使能够压迫出血来源,抗凝患者仍然可能会大量出血。这些患者实施任何类型的周围神经阻滞后,术后严密监测可使神经功能缺损的早期评估和早期干预成为可能[10,11]。新发作的疼痛或疼痛/压痛程度增加、血红蛋白或血压下降或者新出现的感觉或运动障碍,可能提示存在潜在血肿[9]。虽然计算机断层扫描(CT)能提供明确的出血诊断,超声也可帮助排除表面扩张性血肿[9]。

问题

在第三届区域麻醉与抗凝共识会议上（Third Consensus Conference on Regional Anesthesia and Anticoagulation），美国区域麻醉与疼痛医学学会（American Society of Regional Anesthesia and Pain Medicine，ASRA）实践指南推荐，周围神经阻滞应遵循与椎管内注射相同的指南。对应用治疗剂量低分子肝素的患者，意味着要等到最后一次剂量 24 小时后才能进行阻滞。对这例患者进行周围神经阻滞不是违背了这些推荐吗？

反方： ASRA 共识声明是由区域麻醉领域内公认的专家确定，指南取决于基于证据的综述，以及小组对病例报告、临床系列试验、药理学、血液学和外科出血危险因素的评价[10,11]。如果 ASRA 推荐不应在抗凝患者中实施周围神经阻滞，许多执业麻醉医师将遵循这一建议。同样，也有病例报告了抗凝患者有血肿形成，导致前面提到的并发症[12]。

正方： 请注意，ASRA 指出，周围神经阻滞引发出血并发症的病例报告数量很少，不足以做出决定性的声明。这是ⅠC 级别的推荐，意味着虽然普遍认同，但推荐来自病例报道和专家意见，因为有关抗血栓药物安全性和/或风险的数据很少[12]。大家也可能会发现该建议有一定限制，仅适用于不可压缩区域的深部神经丛阻滞，如腰丛[12]。如果将同样的指南应用于所有周围神经阻滞，可能会限制过度。

由于目前缺乏良好的数据，对于超声引导下周围神经阻滞在凝血障碍或服用抗凝药物患者中的适应证尚未达成共识[4]。与 ASRA 相反，奥地利和巴西协会目前推荐在抗凝患者中实施超声引导下浅表周围神经阻滞相对比较安全[13]。针对复杂病例，对接受抗血栓治疗的患者实施神经阻滞的决定应根据具体情况而定。在抗血栓治疗或存在凝血功能障碍时实施超声引导下周围神经阻滞，类似病例报道已经发表多篇，均有描述决策的理论依据[4,8,9]。与患者和外科医师讨论时，应权衡出血的低风险和区域麻醉的优势，考虑诸如实施阻滞的专业人员的经验、患者并发症、其他麻醉选择的风险和益处，以及手术的紧迫性等问题[4,10,11]。

总结

超声技术的发展对区域麻醉领域产生了巨大影响。直接确认解剖结构和穿刺针位置的能力有助于周围神经阻滞的安全，提高成功率并减少并发症[3]。最终，良好的图像采集依赖于监控器性能、操作者技能、图像分析以及具有良好的穿刺针可见性和手眼协调完成阻滞的能力。复杂病例中，区域麻醉具有明显优势，但仍需仔细规划。应与患者和外科医师分析讨论麻醉选择的风险和益处。目前，抗血栓治疗患者实施周围神经阻滞，还没有前瞻性随机对照试验发表，因此很难帮助制定明确的指南。由于出血性并发症的发生率仍然极低，因此需要大量样本来确定这些患者实施阻滞的安全性。未来，更多回声针和具有更好分辨率或三维成像超声监测仪的开发将有助于区域神经阻滞的精确应用。进一步研究确定明确的指南之前，抗血栓治疗患者中，可考虑应用部分超声引导下的浅表神经阻滞，但应由有经验的专家实施。

（孟庆元　译，卞金俊　校）

参考文献

[1] Cohen N. Aspiration：is there an optimal management strategy? In：Fleisher LA，editor. Evidence-based practice of anesthesiology. 2nd ed. Philadelphia：Saunders-Elsevier；2009. p. 329.

[2] Reitman E，Flood P. Anaesthetic considerations for non-obstetric surgery during pregnancy. Br J Anaesthesiol. 2011；107（Suppl 1）：i72 - 78.

[3] Warman P, Nicholls B. Ultrasound-guided nerve blocks: efficacy and safety. Best Pract Res Clin Anaesthesiol. 2009; 23(3): 313 - 326.

[4] Ferraro LHC, Tardelli MA, Yamashita AM, Cardone JDB, Kishi JM. Ultrasound-guided femoral and sciatic nerve blocks in an anticoagulated patient. Case reports. Rev Bras Anestesiol. 2010; 60(4): 422 - 428.

[5] Chin KJ, Chan V. Ultrasound-guided peripheral nerve blockade. Curr Opin Anaesthesiol. 2008; 21 (5): 624 - 631.

[6] Orebaugh SL, Williams BA, Kentor ML. Ultrasound guidance with nerve stimulation reduces the time necessary for resident peripheral nerve blockade. Reg Anesth Pain Med. 2007; 32: 448 - 454.

[7] Gurkan Y, Acar S, Solak M, Toker K. Comparison of nerve stimulation vs. ultrasound-guided lateral sagittal infraclavicular block. Acta Anaesthesiol Scand. 2008; 52(6): 851 - 855.

[8] Trunfio G, Yaguda B, Saunders P, Feierman D. Ultrasound-guided axillary block in an anticoagulated patient after Heartmate II implantation. Open J Anesthesiol. 2014; 4: 159 - 162.

[9] Tantry PT, Kadam D, Shetty P, Bhandary S. Combined femoral and sciatic nerve blocks for lower limb anaesthesia in anticoagulated patients with severe cardiac valvular lesions. Indian J Anaesthesiol. 2010; 54(3): 235 - 238.

[10] Horlocker TT. Regional anaesthesia in the patient receiving antithrombotic and antiplatelet therapy. Br J Anaesthesiol. 2011; 107(Suppl l): i96 - 106.

[11] Horlocker TT, Wedel DJ, Rowlingson JC, Enneking RK, Kopp SL, Benzon HT, et al. Regional anesthesia in the patient receiving antithrombotic or thrombolytic therapy: American Society of Regional Anesthesia and Pain Medicine Evidence-Based Guidelines (3rd ed.). Reg Anesth Pain Med. 2010; 35(1): 64 - 101.

[12] Benzon HT. Regional anesthesia in the anticoagulated patient. The New York School of Regional Anesthesia. 2013 Sept 20. http://www.nysora.com/mobile/regional-anesthesia/foundations-of-ra/3300 - ra-in-anticoagulated-patient.html. Accessed 27 April 2015.

[13] Fonseca NM, Alves RR, Pontes JPJ. SBA Recommendations for regional anesthesia safety in patients taking anticoagulants. Braz J Anesthesiol. 2014; 64(1): 1 - 15.

刺激型周围神经阻滞导管的获益/风险比如何？

99.

阿加瑟·斯特雷夫，陈俊平

病例

急诊科邀请你和同事会诊，评估一位因神经阻滞导管卡住而被外科医师送来的患者。患者5天前进行全肩关节置换术，出院时通过与肌间沟导管相连接的家用输液泵系统控制疼痛。急诊室里患者平静而焦虑，其左臂神经功能完好。患者说她的丈夫和外科医师曾试图按照指示拔出导管，但阻力很大。外科医师告诉她，为了避免神经损伤，可能需要通过手术探查取出留置的导管，但首先应该由麻醉团队进行评估。你检查并用力拉了拉导管，导管没有移动。

在超声下，你看到一根高回声导管及其盘绕的线尖卡在斜角肌间的神经肌肉结构中。很明显，属于刺激型导管，其暴露的尖端已与组织发生反应并黏附在组织上。同事问你，为什么麻醉医师选择了刺激型周围神经导管，而并非更常见的非刺激型导管。

问题

刺激型周围神经阻滞导管的获益/风险比如何？

正方：你回答说，刺激型导管由钢丝加强导管主体组成，包括金属线圈尖端。刺激型导管的基本原理是，为了获得最佳的运动反应，导管尖端必须非常靠近神经。因此，在此处注射局麻药应产生有效的神经阻滞。与非刺激型导管在定位到所需区域后盲目前进相比，刺激型导管允许医生通过神经刺激确认导管尖端接近目标神经。放置周围神经导管时，我们将导管盲目向前推过针尖，希望在退回针后导管仍然靠近神经根。拔针过程中，将针尖保持在所需位置具有一定难度。导管超过针头的最佳长度尚不清楚。然而，直觉上，增加插入距离会导致导管缠绕、打结及最终失败的机会。另一方面，刺激型神经导管允许医师使用神经刺激仪调整导管尖端，确保其停留在目标神经附近。此外，刺激型导管在超声下可视，为医师提供关于其位置的额外信息。

反方：你说的对，特别是对那些仍然只使用神经刺激仪放置神经导管的医师来说。然而，在目前的区域麻醉实践中，超声引导的神经阻滞已成为主流。你可能听说过"液体隔离（hydrdissection）"和"强回声闪光（hyperechoic flash）"技术。通过导管，可以在液体注入过程中实时监测神经导管，或者在注入空气时监测强回声闪光。这些技术可使医师对本来看不见的非刺激型导管进行定位，并调整导管靠近神经。与刺激型导管的金属尖端相比，非刺激型导管价格低廉，很少引起组织刺激和纤维化。

正方：对于多数训练有素的区域麻醉医师来说，神经定位并非问题。但置入导管可能会有难度。根据我的经验，有10%～20%会发生置管困难。如果你使用过刺激型和非刺激型导管，你可能已经体验到穿过刺激型导管比较简单，成功率更高。这是因为钢丝加强导管有一个内部管芯，比导管尖端延长5 cm，相对于非刺激型导管来说比较坚硬。用穿过导管的穿刺针来定位神经无须反复尝试,可能与成功阻滞次数增加和由于穿刺针在神经附近操作而导致神经损伤的可能性减少相关。在这方面,钢丝硬度可能是刺激型导管的另一个主要优点,这一特点在将导管置入深部结构如腰丛和内收肌管阻滞时特别有用[1]。

反方: 我同意。但是,每个优点都可能产生相反效果。刺激型导管的硬度可能有助于置入,但也增加了穿透重要和脆弱结构(如血管或神经组织)的可能。此外,如果钢丝加强导管扭结,可能导致局麻药流动受阻。在这方面,非刺激型导管更能避免这种失败。

正方: 虽然这些理论上的顾虑可能存在,但临床证据支持刺激型导管。一项由 58 名患者进行的随机对照试验中,与非刺激型导管相比,刺激型导管可完全阻滞腰丛,且局麻药用量减少[1]。还有研究证明刺激型导管可缩短手术阻滞的起效时间,减少术后对疼痛药物的需求[2]。在我看来,这笔费用值得。

反方: 你知道,最近一项前瞻性盲法队列研究对肌间沟神经阻滞后刺激型导管的放置进行观察,导管固定前不检查抽搐。作者发现,固定导管后检查抽搐时,获得抽搐的功率范围较大,这就是你所说的与神经距离有关。该结果也发现与 24 小时吗啡摄入量无关,后者反映了患者的疼痛敏感性[3]。

正方: 我也阅读了这项研究,我同意任何导管尖端发生移动前都需要时间,但最终的样本只有 34 名患者,而且使用吗啡患者自控镇痛(PCA)来确定手术疼痛的强度可能存在缺陷,因为不同人群可能由于除手术部位疼痛以外的原因使用吗啡。此外,局麻药罗哌卡因负荷量的持续时间可能长达术后 20 小时,因此我不确定 24 小时吗啡 PCA 用量与术后疼痛的相关程度。有更多研究(包括一项半定量的系统评价)表明刺激型导管比传统导管可提供更好的术后镇痛[4]。

反方: 我同意这是一项强有力的研究,但其并未评估其他临床重要参数,例如功能恢复和患者满意度。另一项前瞻性随机试验中,在没有超声引导的锁骨下阻滞中,刺激型导管与非刺激型导管并无不同[5],那么我们怎么能说这些导管比现有的导管更好呢?

正方: 你引用的这项研究跟踪患者的时间较短,除非出现并发症,电话随访在 10 天后就结束了。一项使用解剖标志和神经刺激技术进行肌间沟阻滞的前瞻性、随机、双盲试验的确认为刺激型导管的优越性,但并非你想的那样。虽然在术后疼痛方面没有差别,但刺激型导管可加快运动阻滞的起效时间,并明显改善肩部手术 6 周后的功能结局[6]。我认为这些足以显示其优势。

反方: 我认为,迄今为止,当谈到刺激型导管相对于传统周围神经导管的优越性时,特别是观察不同类型的阻滞时,文献存在相当大的分歧。好吧,让我们假设刺激型导管在肌间沟阻滞中具有优势。回到这个病例,我们的患者已返回急诊室,需要手术治疗,这可是一个不好的经历。

一家机构报道了 5 例患者在门诊使用刺激型导管,与我们的患者相似,这些导管被"卡住",不能在家里拔出。根据他们的经验,2 500 名先前接受过非刺激型导管的患者没有发生过这些并发症。幸运的是,通过稳定、持续的牵引,以及有时使用反向 Seldinger 技术进行扩张拔出了导管,但在许多病例中,钢线在通过导管时被剪断了。这些患者没有任何神经缺陷,避免通过手术拔出导管,但他们指出需要回到医院随访,这就失去了这些门诊手术的许多优势[7]。

另一项研究报告了一个周围神经卡住肌间沟刺激型导管的病例,一旦阻滞消失,就需要在全身麻醉下进行手术拔除。他们认为,与非刺激型导管相比,暴露的导管金属尖端使其特别容易黏附在周围纤维组织上,他们的这一假设得到动物和临床研究的支持[8]。

总结

你们均认为这些发现令人担忧，应该进行深入研究量化风险，以及在不同阻滞中刺激型导管的优越性方面应获得更多共识。考虑到目前已知的风险和刺激型导管的病例报告，你们都同意今后在门诊使用这些导管时应谨慎行事，因为这些患者比那些住院观察的患者受到的监护更少。

你与患者讨论这些发现以及你的计划，即排除导管-神经缠绕，在超声下仔细检测附着点，患者同意你的意见。在超声引导下，你注射 5 mL 生理盐水，温和而牢固地牵拉，慢慢增加牵引力，同时监测患者反应。几分钟后，附着在导管上的纤维组织被破坏，导管顺利移出且尖端保持完整。在此期间患者没有任何疼痛、神经症状或变化，体格检查无异常。患者对你和同事所做的努力表示感谢，并从急诊室出院。

（孟庆元　译，卞金俊　校）

参考文献

［1］Cappelleri G，Ghisi D，Ceravola E，Guzzetti L，Ambrosoli AL，Gemma M，et al. A randomized controlled comparison between stimulating and standard catheters for lumbar plexus block. Anaesthesia. 2015；70：948 – 955.

［2］Casati A，Fanelli G，Koscielniak-Nielsen Z，Cappelleri G，Aldegheri G，Danelli G，et al. Using stimulating catheters for continuous sciatic nerve block shortens onset time of surgical block and minimizes postoperative consumption of pain medication after hallux valgus repair as compared with conventional nonstimulating catheters. Anesth Analg. 2005；101：1192 – 1197.

［3］Schoenmakers K，Heesterbeek P，Jack N，Stienstra R. No correlation between minimal electrical charge at the tip of the stimulating catheter and the efficacy of the peripheral nerve block catheter for brachial plexus block：a prospective blinded cohort study. BMC Anesthesiol. 2014；14：26.

［4］Morin A，Kranke P，Wulf H，Stienstra R，Eberhart LH. The effect of stimulating versus nonstimulating catheter techniques for continuous regional anesthesia：a semiquantitative systematic review. Reg Anesth Pain Med. 2010；35：194 – 199.

［5］Dhir S，Ganapathy S. Comparative evaluation of ultrasound-guided continuous infraclavicular brachial plexus block with stimulating catheter and traditional technique：a prospective-randomized trial. Acta Anaesthesiol Scand. 2008；52：1158 – 1166.

［6］Stevens MF，Werdehausen R，Golla E，Braun S，Hermanns H，Ilg A，et al. Does interscalene catheter placement with stimulating catheters improve postoperative pain or functional outcome after shoulder surgery? A prospective, randomized and double-blinded trial. Anesth Analg. 2007；104：442 – 447.

［7］Clendenen SR，Robards CB，Greengrass RA，Brull SJ. Complications of peripheral nerve catheter removal at home：case series of five ambulatory interscalene blocks. Can J Anesth. 2011；58：62 – 67.

［8］Adhikary SD，Armstrong K，Chin KJ. Perineural entrapment of an interscalene stimulating catheter. Anaesth Intensive Care. 2012；40：3.

第十二部分

慢性疼痛

治疗椎间盘突出引起的腰骶部神经根病变，应选择硬膜外类固醇注射还是物理疗法？

100.

瑞安·T.瓜尔蒂耶尔

病例

患者：男性，58 岁，主诉腰背部疼痛已有 4 个月，疼痛呈尖锐痛、烧灼感，并从左腿后部向下放射至足底，伴有足底刺痛和偶尔的麻木感。他尝试过服用非甾体类抗炎药（nonsteroidal anti-inflammatory agents，NSAIDs），但效果甚微，最后他决定在高尔夫赛季来临前检查疼痛，以免影响比赛。患者做了磁共振检查（magnetic resonance imaging，MRI），结果显示 L5 至 S1 处的椎间盘呈左侧旁正中型轻度突出，腹侧硬膜囊部分受压。

此时，医师建议行保守治疗，包括药物、物理、运动疗法，并嘱咐患者在 4～6 周内进行随访。

然而，由于高尔夫比赛将近，保守方法不能在短时间内见效，患者并不满意。他提及他的一位朋友也有类似症状，经过两次硬膜外类固醇药物注射（epidural steroid injections，ESI）后症状很快改善，因此他坚持要进行 ESI 治疗。

患有下腰痛和轻度间歇性神经根症状的患者在初级保健机构就诊，多数在疗程的第一个月内迅速缓解，3 个月内进一步改善[1]。对于那些持续疼痛的患者，如前述患者，需要进行更深入的病史和体格检查，以及可以显示不同类型腰椎病变的影像学检查，这些方法常可诊断出椎间盘突出症。

椎间盘位于椎体之间，主要作用是保持脊柱柔韧性以及在脊柱负重时发挥减震缓冲作用，由 4

个同心层组成，从中央的髓核到最外层的纤维环。正常椎间盘中髓核的作用是平均分配应力，随着正常老化，椎间盘的体积、形状和成分会发生改变。椎间盘突出是退行性变和机械性等多因素共同作用的结果。纤维环退化被认为是腰椎间盘突出的最常见诱因。而机械性事件如脊柱弯曲、伸展、旋转运动或突然的姿势变化与退行性变化协同发挥作用[2]。疼痛类型和相关症状较大程度取决于椎间盘突出的部位和程度，L4 至 L5 和 L5 至 S1 是最常见的突出部位[3]。

已知物理疗法和硬膜外类固醇注射在治疗伴有神经根症状的下腰痛方面均具有不错的疗效。

问题

治疗椎间盘突出引起的腰骶部神经根病变，应选择硬膜外类固醇注射还是物理疗法？

支持物理治疗： 对于亚急性和慢性下腰背痛有多种治疗方案，通常可分为药物治疗、非介入性、非手术的介入治疗和手术治疗。对于有根性痛的患者，往往并无明确指南来确定何时应考虑非手术介入治疗，但多数医师认同首选药物和物理治疗方法。

Cohen 等学者通过一项有趣的观察性研究发现，超过 70% 的神经根痛患者会在 6 个月内恢复，而发病后 1 年内相同比例的患者突出的椎间盘被吸收[4]。该发现具有重要意义，如已经接受硬膜外类固醇注射的患者会自然恢复，同时其突发的不适感也得到治疗。物理治疗是否在这个过程中发挥作用仍存在争议，但可以肯定其不会产生伤害。

对于慢性下腰痛患者有许多类型的运动疗法可选择。其中文献中强调的最常见理疗项目包括：核心肌群锻炼、屈伸运动、有氧运动、冥想活动和功能恢复训练。一般来说，运动疗法比较安全，应建议患者尽可能积极进行运动治疗。

支持硬膜外类固醇注射：没错，物理疗法"没有伤害"，但将物理疗法作为治疗腰骶神经根痛的一种治疗方法，通常不如介入疼痛操作和外科手术能直观地反映结构和细节。对于计划的物理疗法，患者的执行和跟进也易出现不一致，并且由于患者理解能力不同，对其宣教程度差异极大。许多活动也被认为是一种运动，但难以量化，对运动疗法进行系统评价，结果认为其主要局限之一是无法对此类活动进行比较。

物理疗法由多个训练课程构成，并且需要患者足够的依从性和时间，结果也并非立竿见影，甚至有可能在初期加重疼痛。

硬膜外类固醇注射需要患者到医院就诊的次数比较少，较少占用患者时间，症状缓解起效更快，这些正是该患者寻求并希望获益的最终目标，以便其为高尔夫季节做准备。

支持物理疗法：已经证明，运动对亚急性和慢性下腰痛患者有一定益处[5]，可短期内改善疼痛和恢复功能，效果可维持1~3年以上。当锻炼计划包括以下要素时，似乎可以获得最大的收益：个性化的治疗方案、指导，伸展和强化。

考虑到这一点，人们普遍认为物理疗法是一种治疗腰骶神经根疼痛相对安全的方式，并且确实有一些优点。参与物理治疗的患者阿片类药物用量较少，从而降低相应不良反应如恶心、呕吐、呼吸抑制、镇静和便秘等。此外，物理疗法可使患者避免侵入性介入疼痛治疗和手术。介入治疗通常需要患者进行诊断性 MRI 检查，除了暴露于射线辐射之外，花费也非常大。介入治疗还可能存在出血、感染、神经损伤，以及使疼痛加剧的风险。此外，美国食品与药物管理局（US Food and Drug Administration，FDA）注意到硬膜外类固醇注射可导致罕见而严重的副作用（卒中、瘫痪、死亡等）[6]。考虑到这些不良反应，物理疗法是许多患者的首选，因为其益处远大于风险。

支持硬膜外类固醇注射：作为综合非手术方法的一部分，应该考虑通过硬膜外类固醇注射来治疗伴有神经根痛症状的腰背痛。ESI 是全美国疼痛诊所中最常用的操作之一[7]。尽管其历史上被用于各种类型的椎管内疼痛治疗，但目前普遍认为其对神经根疼痛最有效。Manchikanti 等[7]通过 Cochrane 系统评价发现了高质量的证据，证明硬膜外类固醇注射在缓解椎间盘突出引起的神经根痛和残疾方面具有短期益处。

除了一项使用盲法对照的研究外，较少有研究将硬膜外类固醇注射与其他治疗方法进行比较。Koc 等学者[8]通过一项证据等级较低的研究，时间为期6个月，纳入29名患者，随机接受高容量硬膜外类固醇注射或2周的物理疗法，对照组未接受治疗。随访发现，所有分组的患者均明显改善，然而2周后，只有硬膜外注射类固醇组患者的疼痛和功能指标明显优于非注射组，具有统计学差异。总体而言，这些研究结果似乎与系统评价关于 ESI 具有短期效果的中等证据相符，但与系统评价关于 ESI 具有长期效果的证据不符。

尽管较少有研究将硬膜外类固醇注射（ESI）与其他非手术治疗进行比较，但我们知道，有更多的综述和随机对照研究（超过45项）评估了硬膜外类固醇注射（ESI）相对于其他治疗的效果[4]。选择合适患者进行 ESI 治疗至少能短期缓解症状，似乎已成为所有专业的共识。这种短期缓解可能是部分患者重新站立起来的必要条件，也是减少保守治疗方式相关的残疾发生率和降低医疗费用的必要条件。

总结

对于伴有神经根症状的下腰痛患者而言,多数患者的临床病程进展被认为是有利的。此时,作为一线治疗(物理疗法和/或硬膜外类固醇注射)的证据有限或证据不一,需要更有力和专门的研究结果才能有效指导决策。目前可使用的保守治疗如物理疗法可在不改变椎间盘突出长期临床病程的情况下减轻疼痛。另一方面,最近诸多硬膜外类固醇注射方面的研究表明,该方法在短期内(3～6周)可有效改善疼痛和残疾,但并未显示出长期效果,如使患者重返工作岗位、避免手术等[9]。最终选择取决于患者和医师权衡各个治疗方案的风险与益处。随着更多标准化试验的开展,希望患者和医师能够充分了解所有治疗方案中的最新证据和预期结果。

(邓嘉丽　黄轩轩　译,

卞金俊　张鸿飞　校)

参考文献

[1] Chou R, Atlas S, Rosenquist E. Subacute and chronic low back pain: nonsurgical interventional treatment. UpToDate. 2015; 1 - 10.

[2] Choi J, Lee S, Hwangbo G. Influences of spinal decompression therapy and general traction therapy on the pain, disability, and straight leg of patients with intervertebral disc herniation. J Phys Ther Sci. 2015; 27: 481 - 483.

[3] Hsu PS, Armon C, Levin K, Shefner JM, Dashe JF. Lumbosacral radiculopathy: pathophysiology, clinical features, and diagnosis. UpToDate. 2015; 1 - 16.

[4] Cohen SP, Bicket MC, Jamison D, Wilkinson I, Rathmell JP. Epidural steroids: a comprehensive, evidence-based review. Reg Anesth Pain Med. 2013; 38(3): 175 - 200.

[5] Atlas S, Aronson M, Park L. Exercise-based therapy for low back pain. UpToDate. 2015; 1 - 11.

[6] Manchikanti L, Candido KD, Singh V, Gharibo CG, Boswell MV, Benyamin RM, et al. Epidural steroid warning controversy still dogging FDA. Pain Physician. 2014; 17(4): E451 - 474.

[7] Manchikanti L, Benyamin RM, Falco FJ, Kaye AD, Hirsch JA. Do epidural injections provide short-and long-term relief for lumbar disc herniation? A systemic review. Clin Orthop Relat Res. 2015; 473 (6): 1940 - 1956.

[8] Koc Z, Ozcakir S, Sivrioglu K, Gurbet A, Kucukoglu S. Effectiveness of physical therapy and epidural steroid injections in lumbar spinal stenosis. Spine. 2009; 34(10): 985 - 989.

[9] Valat JP, Giraudeau B, Rozenberg S, Goupille P, Bourgeois P, Micheau-Beaugendre V, et al. Epidural corticosteroid injections for sciatica: a randomized, double blind controlled clinical trial. Ann Rheum Dis. 2003; 7: 639 - 643.

考虑进行脊柱手术之前是否应该进行硬膜外类固醇注射试验？ 101.

洛里·拉索

病例

每年感恩节所有家庭成员都会聚到一起，一边吃奶酪和饼干，一边急切地等待好消息的到来：火鸡烤好了！每年我的叔叔 Ricky 都会以最快的速度到达桌子正前方，并迅速用刀叉选取最诱人的那块火鸡。然而与往年不同，今年叔叔 Ricky 并不是第一个到的，我问他为何动作如此迟缓。

他回答说："你知道，我已经老了，稍微动一下，我腰背部就会痛，已经没有当年的矫健了。我做了磁共振检查，显示我有腰椎间盘突出。"

作为一名好奇的麻醉医师，我随后询问了叔叔有关改善病情的治疗方案。他告知我说医师建议他行硬膜外类固醇注射试验。Ricky 叔叔从来都不是那种会告诉别人自己健康状况的人，但他这次公开说出来，他本想再说点什么却被我打住了，因为我回想起了我的两位同事间（疼痛治疗医师和神经外科医师）的讨论。似乎硬膜外类固醇注射的效用一直是热议话题。我让 Ricky 叔叔在一张纸上写下他的问题，第二天我联系了那两位同事。我请他们回顾一下关于硬膜外类固醇注射的文献，并约在下周讨论我叔叔的病情。

来自 Ricky 叔叔的问题 1

这是衰老的正常现象吗？这种感觉正常吗？

疼痛治疗医师：慢性疼痛本身并不正常，更不幸的是，它似乎成了一种流行病。根据医疗费用调查，约有 1 亿美国人患有慢性疼痛，患病率为

2%～40%，中位数为 15%[1]。

神经外科医师：我同意慢性疼痛已成为一种流行病。但我们不应只关注流行率而忽略了它对国家的影响，由于活动不便不仅降低了生活质量和生产力，其对医疗开支也具有极大影响。根据 Gaskin 等人的研究，2010 年慢性疼痛导致的生产力损失估计在 2 990 亿至 3 350 亿美元之间，高于糖尿病、癌症或心脏病。该研究还表明，无疼痛患者的平均医疗支出为 4 475 美元，而中度疼痛患者的支出高出约 4 500 美元。严重疼痛人群的费用支出比中度疼痛人群高出约 3 200 美元[1]。

来自 Ricky 叔叔的问题 2

硬膜外注射类固醇安全吗？有什么不良反应和风险？

疼痛治疗医师：McGrath 等人的一项回顾性研究中，他们在 7 年期间进行了 4 265 次硬膜外类固醇注射，并未发现大的并发症。疼痛加重、硬膜外注射部位疼痛和麻木是最常见的并发症，在我看来，这些都不是大问题，而且通常是暂时的。硬膜外类固醇注射是安全的，我很高兴您叔叔的医师推荐该方法！[2]

神经外科医师：硬膜外类固醇注射并非完全没有风险，大小不同的并发症文献中均有提到。例如：深入调查美国麻醉医师协会（ASA）从 1970—1999 年间的结案索赔项目，我们会发现 40% 慢性疼痛治疗相关的索赔与硬膜外类固醇注射有关，最常见的投诉是神经损伤、头痛和感染。有关硬膜外类固醇注射导致的截瘫有 6 例，四肢

瘫痪1例,脑膜炎12例,硬膜外脓肿7例,骨髓炎3例,死亡/脑损伤9例。这些都是灾难性的并发症,因此,认为硬膜外类固醇注射是完全安全的操作,并不正确[3]。

问题

此时,我自己也有一个问题急于知道:

当椎间盘受损或椎间孔变窄导致神经根痛时,神经根会产生炎症。因此在炎症部位附近进行类固醇注射有助于控制炎症。回顾过去,主流观点认为经椎间孔硬膜外类固醇注射(transforaminal epidural steroid injections, TFESI)优于椎板间硬膜外类固醇注射(interlaminar epidural steroid injections, ILESI),因为经椎间盘入路可使更多的注射液向前部扩散。事实上,由于这一假设,医疗保险和医疗补助服务中心报道 TFESI 每年增加 20.4%,而 ILESI 仅增加 2%[4]。对此你们有什么看法?

疼痛治疗医师:2006 年,Schaufele 等人通过语言数字评分量表(verbal numerical rating Scale, VNRS)(0~10 分)[5],比较分析了 TFESI 和 ILESI 两组患者即刻疼痛评分和 2~3 周后的疼痛评分。两组患者 TFESI 组和 ILESI 组在注射前的评分分别为 5.9 和 7.3 分,TFESI 注射后即刻和随访时疼痛评分分别为 2.9 分和 3.2 分,ILESI 组分别为 3.1 分和 5.9 分。因此,TFESI 组从注射前到随访时的疼痛评分平均变化为 2.7 分,ILESI 组为 1.4 分。该研究中,TFESI 组中仅10% 的患者需要继续手术,而 ILESI 组有 25%[5]。文献支持长期以来的假设,即经椎间孔入路优于椎板间入路。

神经外科医师:Chang - Chien 进行了一项文献检索,对比研究 TFESI 与 ILESI 两种方法在疼痛缓解方面的主要结果以及功能改善的次要结果[4]。结果发现,与 ILESI 方法相比,TFESI 方法在随访的 2 周里使患者的疼痛得到控制,但未能显示其在随后的 1 个月或 6 个月里改善患者疼痛。文献检索结果显示,ILESI 方法比 TFESI 方法更能改善患者功能。此外,Chang - Chien 认为经椎间孔入路方法比经椎板间入路方法存在更具灾难性的风险,该方法可能导致血管内注射,最终可导致脊髓梗死引起瘫痪,经椎间孔入路方法也不能降低已知 ILESI 方法可能的并发症,包括穿破硬脑膜/硬膜下穿刺、马尾神经损伤或脊髓血肿。依我之见,与其他方法相比,硬膜外类固醇注射治疗慢性腰背痛,并非理想选择[4]。

来自 Ricky 叔叔的问题 3

硬膜外类固醇注射能使我避免手术吗?

疼痛治疗医师:当然! 这就是我们为什么推广该方法的原因。Riew 等人进行了仅有的一项前瞻性、随机、对照、双盲研究,探讨硬膜外类固醇注射(ESI)是否可避免进展为手术治疗。虽然某些情况下手术可能有效,但我认为它确实存在一定病死率的风险,且手术费用昂贵,而通过创伤性较小的 ESI 可避免这些情况。Riew 的研究将丁哌卡因硬膜外注射与丁哌卡因联合类固醇硬膜外注射进行比较,结果显示,仅接受丁哌卡因注射的患者中约 67% 需手术治疗,而丁哌卡因联合类固醇注射的患者仅 29% 需手术治疗,该文献证明应该选择硬膜外类固醇注射(ESI)![6]

神经外科医师:我想起了这篇文献,研究对象仅有 55 名患者,这不足以显示有意义。Bicket 等人把一篇荟萃分析与随机对照试验的系统评价进行汇总,主要结果提示应避免手术治疗。这篇文献的结果显示,患者接受 ESI 治疗,短期内(少于 12 个月)手术率可能略有下降,然而,从长期来看或者大于 12 个月,ESI 组和对照组之间手术率似乎并没显著差异。看来你的 Ricky 叔叔不应该等待,并寄希望于这些愚蠢的注射类操作,我认为他需要手术治疗。[7]

总结

听取了两位同事令人信服的论点后,我立即赶回去告诉 Ricky 叔叔,他问了我最后一个问题:"你觉得我应该怎么办?"

感觉这是很关键的问题,我回答说,虽然我在讨论后对这个问题了解了很多,但仍存在争议。似乎 ESI 可能比手术更具成本效益且侵入性更小,然而,毕竟存在风险,所以仍然很难决定,因为从长期来看尚不清楚 ESI 能否避免更具侵入性的措施如手术。

(邓嘉丽 黄轩轩 译,
卞金俊 张鸿飞 校)

参考文献

[1] Gaskin DJ, Richard P. The economic costs of pain in the United States. J Pain. 2012; 13(8): 715 - 724.

[2] McGrath JM, Schaefer MP, Malkamaki DM. Incidence and characteristics of complications from epidural steroid injections. Pain Med. 2011; 12(5): 726 - 731.

[3] Fitzgibbon DR, Posner KL, Domino KB, Caplan RA, Lee LA, Cheney FW, American Society of Anesthesiologists. Chronic pain management American Society of Anesthesiologists Closed Claims Project. Anesthesiology 2004; 100(1): 98 - 105.

[4] Chang-Chien GC, Knezevic NN, McCormick Z, Chu SK, Trescot AM, Candido KD. Transforaminal versus interlaminar approaches to epidural steroid injections: a systematic review of comparative studies for lumbosacral radicular pain. Pain Physician. 2014; 17(4): E509 - 524.

[5] Schaufele MK, Hatch L, Jones W. Interlaminar versus transforaminal epidural injections for the treatment of symptomatic lumbar intervertebral disc herniations. Pain Physician. 2006; 9(4): 361 - 366.

[6] Riew KD, Yin Y, Gilula L, Bridwell KH, Lenke LG, Lauryssen C, Goette K. The effect of nerve-root injections on the need for operative treatment of lumbar radicular pain. A prospective, randomized, controlled, double-blind study. J Bone Joint Surg Am. 2000; 82 - A(11): 1589 - 1593.

[7] Bicket MC, Horowitz JM, Benzon HT, Cohen SP. Epidural injections in prevention of surgery for spinal pain: systematic review and meta-analysis of randomized controlled trials. Spine J. 2015; 15(2): 348 - 362.

硬膜外类固醇注射治疗单侧根性疼痛：经椎间孔入路是否优于经椎板间入路？ 102.

露西亚·戴安娜·沃库勒斯库，托马斯·J.库塞拉，安杰拉·赞加拉

病例

患者：男性，35 岁，因左臀部疼痛并向左下肢放射来医院就诊。疼痛发生在 4 周前，当时患者在遛狗时在冰上滑倒。当时疼痛并不严重，只有左下背部轻微疼痛，他还能站起来走回家。然而在接下来的几天里，症状越来越严重，并影响到生活。疼痛开始放射到左腿外侧到脚尖，伴有烧灼和麻木感。患者到当地医院急诊科就诊，治疗：布洛芬 600 mg 必要时每 6 小时 1 次，环苯扎林 10 mg 每日 3 次。

腰椎磁共振成像（MRI）扫描结果显示：L4/L5 左侧旁中央区腰椎间盘突出，导致左侧侧隐窝狭窄，L5 神经根受压。椎间盘向下脱出约 3 mm，椎间孔无狭窄，关节突关节保持正常。

体格检查时患者明显不适，表现为行走困难、表情痛苦、经常变换姿势，左侧直腿抬高试验阳性，无异常疼痛，无感觉或运动缺陷，反射正常。

患者表示非常希望接受硬膜外类固醇注射治疗，因为他的一个朋友不小心滑雪摔伤了，就是因为接受该治疗从而减轻了疼痛。主治医师也认为硬膜外类固醇注射有助于减轻疼痛，并建议经左 L4 至 L5 椎间孔入路，对单侧神经根症状更有效。然而，一名专培医师最近参加了一个关于经椎间孔入路疗效和安全性的研讨会，提出以下问题：

问题

硬膜外类固醇注射治疗单侧神经根疼痛：经椎间孔入路是否优于经椎板间注射？

专培医师：我非常担心经椎间孔注射类固醇可能引起罕见但致命的并发症，因为通过椎间孔容易扎到神经根周围的动脉。

诸如脊髓梗死继而瘫痪、永久性神经功能损伤、甚至死亡等事件，都有可能因为注射类固醇导致的颗粒栓塞或直接血管损伤、动脉痉挛或血栓形成而发生[1,2]。

经椎间孔入路硬膜外类固醇注射的病例报道有许多，主要是在颈部导致的灾难性神经系统并发症，包括卒中、瘫痪和死亡。同样在腰椎区域也有病例报道，但该水平这些并发症非常罕见[2-7]，而在腰骶部经椎间孔入路手术中，穿刺针刺入血管内（动脉和静脉）的发生率却相对高[1,8]。

经椎间孔类固醇注射非常靠近神经根和脊髓节段动脉，增加了动脉内注射或穿刺针引起血管或神经根损伤的风险。Adamkiewicz 动脉（又称根髓大动脉）起源水平变异较大，85% 的患者在 T9 至 L2 经左侧汇入椎管，但也有异常低位 Adamkiewicz 动脉（甚至低至 S1）的报道，从而增加了该水平相关并发症的风险[4]。

为了避免接近这些结构，经椎板间入路可以降低由于动脉损伤或栓塞引起的脊髓梗死而导致的神经损伤风险。

主治医师：这些是个别情况，非常罕见的事件，仅在病例报道和医疗事故索赔审查中有所提及[9]。确切的发病率仍不知道。目前为止仅有 16 例腰骶部经椎间孔硬膜外注射类固醇激素治疗后出现胸腰段脊髓梗死的报道[10]。每年有数百万

患者进行硬膜外注射,2000~2011 年间,医保患者的这一数量增加了 130%,而腰骶部经椎间孔硬膜外注射的增长率最高(665%)[11,12]。

相比之下,经椎间孔注射可在数字减影血管造影(digital subtraction angiography, DSA)下安全实施[6,8]。非颗粒类固醇配方[9]和/或传统经椎间孔注射技术[1]的替代方法可进一步降低并发症的风险。

专培医师:根据 Chang - Chien 等人发表的一篇对经椎间孔与椎板间技术进行比较的系统回顾,显示两种方法在疼痛或功能改善上并无统计学差异。尽管有部分研究报道经椎间孔入路可能结果较好[14-16],但目前还没有研究证明经椎间孔入路优于经椎板间入路。

主治医师:没错,事实确实是这样。遗憾的是,这些研究受试者数量少且检验效能低。然而,值得注意的是,最近的研究都没有表明经椎间孔注射效果较差,部分研究已经表明了经椎间孔入路在短期和长期内减轻神经根痛的优越性[14-16]。

Gharibo 等人进行的一项前瞻性、随机、盲法研究,比较了椎间盘和经椎间孔硬膜外类固醇注射治疗亚急性下腰背痛伴神经根病变的临床疗效,结论是"至少在最初,与椎板间入路相比,经椎间孔入路硬膜外类固醇注射患者主观感受获得更大缓解"[15]。

我相信,考虑到他的疼痛剧烈程度和强度,针对特定节段硬膜外前间隙和背根神经节附近的病理痛,采取经椎间孔注射,该患者会从中获益。虽然缺乏数据支持,但从临床经验来看,我认为这对他来说是最好的方法。

专培医师:经椎板间方法通常更快,这样你和患者受到的射线辐射更少。根据 Manchikanti 等人的研究[17],经椎间孔入路的射线暴露是椎板间入路的 3 倍。已经发现许多由于射线暴露引起的随机和确定的生物学效应。虽然偶尔接触低剂量医疗射线不会对患者产生显著影响,但介入疼痛医师和手术室工作人员会受到累积效应的影响[18]。

主治医师:是的,你说的是事实。但射线的总暴露量最小,低于平均双视角胸部 X 线检查[17]。由有经验医师进行椎间孔硬膜外注射,遵守射线安全规章,受到的辐射最低,像椎板间硬膜外注射一样安全[17,18]。

总结

尽管硬膜外类固醇注射方法治疗椎间盘病理性根性痛的数量持续且显著增加,但关于两种最常用方法的效果和安全性比较,学界尚未达成共识。经椎板间注射具有快速、耐受性好和发生脊髓梗死潜在风险更小的优点。经椎间孔注射在经验丰富的医师操作下也可安全进行,没有证据表明该方法效果弱于经椎板间入路。多项研究证明[15,16],经椎间孔方法可以在病变神经根水平和受损更重的病变部位行针对性治疗,有助于更好的短期镇痛。与医学的许多方面一样,最终治疗方案有赖于对每位患者症状和病理进行仔细和综合性评估。操作者的培训、专业技能和知识以及对这两种技术相关风险和效益的认识将指导决策。

(邓嘉丽 黄轩轩 译,
卞金俊 张鸿飞 校)

参考文献

[1] Atluri S, Glaser SE, Shah RV, Sudarshan G. Needle position analysis in cases of paralysis from transforaminal epidurals: consider alternative approaches to traditional technique. Pain Phys. 2013; 16: 321 - 334.

[2] Lyders EM, Morris PP. A case of spinal cord infarction following lumbar transforaminal epidural steroid injection: MR imaging and angiographic findings. Am J Neuroradiol. 2009; 30: 1691 - 1693.

[3] Glaser SE, Falco F. Paraplegia following a

thoracolumbar transforaminal epidural steroid injection. Pain Phys. 2005; 8: 309 - 314.

[4] Houten JK, Errico TJ. Paraplegia after lumbosacral nerve root block: report of three cases. Spine J. 2002; 2: 70 - 75.

[5] Kennedy DJ, Dreyfuss P, Aprill CN, Bogduk N. Paraplegia following image-guided transforaminal lumbar spine epidural steroid injection: two case reports. Pain Med. 2009; 10: 1389 - 1394.

[6] Patil M, Huntoon M. Interlaminar and transforaminal therapeutic epidural injections. In: Benzon H, Rathmell JP, Wu CL, Turk DC, Argoff CE, Hurley RW, editors. Practical management of pain. 5th ed. Philadelphia, PA: Elsevier Mosby; 2014. pp. 805 - 815.

[7] Somayaji HS, Saifuddin A, Casey AT, Briggs TW. Spinal cord infarction following therapeutic computed tomography-guided left L2 nerve root injection. Spine. 2005; 30: E106 - 108.

[8] Furman O'Brien EM, Zgleszewski TM. Incidence of intravascular penetration in transforaminal lumbosacral epidural steroid injections. Spine. 2000; 25: 2628 - 2632.

[9] Department of Health and Human Services: Centers for Medicare and Medicaid Services. https://www.cms.gov/Outreach-and-Education/Medicare-Learning-Network-MLN/MLNMattersArticles/downloads/SE1102.pdf. Accessed 6 April 2015.

[10] Manchikanti L, Pampati V, Falco FJE, Hirsch JA. Assessment of the growth of epidural injections in the Medicare population from 2000 to 2011. Pain Phys. 2013; 16: E349 - 364.

[11] Dietrich T, Sutter R, Frolich J, Pfirrmann C. Particulate versus non-particulate steroids for lumbar transforaminal or interlaminar epidural steroid injections: an update. Skeletal Radiol. 2015; 44: 149 - 155.

[12] Chang-Chien GC, Knezevic NN, McCormick Z, Chu SK, Trescot AM, Candido KD. Transforaminal versus interlaminar approaches to epidural steroid injections: a systematic review of comparative studies for lumbosacral radicular pain. Pain Phys. 2014; 17: E509 - 524.

[13] Rathmell JP, Benzon HT, Dreyfuss P, Huntoon M, Wallace M, Baker R, et al. Safeguards to prevent neurologic complications after epidural steroid injections. Consensus opinions from a multidisciplinary working group and national organizations. Anesthesiology. 2015; 122: 974 - 984.

[14] Ackerman WE 3rd, Ahmad M. The efficacy of lumbar epidural steroid injections in patients with lumbar disc herniations. Anesth Analg. 2007; 104: 1217 - 1222.

[15] Gharibo CG, Varlotta GP, Rhame EE, Liu EC, Bendo JA, Perloff MD. Interlaminar versus transforaminal epidural steroids for the treatment of subacute lumbar radicular pain: a randomized, blinded, prospective outcome study. Pain Phys. 2011; 14: 499 - 511.

[16] Schaufele MK, Hatch L, Jones W. Interlaminar versus transforaminal epidural injections for the treatment of symptomatic lumbar intervertebral disc herniations. Pain Phys. 2006; 9: 361 - 366.

[17] Manchikanti L, Cash KA, Moss TL, Pampati V. Radiation exposure to the physician in interventional pain management. Pain Phys. 2002; 4: 385 - 393.

[18] Zhou Y, Singh N, Abdi S, Wu J, Crawford J, Furgang FA. Fluoroscopy radiation safety for spine interventional pain procedures in university teaching hospitals. Pain Phys. 2005; 8: 49 - 53.

三环类抗抑郁药是治疗神经病理性疼痛的最佳一线药物吗？

戴利亚·H.艾尔默夫蒂

病例

患者：男性，72岁，患2型糖尿病7年，四肢持续烧灼痛，日常活动受限。患者自觉身体不如往常，走路更加困难。家人也注意到他似乎更容易跌跌撞撞。初诊医师将他转诊至疼痛诊所，治疗糖尿病周围神经病变。

患者肥胖［体重指数（body mass index，BMI）33 kg/m^2］，血压为138/85 mmHg，静息脉搏为80次/分钟。下肢检查结果显示：正常皮肤色素沉着，足部感觉过敏，足背动脉搏动易触及，但位置觉和单丝试验感觉减退。尽管多次调整胰岛素剂量，但患者血糖控制一直不佳。过去1年中，糖化血红蛋白（HBA1C）水平通常在8%～9%。患者服用加巴喷丁100 mg每天3次，用于治疗神经病理性疼痛，但效果甚微。最近其初诊医师加用阿米替林50 mg以改善疼痛。您建议患者接受糖尿病宣教，并制定饮食和锻炼计划，以帮助他减肥并使其血糖水平正常。您还建议停用阿米替林，因为三环类抗抑郁药（tricyclic antidepressants，TCAs）对老年患者存在不良影响；并建议逐渐增加加巴喷丁剂量，并尝试局部用药如辣椒素或5%利多卡因贴剂。

问题

是否应该使用三环类抗抑郁药（TCAs）治疗老年患者的神经病理性疼痛？

正方：在西方国家，糖尿病是引起周围神经病变的主要原因。多数糖尿病患者人群有不同形式的神经病变，这些病变程度从轻微到严重、致残甚至疼痛难忍，患者非常痛苦且难以治疗。国际疼痛研究协会把神经病理性疼痛定义为"由躯体感觉神经系统损伤引起的疼痛"。神经病理性疼痛对身心健康及生活质量均有负面影响。我同意我们必须采取积极措施预防神经病理性疼痛的发展。糖尿病控制与并发症试验（The Diabetes Control and Complication Trial）和流行病学研究表明，控制血糖可以预防糖尿病周围神经病变。制定饮食和锻炼计划也可以帮助患者减轻体重和改善血糖，但我不同意停用阿米替林。TCAs最初是在20世纪50年代作为抗精神病药引入，但大量随机、双盲和安慰剂对照试验发现其对神经病理性疼痛有效[1]。目前该药的镇痛作用机制仍不清楚。TCAs可抑制去甲肾上腺素和血清素的再摄取，并增强中枢神经系统下行抗伤害的作用；也是N-甲基-D-天冬氨酸受体拮抗剂，可能阻断钠通道。这些药理学特性使TCAs有益于治疗神经病理性疼痛。

反方：TCAs可有助于治疗神经病理性疼痛，如某些患者人群中的糖尿病周围神经病变。阿米替林是叔胺类药物，这些药物用于老年人可能产生相当大的不良反应，主要为抗胆碱能作用（表现为精神状态改变、口干和瞳孔散大）；还可作用于中枢神经系统（如肌阵挛、晕厥），作用于心脏（表现为心动过速、体位性低血压）和胃肠系统（肠蠕动减少）。若患者为老年患者或合并心血管疾病时，必须谨慎使用TCAs。对于年龄超过40岁的患者,使用该药前建议行心电图检查。TCAs 可能加重认知功能障碍、干扰步态导致跌倒率增加,老年患者应用时十分危险。也许我们可以考虑使用不良反应较小的仲胺类 TCAs,如去甲替林或地昔帕明,但需要注意仲胺类会导致烦躁和睡眠紊乱。

正方:我们是否应该考虑从低剂量开始并逐渐滴定增加药量?我可以对患者进行多次随访,评估治疗效果并观察不良反应。TCAs 已经被推荐可用于治疗神经病理性疼痛。多个医学组织(国际疼痛研究协会神经病理性疼痛特别兴趣小组、加拿大疼痛协会和欧洲神经病学学会联合会)已经发表了神经病理性疼痛药物治疗的循证临床指南,其中包括将 TCAs 作为一线治疗选择方案[2-4]。

反方:老年患者神经病理性疼痛的治疗颇具挑战。目前治疗神经病理性疼痛的多数指南都是基于较年轻人群的队列研究得出的证据而制订,应推荐使用循证医学与个性化治疗方案相结合的方法。"没有放之四海而皆准的标准",尤其是涉及 TCAs 和老年患者时。衰老会引起一系列变化,影响药物代谢以及肝脏、肾脏、血液和脂肪的生理变化。临床医师必须意识到潜在药物之间的相互作用以及与 TCAs 相关的中枢神经系统不良反应。药物的不良反应是导致老年患者住院和医疗费用额外增加的一个主要公共卫生问题。

由于存在不良反应,美国老年医学会不建议 60 岁以上的老年患者使用 TCAs,老年患者神经病理性疼痛的药物治疗已有专文描述[5]。由于药物相互作用较少,加巴喷丁可能更适合老年患者,其他药物如辣椒素和 5% 利多卡因全身不良反应或药物相互作用最小,对老年患者来说是一个很好的选择。

总结

由于生理性变化和相关并发症,老年患者神经病理性疼痛的管理对于临床医师而言颇具挑战。了解药理学和患者特异性因素并监测不良反应有助于改善结局。需要实施针对老年患者的试验,据此指导指南的制订,以促进老年人安全和有效的镇痛。

(邓嘉丽　黄轩轩　译,

卞金俊　张鸿飞　校)

参考文献

[1] Saarto T, Wiffen PJ. Antidepressants for neuropathic pain. Cochrane Database of Systematic Reviews 2007, Issue 4. Art. No.: CD005454. doi: 10. 1002/14651858. CD005454. pub2.

[2] Dworkin RH, O'Connor AB, Backonja M, Farrar JT, Finnerup NB, Jensen TS, et al. Pharmacologic management of neuropathic pain: evidence-based recommendations. Pain. 2007; 132: 237 - 251.

[3] Moulin DE, Clark AJ, Gilron I, Ware MA, Watson CP, Sessle BJ, Canadian Pain Society, et al. Pharmacological management of chronic neuropathic pain — consensus statement and guidelines from the Canadian Pain Society. Pain Res Manag. 2007; 12 (1): 13 - 21.

[4] Attal N, Cruccu G, Baron R, Haanpää M, Hansson P, Jensen TS, European Federation of Neurological Societies, et al. EFNS guidelines on the pharmacological treatment of neuropathic pain: 2010 revision. Eur J Neurol. 2010; 17(9): 1113 - 1123.

[5] McGenney BE. Pharmacological management of neuropathic pain in older adults: an update on peripheral and central acting agents. J Pain Symptom Manag. 2009; 38(2 Suppl): S15 - 27.

脊髓刺激器和鞘内泵的风险和益处有哪些?

玛格达莱纳·安尼特斯库,尼拉利·沙-多西

病例

患者:男性,56 岁,按预定的随访时间到达疼痛诊所,患者 2 年前行 L3 至 L5 椎板切除术,术后持续存在背部和神经根疼痛。他的镇痛方案是羟考酮缓释剂,60 mg 每日 2 次,羟考酮速释剂 15 mg 每日 3 次,根据需要加用加巴喷丁、阿米替林和利多卡因贴剂。但仍然疼痛无法返回工作岗位,患者对该镇痛方案并不满意。他要求增加羟考酮的控释量,因为其疗效随着时间推移而降低。腰椎硬膜外类固醇注射和内侧支神经阻滞方法对他也没帮助,物理治疗只能稍减轻疼痛,患者也因轻微抑郁症咨询过精神科医师。在最近的一次就诊中,脊柱外科医师提出了翻修手术方案,但由于第一次手术后效果不佳,患者不愿意接受。住院医师不确定该患者下一步应采取何种治疗方案:增加阿片类药物? 再次手术? 其他治疗选择?

问题

该患者是否应该考虑椎管内植入设备?

正方: 因为其他干预措施的效果有限,下一步应该进行植入式装置的试验。增加阿片类药物剂量不仅不会持续缓解患者疼痛,反而会增加不良反应。腰椎手术失败综合征(Failed back surgery syndrome,FBSS)是脊髓刺激器(spinal cord stimulator, SCS) 或 鞘 内 给 药 系 统 (intrathecal drug delivery system,IDDS)的最常见适应证,因为随后的每次腰椎手术,成功率均会降低,所以应该避免再次手术。诸如药物治疗、物理治疗和硬膜外类固醇注射这些保守治疗方法均宣告失败,显而易见,可植入装置(SCS 或鞘内泵)是适应证。

反方: 我并不完全赞成椎管内植入装置的观念。相关研究比较了脊髓刺激器和再次手术这两种方法,结果显示,虽然前者缓解疼痛所需要的麻醉药更少,但对患者功能、工作或者日常活动并无改变。

正方: 即使功能状态没有改变,但椎板切除术后综合征的患者经植入装置后疼痛评分却显著降低。有研究发现,50 例患者在接受脊髓刺激器和再次手术后随访 3 年,结果表明前者优于后者[1]。19 例 SCS 患者中有 9 例疼痛缓解,缓解率超过 50%,而 26 例再次手术患者中仅有 3 例。与再次手术组相比,SCS 组同时需要其他方法治疗的比率较低(24 例中有 5 例 vs. 26 例中有 14 例)。

反方: 一般而言,FBSS 是放置 SCS 的主要指征,但仔细选择患者是确保成功的唯一措施。SCS 对根性疼痛比肌肉骨骼或椎间盘源性腰痛更有效。该患者亦有抑郁症,而精神疾病会降低 SCS 的疗效。SCS 试验缓解较差的患者(少于 50%疼痛减轻),明尼苏达多相人格量表(Minnesota Multiphasic Personality Inventory, MMPI)抑郁症和躁狂症评分较高,而试验成功的患者评分则较好,能量水平更高。

正方: 腰背痛不应限制可植入装置的使用,对于神经根性病理性疼痛,SCS 可能效果更好,而对于腰背部伤害性疼痛,鞘内给药系统可能是不

错的选择。SCS 植入后疼痛缓解可显著改善抑郁水平。全面的精神病学评估非常必要，但应考虑作为 SCS 植入合适人选综合评估的一部分进行。

反方：我同意在进行针对非癌症疼痛的 SCS 或 IDDS 试验之前需要进行全面评估，但设备植入的风险远超出保守治疗或再次手术。对 SCS 的系统评价显示总体平均不良事件发生率为 36%[2]，最常见的并发症是植入器导线移位或断裂，占并发症的 22%，感染率为 3%～4%，异常刺激为 2%，植入部位疼痛为 8%。硬膜外腔内植入导线后，还存在神经损伤的可能性[2]。

不仅操作和设备存在风险，而且如果 SCS 失效或内部脉冲发生器电池故障或无法充电，患者也需承担再次手术更换电池的风险。此类患者也不能行磁共振（MRI）检查。考虑到这些风险，我想知道在 SCS 试验之前进行手术翻修是否可以避免一些潜在的并发症。

正方：许多制造商一直致力于设备设计，以减少植入系统的不良事件。新的柔韧导线可减少移位和破损，应用 1.5T 的 MRI 安全技术，使得有脊髓植入设备患者的影像学诊断亦成为可能。若发生感染，则应将设备取出并用抗生素抗感染。导线植入相关的神经损伤非常少见，植入前可通过影像学方法来定位可纠正的脊柱病变，从而避免该类并发症。如果 SCS 在疼痛发作后 2 年内植入，此类患者的效果更好，成功率可高达 85%；对于长期疼痛（15 年或更长时间），有效率仅为 9%[3]。

反方：我们还没有谈及麻醉性镇痛药的需要量，鉴于患者已经在使用大剂量镇痛药以及合并有伤害性和神经病理性疼痛，我们或许应该讨论一下其他治疗方案。较大剂量的羟考酮仍存在镇痛不全。该患者是否出现了麻醉性镇痛药的不良反应？植入设备之前，另一种可行方案是更换阿片类药物，甚至停用阿片类药物，该方案可以将他的疼痛减轻到可耐受的水平，从而避免再次手术或器械植入。

正方：患者的阿片类药物用量确实令人担忧，但 IDDS 或许可以解决这个问题，因为它可以通过作用于疼痛的原发部位，即胶质区阿片类受体，从而减少阿片类药物的不良反应。

停用阿片类药物对于该患者也会有益处。在鞘内治疗前数周停用口服阿片类药物的患者获得了更佳的结果。甚至在鞘内试验之前停用一半的阿片类药物，然后在置入永久性植入物之前完全停药同样显示有益处。

反方：停用阿片类药物代之以低剂量开始鞘内给药，尚不清楚该方法是否科持续降低不良反应。永久性 IDDS 患者也需口服阿片类药物。有研究发现，与基础值相比，6 个月时，65% 的患者减少或停用了全身阿片类药物，但在 12 个月时，这一比例仅为 43%，意味着尽管有可植入装置，近一半的患者仍需口服阿片类药物[4]。最有可能的是，如果患者不重新开始使用全身性阿片类药物，他们将需要更大的鞘内剂量，与 24 个月时的初始剂量相比，平均增加 2.6～7.4 倍[4]。这些数据表明，随着时间的推移，IDDS 的疗效会下降，使用 SCS 或 IDDS 患者，重返工作岗位的人数没有显著增加。

与 SCS 一样，植入物的安装操作和设备本身也会带来并发症。IDDS 的潜在并发症包括：需要导尿的尿潴留、注射部位疼痛和体位性头痛。使用永久性 IDDS，并发症包括伤口感染、脑膜炎、泵移位、恶心/呕吐，尿潴留和瘙痒，还存在与导管相关性并发症，例如移位和肉芽肿形成，通常每 4～7 年需要更换一次电池。也有因为鞘内吗啡过量误入与脑脊液直接相连的入口导致死亡的数例病例报道。鞘内泵补充较为频繁（每 2～3 个月），可能发生吗啡皮下注射。鞘内阿片类药物的生理性不良反应包括性腺功能减退、闭经、性欲减退和勃起功能障碍[5]。

总结

　　可植入装置是用于有临床适应证患者的有效治疗措施，仔细选择患者对于确保这些设备（无论是 SCS 还是 IDDS 例如鞘内泵）的成功至关重要。SCS 在残余神经根性病理性疼痛中可能更有效，而 IDDS 可能在伤害性疼痛中更有效。由于这些装置被认为是"永久性的"，因此每个考虑使用可植入装置的患者均应接受全面评估：详细询问病史、体格检查、影像学和精神病学检查。疼痛减少超过 50% 被认为是两种装置使用成功。植入 SCS 或 IDDS 会带来并发症，因此，在治疗前应该充分告知患者。

（邓嘉丽　黄轩轩　译，
卞金俊　张鸿飞　校）

参考文献

［1］North RB，Kumar K，Wallace MS，Henderson JM，Shipley J，Hernandez J，et al. Spinal cord stimulation versus re-operation in patients with failed back surgery syndrome：an international multicenter randomized controlled trial（EVIDENCE study）. Neuromodulation. 2011；14（4）：330 - 335（discussion 335 - 336）.

［2］Veizi E，Hayek S. Interventional therapies for chronic low back pain. Neuromodulation. 2014；17：31 - 45.

［3］Kumar K，Taylor RS，Jacques L，Eldabe S，Meglio M，Molet J，et al. Spinal cord stimulation versus conventional medical management for neuropathic pain：a multicentre randomised controlled trial in patients with failed back surgery syndrome. Pain. 2007；132（1 - 2）：179 - 188.

［4］Wilkes D. Programmable intrathecal pumps for the management of chronic pain：recommendations for improved efficiency. J Pain Res. 2014；7：571 - 577.

［5］Turner J，Sears J，Loeser J. Programmable intrathecal opioid delivery systems for chronic noncancer pain：a systemic review of effectiveness and complications. Clin J Pain. 2007；23：180 - 195.

如何确定患者是否存在阿片类药物引起的痛觉过敏?

戴利亚·H.艾尔默夫蒂

病例

患者,白人女性,40 岁,因转移性直肠癌行腹会阴联合直肠切除手术:后路阴道切除术和皮瓣重建术。手术前她接受了几轮化疗和放疗。患者诉直肠区疼痛非常剧烈且持续,肠蠕动和坐位时加重。每天服用硫酸吗啡缓释片 200 mg 每日 2 次。这次因突发严重骨盆疼痛和右脚无力而入院治疗。计算机断层扫描显示肿瘤在腹腔和盆腔内广泛扩散,并且有腰骶丛压迫,不能再选择手术和放化疗。随着口服和静脉注射阿片类药物剂量不断增加,疼痛仍未得到有效控制。由于缺乏疗效,他们决定开始用鞘内吗啡注射试验,该试验在滴定后几天疼痛仍未得到缓解,还需要通过口服和静脉氢吗啡酮来缓解爆发痛。此后 24 小时内,患者疼痛更加严重。每天 30 mg 鞘内吗啡注射,但疼痛仍非常剧烈。患者诉全身疼痛,伴有烦躁和精神错乱发作。您怀疑患者可能患有阿片类药物引起的痛觉过敏,建议减少阿片类药物剂量并开始亚麻醉、低剂量氯胺酮输注,因为氯胺酮作为 N-甲基-D-天冬氨酸(NMDA)受体拮抗剂,可抵消痛觉过敏。您的临终关怀/姑息治疗同事认为这是一个阿片类药物耐受的病例,并且主张继续增加鞘内注射吗啡的剂量。他指出,没有足够证据证明人类存在阿片类药物引起的痛觉过敏。

问题

是否存在阿片类药物引起的痛觉过敏或者这只是一种假设?

正方:医学史上确实提到过阿片类药物引起的痛觉过敏。19 世纪 70 年代,英国医师 Thomas Clifford Allbutt 质疑过静脉注射吗啡对止痛的益处。他说:"吗啡看上去所缓解的疼痛是否正是由于吗啡本身所引起的呢?"由此阿片类药物引起的痛觉过敏备受关注,正在进行的诸多研究试图了解这种疾病。这是一种互相矛盾的现象,疼痛强度随着阿片类药物治疗反而增加。痛觉过敏被国际疼痛研究协会定义为对正常疼痛刺激反应增高的疼痛,痛觉超敏(allodynia)是对正常情况下的无痛刺激感到疼痛,痛觉过敏和痛觉超敏均表示患者在接受阿片类药物治疗时诱发的高度痛觉敏感状态。研究表明,在术后疼痛、癌症疼痛、慢性非恶性疼痛和健康受试者试验中均存在痛觉过敏现象[1]。

反方:支持阿片类药物诱导人类痛觉过敏的证据尚不足。在术后疼痛和健康受试者研究中,通过给予短效阿片类药物,并在停用药物后进行阿片类药物诱导的痛觉过敏检测[1]。疼痛的增加可能来自阿片类药物戒断症状或者甚至是急性药物耐受。有多种因素可以解释为什么即使加大药物剂量,患者却感觉越来越痛。一般而言,癌症患者因疾病进展会产生非常剧烈的疼痛。影像学已显示该患者癌症病情蔓延,她也已经服用长效阿片类药物数月,可能机体已产生了耐药性,因此需要更大量的药物才能达到可接受的镇痛水平。阿片类药物诱导的耐药性是一种对药物进行性缺乏反应的生理过程,需要增剂量才能达到同等程度的镇痛效果。药物剂量反应曲线右移。药代动力学变化期间,代谢速度提高是加快药物消除的原因,药效学变化会导致阿片受体数量下调或脱敏。阿片受体与G蛋白连接,G蛋白被激活,其产生环腺苷3′,5′-单磷酸的量减少并抑制Na^+和Ca^{2+}内流,长此以来,G蛋白功能发生变化,可导致脱敏和产生阿片类药物耐受。因此,阿片类药物的应用导致疼痛加剧的原因可能仅仅是由于药理学原因或是遗传影响导致的阿片类药效缩减,我们应该增加剂量或给予不同的阿片类药物。

正方: 虽然长期服用阿片类药物可诱发阿片类药物耐受,但它也可引起阿片类药物诱发的痛觉过敏,它们在临床上的区别颇具挑战。即使鞘内吗啡注射剂量增加,患者的疼痛依旧,并且疼痛范围扩大。如果这是阿片类药物诱导引起的耐受,那么她的疼痛应该随着阿片类药物剂量递增而改善,且局限于其原发位置。若是阿片类药物诱发的痛觉过敏,那么尽管增加阿片类药物的使用,但患者疼痛仍在增加。这种矛盾的现象是一种高敏状态,表现为痛觉过敏和痛觉超敏——是一种与正常痛觉存在数量差异且疼痛定位与最初主诉不一致的异常感觉。该患者显然有阿片类药物引起的痛觉过敏,因为她的疼痛不再局限于骨盆区域,而是扩展为"全身疼痛"。

反方: 我并不完全苟同。基于结构化的循证综述表明,没有足够证据支持阿片类药物在人类身上可诱发痛觉过敏[2]。阿片类药物诱导痛觉过敏的机制甚至还不完全清楚,如果机制未完全了解,那么您如何证明治疗的合理性呢?

正方: 你说的对。正如许多其他疼痛疾病状态的机制一样,阿片类药物诱导痛觉过敏的确切机制尚不清楚。但是,越来越多的来自基础科学的病理生理学证据更倾向于支持阿片类药物能诱发痛觉过敏:可能与中枢谷氨酸能系统、脊髓强啡肽、下行易化、遗传影响以及伤害性神经递质的反应性增加等生理机制相关[3]。中枢兴奋性神经递质谷氨酸可激活NMDA受体。通过在脊髓背角中诱导

NMDA受体介导细胞死亡,提示长期使用吗啡会引起神经毒性。长期使用(μ)受体激动剂可增加脊髓强啡肽的水平,从而增加兴奋性神经肽的释放[3]。来自延髓腹内侧髓质下行易化系统的激活可触发脊髓伤害性处理并增加兴奋性神经肽的释放[3]。儿茶酚-O-甲基转移酶的遗传变异也可能影响中枢性疼痛的处理[3]。阿片类药物诱导的痛觉过敏和阿片类药物耐受是两种截然不同的现象,均可导致难以控制的疼痛。多数医师的第一反应是增加阿片类药物剂量,如果没有改善,应考虑阿片类药物诱导的痛觉过敏。停止或降低阿片类药物剂量可以减轻疼痛。也推荐轮换阿片类药物进行治疗,如美沙酮等具有独特的药性,可以缓解阿片类药物引起的痛觉过敏,也推荐使用NMDA受体拮抗剂如氯胺酮。

总结

阿片类药物诱导的痛觉过敏可能是对阿片类药物剂量递增无反应的原因,但仍缺乏支持该临床现象的证据。已发表的少数研究无法进行复制,可能是由于缺乏一套明确的阿片类药物诱导痛觉过敏的临床诊断标准。因此,必须在进行临床试验之前确定诊断标准。

(邓嘉丽 黄轩轩 译,
卞金俊 张鸿飞 校)

参考文献

[1] Eisenberg E, Suzan E, Pud D. Opioid-induced hyperalgesia (OIH): a real clinical problem or just an experimental phenomenon? J Pain Symptom Manag. 2014; 49(3): 632-635.

[2] Fishbain DA, Cole B, Lewis JE, Gao J, Rosomoff RS. Do opioids induce hyperalgesia in humans? An evidence-based structured review. Pain Med. 2009; 10(6): 829-839.

[3] Lee M, Silverman S, Hansen H, Patel V, Manchikanti L. A comprehensive review of opioid-induced hyperalgesia. Pain Physician. 2011; 14: 145-161.

治疗围术期神经病理性疼痛，药物可以减少急性和慢性术后疼痛吗？

奥马尔·拉希德·库雷什，希塔尔·帕蒂尔

病例

患者：女性，护士，55 岁，因乳腺癌行双侧乳房切除和重建术。由于放化疗治疗失败，她现在正在接受手术治疗。接受放射治疗后出现慢性触痛症状，于是她在 PubMed 查找了一些相关研究。她手中拿着一篇最近发表在《*Pain Medicine*》杂志上的文章，这篇文章指出高达 60% 的女性在乳房切除术后出现慢性疼痛[1]。

减少急性和慢性术后疼痛对于麻醉医师和外科医师来说都具有挑战性。患者（明显知情的）问你，"围手术期使用加巴喷丁能减轻我的急性和慢性术后疼痛吗？"

你也不确定，所以求助两位同事 Hypnos 博士和 Narkos 博士，他们经常在会议厅进行学术性辩论，都是疼痛治疗专家，但经常观点不一。

问题

加巴喷丁可以减少术后阿片类药物用量吗？

正方：Hypnos 博士首先说，加巴喷丁可以阻止神经病理性疼痛和术后疼痛中出现的神经变化。加巴喷丁与电压门控钙通道的 α(alpha)-2δ(delta) 亚基结合，减少伤害性神经递质如谷氨酸、P 物质和去甲肾上腺素的释放。任何有助于减少阿片类药物使用的方法都可以帮助这位患者。如您所知，阿片类药物可导致呼吸减慢、恶心、呕吐和便秘，从而限制其使用。此外，长期使用会引起痛觉过敏，进一步阻止临床医师过多应用该类药物。显然，阿片类药物是把双刃剑。

"伊斯坦布尔的一项研究分析了 60 名接受剖腹子宫切除术的患者，将其随机分为 3 组：安慰剂组、术前使用加巴喷丁 1 200 mg 组和术中输注氯胺酮组，最终指标是患者自控镇痛（patient-controlled analgesic，PCA）吗啡的用量。术前接受加巴喷丁治疗的患者吗啡使用量比安慰剂组减少 42%，与阿片类药物相关的不良反应更少，例如恶心、呕吐、瘙痒和便秘[2]。"

反方：Narkos 博士反驳道："该研究仅纳入 60 名患者[2]。您不应该根据如此小样本量的研究来改变做法。一项加巴喷丁在全髋关节置换术患者的研究可以反驳这些结论。多伦多的 Clarke 等学者通过一项随机双盲试验分析了 126 个样本，患者随机分为 3 组：安慰剂组、术前应用加巴喷丁组和术后应用加巴喷丁组。每名患者都接受了乙酰氨基酚、塞来昔布和地塞米松给药，并在手术间就给予吗啡 PCA 泵，结果显示接受 600 mg 加巴喷丁治疗的患者吗啡用量或疼痛评分并未降低[3]。"

"Paul 等人观察术后持续使用加巴喷丁是否会减少阿片类药物用量。纳入 102 例接受全髋关节置换术的患者，随机分成两组，一组接受术前加巴喷丁（200 mg 每日 3 次，连用 2 日），另一组为安慰剂组。结果发现，两组 72 小时吗啡需要量无显著差异，令人意外的是安慰剂组满意度更高[4]！显然，这也是小样本量研究，最后的大型研究尚未完成！"

问题

你接着问，"那么，加巴喷丁真的能减少慢性术后疼痛（chronic postsurgical pain，CPSP）的发生率吗？"

正方：Hypnos 博士迅速回答："肯定能。CPSP 可能对患者的整个生活质量产生不利影响。因此，我们需要尽一切努力防止 CPSP。目前认为导致慢性术后疼痛的原因与神经病理性疼痛有关的神经机制相同[5]。因此，已被反复证实可有效治疗神经病理性疼痛的加巴喷丁，也已被用于预防和治疗 CPSP。"

"多项研究显示，即使在术前应用单次剂量的加巴喷丁也可降低其发生率！Sen 等人也在 *Pain Medicine* 上发表了一篇研究，分析了剖腹子宫切除术后 1 个月、3 个月和 6 个月后疼痛的发生率，结果发现手术前加用 1 200 mg 加巴喷丁可使慢性术后切口疼痛的发生率显著减少[2]。我们在临床上随时可遇到 CPSP 切口疼痛患者。所以相信我，预防远比发生后治疗要容易得多。Brogly 等人研究了 50 名接受全甲状腺切除术患者的 CPSP 发生率，结果显示，接受单次剂量加巴喷丁治疗的患者在 6 个月内发生慢性疼痛的可能性显著低于安慰剂组（4％ vs. 30％）[6]！"

"事实上，我还记得一项研究证实加巴喷丁对乳腺外科手术患者的 CPSP 同样有效。Fassoulaki 等人的研究表明，乳腺癌手术后 8 天内接受 1 200 mg 加巴喷丁治疗的患者，手术后 3 个月发生慢性疼痛的可能性较小（82％ vs. 45％）[7]。"

反方：你看到 Narkos 博士眼珠转动。"我不相信，"他坚定地说，"虽然加巴喷丁可有效治疗神经病理性疼痛，但其在慢性术后疼痛中的作用尚未确定。许多证实其用于预防 CPSP 的研究存在缺陷，因为他们将加巴喷丁与其他镇痛方式如神经阻滞剂或非甾体类抗炎药（NSAID）联合使用，所以你不能只认为这是加巴喷丁的作用。同样，Sen 等人的研究样本量只有 60 名患者。这都不是什么大型的随机对照试验！Ucak 等人研究分析了正中胸骨切开＋冠状动脉旁路移植术患者 CPSP 的发生情况，发现接受加巴喷丁治疗的患者在 1 个月和 3 个月时的慢性疼痛发生率无差异[8]。前几天，我有一名转诊患者，他在手术前后每天都服用加巴喷丁 3 次，仍然发生严重的胸骨切开术后慢性疼痛。另一项研究也发现了类似结果，该研究分析了单次 1 200 mg 剂量加巴喷丁对接受全髋关节置换术后患者发生慢性疼痛的影响，结果发现加巴喷丁给药后慢性术后疼痛或焦虑和抑郁评分的发生率无差异[3]。"

正方：Hypnos 博士回答说："好吧，我可不会全盘否定！仅仅因为加巴喷丁对骨痛没有帮助就否定它不适用于涉及软组织的外科手术。虽然我们还没有科学地证明这一点，但这两种类型的疼痛机制可能涉及略有不同的受体或通路。"

问题

使用加巴喷丁可以降低手术后阿片类药物引起的不良反应发生率吗？

正方：Hypnos 博士迅速回应说："请记住，可选择其他方案如使用阿片类药物来控制她的疼痛。相比之下，加巴喷丁更有利，通常不良反应更轻。一项分析加巴喷丁在接受冠状动脉搭桥手术患者中使用的研究发现，加巴喷丁在术后时间段内耐受性良好，最常见的症状是轻度恶心和呕吐，且易于处理[8]。Turan 等人发现术前单剂量给予巴喷丁实际上减少了与吗啡相关的部分不良反应，如尿潴留和呕吐[9]。"

反方：Narkos 博士紧接着说："但你没有提到加巴喷丁确实有明显的剂量限制性不良反应，这往往不能获得较好的治疗效果。我在疼痛诊所一直有看到这种现象，最常见的不良反应是嗜睡和头晕，不仅影响生活质量，而且在老年患者中尤其危险。这种担心使许多临床医师不愿在围手术期使用加巴喷丁[10]。"

"我们来看一个大型荟萃分析,它仅次于巨大型数据库研究,这是我们现有的最好证据。Clivatti等人观察了26项随机对照试验,并评估了仅术前接受加巴喷丁患者和术前术后均接受加巴喷丁患者的疗效比较。仅术前接受加巴喷丁时,部分研究表明恶心、呕吐和镇静增加。术前和术后均接受加巴喷丁治疗的患者中,镇静和头晕的发生率较高[11]。与安慰剂组对比,Compton等人发现加巴喷丁组的恶心和头晕发生率明显较高[12]。"

"还需要注意突然停药后会出现的戒断综合征[13]。这些症状通常类似苯二氮䓬类药物和酒精戒断所引起的症状:躁动、焦虑和癫痫发作[14]。因此,推荐应逐渐减少长期应用加巴喷丁患者的剂量[15]。"

总结

回到患者身边,我思考着所有信息。我知道加巴喷丁一直以来用于治疗和预防神经病理性疼痛,似乎也可用于预防慢性术后疼痛。其如何降低CPSP的确切机制仍不清楚,但许多研究已经证实它能够减少阿片类药物的使用及其相关不良反应,并降低术后几个月疼痛评分。加巴喷丁的部分不良反应值得关注,其应用也因此受限,其中多数不良反应可以耐受。我可以将这些风险告知患者。

支持加巴喷丁用于急性和慢性术后疼痛的数据仍处于早期研究阶段,尚需深入研究。值得注意的是,除了加巴喷丁之外,联合使用其他镇痛药可能影响研究结果。尽管如此,我仍然认为围术期使用加巴喷丁可能在减少急性和慢性术后疼痛方面发挥重要作用,也许今天对该患者来说值得一试。现在对她的问题已经有了更多答案,于是我自信地走到她的床边。

（邓嘉丽　黄轩轩　译,
卞金俊　张鸿飞　校）

参考文献

[1] Fecho K, Miller NR, Merritt SA, Klauber-Demore N, Hultman CS, Blau WS. Acute and persistent postoperative pain after breast surgery. Pain Med. 2009; 10(4): 708 - 715.

[2] Sen H, Sizlan A, Yanarates O, Emirkadi H, Ozkana S, Dagli G, et al. A comparison of gabapentin and ketamine in acute and chronic pain after hysterectomy. Pain Medicine. 2009; 109(5): 1645 - 1650.

[3] Clarke H, Pereira S, Kennedy D, Andrion J, Mitsakakis N, Gollish J, et al. Adding Gabapentin to a multimodal regimen does not reduce acute pain, opioid consumption or chronic pain after total hip arthroplasty. Acta Anaesthesiol Scand. 2009; 53: 1073 - 1083.

[4] Paul J, Nantha-Aree M, Buckley N, Shahzad U, Cheng J, Thabane L, et al. Randomized controlled trial of gabapentin as an adjunct to perioperative analgesia in total hip arthroplasty patients. Can J Anesth. 2015; 62(5): 476 - 484.

[5] Melemeni A, Staikou C, Fassoulaki A. Gabapentin for acute and chronic post-surgical pain. Signa Vitae. 2007; 2(1): 42 - 51.

[6] Brogly N, Wattier JM, Andrieu G, Peres D, Robin E, Kipnis E, et al. Gabapentin attenuates late but not early postoperative pain after thyroidectomy with superficial cervical plexus block. Anesth Analg. 2008; 107: 1720 - 1725.

[7] Fassoulaki A, Triga A, Melemeni A, Sarantopoulos C. Multimodal analgesia with gabapentin and local anesthetics prevents acute and chronic pain after breast surgery for cancer. Anesth Analg. 2005; 101: 1427 - 1432.

[8] Ucak A, Onan B, Sen H, Selcuk I, Turan A, Yilmaz A. The effects of gabapentin on acute and chronic postoperative pain after coronary artery bypass graft surgery. J Cardiothorac Vasc Anesth. 2011; 25(5): 824 - 829.

[9] Turan A, Karamanlioğlu B, Memiş D, Hamamcioglu MK, Tüken-mez B, Pamukçu Z, et al. Analgesic effects of gabapentin after spinal surgery. Anesthesiology. 2004; 100(4): 935 - 938.

[10] Beal B, Moeller-Bertram T, Schilling JM, Wallace MS. Gabapentin for once-daily treatment of post-

herpetic neuralgia: a review. Clin Interv Aging. 2012; 7: 249 - 255.

[11] Clivatti J, Sakata RK, Issy AM. Review of the use of gabapentin in the control of postoperative pain. Rev Brasil Anestesiol. 2009; 59(1): 87 - 98.

[12] Compton P, Kehoe P, Sinha K, Torrington MA, Ling W. Gabapentin improves cold-pressor pain responses in methadone-maintained patients. Drug Alcohol Depend. 2010; 109(1 - 3): 213 - 219.

[13] Norton JW. Gabapentin withdrawal syndrome. Clin Neurophar-macol. 2001; 24(4): 245 - 246.

[14] Barrrueto F, Green M, Howland A, Hoffman RS, Nelson LS. Gabapentin withdrawal presenting as status epilepticus. J Toxicol. 2002; 40 (7): 925 - 928.

[15] Tran KT, Hranicky D, Lark T, Jacob NJ. Gabapentin withdrawal syndrome in the presence of a taper. Bipolar Disord. 2005; 7(3): 302 - 304.

尿液药物检测对慢性阿片类药物治疗患者来说是个好方法吗?

107.

齐拉格·D. 沙,M. 法哈德·卡恩,大卫·S. 郑

病例

46岁的安德森先生来你的疼痛诊所做初步评估。他患有慢性下腰背痛10年,现主诉腿部出现新的电击样闪痛,他在数年前接受过几次硬膜外类固醇注射治疗,刚开始疼痛短暂缓解,但现在感到持续不适。初诊医师(primary care physician,PCP)一直在给他使用镇痛药(盐酸羟考酮和对乙酰氨基酚片剂)减轻症状。他最近搬到离你医院很近的地方,并希望你可以成为他的诊治医师。

您是一位新上任的疼痛医师,专科培训后第一年,工作也非常繁忙。您了解到安德森先生在一家高端私募股权公司工作,并经常出差,工作压力和频繁出差似乎都加剧了他的症状。考虑到来往路途较远,他不怎么想去原来的 PCP 那里就诊,也正在找一个新的 PCP,但在找到下一位 PCP 之前,他希望你能临时给他开镇痛药(盐酸羟考酮和对乙酰氨基酚片剂)。通过浏览他的药物服用表,你注意到他过去曾尝试过许多镇痛药,如布洛芬、曲马朵和对乙酰氨基酚与可待因,他觉得这些药物没有效果或不能耐受,坚持认为羟考酮/对乙酰氨基酚是"唯一有效的药物"。

你决定与同事 Brown 博士讨论,他也是管理合伙人。你重点询问了获取尿液药物筛查的流程,并且知道这不是组内的标准做法。Brown 博士不鼓励你进行这些检测,他认为没有必要。他向你保证患者值得信赖而且可靠。另外,常规预约尿液药物测试过于费时。他认为这样做对诊所

工作也不利,因为有些患者会因此反感甚至感觉受到潜在冒犯。

问题

为慢性疼痛患者开具阿片类药物处方之前,是否应该进行尿液药物检查?

正方: 任何一位新患者来专科门诊就诊时,都应该尽可能多地获取患者信息和现病史。有时可以与患者简单交谈并向他询问症状或转诊原因。有时可以通过阅读手术报告、回顾影像学检查或者解读电生理诊断报告来了解患者病情。全面病情追踪的目的是尽可能为患者提供最好的治疗。

不应轻率地考虑给患者开具阿片类药物处方,必须深思熟虑,因为这些药物可能对患者及其周围的人造成潜在危害。因此,开具这类药物之前,我会尽可能全面了解情况。获得尿液药物筛查是一种重要途径。

反方: 尿液药物筛查可以提供有用的信息,我并不反对这一点。但是获取尽可能多的信息,这个理由并不能证明这个做法是正确的。每个单纯的腰背痛患者都需要做腰椎磁共振成像检查吗?每个腿部有麻木或刺痛感患者都要做电生理检查吗?没人会质疑在合适的病例中做这些检测的价值。然而如果作为常规检查,不仅过度,而且耗时、费用昂贵。我只会让患者做可能改变我治疗方法的检查。

除了流程问题,尿液药物检测结果的解读通常并不明确,经常出现假阳性和阴性结果。因此,

根据这些结果来更改临床治疗方案可能存在风险。我还发现,这样做增加医患关系的压力,而这在疼痛医学方面尤为重要。

回到安德森先生的病例,显然有许多不合理之处。由所在州赞助的处方监测项目可以追踪到他最近的用药情况。如果你觉得他现在的镇痛处方不合理,我相信,即使尿液药物筛查结果为阴性,也未必会帮到你。

正方:开具阿片类药物处方存在"4A"指导原则,具体是指:① 镇痛;② 药物不良反应;③ 日常生活活动能力;④ 异常行为。

虽然有许多方法可以筛查异常行为,但尿液药物筛查是一种相对容易和客观的措施。也可以对患者进行针对性筛查问卷调查,例如疼痛患者筛查和阿片类药物评估量表(Screener and Opioid Assessment for Patients with Pain,SOAPP)、阿片类药物风险工具表(Opioid Risk Tool,ORT)。

虽然获得尿液药物筛查确实增加了整体医疗成本,但我认为这需要在保护患者和医师之间取得平衡。由于执法部门和其他监管机构都在追查药物转移的处方者和使用者,我认为尿液药物筛查是避免不必要风险的好方法。

反方:这些都是好的和有效的想法。我知道时代变迁,自从我完成专科培养后,可能有新的证据和建议出现。我知道你只是想帮忙,但要说服我们的其他同事改变他们的做法将会费尽周折。为此你能花点时间看看这方面的最新文献吗?

后续

在医学图书馆阅读了一些资料后,第二天你回来分享你的收获。

正方:我昨晚做了一些调查,发现医师常常成为所谓的"真相偏见"的受害者。医师觉得他们没有理由不相信自己的患者。许多同行评议的研究都对这一观点进行了详细审查。有趣的是,疼痛患者对非法和非处方受控药物的报告往往并不可靠[1]。相信患者的话会让我们承担责任。相反,建议临床医师在开始慢性阿片类药物治疗(chronic opioid therapy,COT)之前,使用除主观观察之外的客观数据。这些数据包括药品数量、处方监测项目、异常行为监控(例如经常丢失药物)、心理评估和基线/随机尿液药物筛选(urine drug screens,UDS)。有回顾性研究分析了非法药物或非处方药物和尿液药物筛查阳性和行为危险信号的相关性:21%没有行为问题的患者发现与 UDS 结果并不一致。相反,对于 UDS 结果和所使用处方药一致的 UDS 患者,结果发现14%有行为问题[2]。因此,应该联合使用这些方法共同为医师提供信息以做出最佳临床决策[1]。

反方:谢谢你为此去查找资料,希望它没有占用你整个晚上。但我们可以花多少时间在每位患者身上呢?不能说单独进行其中的某些测试,就足以确定患者是否会滥用阿片类药物吧?

正方:这里有很多不同的心理测试,但最好的心理测试是 SOAP-R,能正确识别70%~77%最终可以出院的患者,遗憾的是,它无法鉴定剩余的23%~30%[1]。但是,当与 UDS 以及其他客观数据一起使用时,可以降低此百分比。通过这种方式,UDS 有助于缩小可能存在的差距或最终促使患者出院。

反方:对每位患者进行 UDS 检查真的有必要吗?从成本效益看是否划算?

正方:2005 年美国滥用阿片类药物的费用为95 亿美元[1]。查看全国不同疼痛诊所样本后,我们可通过上述测试将患者分为低风险、中度风险和高风险人群,随机分配接受不同频率的 UDS 检测。显然,高风险患者比低风险患者筛查的频率更高。根据这些测试结果,患者分组可随时调整[3]。通过对患者进行分层,可以有效地将医疗费用用于需要更严格监督的患者。此外,慢性阿片类药物治疗的结构化流程可以帮助识别滥用者并减少药物的并发症,最终有助于降低整体医疗成本。遗憾的是,目前缺乏成本效益的数据。

反方:我担心的另一个问题是,突然让患者进行 UDS 检查可能损害医患关系和彼此信任。要求进行随机 UDS 检查会不会让他们感觉自己像吸毒成瘾者?

正方:我同意让患者进行 UDS 检查会令他们反感,但如果解释清楚,这些问题都可以解决。如果我们尽早清楚的说明临床行为规则,并解释这是我们阿片类药物协议的一部分,就不会让人感到唐突[3]。这也被证实可以减少伤害、暴力和夜间电话骚扰。一旦推行 UDS 检查,患者满意度也会显著提高[4]。此外,如果患者表现良好并坚持治疗计划,患者可能会感觉到与医师的联系更紧密。另一方面,如果患者拒绝接受 UDS,那么他的行为就值得怀疑[1]。

反方:你能告诉我 UDS 的有效性吗?我们如何处理假阳性?

正方:有几种方法可以避免假阳性。开始基础 UDS 之前,我们询问患者最后一次服用了哪些处方药以及这周还服用了什么其他药物。如果 UDS 结果不一致,我们可以采取措施查找原因。重要的是要了解用来检测 UDS 的实验方法和检测类型。确实,常用来进行 UDS 检测的酶免疫法(EIA)不太准确。然而,EIA 便宜又快速,主要局限在于无法区分同一类药物[1]。

UDS 检测的金标准是气相色谱/质谱(GC/MS)或液相色谱(LC)法,通常用来确诊[3]。因此,我们可以先进行 EIA 法检测,仅在必要时再行 GC/MS 法检测。这样,我们就能更有效地分配费用。医师应该充分理解代谢物和临界值以及肌酐浓度分析[5],这样会避免不必要的检测。UDS 价格昂贵,EIA 测试加确诊检测的价格从 300~2 500 美元不等[6]。

反方:收集所有这些信息真的有必要吗?我没看到能改变我治疗方法的信息。我们社区的治疗标准是什么?如果我们不这样做,会有法律责任吗?

正方:如果我们统一且系统地使用 UDS 检测,需要改变治疗时可提供有用且准确的信息。此外,如果药物开给了高危的成瘾患者,你就需要在法庭上为该治疗进行辩护。如果临床医师遵循符合社区标准的标准化方法,有助于降低法律风险。

总结

该领域的法医诉讼仍在探索建立阶段。医务人员疏忽往往是医疗事故诉讼的症结所在。为了证明医务人员存在错误,检方需要确定几个要素,包括医师和患者之间存在医患治疗关系,医师对患者的诊疗偏离了标准,这种偏离导致患者受到损害,而患者确实受到了伤害。对这些受到伤害的辩护和证据解释的处理因州而异。多数情况,法律系统不会起诉遵循临床诊疗规范或临床标准的医师。虽然支持使用 UDS 检测的研究和证据数量很少,但疼痛和药物成瘾专家、专业协会和监管机构认可这种检查,认为可以将其作为 COT 治疗 3 个月以上患者的标准医疗检查[7]。有些人可能会说,很少有证据支持这种做法,他们不需要遵循。但这种情况下很难说什么时候会违背现有的医疗"标准"。此外,无论指南如何,当检测的益处超过成本时,仍然存在医师可能需要承担责任的情况。例如,如果这种测试便宜且易于操作(如UDS),并且可以提供信息以防止药物滥用、药物并发症和过量用药导致的死亡,那么医师可能也会因为没给患者进行检查而需要承担责任。因此,进行 UDS 检查似乎是一个更合法的医疗决策。对于医师来说,最差的结果可能是吊销执照和失去行医资格。

问题是,向慢性疼痛患者开具阿片类药物处方之前获得尿液药物筛查可能会很棘手。由于缺乏共识和强制实践,这并非完全简单易行。当考虑进行这种筛查测试时，医师必须力求全面且避免浪费和滥用。

开具阿片类药物处方时，尿液药物筛查测试可以成为评估"4A"的方法。此外，如果这些测试以适当、有意义和负责任的方式呈现给患者，实际上会巩固而不是削弱医患关系。

最后，只要处方者能对影响尿液药物筛查试验结果（如假阳性和假阴性）准确性的因素保持警惕，那么这些工具将提高患者服用阿片类药物的安全性，也能为处方者提供法医学保护。

（邓嘉丽　黄轩轩　译，

卞金俊　张鸿飞　校）

参考文献

[1] Owen GT, Burton AW, Schade CM, Passik S. Urine drug testing: current recommendations and best practices. Pain Phys. 2012; 15(3 Suppl): ES 119 - 133.

[2] Katz NP, Sherburne S, Beach M, Rose RJ, Vielguth J, Bradley J, et al. Behavioral monitoring and urine toxicology testing in patients receiving long-term opioid therapy. Anesth Analg. 2003; 97: 1097 - 1102.

[3] Peppin JF, Passik SD, Couto JE, Fine PG, Christo PJ, Argoff C, et al. Recommendations for urine drug monitoring as a component of opioid therapy in the treatment of chronic pain. Pain Med. 2012; 13: 886 - 896.

[4] Sampson JM, Achololnu WW Jr. Reducing patient aggression and hostility in primary care with urine drug testing. South Med J. 2004; 97: 916 - 917.

[5] Abadie J. How can the clinical picture guide appropriate laboratory drug testing in the treatment of pain clinic patients with opioid analgesics? Pain Med. 2012; 13: 857 - 859.

[6] Schonwald G. What is the role of Urine Drug Testing (UDT) in the management of chronic non-cancer pain with opioids? Pain Med. 2012; 13: 853 - 856.

[7] Starrels JL, Becker WC, Alford DP, Kapoor A, Williams AR, Turner BJ. Systematic review: treatment agreements and urine drug testing to reduce opioid misuse in patients with chronic pain. Ann Intern Med. 2010; 152: 712 - 720.

地塞米松：用还是不用——这是个问题

露西亚·戴安娜·沃库勒斯库,拉胡尔·帕塔克

病例

最近,在一个繁忙的工作日,我接到 P 博士的电话,他是我以前的同事,现在在加拿大从事疼痛治疗工作。P 博士很担心他的岳父,一位 76 岁的纽约成功律师,最近在打了 9 洞"糟糕的高尔夫球"后,他的背受伤了。他患有 2 型糖尿病,临界高血压,以及 15 年前由于 L4 至 L5 椎间盘疾病接受了椎板和椎间盘切除手术。在糟糕的高尔夫球日之前,他一直充满活力,也没什么症状。但现在,他感到腰骶部疼痛剧烈,并放射到右腿外侧,伴有电击样、刺痛感和脚背部麻木感。腰椎磁共振成像(MRI)显示 L4 至 L5 1 级前滑脱伴既往后路减压,新的游离椎间盘碎片向下延伸压迫到右侧 L5 神经根。

他非常不愿意考虑再次脊柱手术。在讨论了不同的治疗方案后,我们决定进行右侧 L4 至 L5 间经椎间孔硬膜外类固醇注射(transforaminal epidural steroid injection,TFESI)。

我打电话给同事,告诉他注射计划在当天进行。

P 博士表示同意,并询问将用什么类固醇激素。"醋酸甲泼尼龙"我回答道。作为 5 种可注射皮质类固醇激素中的一种(与氢化可的松,地塞米松,倍他米松和曲安奈德一样),醋酸甲泼尼龙颗粒配方已经在硬膜外注射中广泛使用了数十年。然而,在电话的另一端,我同事的声音听起来并不高兴。他认为,非颗粒物地塞米松在椎间孔注射更安全,应替代颗粒型类固醇。

问题

地塞米松：用还是不用,这是个问题。

正方(P 博士)：如您所知,人们越来越关注在硬膜外腔中(尤其是经椎间孔入路技术)使用颗粒型皮质类固醇激素。在硬膜外注射类固醇激素后相继有报道会出现卒中、脊髓缺血、四肢瘫痪和其他严重的神经系统并发症,甚至死亡。这些灾难性的神经系统并发症多数与各种颗粒型皮质类固醇激素有关。

颗粒型类固醇激素很难溶于水,如果不小心注入根管或神经髓质动脉,颗粒或聚集体有可能栓塞小动脉和毛细血管,导致脊髓缺血。一项选取猪作为实验对象的研究发现,将醋酸甲泼尼龙(一种颗粒状类固醇)注射到猪椎动脉中,结果产生不可逆的神经损伤甚至死亡,而接受非颗粒配方(琥珀酸钠泼尼松龙或地塞米松磷酸钠)的动物存活,且无后遗症[1]。在人身上使用悬浮类固醇进行硬膜外注射后产生严重后果,这些罕见的并发症引起专家关注并于近期达成共识,推荐使用地塞米松作为腰段经椎间孔注射的首选药物[2]。

反方(V 博士)：的确,这些都是灾难性但也是非常罕见的事件。自 2002 年以来,仅有 16 例腰骶部 TFESI 并发脊髓缺血[3]。应在每年进行的数百万次硬膜外类固醇注射的背景下分析这些报告。值得注意的是,使用颗粒型类固醇和脊髓梗死之间的直接因果关系尚未得到明确证实。栓塞导致的缺血只是提到的其中一个机制,其他可能机制包括：动脉痉挛、血栓形成、直接针刺损伤致夹层形成、神经毒性、由化学刺激引起的血管痉

挛、注射液长时间压迫血管。由并发症开始发生的时间变化曲线也可推断，与类固醇激素的颗粒大小并无关系。

如果发生动脉内注射，地塞米松可能更安全。然而，有越来越多关于地塞米松神经毒性的数据，这也可能限制其临床使用[4-7]。

Williams 博士的研究表明，罗哌卡因与地塞米松合用时存在时间和浓度依赖性神经毒性[4]。当应用于神经周围时，单独使用地塞米松可显著降低正常神经和正常背根神经节在缺血性改变阈值时的血流量[7]。这种血管收缩作用在某些临床情况下值得注意，患有糖尿病的患者（例如您的岳父）就是一种易感人群。专家们一致认为，应使用最低剂量的地塞米松，以避免神经毒性。仍需要进一步研究以确定硬膜外地塞米松的治疗效果和安全性。

正方（P博士）： 确实，地塞米松的疗效并未显示优于其他类固醇激素。然而，多项研究已经概述了非劣效性概况。最近的一项双盲随机对照试验比较了经椎间孔注射地塞米松和倍他米松后的结果（疼痛、功能和并发症）。颗粒和非颗粒药物注射后表现出类似的疼痛缓解和功能改善[3]。虽然这项研究证据效能并不强，但其结论与其他作者早先获得的结果相似。2013年，El-Yahchouchi 等人对 2 634 名患者进行回顾性观察研究，结论认为，没有证据表明，采取腰部 TFESIs 方式，在治疗伴有或不伴有神经根病的腰椎间盘突出症患者时，地塞米松效果会比颗粒型类固醇激素差。

反方（V博士）： 如您所知，关于一些"非劣性"研究方法学上的不一致性已经引发了问题[9]。对于您的岳父以及许多有同样病情的患者来说，尽可能减少注射次数并避免手术确实非常重要。一般的脊柱手术，尤其是腰背部手术失败可能与多种并发症有关[10,11]。对于某些类型的脊柱手术，术后并发症发生率差异很大，范围在 10%～80% 以上[11]。腰椎手术失败综合征的再次手术成功

率较低。我完全理解您岳父希望避免再次手术，并尽可能选择非手术治疗作为替代方案。

有小型研究发现，颗粒类固醇激素比地塞米松能更有效治疗腰椎神经根病[12]，较少的注射量就能更长时间的缓解疼痛，需要转诊手术的病例亦减少[13,14]。这些临床结果可以通过皮质类固醇的药代动力学差异解释。由于难溶于水，类固醇激素悬剂在周围组织中缓慢释放。这些酯类必须通过内源性酯酶水解成活性形式，由此在硬膜外腔的时间增加，可能延长其效应。醋酸甲泼尼龙是一种长效悬浮液，能缓慢释放且持续作用。因此，P博士，相比起并发症风险更高的手术或反复注射非颗粒型类固醇激素，仅通过并发症风险不高的 TFESI 单次颗粒型类固醇注射，是否更具优势呢？

正方退一步： 最后，我们都同意甲泼尼龙可能是 P 博士岳父的更好选择。做出这样的决定，是由于缺乏支持地塞米松疗效和安全性的确凿证据，以及考虑到患者希望尽可能选择非手术治疗和非阿片类药物的愿望。该治疗操作在影像科通过使用实时透视和造影剂注射定位技术来实行。

总结

在经椎间孔注射类固醇激素的多数病例中，发生严重的脊髓梗死风险仍属罕见。所有报道病例均使用了颗粒类固醇激素，但目前为止尚未确定绝对的因果关系。尽管已经建议常规使用非颗粒制剂用于 TFESI[15]，但地塞米松具有较好的安全性和治疗作用的证据尚未得到证实。

2014年，美国食品与药物管理局（Food and Drug Administration，FDA）警告说，"硬膜外给予皮质类固醇激素的安全性和有效性尚未明确，该用途的皮质类固醇激素未被批准"[16]。该建议适用于所有注射用类固醇激素，包括地塞米松。

根据经验，实时透视下使用造影剂，并结合每

个病例特点，是选择特定皮质类固醇激素的决定性因素。

（邓嘉丽 黄轩轩 译，
卞金俊 张鸿飞 校）

参考文献

［1］ Okubadejo GO, Talcott MR, Schmidt RE, Sharma A, Patel AA, Mackey RB, et al. Perils of intravascular methylprednisolone injection into the vertebral artery. J Bone Joint Surg Am. 2008; 90: 1932 - 1938.

［2］ Rathmell J, Benzon HT, Dreyfuss P, Huntoon M, Wallace M, Baker R, et al. Safeguards to prevent neurologic complications after epidural steroid injections. Anesthesiology. 2015; 5: 974 - 984.

［3］ Denis I, Claveau G, Filiatrault M, Fugère F, Fortin L. Randomized double-blind controlled trial comparing the effectiveness of lumbar transforaminal epidural injections of particulate and nonparticulate corticosteroids for lumbosacral radicular pain. Pain Med. 2015; 16: 1697 - 1708.

［4］ Williams BA, Hough KA, Tsui BY, Ibinson JW, Gold MS, Gebhart GF. Neurotoxicity of adjuvants used in perineural anesthesia and analgesia in comparison with ropivacaine. Reg Anesth Pain Med. 2011; 36: 225 - 230.

［5］ Williams BA, Schott NJ, Mangione MP, Ibinson JW. Perineural dexamethasone and multimodal perineural analgesia: how much is too much? Anesth Analg. 2014; 118: 912 - 914.

［6］ Rahangdale R, Kendall MC, McCarthy RJ, Tureanu L, Doty R Jr, Weingart A, et al. The effects of perineural versus intravenous dexamethasone on sciatic nerve blockade outcomes: a randomized, double-blind, placebo-controlled study. Anesth Analg. 2014; 118: 1113 - 1119.

［7］ Shishido H, Kikuchi S, Heckman H, Myers RR. Dexamethasone decreases blood flow in normal nerves and dorsal root ganglia. Spine. 2002; 27: 581 - 586.

［8］ El-Yahchouchi C, Geske JR, Carter RE, Diehn FE, Wald JT, Murthy NS, et al. The noninferiority of the nonparticulate steroid dexamethasone vs the particulate steroids betamethasone and triamcinolone in lumbar transforaminal epidural steroid injections. Pain Med. 2013; 14: 1650 - 1657.

［9］ Raj an R, Shatia A. Particulate and non-particulate steroids in lumbar transforaminal epidural injections. Pain Med. 2014; 15: 877 - 878.

［10］ Kim SS, Michelsen CB. Revision surgery for failed back surgery syndrome. Spine (Phila Pa 1976). 1992; 17: 957 - 960.

［11］ Smith JS, Shaffrey CI, Lafage V, Schwab F, Scheer JK, Protopsaltis T, et al. International Spine Study Group comparison of best versus worst clinical outcomes for adult spinal deformity surgery: a retrospective review of a prospectively collected, multicenter database with 2 - year follow-up. J Neurosurg Spine. 2015; 5: 1 - 11.

［12］ Park CH, Lee SH, Kim BI. Comparison of the effectiveness of lumbar transforaminal epidural injection with particulate and nonparticulate corticosteroids in lumbar radiating pain. Pain Med. 2010; 11: 1654 - 1658.

［13］ Kennedy DJ, Plastaras C, Casey E, Visco CJ, Rittenberg JD, Conrad B, et al. Comparative effectiveness of lumbar transforaminal epidural steroid injections with particulate versus nonparticulate corticosteroids for lumbar radicular pain due to intervertebral disc herniation: a prospective, randomized, double-blind trial. Pain Med. 2014; 15: 548 - 555.

［14］ Kim D, Brown J. Efficacy and safety of lumbar epidural dexamethasone versus methylprednisolone in the treatment of lumbar radiculopathy: a comparison of soluble versus particulate steroids. Clin J Pain. 2011; 27: 518 - 520.

［15］ Rathmell JP. Toward improving the safety of transforaminal injection. Anesth Analg. 2009; 109: 8 - 10.

［16］ FDA Briefing Document. Anesthetic and Analgesic Drug Products Advisory Committee Meeting. November 24 - 25, 2014. Epidural steroid injection (ESI) and the risk of serious neurologic adverse reactions. http://www. fda. gov/downloads/Advisory Committees/CommitteesMeetingMaterials/Drugs/ AnestheticAndAnalgesicDrug ProductsAdvisory Committee/UCM422692. pdf. Accessed 2 Aug 2015.

阿片类镇痛药能否用于治疗吸毒成瘾患者的疼痛？

109.

蒂法尼·苏

病例

1 名 45 岁患者初次预约来您的疼痛门诊,他患有慢性髋关节疼痛。疼痛始于 2 年前因右侧股骨颈骨折行全髋关节置换术后,骨科医师使用羟考酮给他镇痛。所有后续评估结果均为阴性。

几个月前,外科医师突然停止给他使用羟考酮,转为非甾体类抗炎药(non-steroidal anti-inflammatories,NSAIDs)。患者告诉外科医师这些药没有效果并要求开具有更强镇痛效果的药物时,他被告知只有疼痛专家才能开阿片类药物的处方。

患者显然很难受。他说去看过很多医师,没有人相信他的疼痛。当你初次接诊时,你询问了有关药物滥用的既往史。他犹豫了一下,承认很久以前有静脉药物滥用史,但已经戒了 10 年。询问完病史后,您告诉患者,第一次就诊时通常不会开麻醉性镇痛药,因为我们需要了解更多信息。你要求患者让骨科医师将所有有关的检查报告传真到你的办公室,之后再安排后续预约。

患者离开后,同事来到你的办公室,看了一眼你正在整理的患者访视记录说:"哇,他有药物滥用史,感觉像是来寻求毒品的!"

问题

有药物滥用史的患者使用阿片类药物不当的风险会增加吗?如果患者服用超过规定的剂量,疼痛有效治疗的获益是否超过发病率和死亡率风险?如何在尽量减少药物滥用风险的同时为患者提供足够镇痛?

反方:你的同事继续说:"我真的不认为应该给这个患者开阿片类药物。最近的两篇综述支持这样的结论:既往有药物滥用和/或药物滥用相关法律问题的患者,不当使用阿片类药物的风险可能更高[1,2]。"

正方:这两篇综述均承认证据有限,需要进行更多研究。通常很难确定患者的药物滥用行为是由于疼痛治疗不足导致的结果,还是在慢性疼痛之前患者就有药物滥用行为,增加阿片类药物滥用的风险。另外,仅仅因为患者存在相应风险,并不意味着他肯定会不当使用处方药。

反方:"我认为潜在的危害对这些患者影响很大。滥用阿片类药物的后果可能是灾难性,包括药物过量和死亡。我们成为医师时不是宣誓过不能伤害他人吗?"

正方:"是的,我同意必须从患者的最佳利益考虑给予治疗。同样,我认为每个患者都有权获得有效的疼痛治疗,有药物滥用史的人也不例外。Morasco 等人发现有药物滥用史的慢性非癌症疼痛患者,疼痛相关功能更差,也不太可能从常用的疼痛治疗中得到显著改善[3]。这些患者似乎需要更多的强化治疗,但他们很少接受强化治疗。疼痛使人衰弱并损害身体,阿片类药物对缓解疼痛和痛苦非常有效。拒绝给患有严重疼痛的患者进行充分治疗并不道德,如果需要把阿片类药物加入诊疗计划,那就这样做吧!"

反方:"你所说的是应用慈善原则。基于这一原则,您必须以安全的方式开出阿片类药物,以尽量减少药物滥用。我最近阅读了 Starrels 等人的系统综述,结果发现,支持阿片类药物治疗有效性的证据以及尿液药物检测在减少慢性疼痛患者滥用阿片类药物方面的证据都相对薄弱[4]。"

正方:"实际上,有小型研究表明,诸如结构化清单、动机访谈和随机药物检测等干预措施可以减少高风险疼痛患者的异常行为[5]。对于有药物滥用史的患者,除了您提到的预防措施以外,我还会采用跨学科的方法来治疗,长久以来减少了许多患者阿片类药物的滥用[6]。Goulay 等发现,若成瘾性疾病占主导地位,且不能同时治疗并发的成瘾性疾病,积极的疼痛治疗可能会失败[7]。"

总结

为药物滥用史患者开具阿片类药物处方的风险,证据有限。需要进行更多研究,才能为阿片类药物处方开具者制订出更好的指南。

(邓嘉丽　黄轩轩　译,

卞金俊　张鸿飞　校)

参考文献

[1] Turk D, Swanson K, Gatchel R. Predicting opioid misuse by chronic pain patients: a systematic review and literature synthesis. Clin J Pain. 2008; 24: 497 - 508.

[2] Chou R, Fanciullo GJ, Fine PG, Miaskowski C, Passik SD, Portenoy RK. Opioids for chronic noncancer pain: prediction and identification of aberrant drug-related behaviors: a review of the evidence for an American Pain Society and American Academy of Pain Medicine clinical practice guideline. J Pain. 2009; 10(2): 131 - 146.

[3] Morasco BJ, Corson K, Turk DC, Dobscha SK. Association between substance use disorder status and pain-related function following 12 months of treatment in primary care patients with musculoskeletal pain. J Pain. 2011; 12: 352 - 359.

[4] Starrels JL, Becker WC, Alford DP, Kapoor A, Williams AR. Turner BJ. Systematic review: treatment agreements and urine drug testing to reduce opioid misuse in patients with chronic pain. Ann Intern Med. 2010; 152(11): 712 - 720.

[5] Jamison RN, Ross EL, Michna E, Chen LQ, Holcomb C, Wasan AD. Substance misuse treatment for high-risk chronic pain patients on opioid therapy: a randomized trial. Pain. 2010; 150: 390 - 400.

[6] Holmes CP, Gatchel RJ, Adams LL, Stowell AW, Hatten A, Noe C. et al. An opioid screening instrument: long-term evaluation of the utility of the pain medication questionnaire. Pain Pract. 2006; 6: 74 - 88.

[7] Gourlay DL, Heit HA, Almahrezi A. Universal precautions in pain medicine: a rational approach to the treatment of chronic pain. Pain Med. 2005; 6: 107 - 112.

交感神经阻滞对复杂性区域疼痛综合征是否有效？

110.

托马斯·库塞拉，弗洛里亚·蔡

病例

患者：男性，22岁，足球运动员，因右脚踝疼痛至疼痛门诊就诊。6周前在一场足球比赛中，右脚踝被踢受伤，此后疼痛越来越剧烈，伴有肿胀、大汗淋漓、面色改变，由于疼痛不能负重。他去看了骨科运动医学医师并进行了评估。磁共振成像（MRI）和足部X线未见骨折或其他软组织损伤，排除感染，也没有手术指征。他尝试过物理治疗，但因为疼痛不能耐受。使用加巴喷丁和去甲替林后仅有轻微改善。运动医学医师诊断他患有复杂区域疼痛综合征（complex regional pain syndrome，CRPS）I型，并将他转诊到疼痛诊所，考虑行腰交感神经阻滞治疗。今天患者右脚踝疼痛是8/10级，为烧灼痛、刺痛和侵蚀感，活动和用力时疼痛加重，服用加巴喷丁后疼痛缓解。

检查发现右脚踝肿胀、痛觉过敏和痛觉超敏。与左脚踝相比，右脚踝上的皮肤看起来斑驳和湿冷。由于疼痛，右脚底面和背屈运动范围减小，其他肢体肌力均为5/5级。

问题

交感神经阻滞对复杂区域疼痛综合征（CRPS）是否有效？

正方：CRPS是一种慢性疾病，其特征为神经衰弱性疼痛、血管收缩障碍、汗腺分泌异常和运动障碍。CRPS的病理生理机制与多因素有关，因人而异，甚至在同一患者可能随时间变化而变

化[1]。已经被认可的机制包括：自主神经系统功能障碍、神经源性炎症、中枢敏化、神经胶质激活和躯体感觉皮层的改变[2]。局部麻醉产生的交感神经阻滞传统上被认为是具有诊断和治疗双重效用的重要手段，可以诊断交感神经介导的疼痛，越来越多的证据表明交感神经系统在CRPS中的重要性[3]。

反方：话虽这么说，但你不需要通过交感神经阻滞来诊断CRPS。根据修订后的布达佩斯标准（Budapest criteria，该标准已被国际疼痛研究协会接受），暂未有针对CRPS诊断的实验室检测，常通过病史、症状、体格检查和排除其他原因进行诊断[4]。此外，CRPS可以是与交感神经无关的疼痛，也可以是交感神经介导的疼痛。Stanton在2013年发表的Cochranel回顾和证据指出，"从现有证据来看，不能得出交感神经阻滞有效或安全的确切结论，有限的数据也证明不了局部交感神经阻滞能有效减轻CRPS的疼痛[5]。"

正方：是的，没错。然而，值得注意的是，这篇Cochrane回顾纳入12项研究（总 $n=386$）中只有2项试验（$n=23$）将安慰剂与交感神经阻滞进行比较[5]，严重缺乏说服力，并没有足够证据证明该方法不起作用。该患者尝试过多种方法都失败了，这种方法值得一试。

反方：没有任何有益的证据，您为什么要让患者承担这些风险呢？交感神经阻滞具有动脉注射、器官损伤、出血、感染、低血压和局麻药中毒等风险。

正方：由有经验的医师利用超声或透视引导

下操作可以使不良反应的风险降至最低。根据该 Cochrane 回顾,只有 5 项研究报告了轻微不良反应,且无永久性损伤[5]。而这位患者已经尝试了多种方法,都失败了,交感神经阻滞有助于诊断交感神经介导的疼痛,并使其能进行物理治疗,这对患者可能有益。

反方: 好的,假设你用布比卡因做交感神经阻滞,如何知道阻滞是否成功? 并没有对阻滞成功的定义和指南。Schurmann 等发现,通过体温升高、霍纳综合征来判断交感神经完全阻滞,在临床上存在一定困难[6]。Malmqvist 等将下列 5 项标准中出现 4 项即可定义阻滞成功:霍纳综合征,皮肤温度升高,增加皮肤血流量,尺骨反射和桡骨反射消失;54 例阻滞中只有 15 例达到成功标准,也表明部分或不完全阻滞发生率相对较高[7]。

正方: 确实,对于临床阻滞成功还缺乏统一标准,这使得研究难以解释阻滞是否有效,也缺乏证据。但话虽如此,你需要一个完全交感神经阻滞才能发挥作用吗? 部分阻滞可以有效吗? Price 等人证实利多卡因/丁哌卡因交感神经阻滞平均镇痛时间为 3 天 18 小时,而生理盐水(安慰剂)组平均为 19 小时[8]。Price 也监测了自主神经阻滞后可能的体征变化。

反方: 交感神经阻滞效应时间短暂且暂时有效。这对患者有何帮助,接下来你会怎么做?

正方: 是的,确实时间短暂。但如果阻滞能提供良好的镇痛作用,那么重复神经阻滞联合物理治疗对患者有益,这已被专家共识推荐所提倡[9]。

反方: 但在我看来,恐怕证据非常有限。有了神经调节和脊髓刺激(SCS)等新方法,为什么还要进行交感神经阻滞呢?

正方: 是的,患者应该采用多模式治疗,但SCS 等干治疗措施也有风险。当前指南提倡为每个患者制订一个全面、个性化的诊疗方案。交感神经阻滞仍然是治疗 CRPS 的多模式方法之一。

总结

虽然高质量的证据非常有限,缺乏阻滞成功的统一标准,也缺少与安慰剂对照的良好研究,但局部麻醉交感神经阻滞仍然具有临床重要性,因为有利于疼痛缓解,改善功能,并使患者能更好地耐受康复技术。因此,局部麻醉交感神经阻滞仍然应用于多数 CRPS 治疗方案中,以区分交感神经介导的疼痛和交感神经无关性疼痛[5]。一项令人鼓舞的试验纳入 9 名接受 CRPS 腰椎交感神经阻滞的患者,一组使用丁哌卡因加肉毒杆菌毒素,另一组单用丁哌卡因,该试验发现,肉毒杆菌毒素使镇痛持续时间平均延长 10~71 天[10]。

(邓嘉丽 黄轩轩 译,
卞金俊 张鸿飞 校)

参考文献

[1] Shah A, Kirchner JS. Complex regional pain syndrome. Foot Ankle Clin N Am. 2011; 16: 351 - 366.

[2] Bussa M, Guttilla D, Lucia M, Mascaro A, Rinaldi S. Complex regional pain syndrome type I: a comprehensive review. Acta Anaesthesiol Scand. 2015; 59(6): 685 - 697.

[3] Harden RN, Oaklander AL, Burton AW, Perez RS, Richardson K, Swan M, et al. Complex regional pain syndrome: practical diagnostic and treatment guidelines, 4th edition. Pain Med. 2013; 14(2): 180 - 229.

[4] Harden RN, Bruehl S, Stanton-Hicks M, Wilson PR. Proposed new diagnostic criteria for complex regional pain syndrome. Pain Med. 2007; 8: 326 - 331.

[5] Stanton TR, Wand BM, Carr DB, Birklein F, Wasner GL, O'Connell NE. Local anaesthetic sympathetic blockade for complex regional pain syndrome. Cochrane Database Syst Rev. 2013; 8: CD004598.

[6] Schürmann M, Gradl G, Wizgal I, Tutic M, Moser C, Azad S, Beyer A. Clinical and physiologic

evaluation of stellate ganglion blockade CRPS Diagnostic and Treatment Guidelines for complex regional pain syndrome type I. Clin J Pain. 2001; 17: 94 - 100.

[7] Malmqvist EL, Bengtsson M, Sorensen J. Efficacy of stellate ganglion block: a clinical study with bupivacaine. Reg Anesth. 1992; 17: 340 - 347.

[8] Price D, Long S, Wilsey B, Rafii A. Analysis of peak magnitude and duration of analgesia produced by local anesthetics injected into sympathetic ganglia of complex regional pain syndrome patients. Clin J Pain. 1998; 14: 216 - 226.

[9] Stanton-Hicks MD, Burton AW, Bruehl SP, Carr DB, Harden RN, Hassenbusch SJ, et al. An updated interdisciplinary clinical pathway for CRPS: report of an expert panel. Pain Pract. 2002; 2: 1 - 16.

[10] Carroll I, Clark JD, Mackey S. Sympathetic block with botulinum toxin to treat complex regional pain syndrome. Ann Neurol. 2009; 65: 348 - 351.

容量复苏时脉压变异度是否比中心静脉压或肺动脉压更准确?

111.

科里·S.谢尔

病例

患者:男性,48岁。行广泛腹膜后肉瘤切除术后第2天,在外科重症监护病房(surgical intensive care unit,SICU)治疗。患者病情复杂,已输入12U浓缩红细胞(packed red blood cells,PRBCs)、6U新鲜冰冻血浆(fresh frozen plasma,FFP)和2袋血小板。考虑患者手术特点和术后生命体征可能剧烈波动,患者予以镇静、气管插管并机械通气。

从患者进入SICU开始,腹膜后引流出大量浆液性液体。外科医师静脉输注等量晶体液以补充液体丢失量。手术当天出量为1 500 mL。术后第1天出量为1 200 mL。到了晚上,患者生命体征出现波动,血压降至70/40 mmHg,脉搏120次/min,腹部膨隆,大量液体可能进入腹膜后间隙。重症小组的液体复苏计划显然比较滞后。

问题

容量复苏时脉压变异度是否比中心静脉压(central venous pressure,CVP)或肺动脉压(pulmonary artery pressure,PAP)更准确?

反方: 液体补充等量替换的做法简直荒谬之极。实际丢失量要高很多,因为外科切口创面会源源不断渗出液体并进入腹膜后间隙,而这些液体不可能被完全引流出来。首先,我会给患者输注1 L平衡盐溶液,并再次置入昨天拔除的Foley导尿管。同时抽血检测电解质。如果电解质正常,我会再补充1 L平衡盐溶液。输液同时,我会使用去氧肾上腺素维持循环血压直至血管内容量正常——表现为血压稳定。

正方: 我更喜欢建立有创血压监测来指导复苏。

反方: 为什么还要行有创血压监测呢?我们平时进行液体治疗时从未进行过有创动脉监测,给予去氧肾上腺素和静脉输液就可以了。

正方: 液体复苏的最终目标是每搏量恢复正常。患者已经气管插管,我们可以放置一个经食管超声探头(trans-esophageal echocardiogram,TEE),检测每搏量,指导液体治疗以达到最佳的血流动力学状态。然而,没有一家医院有足够能力在每个手术室(operating room,OR)均配置TEE。脉压变异度能够很好地反映每搏量。脉压是收缩压和舒张压之差,当其小于收缩压的25%时,被认为脉压差降低或较窄,这种情况最常见的原因是每搏量下降。

反方: 我想不出你要做什么。说到底,你的治疗和我的有什么不同吗?

正方: 没错,我的风格与你完全不同。观察动脉波形轨迹时,你会发现收缩波的峰值会随着通气周期的变化而变化。给予正压呼吸时,整个动脉波形将向上移动。如果将显示器上的扫描速度设置为最低(6.5~25 mm/s),则可发现呼吸对动脉压力波形的影响更加明显。许多显示器上有一个写着"激活光标"的按钮,按下按钮,就会在呼气末计算一次呼吸周期中动脉压力波形收缩压最高值与最低值的差。计算两者的百分比差,如果差异度大于 13%，则说明位于 Starling 曲线的陡峭部分，因此需要进行容量治疗，或者可以说，每搏量降低。静脉输液使其达到 13%，每搏量即接近正常。该技术所获得的脉压变异度，与 TEE 直接测量的每搏量相关性较好。如果静脉输液过多，脉压变异度低于 13%，则存在肺水肿和充血性心力衰竭的风险[2]。

反方：我认为 CVP 对容量评估更有用。CVP 为 2 时提示我们需要补充液体，而 CVP 为 12 则意味着容量过多。

正方：CVP 容易误导，因为取决于静脉血管张力。如果静脉血管扩张，血管壁存在大量纤维蛋白，通过输注液体扩张静脉，但 CVP 并不一定升高。但如果血管无法扩张，即使仅补充少量液体也会增加静脉血管压力，此时 CVP 无法反映容量状态。此外，当 CVP 数值居中如为 6，该如何解释。中心静脉压评估容量的时代已经成为过去式。居然还有许多临床医师喜欢用 CVP 来判断趋势，这就有些好笑。而脉压变异度用于判断容量状态优势明显，不依赖于趋势，能告诉我们补液开始和停止的时机。

反方：需要评估容量状态时，我一般会放置肺动脉导管(pulmonary artery, PA)，监测心排血量、全身血管阻力、肺血管阻力，尤其是肺毛细血管楔压，可反映左心压力。左心压力可能是最能代表容量状况的指标。

正方：肺动脉导管只能测量肺动脉压力；肺毛细血管楔压与 CVP 同样备受争议[3]。

反方：我觉得使用 PPV 评估容量最大的麻烦就是患者必须机械通气，并监测有创动脉压力。

正方：尽管还需更多研究证实，但脉搏氧饱和度曲线同样可用来检测 PPV。另外，我觉得，如果明显需要液体治疗，如钝性创伤、器官移植、心脏手术、大血管手术或预计出血量较多的手术，你肯定会选择气管插管并行有创动脉监测。

反方：那你为何不使用我们当住院医师第一天就烂熟于心的 4-2-1 法则指导补液呢？

正方：液体治疗真正起源可以追溯到 19 世纪。Shires 通过研究建立了容量治疗的理论，容量分布应该包括血管外间隙、血管内间隙和"第三间隙"[4]。但却从没有人知道"第三间隙"在哪里，但该理论却以某种方式代代相传。4-2-1 法则和现代麻醉实践毫无共同点；验证这一法则的研究纳入的病例数很少。由于某种原因，4-2-1 法则迅速走红，成为麻醉实践操作的原则。

反方：对于明显出血患者，临床中我们根据心率与血压来评估是否需要停止补液。对于非失血性手术，我们仅给予 1 L 或 2 L 液体。

正方：我也同意。当无法进行 PPV 监测时，我们也像你所说的那样来评估是否需要补液。

反方：我仍然能从经验丰富的临床医师那里听到，他们会使用胶体液来扩张血管，患者不会水肿。你也这么做吗[6]？

正方：Cochrane 数据库对多项研究进行比较，没有证据表明危重症患者输入胶体液会优于晶体液，指南提出这是因为晶体液比较便宜，所以首选。尽管两种液体复苏效果相当的研究有压倒性证据支持，但我仍然使用胶体液，根据我的经验，胶体液会减少液体输入并减轻水肿。显然我没有按照任何一项研究或指南来做。

总结

危急情况下，应通过 TEE 或 PPV 指导液体治疗。如果病例并非紧急，我会根据临床判断进行容量管理。对于出血较少的手术例如袖状胃切除术或髋部骨折，输入 1~2 L 液体补充禁食和隐性液体丢失仍有意义。对于钝性创伤，需要有创动脉置管监测 PPV 指导液体管理，如果有 TTE 当然更好。

（吴林琳　古丽娟　译，张鸿飞　校）

参考文献

[1] Auler JO Jr, Galas FR, Sundin MR, Hajjar LA. Arterial pulse pressure variation predicting fluid responsiveness in critically ill patients. Shock. 2008; 30(Suppl 1): 18 - 22.

[2] Auler JO Jr, Galas F, Hajjar L, Santos L, Carvalho T, Michard F. Online monitoring of pulse pressure variation to guide fluid therapy after cardiac surgery. Anesth Analg. 2008; 106(4): 1201 - 1206.

[3] Schwann NM, Hillel Z, Hoeft A, Barash P, Möhnle P, Miao Y, et al. Lack of effectiveness of the pulmonary artery catheter in cardiac surgery. Anesth Analg. 2011; 113(5): 994 - 1002.

[4] Shires T, Williams J, Brown F. Acute changes in extracellular fluids associated with major surgical procedures. Ann Surg. 1961; 154: 803 - 810.

[5] Moore FD, Shires T. Moderation. Ann Surg. 1967; 166: 300 - 301.

[6] Perel P, Roberts I, Ker K. Colloids versus crystalloids for fluid resuscitation in critically ill patients. Cochrane Database Syst Rev. 2013; 28(2): 000567.

静脉空气栓塞的最佳管理策略是什么？

112.

阿米特·普拉巴卡尔，詹姆斯·里奥佩莱

病例

患者：男性，24 岁，身材瘦高，在与小偷搏斗试图夺回自行车时上腹部中了一枪。被送达急诊室时，患者面色苍白，意识不清，心率 160 次/min，颈动脉搏动几乎无法触及。他被火速送往手术室，仰卧位，纯氧通气，紧急气管插管。听诊双肺呼吸音清且对称。机械通气为容量控制模式，潮气量 600 mL，气道峰压为 23 mmHg。仅使用东莨菪碱 0.6 mg 及泮库溴铵 8 mg。

尽管患者为舟状腹，但仍然通过紧急剖腹探查手术排除腹腔内和腹膜后出血。左侧开胸探查时发现心包填塞。切开心包，荷包缝合修补右心室前下壁的出血漏口。循环功能立即恢复，可以使用正常剂量的静脉和吸入麻醉剂（芬太尼、异氟醚）。有创动脉置管测压，首次血气显示氧饱和度正常，碱剩余为 −12 mEq。予以 200 mEq 碳酸氢钠处理。

主刀医师松了一口气，同时在关胸之前快速探查出血血管。不到 10 分钟，原本正常收缩的心脏突然开始扩张，失去了泵血功能。呼气末二氧化碳（End-tidal carbon dioxide，ETCO$_2$）从 36 mmHg 骤降到 5 mmHg。停止吸入麻醉，双肺听诊呼吸音对称，气道压正常。确认没有新的外科出血。

虽然心电图显示正常的窦性心律，但有创动脉压波形降至 25 mmHg，颈动脉搏动未触及。开始开胸心脏按压并静脉注射肾上腺素 1 mg。尽管人工心脏按压有力，动脉收缩压仍低于 40 mmHg，再次给予肾上腺素，血压提升不明显，依旧未触及颈动脉搏动。

麻醉科住院医师说："让我们使用高级心血管生命支持（Advanced Cardiovascular Life Support，ACLS）法则来处理心脏骤停，'5 Hs 和 4 Ts'：缺氧（Hypoxia），高钾血症（Hyperkalemia），低体温（Hypothermia），低血糖（Hypoglycemia），H+（酸中毒）；创伤（Trauma），张力性气胸（Tension pneumothorax），血栓（Thrombus）（心源性或空气）[1]，可我们还没有找到空气栓塞的证据。"

外科医师说："或许这值得一试。"他拿起 1 支带有 18‑g 口径针头的 30 mL 无菌注射器，插入右心室，结果抽出了 60 mL 空气，动脉压力波形立即恢复正常。但是未找到气栓的来源。

外科医师关胸、留置胸腔引流管并顺利将患者送到重症监护病房（intensive care unit，ICU），夜间生命体征平稳。之后患者被送往邻近的私人机构继续康复，后续未随访。然而 6 个月后，他来 ICU 感谢所有医务人员，并抱歉说因为首次成功参加工程研究生考试而来晚了。

问题

静脉空气栓塞的最佳处理方法是什么？

正方：如果你想知道静脉空气栓塞的最佳治疗策略，首先必须清楚在什么情况可以发生静脉空气栓塞。VAE 往往与神经外科坐位手术相关，因为压力梯度导致的比例为 76%[2]。

反方：你说的很好，但就像医学上的任何东西一样,并不总是那么枯燥乏味。VAE 并非总是与这些常见的高危手术相关。腹腔镜及微创手术使用气体充气以暴露手术视野,增加了气体注入或渗透进静脉系统的风险[1]。作为麻醉医师,通常情况下也必须为类似罕见事件做好准备。本病例就是一个很好的例子。现在还不清楚进入静脉的气体来自何处。但是,类似情况在创伤病例中很常见,你没有时间在进手术室前完全掌握患者的伤势程度,尤其在争分夺秒的危及生命的出血性创伤中。

正方:值得庆幸的是临床 VAE 较少导致显著的血流动力学衰竭;然而,它往往发生在临床医师并未意识到的情况下。多数研究采用动物模型,比较一致的共识是 3～5 mL/kg 或 200～300 mL 气体进入人体静脉才会出现临床意义上典型的 VAE[2]。气体进入速度是影响临床表现的关键因素[2]。快速识别 VAE 是关键。目前,TEE 是最敏感的检测设备,即使气体量低至 0.02 mL/kg 也能检测到[3]。业已证明经胸多普勒超声是检测 VAE 最敏感的无创检测手段[4]。

反方:在未怀疑 VAE 的情况下,实际上你有时间或有效使用超声评估的可能性微乎其微。你不能依靠这些耗时的技术而延误正确的治疗。从血流动力学波动至采取治疗措施,此段时间的重要性怎么强调都不为过。这段时间内临床医师如果能发现这些异常的临床征象如 $ETCO_2$ 下降和动脉波形消失等,便可能成功地发现问题。$ETCO_2$ 下降 2 mmHg 即能提示发生 VAE[2]。

正方:治疗 VAE 的最佳方法是将手术部位降低至心脏水平以下,盐水覆盖手术区域以防止空气进一步进入血管,将患者左侧倾斜并头低脚高位(Trendelenburg)[5]。这些措施有助于防止空气进一步进入静脉系统。同时给予纯氧通气。其他治疗方法还包括启动心肺复苏和胸外心脏按压。

反方:事实上,最近的研究已经驳斥了这些传统观点[6]。动物研究表明左侧卧位并不能改善血流动力学[6]。实际上仰卧位可能对患者更好,因为可以更好地进行胸外按压及其他操作[6]。纸上学来终觉浅,绝知此事要躬行,本病例告诉我们救命的方法并不总是教科书和文献中提到或研究最多的方法,正是因为麻醉医师和外科医师的果断行动,抽空右心室内气体,最终挽救了这位年轻患者的性命。

总结

目前对 VAE 认识不足且 VAE 通常不易察觉,但 VAE 导致血流动力学波动时,临床医师通常只有几秒钟时间来确诊(表 112-1)并制订治疗方案。对于临床出现的典型 VAE,目前尚无有效的治疗方案,尚需进行更多的研究。

表 112-1 Gremlids:麻醉意外,通常认为是简单事故,实际是 gremlids 造成(麻醉精灵)

Gremlids
氧供不足(吸入的混合气体中氧浓度低)
与个体差异有关的氧供绝对和相对不足
呼吸回路或患者呼吸道梗阻
麻醉机或呼吸回路(PEEP 活瓣,钠石灰,人工鼻,排气管道,德尔格消声器)
上呼吸道(牙齿,舌头,鼻甲,咽部增生组织)
咽部:会厌被口腔通气管道或 LMA 前端向下推挤,喉痉挛
气管插管或 LMA(黏液,血液,血凝块)
气管或主支气管(黏液,血液,血凝块,气道或前纵隔肿瘤)
远端气道:支气管痉挛,气体闭塞性吸收(air trapping)
药物过量或其他药物使用错误
吸入或静脉注射药物错误;强烈的药物反应;药物浓度过高(氯胺酮,利多卡因);外形相似的药物
无法耐受麻醉医师、外科医师、灌注师使用的药物(包括过敏反应)(包括灌注液,甲基丙烯酸甲酯等)
肺换气不足
呼吸机关闭

续 表

呼吸回路断开或泄露

气管导管拔除

连接到机器或气管导管的螺纹管断开或泄露

机控呼吸时 APL 阀开放（部分陈旧机器）

钠石灰罐没有完全密封

胃管（Salem sump 胃管）置入气管内，尤其是与负压吸引装置相连接时

休克

低血容量

脱水

出血（尤其是隐匿性出血）

心源性

心肌梗死

心脏压塞

药物/中毒（局麻药或全麻药过量，β 受体阻滞剂，甲基丙烯酸甲酯，酸中毒）

心律失常（琥珀酰胆碱诱发的室性心动过速 V-Tach-sux，缺血，K^+ 升高或降低，SVT 或快速型房颤，心动过缓，传导阻滞）

梗阻性（循环的物理性梗阻）

心脏压塞（血液，积液，空气；例如在喷射通气时上呼吸道关闭）

下腔静脉压迫（妊娠期子宫）或门静脉压迫（外科手术）

张力性气胸或因呼气时间不足而造成的空气潴留栓塞（空气/或其他气体，静脉血栓栓塞）

分布性/细胞毒性

脓毒症

过敏（药物，血制品，胶体）

神经源性（高位脊麻/硬膜外麻醉，脊髓损伤，脑疝）

内分泌/代谢相关（肾上腺危象，甲状腺危象，甲状腺功能减退/黏液性水肿，类癌，游离 Ca^{++} 下降，例如使用血制品，尤其是肝功能低下患者；肝硬化/胸主动脉阻断）

羊水栓塞

药物/中毒（静脉或吸入麻醉药，血管扩张药，甲基丙烯酸甲酯，酸中毒）

高热/体温过低

恶性高热

被动高热/体温过低（例如，大量输入冷的血制品，特别是未使用血液加温设备时）

甲状腺功能亢进/甲状腺功能低下

灾难性插管

气管导管误入食管

续 表

鼻导管置入黏膜下

贯通梨状窦或气道肿瘤导致纵隔插管

气管切开套管错误置入气管前间隙

张力性气胸或其他肺部灾难性问题

由于疾病本身、手术、气道装置、呼吸机气压伤/喷射通气、锁骨下穿刺等造成的气胸

肺不张（分泌物，支气管插管，微小肺不张）

误吸（例如胃内容物）

哮喘/支气管痉挛/气体闭塞性吸收（air trapping）

肺水肿（液体超负荷，心源性、非心源性；如负压）

患者在全麻时突然出现意外发绀、低血压、通气困难，即可推断出现了麻醉相关问题。

HME（heat and moisture exchanger），热湿交换器（人工鼻）；LAM（laryngeal mask airway），喉罩；APL（adjustable pressure limiting）可调式限压阀；V-Tach（ventricular tachycardia）室性心动过速；K（potassium）钾；SVT（supraventricular tachycardia）室上性心动过速；Ca（calcium）钙离子；IV（intravenous）静脉注射。

（吴林琳 古丽娟 译，张鸿飞 校）

参考文献

[1] Neumar RW, Otto CW, Link MS, Kronick SL, Shuster M, Callaway CW, et al. Part 8: adult advanced cardiovascular life support: 2010 American Heart Association guidelines for cardiopulmonary resuscitation and emergency cardiovascular care. Circulation. 2010; 122 (18 Suppl 3): S729 - 767.

[2] Mirski MA, Lele AV, Fitzsimmons L, Toung TJK. Diagnosis and treatment of venous air embolism. Anesthesiology. 2007; 106: 164 - 177.

[3] Furuya H, Suzuki T, Okumura F, Kishi Y, Uefuji T. Detection of air embolism by transesophageal echocardiography. Anesthesiology. 1983; 58: 124 - 129.

[4] Chang JL, Albin MS, Bunegin L, Hung TK. Analysis and comparison of venous air embolism

detection methods. Neurosurgery. 1980；7：135 - 141.

[5] Durant TM, Long J, Oppenheimer MJ. Pulmonary (venous) air embolism. Am Heart J. 1947；33：269 - 281.

[6] Simon G. Management of venous air embolism. Letter to editor. Anesth Analg. 2014；119（1）：215 - 216.

脑氧饱和度监测在创伤管理中是否有重要作用？

科里·S. 谢尔

病例

患者：男性，29岁，他决定从 Grand 中央车站新安装的扶梯把手上滑下来，下滑过程中失去了平衡而摔倒。目击到此情况的通勤人员呼叫紧急医疗服务队（emergency medical services，EMS）并说明现场情况，患者头部着地，意识不清，GCS评分（Glasgow coma score）为 5～6 分。患者身上无明显骨折，腹部触诊柔软，现场心肺听诊未见明显异常，似乎只有闭合性脑损伤或创伤性脑损伤（traumatic brain injury，TBI）。患者被送往最近的医院，GCS 评分低，气管插管顺利。

立即行 CT 检查提示弥漫性神经损伤（diffuse axonal injury，DAI）。DAI 的诊断标准包括以下CT 表现：① 大脑半球脑实质单个或多个小灶性出血（直径小于 2 cm）；② 脑室内出血；③ 胼胝体出血；④ 邻近第三脑室的小灶性出血（直径小于 2 cm）；⑤ 脑干出血。

当患者到达你们医院时，一位医学院的学生问你："我见过脑氧饱和度在手术中应用于有卒中风险的患者，这个患者能否使用呢？"

问题

脑氧饱和度监测在创伤管理中能否发挥重要作用？

正方：这种诊断的死亡率很高，应该使用所有可能的监测和治疗。

反方：脑氧饱和度对于弥漫性神经损伤患者没有任何帮助。神经变性有 3 个阶段，均可通过显微镜检查明确。第一阶段被定义为"由头部损伤引起大脑半球、胼胝体、脑干、小脑（偶尔）部位神经弥漫性损伤"[1]。第二阶段需要胼胝体损伤，第三阶段除了以上损伤同时合并脑干损伤。除了一系列扫描或磁共振成像（magnetic resonance imaging，MRI）之外，没有其他检查可以辅助诊断。实质上这是一种剪应力造成白质从灰质上剪除的减速性损伤。似乎除了时间，没有任何有效方法。

正方：我同意，这种情况下血流紊乱，脑氧监测仪给出的信息非常少，无法检测大脑深部结构的氧合情况。我也同意这个监测在诊断围手术期神经损伤方面更有用，可能与局部脑微循环失衡有关，可以用脑氧监测仪监测[2]。

反方：我非常熟悉脑氧监测仪这个设备，和脉搏氧饱和度监测完全不一样。将导线或电极对称放置在前额。额叶皮质对脑氧供需变化非常敏感。脑氧饱和度与脉搏氧饱和度不同的是，使用了两个允许在指定深度取样的光电探测器。远场（头皮、颅骨和脑）读数减去近场（头皮和颅骨）读数，以测量超过预定深度的脑氧合量[2]。重要的是要知道脑氧血液监测 75% 为静脉血而动脉血只占 25%。因此，正常脑氧饱和度约为 70%。当一侧额叶的读数与另一侧不同时，麻醉医师几乎没有什么办法将低度数的值恢复正常[2]。

正方：脑血氧饱和度低于 50% 时需要临床处理，通过使用适当的血管活性药物提高脑循环或通过输血提高携氧能力。

反方：我们假设脑氧饱和度在一侧额叶为70％，另一侧为60％。我们需要去处理吗？很少有指南或临床处理流程能告诉我们什么时候需要干预或所做的干预措施是否具有临床意义。外科医师希望降低平均动脉压（mean arterial pressure，MAP），以减少失血，特别是在患者可能出现凝血障碍的情况下。而你却希望提高MAP以改善静脉饱和度的差异。矛盾一触即发。对于严重的头部钝性损伤和出血患者，这个问题比较头疼。如果我们没有监测脑氧饱和度，就不知道两侧大脑的氧合差别。这时我会优先考虑处理患者出血明显的问题。

正方：也有部分临床情况进行脑氧饱和度监测有意义。多年来，心脏麻醉中常使用脑血氧饱和度监测术中脑卒中风险的患者。颈动脉内膜剥脱手术，阻断颈动脉时，如果脑氧饱和度降低，应通过提高血压或缩短阻断时间等措施以降低脑卒中的风险。脑氧饱和度监测同样可运用在那些可能改变脑灌注的特殊体位手术，例如沙滩椅体位手术治疗后颅窝肿瘤，或过度头高足低位下腹腔镜减肥手术时。

反方：是的，腹腔镜减肥手术时，如果手术台为过度头高足低位（头高脚底位），你会使用脑氧饱和度监测吗？接受这种手术时，很多患者静脉回流减少，结果导致颅内低灌注。如果你认可脑氧饱和度监测，为什么不在这些情况下使用它呢？这些患者有无神经认知障碍？

正方：我从来没有在减重手术中使用过这种方法，在术后第1天患者也没有出现神经认知功能的改变。

反方：如果患者出现神经认知功能方面的改变，你又怎么知道呢？因为多数患者在术后第1天还在使用阿片类镇痛药，仅有较低程度的全身炎症反应，或者经历手术创伤后患者筋疲力尽。神经认知功能的改变需要通过复杂检查才能有效且可靠的诊断。

正方：我认为，在心脏骤停期间，如果应用脑氧饱和度监测并将其维持在50％左右，可能提示自主循环恢复和神经功能预后良好。

反方：你的说法并不正确，因为已经有几项研究表明，心脏骤停时适当的脑氧饱和度并不能预测自主循环恢复或良好的神经功能预后。一年前日本学者就有相关的前瞻性研究[3]。脑血氧监测无助于高级心脏生命支持（advanced cardiac life support，ACLS）。

正方：虽然我知道你可能认为这是监护仪厂商为了开拓市场而夸张其作用，但我认为有一种临床场景它真的可以派上用场。由于现在医疗补助体系（Medicaid）能帮助这些患者偿还一定费用，我们治疗的肥胖人群越来越庞大。这些肥胖人群的分布具有明显的地域性，密西西比州和路易斯安那州的患者体重明显大于纽约州。在我们这家公立医院，女性体重约为220 lb（约90.7 kg），但根据我的经验，在更南部地区400 lb（约181.4 kg）和500 lb（约226.7 kg）的患者并非罕见。所有腹腔镜袖状胃切除术和胃旁路手术病例中，手术床尽可能摆放为头高足底位。对于非常肥胖的患者，血液聚集于下肢和全身血压显著下降。我们进行了一项小型预试验，现在正在变成一个真正的审查委员会（real institutional review board，IRB）的调查，主要调查静脉脑氧饱和度在仰卧位及转变成明显的头高足底位时的变化。10例低血压患者中有7例脑氧饱和度从基础值的70％降至50％左右。这个发现有点不可思议，我比较好奇如果脑静脉氧饱和度只有50％或更低，是否会造成认知功能改变。

反方：虽然我相信你描述的静脉氧饱和度变化是真的，但在围术期影响认知功能的变量很多，发现所有相关变量几乎不可能。

正方：LaFlam等学者于2015年1月在《麻醉和镇痛》（*Anesthesia and Analgesia*）杂志上报道了"海滩椅研究（Beach Chair Study）"。处于这一

手术体位的患者脑自我调节方面受损,而认知或脑损伤的生物标志物并没有改变[4]。低血压确实会发生在沙滩椅体位,可以使用血管活性药物治疗,使脑氧饱和度恢复至原来水平[4]。我从这些研究中获得的信息是,如果你不专门测量脑氧饱和度,但确实治疗了低血压,那么静脉饱和度仍能恢复。至少根据这项研究可以得出,沙滩椅体位并不真正影响患者治疗。肥胖患者与正常人完全不同,我确实希望一个有临床意义的数据出现。

总结

除了在颈动脉内膜剥脱术中使用脑氧饱和度监测有明显效果外,脑氧饱和度仪能改善预后的证据非常缺乏。但我相信该监测设备的使用会逐渐增加并保障患者安全。何时脑氧饱和度仪能提高患者的手术安全性和改善预后,还有待于进一步的临床研究。

(吴林琳　古丽娟　译,张鸿飞　校)

参考文献

[1] de Lanerolle NC, Kim JH, Bandak FA. Neuropathology of traumatic brain injury: comparison of penetrating, nonpenetrating direct impact and explosive blast etiologies. Semin Neurol. 2015;35(1):12-19.

[2] Scher C. Chapter 5: general principles of intraoperative management of the severe blunt or polytrauma patient: the resuscitative phase. In: Scher C, editor. Anesthesia for Trauma. New York: Springer; 2014. pp. 95-96.

[3] Fukuda T, Ohashi N, Nishida M, Gunshin M, Doi K, Matsubara T, et al. Application of cerebral oxygen saturation to prediction of the futility of resuscitation for out-of-hospital cardiopulmonary arrest patients: a single-center, prospective, observational study: can cerebral regional oxygen saturation predict the futility of CPR? Am J Emerg Med. 2014;32(7):747-751.

[4] Laflam A, Joshi B, Brady K, Yenokyan G, Brown C, Everett A, et al. Shoulder surgery in the beach chair position is associated with diminished cerebral autoregulation but no differences in postoperative cognition or brain injury biomarker levels compared with supine positioning: the anesthesia patient safety foundation beach chair study. Anesth Analg. 2015;120(1):176-185.

严重创伤患者救治中应该使用新的创伤管理模式吗？

114.

科里·S.谢尔

病例

患者：男性，32岁，在联合包裹服务公司（United Parcel Service，UPS）工作，放下包裹后准备离开曼哈顿的一栋大楼。刚过旋转门不远，一辆汽车突然间失控，将他撞到大楼外墙上，出现骨盆开放性骨折并出血，颅脑损伤不明显。

有人拨打911报警电话，很快2辆消防车抵达。其中一队医护人员负责照顾驾驶员，另一队则负责照顾UPS送货员。初步检查后驾驶员未受伤，从他呼吸中能闻到明显的酒精味道。3分钟内，消防队员把肇事车辆从送货员身上拖走。同时给两人均固定了颈托。

一组医护人员将UPS送货员安置在急救固定担架上，随即建立静脉通道，使用非重复吸入氧气面罩，并向最近的Ⅰ级创伤中心报告。基础血压（blood pressure，BP）为75/40 mmHg，脉搏为120次/min（beats per minute，bpm），体温为34.9℃，血氧饱和度为88%。

急诊室（emergency room，ER）创伤急救小组对UPS送货员充分评估。创伤重点超声评估（Focused Assessment with Sonography in Trauma，FAST）：腹腔积液阳性。由于伤者血流动力学不稳定和可能存在饱胃，在转运至手术室（operating room，OR）前即使用依托咪酯和琥珀酰胆碱行快速顺序性诱导插管，插管时人工固定颈部位于中立位，插管后再次颈托固定颈部。此时血压60/40 mmHg，心率为140次/min。首次

动脉血气（arterial blood gas，ABG）分析提示代谢性酸中毒合并呼吸性酸中毒，乳酸为8。

创伤麻醉团队由4名住院医师和2名主治医师组成。

问题

严重创伤患者救治中是否应采用新的创伤管理模式？血制品和高渗盐水治疗创伤患者低血压效果是否优于血管活性药？

正方：第一位主治医师说："我选择使用去氧肾上腺素！"

反方：第二位主治医师马上反驳说："不！这个血压不仅是合适的，而且还是我们希望维持的压力。如果有血制品可输就好了，没有的话就给5%的盐水即可。同时启动大量输血方案！"

正方：我从事创伤治疗已经30年了，你的做法简直太荒谬了。换作我来处理，我会注射去氧肾上腺素200 μg。除非可以证实患者未合并闭合性颅脑损伤，否则低血压可能导致神经功能预后不良。

反方：你一定是在开玩笑吧。去氧肾上腺素对危重症患者来说是一种可怕的缩血管药物。当然，多数情况下这些升压药物之间并没有太大差别，但在这个患者身上就完全不同了！如果你不得不使用升压药，或许选择血管加压素更合适。因为肺内没有血管加压素受体，使用后体循环压力升高的同时，也能维持较低的肺血管阻力。我没有见过在外科重症监护病房（surgical intensive care unit，SICU）使用去氧肾上腺素治疗，从来没

有！使用血制品或 5% 的盐水前，可采取允许性低血压。创伤患者平均年龄为 29 岁，这个患者适合通过允许性低血压来纠正凝血功能障碍、酸中毒和出血[1]。通过输注合适的血制品纠正血压，双侧脑血氧饱和度维持在 70% 即可。

反方："什么？你什么时候开始采取这样的治疗策略？这样会危及患者安全。脑氧饱和度监测什么时候成了评估整个大脑灌注的金标准了？"

正方："我想你使用脑氧饱和度监测是正确的，不过我们需要整体评价。研究表明，复苏早期允许性低血压可能改善创伤患者的预后[1]。我相信将来的研究会证明，允许性低血压可以挽救更多患者的生命。"

反方："'可能'是什么意思？我没听说过也不知道这个报道怎么样，我会认真阅读这篇文章并找出其中存在的问题。这是哪个创伤中心的研究？"

正方：这篇文章刊登在 sentinel Morrison 报上，研究允许性低血压在年轻和健康患者中的作用，和我们的病例类似[1]。该研究纳入因钝性或穿透性创伤出现 1 次或以上低血压（SBP ＜ 90 mmHg）的患者，接受剖腹或开胸手术治疗。两组的平均动脉压（mean arterial pressure, MAP）分别维持在 50 mmHg（研究组）和 65 mmHg（对照组）。该研究在美国 Ben Taub 的贝勒创伤医院进行，共有 90 例患者入选。研究数据中输血量、凝血功能的改善和患者生存率令人印象深刻[1]。

反方："你相信期刊上的每一篇文章吗？先不看这篇文章，仅从样本量只有 90 例而言就有点匪夷所思。机构审查委员会（institutional review board, IRB）肯定是搞错了。你不能用单一创伤与其他创伤进行对比，那么这个研究是如何完成的呢？走进手术间，我们发现患者的靴子都因为创伤挤压变形了，此时你又怎样定义失血量？本研究通过多因素分析控制所有变量，虽然看似很好，却不足以说服临床医师。虽然这些研究很有

意思，但我仍需要自己阅读这篇文章，否则不会改变我的做法。"

正方：即使这篇文章的结论超出了研究数据所反映的实际情况，但匹兹堡大学也有一项研究，外科医师将严重创伤患者的血液引出，并使用冰盐水替代。随着深低温停循环，心脏和大脑将处于冬眠状态——患者相当于临床死亡。然后进行创伤治疗，这项技术基于动物模型的研究，结果发现动物并未出现神经认知变化。然而科学家们从未将此项技术用在人身上，如果是意识丧失的患者也未必同意该方法。所以，匹兹堡的所有居民均可自愿选择，如果遭受严重创伤时是否愿意参加该研究。国防部为此提供了研究经费，将招募 20 名存在"灾难性贯穿伤"和出血导致心脏骤停的受试者。因为严重钝性创伤的预后不佳，目前还没有相关数据，但研究迟早会展开。

"采取你的方法，只有 1/10 的患者能存活。我估计如果能进行允许性低血压策略的研究[1]，则有可能快速有效的改变现状，比匹兹堡大学的 Frankenstein 研究更能改变临床实践，目前还没有一个研究能较好地观察允许性低血压的效果。"

反方："匹兹堡的这项研究只有 20 名患者，不可能解释这些多变量，而且该研究耗时长，可能会被其他方法完败。"

正方：我非常期待有学者正在发起的一项新研究，可将严重创伤患者的存活率提高 10%。这是一个军方项目，名为院前空运输注血浆（Prehosptial Air Medical Plasma，PAMPer）[2]。主要纳入发生严重出血和凝血障碍的军人和普通患者、创伤早期、死亡可预防。创伤中心提倡早期补充血浆，因为可明确改善预后。业已证明，创伤发生后不久，输注血浆不仅可行而且能改善短期疗效。PAMPer 研究将观察早期输注血浆对凝血功能、免疫反应及 30 天死亡率的影响。该研究尚在进行中，初期数据提示在所有结果均非常值得期待，但研究设计同时也存在缺陷，与常见的创伤试验

并无明显不同（无法双盲，存在观察者偏倚等）。因为多数供体血浆为 AB 型，该情况下输血的益处超过成本预算。

反方："这是个好主意，但对平民百姓来说似乎太复杂了。首批急救人员会在紧急救援车辆上解冻新鲜冰冻血浆（fresh frozen plasma，FFP）吗？如果会的话，每单位 FFP 在室温下能存放多久？只有少数专用车辆适用于所有创伤患者，储存有可制备和输注 FFP 的设备或者其他止血物品。简单地说，我没亲眼见过所以很难轻易相信，需要眼见为实。"

正方："另一个非常实用的概念是设计时将介入放射室（interventional radiology，IR）与创伤手术室紧邻，或者直接把介入室作为创伤手术室的一部分，这样更好。理想情况下，如果将计算机断层扫描检查（computed tomography，CT）也应该靠近创伤手术室。临床后勤往往影响患者治疗，这种设计将减少患者转运，同时还能更好方便临床治疗。比如：凝血障碍、酸中毒、低温和可能出血的患者需要实施损伤控制手术；或者简单栓塞导致出血的非重要血管[3]。对创伤患者初期检查，包括行全身 CT 检查（whole body CT，WBCT），辐射剂量较高，应缩短扫描时间并降低 CT 扫描次数。WBCT 需要 12 分钟，如果未按照上述空间安排，消耗在转运途中的时间可能会更长。患者术前检查从 CT 到 IR 到 OR 路程所浪费的时间可能会耽误患者救治的最佳黄金时间。"

法在一级创伤中心中的使用情况参差不齐。许多著名的创伤中心也采用低血压以减少凝血障碍并控制出血。如果后勤准备充分并顺利通过检查，创伤患者使用 FFP 是一个好主意。理想情况下应将 OR、IR 和 CT 室设计在同一个地方，但这只适用于新建或正在计划建设的医院。作为创伤患者的治疗常规，什么情况下选择介入处理而不是手术，或是手术优于介入检查，尚需进一步研究。通过正反两方的讨论，可得出这样的结论：临床实践存在多样性，将来依旧生生不息，不会出现明显变化。

（吴林琳　古丽娟　译，张鸿飞　校）

总结

所有新的创伤治疗方法已经在使用，这些方

参考文献

[1] Morrison CA, Carrick MM, Norman MA, Scott BG, Welsh FJ, Tsai P, et al. Hypotensive resuscitation strategy reduces transfusion requirements and severe postoperative coagulopathy in trauma patients with hemorrhagic shock: preliminary results of a randomized controlled trial. J Trauma. 2011；70(3)：62-63.

[2] Brown JB, Guyette FX, Neal MD, Claridge JA, Daley BJ, Harbrecht BG, et al. Taking the blood bank to the field: the design and rationale of the prehospital air medical plasma（PAMPer）trial. Prehosp Emerg Care. 2015；19(3)：343-350.

[3] Gordic S, Alkadhi H, Hodel S, Simmen HP, Brueesch M, Frauen-felder T, et al. Whole-body CT-based imaging algorithm for multiple trauma patients: radiation dose and time to diagnosis. Br J Radiol. 2015；88(1047)：20140616.

第十四部分

围术期管理

草药制剂会给患者带来不必要的风险吗?

115.

马克·R.琼斯,弗朗西斯科·卡里斯托,艾伦·大卫·凯

病例

周五清晨,麻醉科住院医师在准备择期甲状腺全切除手术时,我匆忙进入术前准备区对患者进行术前评估。那天我们明显来迟了,临近周末的手术室(operating room,OR)里弥漫着明显的焦虑气息。我在患者床旁检查她的治疗情况。患者既往病史包括1年前因冠脉疾患放置过一枚金属裸支架(bare metal stent,BMS)。她向我保证已经停用阿司匹林和氯吡格雷7天。当她在手提包里寻找写有服药时间的纸条时,我注意到一个绿色的药瓶,上面似乎写着药物的适应证和不良反应等。

"那个瓶子里是什么?"我问她。

"哦,那是大蒜,"她回答,"我姐姐说这对心脏有好处。"

出于担心,我查阅了相关信息并了解到,在过去的2周半时间里,患者每天服用1 000 mg的大蒜粉胶囊,而最后1次服用就在今天早上。患者在3周前进行门诊术前评估,评估表中并未显示其服用任何药物。我问她为什么没有告诉评估医师她所使用的草药制剂。她轻描淡写地说:"从来没有人问过我这件事。而且这不是药物,纯天然。"

我知道大蒜可以和其他药物产生协同作用,比如华法林、肝素和阿司匹林,延长出血时间,但我不确定这对有潜在出血风险的手术会产生多大影响[1]。更令人恼火的是,她承认每日服用0.6 g

的人参也是为了增加体力。而我记得人参也有抗血小板作用[2]。她又一次漫不经心地隐瞒了用药史,还重复念叨着说这些药物是"纯天然且无毒害"。我赶忙去找另一位和我一起即将为这位患者实施麻醉的主治医师。

我们在拐角处差点撞上了。那天他负责两个手术间患者的麻醉,其中一个手术是一位接受冠状动脉搭桥手术的危重患者。他打断了我的问题。

不,大蒜和人参不会影响,继续手术麻醉。

问题

我一直比较担心,草药制剂会给患者带来不必要的风险吗?

在主治医师告诉我可以手术麻醉后,我完成了术前准备。没多久电话响了,主治医师告诉我因为心脏手术无法离开,他请另一位主治医师和我一起开始甲状腺切除手术患者的麻醉。

当我们把患者送进手术室时遇见了这位新的主治医师。我向她汇报了患者的基本情况并将术前评估报告递给她。

"看上去一切都很好,"她说,"还有什么需要告诉我的吗?"

反方:我告诉她患者服用了草药制剂,同时说了之前主管的主治医师表示不用担心。根据他的经验,大蒜和人参不会引起什么问题,这两种草药制剂的抗血小板作用都很弱[3]。

"是的,确实是这样,这两种药物的确会增加出血风险。但是,患者凝血功能正常,没有理由担

心出血。"主治医师说。

"这是 3 周前的凝血检查结果。"我说。

这时我们已经到了手术室。护士、技术员和外科医师正在完成手术准备工作。主治医师看了一下患者,神情凝重,叫我再次汇报患者的病史给她。我告诉她,约一年前患者放置了一枚金属裸支架并使用氯吡格雷和阿司匹林。虽然在 7 天前已停用抗血小板药物,但患者进行术前评估行实验室检查后开始服用草药制剂。

正方:"这就不合适了,"我的主治医师大声说,"没有明确的评估患者手术出血风险,我们不能给患者行非急诊手术。因为患者又服用了草药制剂,3 周前的凝血功能检查结果对我们来说已经意义不大了。我们现在还未能明确患者血小板功能,这代表患者现在的凝血功能。"

她解释说,虽然不常见,但她也曾经历过甲状腺切除术中发生大量出血。她继续说道,"大蒜通过直接非竞争性抑制环氧化酶(COX enzyme)而抑制血栓素合成,从而产生抗血小板活性[4]。有一项研究发现,每日食用 1 片新鲜大蒜,26 周后血栓素 A2 水平下降 80%[4]。"

这不是一件小事,我们需要推迟这台手术。

当她跑去找外科医师说明情况消息时,我查阅美国麻醉医师协会(American Society of Anes-thesiologists,ASA)关于草药制剂的指南[5]。当然,ASA 建议应在择期手术前至少 2 周停用所有草药制剂。我还查阅了相关文献,发现大蒜导致出血的第二种机制:大蒜导致血小板上的功能性 GPⅡb/Ⅲa 受体数量下降,纤维蛋白原与 vWF 的结合降低,并抑制血小板聚集。

我也能听到门外正在讨论这台手术。

反方:自然,外科医师很不高兴。"我做了上百例这样的手术了,你知道吗? 有时患者也在服用一种草药制剂。没有任何事情是完美的,手术总是存在风险。"他示意手术室里一切准备就绪。"你想浪费这么多时间和金钱吗? 你不觉得这是一笔很大的开支吗?"

正方:"做事要有原则和底线,"主治医师解释道,"我们无法立即评估患者的风险。患者还服用了生姜,通过抑制花生四烯酸通路及降低血栓素合成酶而显著抑制血小板的作用,延长出血时间,进一步增加出血风险[6,7]。"

这个手术,我们不仅需要考虑术中出血的问题,还要考虑术后血肿形成导致气道塌陷的风险。最重要的是,这是一名老年患者,合并有多种危险因素和并发症,进一步增加手术风险[8,9]。我给她看了手机上搜索到的 ASA 相关指南来支持我的说法。主治医师也将这些推荐意见展示给外科医师,同时还参考了与这些草药制剂有关的延长出血时间的文献[1-4,6-8,10,11]。

虽然我们均对取消手术感到遗憾,但不应该感情用事而采取错误的做法。我们也许能完成手术并全身而退,但在明知有问题的情况下实施手术,不仅增加患者风险,显然这对患者而言也并非最佳的治疗,这一点我们都很清楚。外科医师很不情愿地接受了我们的观点,同意手术改期。

总结

近年来膳食补充剂行业发展迅速,主要与其可能有益健康及"自然疗法"适用于许多常见疾病的治疗有关,但这些优点均未经证实。无论是草药、维生素、矿物质、氨基酸,还是酶类,这些看似有益的补品实际上均存在显著的药代动力学和药效动力学问题。一不小心,它们很容易导致并最终引发严重的围手术期并发症。然而当前情况并不乐观,据估计,超过 5 500 万美国成人在其生涯中有使用草药制剂,除非医务人员特别询问,否则高达 70% 的患者不会告诉医生他们在服用这些药物[9,12]。因此,麻醉医师仔细进行术前评估非常重要,需要明确询问患者可能服用的所有草药制剂的情况。这将有助于消除那些误解草药不是药品的患者所经常遇到的困惑。同样，医务人员必须了解每种草药制剂的各种影响，尤其是对患者围手术期血流动力学、凝血状态、中枢神经系统功能和内分泌系统的潜在影响。ASA 目前建议在择期手术前两周应停用所有膳食补充剂。

麻醉医师必须警惕那些非常常见却可能影响出血的补充剂，如越橘（译者注：欧洲蓝莓）、菠萝蛋白酶（译者注：菠萝茎、叶提取物）、冬葵、小白菊、鱼油、亚麻籽油、大蒜、生姜、银杏、种子提取物、锯棕榈、洋甘菊、蒲公英根、七叶树、维生素 K 和维生素 E[5]。

（吴林琳　古丽娟　译，张鸿飞　校）

参考文献

［1］Bordia A. Effect of garlic on human platelet aggregation in vitro. Atherosclerosis. 1978；30：355－360.

［2］Kuo SC，Teng CM，Lee JC，Ko FN，Chen SC，Wu TS. Antiplatelet components in Panax ginseng. Planta Med. 1990；56(2)：164－167.

［3］Amico AP，Terlizzi A，Damiani S，Ranieri M，Megna M，Fiore P. Immunopharmacology of the main herbal supplements：a review. Endocr Metab Immune Disord Drug Targets. 2013；13（4）：283－288.

［4］Ali M，Thomson M，Afzal M. Garlic and onions：their effect on eicosanoid metabolism and its clinical relevance. Prostaglandins Leukot Essent Fatty Acids. 2000；62(2)：55－73.

［5］Apfelbaum JL，et al. American Society of Anesthesiologists. Practice guidelines for perioperative blood management. An updated report by the American Society of Anesthesiologists Task Force on Perioperative Blood Management. Anesthesiology. 2015；122(2)：241－275.

［6］Backon J. Ginger：inhibition of thromboxane synthetase and stimulation of prostacyclin：relevance for medicine and psychiatry. Med Hypotheses. 1986；20：271－278.

［7］Nurtjahja-Tjendraputra E，Ammit AJ，Roufogalis BD，Tran VH，Duke CC. Effective anti-platelet and COX-1 enzyme inhibitors from pungent constituents of ginger. Thromb Res. 2003；111（4－5）：259－265.

［8］Tachjian A，Maria V，Jahangir A. Use of herbal products and potential interactions in patients with cardiovascular diseases. J Am Coll Cardiol. 2010；55(6)：515－525.

［9］de Souza Silva JE，Santos Souza CA，da Silva TB，Gomes IA，Brito Gde C，de Souza Araújo AA，et al. Use of herbal medicines by elderly patients：a systematic review. Arch Gerontol Geriatr. 2014；59(2)：227－233.

［10］Apitz-Castro R，Badimon JJ，Badimon L. Effect of ajoene，the major antiplatelet compound from garlic，on platelet thrombus formation. Thromb Res. 1992；68(2)：145－155.

［11］Kaye AD，Sabar R，Vig S，Ricaldi C，Kaye AM，Hofbauer R，Heavner JE. Nutraceuticals — current concepts and the role of the anesthesiologist. Part 2. Panax ginseng，kava kava，feverfew and ma huang. Am J Anesthesiol. 2000；27(8)：467－471.

［12］Kaye AD，Clarke RC，Sabar R，Vig S，Dhawan KP，Hofbauer R，Kaye AM. Herbal medicines：current trends in anesthesiology practice — a hospital survey. J Clin Anesth. 2000；12(6)：468－471.

麻醉前患者气道评估应该到什么程度?

116.

列翁·M.卡潘,桑福德·M.米勒,科里·S.谢尔

病例

患者:男性,60 岁,身高 165 cm,体重 90 kg,择期行乙状结肠切除术。患者无心肺或其他重要器官疾病史,也没有过敏史或药物使用史。患者主诉关节疼痛。4 年前曾于全麻下行腹股沟疝修补术,显然,如他所说,无麻醉异常情况。

术前麻醉评估由一年级麻醉住院医师进行,其在第二天由上级医师带教指导麻醉。气道评估包括患者马氏分级(Mallampati score)可见悬雍垂,甲颏距离为 4 cm。当该住院医师进行病例汇报后,上级主治医师提出增加气道评估。

问题

气道评估是否局限于马氏分级和甲颏距离?

正方:是的,根据目前的气道管理策略和技术,我认为我们不需要进一步的气道评估。在过去 30 年里,声门上通气设备(supraglottic airways,SGAs)广泛应用,如喉罩(laryngeal mask airway,LMA)、纤维支气管镜、可视喉镜、光棒、可调节弯曲度的管芯。显然,观察并评估患者至关重要,但我并不完全相信除了 Mallampati 评分和甲颏距离以外的气道评估方法,即使只用这两个测试,也能为我们提供明确有用的临床信息。

反方:我不同意,也会解释我的理由,但是你能先告诉我支持你的依据吗?

正方:大量现有研究表明,评估困难插管的试验更能预测容易的气管插管(特异性),而不易预测困难插管(敏感性),但它们并非百分之百的敏感或特异。2002 年 Yentis 在一篇述评中简明扼要地解释了这一原因:由于容易气管插管的人群和困难插管人群之间的特征重叠,目前还没有能够绝对准确地区分这些患者的检测方法。最好的检测方法是能将它们完全区分,但特征重叠仍足以导致困难插管组的绝对敏感性、特异性、阳性和阴性预测值明显降低。然后,临床医师面临两个选择:要么让部分预测困难气道实际上并非困难气道的患者接受专门的气道管理策略,要么相反,将传统的气道插管技术应用于一些看上去容易但实际上插管困难的患者,当然这可能导致灾难性并发症。

当气道插管技术局限于普通 Macintosh 喉镜、Miller 喉镜和纤维支气管镜时,气道评估尤显重要。当普通喉镜插管失败时意味着唯一的选择是纤维支气管镜引导下睡眠后或清醒插管,或者手术建立外科气道。反观清醒纤维支气管镜引导气管插管,需要充分插管准备,耗时且存在反复插管后气道组织水肿的风险。而现在,部分病例普通直接喉镜插管失败时,不需要长时间准备,使用可视喉镜直视下或声门上气道设备盲探插入气管导管。因此,我相信,根据当前气道管理的最新进展,对于面部结构外观正常、不存在导致困难插管病史的患者详细评估气道,并不一定能改善预后。

反方:我相信这件事并没有那么简单。气道困难病史充分评估和检查必不可少。例如,无论采取何种技术,误吸、睡眠呼吸暂停(obstructive sleep apnea,OSA)和病态性肥胖是导致发病率和

死亡率增高的 3 种常见原因。食管反流或呕吐导致胃容物误吸，及存在引发误吸性肺炎的可能性疾患，更常见于胃食管反流性疾病（gastroesophageal reflux disease, GERD）病史的患者及影响胃排空延迟的因素时，如使用阿片类药物、妊娠或糖尿病等。显然，临近手术时摄入食物增加误吸风险。通过超声检查胃窦直径评估胃内容物可确定是否处于饱胃状态[2]；然而，还需要进一步的研究以确定超声诊断饱胃的可靠性。OSA 患者可能经常会有睡眠时觉醒并喘息性呼吸，或打鼾声音在门外就能听到。也可以使用一个简易的筛查量表 STOP - Bang 方法进行评估[3]。尽管部分 OSA 患者并不肥胖，但合并肥胖的患者更容易发生面罩或声门上设备（supraglottic airway, SGA）通气困难，或普通喉镜插管困难。既往手术时虽然无困难插管病史，并不能完全排除困难插管的可能性。患者体重增加，或存在疾病如颌骨关节炎或肿瘤侵犯呼吸道，或者头部和颈部放射线照射等均可能改变了气道原有解剖结构。

测量张口度很有意义，如果小于 2 cm，则无法使用普通喉镜或可视喉镜，需要考虑清醒纤维支气管镜插管。我也同意，常规的气道评估方法如甲颏距离、马氏分级（Mallampati）评分、下颌突出、颚部空间顺应性、颈部粗细与长短以及活动度，均无法提示使用可视喉镜插管时的难易程度[4]。尽管如此，仍需进行全面的气道检查，以备普通喉镜不时之需。需要注意，即使气道检查正常，也无明确的气道病史，也可能发生喉镜插管失败。通常是由于舌扁桃体肥大阻塞声门开口，这不能根据病史或体格检查来确定。

正方：如你所说，除了张口度，其余气道评估方法不适用于可视喉镜插管。同样，这些气道评估对于使用传统镜片的喉镜来说一样无法预测困难插管的程度。为什么不使用可视喉镜来提高插管成功率，同时也能降低插管前检查的需要？

反方：虽然现有证据表明，与常规喉镜插管相比，可视喉镜诱导插管成功率更高，但可视喉镜也并非成功插管的绝对保证[5]。事实上，部分情况下，使用可视喉镜插管失败，但却能用普通喉镜片成功插管[6,7]。同样，声门上设备也是一种非常好的急救设备，常可引导纤维支气管镜辅助插管，但也存在失败的可能。如果担心存在"无法插管，无法通气"的风险，应尽可能采取清醒插管或非全身麻醉（局部或区域性麻醉）。

诚然，个体气道评估的敏感度和特异性可能较低，但联合使用时其有效性增加。例如，采取传统气道方法评估困难插管，经过多因素风险评估，敏感性和特异性分别为 $60\%\sim95\%$ 和 $65\%\sim92\%$；如果困难插管比例为 $2\%\sim3\%$，则阳性预测值较低（18%）而阴性预测值较高（99%）[8]。因此，通过全面评估，可以提高使用传统喉镜容易实施插管的预测准确性。术前行气道评估，是为了更好地进行围术期气道管理，不仅可指导我们对困难插管的评估，而且还能确定面罩通气是否可行和声门上设备是否合适。饱胃患者或患者头部距离麻醉医师较远的情况下，气道风险增加。另外，存在潜在困难气道患者，麻醉诱导和拔管时应有另外一名经过充分训练的麻醉医师在场。在英国皇家学院实施的第四个国家审计项目（NAP4）中，重症监护病房和急诊科（虽然不是在择期手术患者中）出现意外气道的原因之一是对气道评估不足和计划不周[9]。因此，我相信在实施任何气道操作之前，恰当的气道评估十分必要。

正方：我仍然感到惊讶的是，多数医院并未将可视喉镜插管作为一种常规气管插管技术。目前可用的多数可视喉镜有镜头或视频线路与镜柄远端相连，可将放大的图像传送到显示屏上。因此，插管时操作者和其他人均可直接看到声门开口。不仅可在手术室，同样可在包括院前急救的较远区域使用，操作简单，安装时间也很短。合适尺寸的可视喉镜可用于普通喉镜插管失败的成人和儿童患者，同时可用于气道充分表面麻醉的镇静清醒患者。颈椎病患者插管时,无须较大的颈椎活动即可提供良好的插管视野,而且能提高经验不足操作者的插管成功率[10]。与传统喉镜需要操作者视线与患者声门之间保持直线不同,可视喉镜还可以看清口腔内周围解剖结构,操作时不会压迫软组织或变换头颈位。因此,对声门上结构的创伤可能性更小且损伤更低[10]。

反方:我同意你提到的可视喉镜存在诸多优点。事实上,可视喉镜插管的成功率接近100%(98%),而普通喉镜插管失败后再使用可视喉镜,插管成功率也有94%[5]。然而,引导气管导管进入喉腔也可能出现困难,原因如下:可视喉镜插管时气管导管需要比传统的"曲棍球棒"尖端角度更大。因此,除非是使用与可视喉镜片几乎相同弧度的导丝,否则很难将导管置入喉腔。同时,视频喉镜镜片体积较大,口腔内空间较小,影响导管置入,特别是口腔存在占位性病变如恶性肿瘤、广泛感染或头颈部放疗史的患者发生软组织变硬时[5]。另外,即使口咽腔内存在少量血或分泌物,也可能污染镜头而影响操作。使用软的吸痰管也很难清除口腔分泌物,因为吸痰管通常无法沿着镜片曲线准确到达分泌物位置[10]。传统喉镜插管时,由于麻醉医师眼睛和声门之间为直线,口腔内的血液和分泌物不易影响视野,通常也可使用吸痰管吸引。

总结

传统的气道评估服务于普通喉镜插管,无论使用何种气管插管设备或技术,气管插管前必须常规进行气道评估。虽然传统的气道评估方法对可视喉镜插管或声门上设备置管帮助不大,但这些方法仍应常规进行。以防万一,可视喉镜插管失败时,普通喉镜也可能成功插管。如果存在插管困难或通气困难的风险,应尽可能采取其他麻醉方式如区域麻醉或局部麻醉。如果必须实施全身麻醉,应采取清醒气管插管。常规使用可视喉镜进行气道管理仍有争议,需要有更科学严谨的研究支持。

(吴林琳　古丽娟　译,张鸿飞　校)

参考文献

[1] Yentis SM. Predicting difficult intubation — worthwhile exercise or pointless ritual. Anaesthesia. 2002; 57: 105 - 109.

[2] Perlas A, Chan VWS, Lupu CM, Mitsakakis N, Hanbidge A. Ultrasound assessment of gastric content and volume. Anesthesiology. 2009; 111: 82 - 89.

[3] Chung F, Subramanyam R, Liao P, Sasaki E, Shapiro C, Sun Y. High STOP Bang score indicates a high probability of obstructive sleep apnoea. Br J Anaesth. 2012; 108: 768 - 775.

[4] Saleem MM, Ahmed-Nusrath A. Should videolaryngoscopes be used in difficult airways? Br J Hosp Med. 2012; 73: 478.

[5] Aziz MF, Healy D, Kheterpal S, Fu RF, Dillman D, Bambrink AM. Routine clinical practice effectiveness of the Glidescope in difficult airway management: an analysis of 2004 GlideScope intubations, complications, and failures from two institutions. Anesthesiology. 2011; 114: 34 - 41.

[6] Cavus E, Callies A, Doerges V, Heller G, Merz S, Rösch P, et al. The C-MAC videolaryngoscope for prehospital emergency intubation: a prospective multicenter, observational study. Emerg Med J. 2011; 28: 650 - 653.

[7] Brown CA, Bair AE, Pallin DJ, Laurin EG, Walls RM, National Emergency Airway registry (NEAR) investigators. Improved glottis exposure with the video macintosh laryngoscope in adult emergency department tracheal intubations. Ann Emerg Med. 2010; 56: 83 - 88.

[8] Anderson J, Klock PA. Airway management. Anesthesiol Clin. 2014; 32: 445 - 461.

[9] Cook TM, Woodall N, Harper J, Benger J. Fourth national audit project: Major complications of airway management in the UK: results of the Fourth National Audit Project of the Royal College of Anaesthetists and Difficult Airway Society. Part 2: intensive care and emergency departments. Br J Anaesth. 2011; 106: 632 - 642.

[10] Rothfield KP, Russo SG. Videolaryngoscopy: should it replace direct laryngoscopy? A pro-con debate. J Clin Anesth. 2012; 24: 593 - 597.

关于纤维支气管镜引导下清醒气管插管使用氟哌利多镇静的讨论

117.

科里·S.谢尔

病例

患者，60岁，口腔底部鳞状细胞癌病史，放化疗及手术治疗后需行食管扩张治疗入院，肿瘤已完全切除，面部与颈部有皮瓣覆盖扩大切除的伤口。由于食管狭窄，近期出现进食固体食物困难。患者希望食管扩张后可以进食并维持目前体重。根据病史及气道检查情况，很明显，行清醒纤维支气管镜气管插管是最安全的方法。由于可能出现不可预期的困难气道，除了负责麻醉的主治医师与住院医师，还需要再安排一名主治医师协助。

主治医师1解释道："纤维支气管镜清醒气管插管成功的关键因素有3个：完善的神经阻滞；充分镇静但不影响呼吸；操作前详细讨论，确保每一个步骤均清晰以避免患者焦虑。"

"那么你的镇静方案是什么呢？"住院医师问道。

"首先给予氟哌利多10～15 mg，右美托咪定0.7 μg/(kg·h)持续输注，再辅予小剂量氯胺酮（10～20 mg）。仅使用右美托咪定患者容易清醒。避免使用芬太尼或任何抑制呼吸的药物，因为一旦发生呼吸暂停，很容易出现气道管理失控。"

问题

纤维支气管镜清醒气管插管时氟哌利多是镇静的优选药物吗？

反方（主治医师2）：10～15 mg的氟哌利多！你是疯了吧，这样会导致患者永睡不醒。而且这个药物存在"黑匣子警告"，会导致Q-T间期延长，患者可能发生尖端扭转型室性心动过速。给药之前你没有检查心电图（electrocardiogram，ECG）来看看基础Q-T间期吗？这样可能导致Q-T间期进一步延长。

正方：如果我说用氟哌啶醇而不是氟哌利多，二者会不会有区别？我们给精神分裂症患者相同剂量的氟哌啶醇，持续用药直至患者安静，我们似乎并不关心其对Q-T间期的影响，而这两种药物对Q-T间期的影响并无太大区别。精神病科医师无论使用经典或非经典的抗精神病类处方药物，从未关注ECG和Q-T间期。我不确定这是否是一个问题。Calver等[1]学者的研究中，超过1 000名的急诊患者中使用大剂量氟哌利多镇静，其中许多患者正在服已知延长Q-T间期的药物，但并未发生尖端扭转型室性心动过速，这项研究结果发表在2015年。

反方：黑匣子警告并非空穴来风。无论你怎样解释或个人感觉，氟哌利多仍然在黑匣子列表上，而且没有迹象表明会被撤掉。联合使用咪达唑仑与芬太尼也很成功，并没有患者出现呼吸暂停。而且我会在纤维支气管镜的端口连接1个含有2%利多卡因的注射器，进入气道后沿途喷洒实施表面麻醉。

正方：过去3年有几项研究结果强烈提示，我们这样使用氟哌利多是安全的，并不影响Q-T间期和避免尖端扭转型室性心动过速[2-4]。Macht等[2]学者将532名焦虑患者分为两组：院外使用氟哌啶醇或氟哌利多。结果发现，对已经存在的QT间期延长、副作用或需要再次给予镇静，两组间并无明显差异。该研究中氟哌利多的平均剂量是 7.9 mg[2]。Nuttall 等[3]学者发现给予手术患者小剂量氟哌利多(0.625 mg)治疗术后恶心呕吐时并不会增加多源性室性心动过速或死亡的发生。该研究纳入 20 122 例患者,氟哌利多使用高达 35 000 次。

尖端扭转型室性心动过速由心室复极延长触发[4]。Staikou 等[4]学者对多种麻醉药促进"尖端扭转"进行研究和综述(表 117-1)。

表 117-1　麻醉药与尖端扭转型心电图(ECG)表现

药　　物	QT 间期	HR 校正的 QT(Qtc)	复极化透壁扩散
异氟烷		++	
地氟烷		++	
七氟烷		+	∅
丙泊酚		Min 或-	Min
芬太尼		∅	
阿芬太尼		∅	
瑞芬太尼		∅	
舒芬太尼	+大剂量时		
琥珀酰胆碱		+,联用阿片药物、β 受体阻滞剂时作用降低	
非去极化肌松药		∅	
抗胆碱酯酶-抗胆碱能药物(神经肌肉阻滞拮抗)		++	
舒更葡糖		低剂量或高剂量时∅	
局麻药		∅	
蛛网膜下腔交感神经阻滞		阻滞广泛时+	
胸段硬膜外麻醉		—	—
咪达唑仑		∅	∅
氟哌利多、多潘立酮、5-HT3 拮抗剂		++	

内容来自参考文献 4
+QT 间期延长
++QT 间期显著延长
∅不影响
Min 影响较小
—QT 间期缩短

而且,我们每日用到的许多药物都可能导致尖端扭转型室性心动过速。氟哌利多仅仅是这些药物中的一个。当我们打开地氟烷挥发罐时并不总是担心发生尖端扭转型室性心动过速。

反方:但是你为什么使用 10~15 mg,患者可能会永远沉睡。

正方:低剂量时完全起效需要 30 min,麻醉医师可不喜欢等待。当药物完全起效时,患者将会处于药物控制状态,你让他/她做什么他/她就

会做什么。你可以让患者张嘴深呼吸,这样可以让声带开放。患者会屏住呼吸足够长时间让你能够进行纤维支气管镜插管。唯一的缺点是如果手术时间很短,最强镇静效果可能出现在手术后。

反方:我的方法也能达到良好的镇静效果,还可以拮抗芬太尼和咪达唑仑的效果,但是你不能拮抗氟哌利多的作用,如果手术时间很短,等到患者醒来可能需要超过 1 小时的时间。我不会改

变我的方法，或者再强调一下，我在教授学生学习纤维支气管镜插管时也会这样做。

正方： 下次进行纤维支气管镜气管插管时，我会给你展示一下用氟哌利多时过程有多顺利。

反方： 我仍然认为这个话题很混乱。我同意止吐剂量的氟哌利多是安全的，但是我不认为更大剂量也安全。

正方： 有关急诊室里氟哌利多使用 8 mg 的平均剂量的文章说明了一切[2]。任何有关这个话题合理的文章均应该根据心率校正 QT 间期（QTc）。很明显，心率减慢时 QT 间期延长，如果研究仅观察 QT 间期则意义不大。

反方： 如果我要进行口头汇报，我绝不会以你建议的氟哌利多剂量引出话题。也许大剂量是安全的，但我联合使用咪达唑仑/芬太尼已经非常成功，就没必要再冒险采取可能存在风险的方法。我已经查阅过 PubMed，我认为你只是引用了利于氟哌啶醇的文献，而忽略了无数篇结论认为延长 QT 间期的这些药物存在明显风险的文献。

正方： 一旦你打开吸入麻醉药的挥发罐，并给予昂丹司琼，同样会出现你所说的问题。如果 QT 间期明显延长，为什么你会觉得这种情况下使用七氟醚和昂丹司琼没有问题呢？什么时候你看到或听说过一个精神病患者因为使用了氟哌啶醇而发生尖端扭转型室性心动过速的呢？这简直是荒谬。

反方： 再说一次，你可能是对的，但是我在临床实践中不会使用大剂量氟哌利多。

总结

随着目前药物的逐渐短缺，许多医院在进行纤维支气管镜气管插管不再使用如右美托咪定、氯胺酮等一线药物，临床麻醉医师已经成为使用其他不会抑制呼吸的药物如氟哌利多方面的专家。虽然我相信大剂量的氟哌利多是安全的，这在过去所使用的依诺伐（Innovar）时已经得到证明，但我以后不会再用了。不仅我们的麻醉实践中不会使用氟哌利多，而且这个药物可能永远也不会出现在麻醉车中。由于实际原因，清醒患者行纤维支气管镜气管插管时，我会使用其他镇静药物。我不再为氟哌利多哀悼了。

（吴林琳　古丽娟　译，张鸿飞　校）

参考文献

[1] Calver L, Page CB, Downes MA, Chan B, Kinnear F, Wheatley L, et al. The safety and effectiveness of droperidol for sedation of acute behavioral disturbance in the emergency department. Ann Emerg Med. 2015；66(3)：230. el-238. el.

[2] Macht M, Mull AC, McVaney KE, Caruso EH, Johnston JB, Gaither JB, et al. Comparison of droperidol and haloperidol for use by paramedics：assessment of safety and effectiveness. Prehosp Emerg Care. 2014；18(3)：375 - 378.

[3] Nuttall GA, Malone AM, Michels CA, Trudell LC, Renk TD, Marienau ME, et al. Does low-dose droperidol increase the risk of polymorphic ventricular tachycardia or death in the surgical patient? Anesthesiology. 2013；118(2)：382 - 386.

[4] Staikou C, Stamelos M, Stavroulakis E. Impact of anesthetic drugs and adjuvants on ECG markers of torsadogenicity. Br J Anaesth. 2014；112（2）：217 - 230.

118. 特殊措施——如术后 CPAP、延长 PACU 时间和 PACU 监测 EtCO₂——能否改善阻塞性睡眠呼吸暂停综合征患者的转归?

布伦特·J.卢里亚

病例

作为麻醉科负责人,我会收到麻醉复苏室(post-anesthesia care unit,PACU)所有不良事件的报告。调查后发现,多数并发症属于孤立事件,而并非 PACU 系统问题。然而,在去年 1 月份的几周内,一名男性患者的血氧饱和度降至 89%,需要拮抗阿片类药物的作用,接着出现一名女性患者因完全性呼吸停止而需要再次气管插管。2 月份再次发生 3 例类似事件使我们所有人都感到不安。通过调查和分析,发现了一个共同点:PACU 里出问题的这些患者术前均被诊断为阻塞性睡眠障碍综合征(obstructive sleep apnea,OSA)。这究竟是巧合还是有所关联? 科室主任要求我搞清楚这个问题,并提出解决方案。我的任务是明确 OSA 患者在 PACU 是否应特别对待,建立新制度以提高患者安全(而不过度使用资源)。

作为教学医院的一员,我当然要把握住此次教学机会。我找到两名求知欲强的住院医师,分别调查并探讨不同的内容。几天后,我们坐下来一起讨论。

问题

特殊措施如术后持续气道正压通气(postoperative continuous pos-itive airway pressure,CPAP)、延长 PACU 时间和 PACU 监测呼气末二氧化碳(end-tidal carbon dioxide,

EtCO₂)能否改善 OSA 患者的转归?

正方: 鲁利亚医师,我回顾文献并认真思考这个话题,其中有一点很明确:对于 PACU 中的 OSA 患者,减少呼吸道并发症的唯一安全选择是采取新的措施。具体来说,像 CPAP、EtCO₂,以及延长 PACU 或其他具备完善监测条件的场所观察时间。每位进入 PACU 的患者均应接受睡眠呼吸暂停评估,即使患者并未正式诊断 OSA,只要评估结果为阳性,即应采取这些治疗措施。

反方: 我也复习过文献,我相信我的住院医师阅读了更多文献。当然,这些预防措施用于已知存在严重睡眠呼吸暂停的患者非常合理。但对所有已知或怀疑睡眠呼吸暂停的患者采取这些措施,而不考虑患者仅有轻微程度的 OSA 或者手术只是静脉注射了小剂量咪达唑仑后行局部痣切除术,这是对医院资源的极度浪费。可能只是局部再切除和再切除。治疗时同样需要临床判断,不应是强制性措施。

正方: 我知道你更关心的是帮医院节省资源,而不是为我们的患者提供更好的医疗服务,但我仍会说明我这么做的理由。

1. 通过术前 STOP - Bang 调查表,只需要花 30 秒时间回答 8 个问题,就可以相对容易地识别出存在睡眠呼吸暂停风险的患者(表 118 - 1)[1]。回答"是"超过 3 个或更多,提示可能患有 OSA;有六个问题的答案为"是"则高度怀疑存在严重 OSA[1]。

表 118 - 1　STOP - Bang 问卷

1. 打鼾
   您是否打鼾时声音很大（隔着房门就能听到或者高于谈话声）？

2. 疲惫
   您是否发觉在白天经常感觉疲累、疲乏或犯困？

3. 观察
   是否有人注意到您在睡觉时出现呼吸停止？

4. 血压
   您是否有高血压病或正在接受高血压治疗？

5. BMI：大于 35 kg/m²

6. 年龄大于 50 岁？

7. 颈围尺寸是否大于 40 cm？（医护人员测量）

8. 是否男性？

---

3 项或以上问题回答"是"，提示 OSA 高风险
少于 3 项回答"是"，提示 OSA 风险较低。

2. OSA 患者更易出现术后呼吸并发症和可能相关的心血管并发症。

3. 不仅有记录的 OSA 人群百分比在上升，而且手术患者中的 OSA 患病率高于普通人群[2]。

通过 OSA 自我测评，可以实现患者安全！针对这些患者我们可以提前采取各种措施，能大大减少术后并发症的发生。

反方： 目前尚不清楚 OSA 患者术后呼吸道并发症风险更高。多数显示风险增加的研究均为小规模、单一研究机构的回顾性分析[2]。日间手术麻醉协会通过一项荟萃分析发表共识声明，OSA 日间手术患者术后需要机械通气支持、再次气管插管或死亡的风险并无绝对增加。

正方： 也许你需要知识更新了。2014 年发表一项新的大型荟萃分析，从 400 家医疗机构接受全髋关节或全膝关节置换术的 530 000 多名患者中提取了数据[3]。排除混淆因素后，作者得出结论：明确患有 OSA 的患者呼吸并发症风险更高，术后不久出现再次气管插管的风险更高。

反方： 好的，我承认，这两种特殊的外科手术中，那些有明显 OSA 的患者个别术后并发症的风险更高。在我们决定将该研究结果推广到所有外科手术之前，我希望看到其他外科手术的类似研究。有没有证据证明在 PACU 采取这些新的治疗措施会减少 OAS 患者术后并发症？是否有前瞻性、随机对照试验表明，CPAP、$EtCO_2$ 和延长 PACU 观察时间能减少这些并发症？仅仅因为我们发现了一个问题，并不意味着这里推荐的治疗措施是完美的，甚至是最好的解决办法。

正方： 好吧，你提出了一个很有力的观点。我承认现在数据有限。然而，考虑到我们医院遇到的问题和外部数据情况，我认为采取这些措施是合理的。到目前为止我们还算幸运。虽然出现了一些小的并发症，但还没有死亡或终身残疾的情况。难道我们真的想等到发生可怕的事情，然后才采取措施？

反方： 当然，我不想看到任何一个 OSA 患者出现严重并发症，但医学就是评估某项试验或治疗措施的风险和益处。针对这个病例，我同意你提议的治疗措施风险很低。但是，你没法预测由于这些有限资源的不必要使用而产生的不良结果。此外，许多患者不能耐受 CPAP。事实上，这可能是医疗中依从性最差的疗法之一。[4] 可以想象到那些术后患者，同时还在麻醉复苏中，已经处于混乱状态，如果被迫使用 CPAP 面罩，将会更躁动。

正方： 但这并不意味着我们不应该再尝试了。为了长期健康，有些患者愿意忍受短期不适。当然，我认为 PACU 的多数患者宁愿戴上 CPAP 几小时，也不愿再次气管插管！同样重要的是要考虑那些术前未诊断睡眠呼吸暂停的情况。因此，这些研究中，"非 OSA"组中的许多患者，实际上已经存在 OSA 部分症状，术后并发症的风险增加，从而使数据产生偏倚。如果你把确诊的和未确诊的 OSA 患者分成一组，而那些没有任何 OSA 症状的患者为另一组，我相信术后并发症发生率会有更大的差异。

118. 特殊措施——如术后 CPAP、延长 PACU 时间和 PACU 监测 EtCO₂——能否改善阻塞性睡眠呼吸暂停
综合征患者的转归？

457

反方：考虑到费用和证据不足，让我们从比较常规的措施开始。例如，日间手术麻醉协会共识建议，日间手术室应对患者、手术和麻醉技术设置一定限制。具体来说，他们建议应避免疼痛强度较高的手术（需要使用大剂量阿片类药物）和 OSA 患者气道手术作为日间手术。此外，对于存在并发症控制不佳的 OAS 患者也不适于实施日间手术[5]。通过采取这些措施可以让我们日间手术管理符合国际医疗标准，既不会过度医疗，也不会增加 PACU 工作量。

正方：我同意这些措施简单易实施。鼓励采取能减少阿片类药物使用的麻醉方法，无论在日间还是非日间手术室，均有积极意义。然而，我认为这还不够。是否存在这样一系列干预措施，不仅能保护 OSA 患者避免围手术期并发症，同时又不会过度消损耗我们的资源和利益？

反方：明确一点，我们尽可能采取需要较少人力即可完成的治疗措施。如果患者在家时也需使用 CPAP，可以让他们携带自己的设备或面罩进入 PACU，以免出现呼吸功能不全的情况下使用。当然并非所有 OSA 患者均需这样做，但 CPAP 未必优于再次气管插管吧？[6] 对于 PACU 需要鼻导管或面罩给氧的患者，我觉得应采取 EtCO₂ 监测。你知道，许多患者，即使是那些患有 OSA 的患者，也能够在没有供氧的情况下维持动脉血饱和度在或接近 100%。如果患者不需要继续使用阿片类药物并能维持高动脉氧饱和度（arterial oxygen saturation，SaO₂）大于 30 分钟，我真的觉得没有必要监测 EtCO₂。但是，对于 PACU 中需要术后供氧的 OSA 患者，监测 EtCO₂ 可诊断呼吸道梗阻，简单易行。显然，我们还需要更多证据支持这些治疗措施确实可降低并发症，同时在不过度增加复苏室人员负担的情况下改善预后。

正方：很高兴我们能在这些问题上达成统一。我希望通过这些有效的工作来发现未确诊的

OSA 患者，并将这些举措运用在这类患者身上，但是我也理解现有文献尚不足以支持我们从制度上改变。如果强制性延长 OSA 患者 PACU 观察时间，你觉得怎么样？

反方：我不同意强制性延长 OSA 患者 PACU 观察时间。我们知道，部分 OSA 患者术后麻醉恢复时间与非 OSA 患者相同。我建议对参与围手术期工作的所有医护人员进行 OSA 的相关培训。具体来说，我们可以为麻醉从业人员（麻醉医师、麻醉护士和 PACU 护士）安排一次关于 OSA 患者围手术期管理的讲座。当我们掌握 PACU 中 OSA 患者可能出现的症状和体征后，我们就可以避免使用"一刀切"的方法。

正方：我完全同意。让我们也开始进一步的研究吧。

总结

最近文献表明，阻塞性睡眠呼吸增加患者术后并发症风险，尤其是呼吸问题。对于尚未正式确诊的存在睡眠呼吸暂停风险的患者，已经有明确有效的鉴别方法。术前运用这些鉴别方法，有助于麻醉医师指导术中和术后的麻醉管理。确保那些疑似或确诊的 OSA 患者避免实施日间手术麻醉，同时采取减少阿片类药物使用的麻醉方式，这两种低成本的方法均能快速实施。采取术后 CPAP、EtCO₂ 监测及延长 PACU 观察时间等措施，虽然可能消耗更多医疗资源，但至少应保证这些方法随时可用，同时可考虑用于每位 OSA 患者。将来的研究需要关注，不增加非必要性成本支出的情况下如何最大限度地提高患者安全。作为一名麻醉医师，有必要对所有医务人员宣传和普及围手术期 OSA 患者的管理。

（吴林琳　古丽娟　译，张鸿飞　校）

参考文献

[1] Chung F, Yang Y, Liao P. Predictive performance of the STOP-Bang score for identifying obstructive sleep apnea in obese patients. Obes Surg. 2013; 23 (12): 2050-2057.

[2] Memtsoudis S, Liu SS, Ma Y, Chiu YL, Walz JM, Gaber-Baylis LK, Mazumdar M. Perioperative pulmonary outcomes in patients with sleep apnea after noncardiac surgery. Anesth Analg. 2011; 112: 113-121.

[3] Memtsoudis SG, Studner O, Rasul R, Chiu YL, Sun X, Ramachan-dran SK, et al. The impact of sleep apnea on postoperative utilization of resources and adverse outcomes. Anesth Analg. 2014; 118: 407-414.

[4] Weaver TE, Grunstein RR. Adherence to continuous positive airway pressure therapy: the challenge to effective treatment. Proc Am Thorac Soc. 2008; 5 (2): 173-178.

[5] Joshi GP, Ankichetty SP, Gan TJ, Chung F. Society for Ambulatory Anesthesia Consensus Statement on preoperative selection of adult patients with obstructive sleep apnea scheduled for ambulatory surgery. Anesth Analg. 2012; 115: 1060-1068.

[6] Mutter TC, Chateau D, Moffatt M, Ramsey C, Roos LL, Kryger M. A matched cohort study of postoperative outcomes in obstructive sleep apnea. Anesthesiology. 2014; 121: 707-718.

[7] The American Sleep Apnea Association (US). STOP-Bang Questionnaire. http://www.sleepapnea.org/assets/files/pdf/STOPBANG%20Questionnaire.pdf. Accessed 25 Apr 2015.

第十五部分
职业化

放弃抢救：对围术期意味着什么？

伊丽莎白·A. M. 弗罗斯特

病例

早上你迟到了，这可能有点问题，因为今天的外科医师以没有耐性著称。排班表显示你今天要为一个多次心脏手术的患者手术麻醉。你在等待区与手术患者会面，查看他的病历信息以及同事在几天前完成的麻醉前评估。患者为 69 岁男性，过去 5 年中经历过多次支架置入术，3 年前主动脉瓣置换术，2 年前冠状动脉旁路移植术。但他仍然有严重的心绞痛，日常活动明显受限。而且他还有包括糖尿病、视网膜病变和需要透析的终末期肾病在内的多种并发症。

当你向患者解释麻醉方案时，他递交给你一份已签署的放弃抢救告知指引，并表示他希望医生能依照这份指引进行治疗。

你告诉外科医师必须认真阅读这份文件。他回答："你可能没有意识到现在已经 7 点半了，我今天还有 2 台手术要做，所以不要管这个文件了，马上开工吧。"

问题

麻醉和手术能否自动终止患者签署的围术期放弃抢救（do not resuscitate，DNR）指令？

正方：听着，我是外科医师。在我规培时，还没有这样的谬论。当患者签署同意书时，放弃抢救的文书就被暂停了，这意味着他同意接受手术以及随之而来的一切后果。这当然是有风险。你呼吸的每一分钟都有风险。该患者的唯一希望是我通过手术增加他的心肌供血，治愈他的心绞痛。

反方：是的，我们在 20 世纪 90 年代确实暂停了放弃抢救指令。只要发现术中心搏骤停，我们都会对患者实施胸外心脏按压。事实上，无论患者意愿如何，院内死亡意味着他们都需要进行心肺复苏（cardiopulmonary resuscitation，CPR）。但你知道美国心脏协会（American Heart Association，AHA）早在 20 世纪 70 年代中期，就正式通过了放弃抢救决策吗？[1]大约 20 年后，手术时患者的自主权和自我决定能力受到损害，这一点得到官方认可。美国麻醉医师协会（American Society of Anesthesiologists，ASA）制订了一项"需要重新考虑"的政策，该政策已经多次更新[2]。更重要的是，即使你的手术做得很成功，他仍然有许多其他无法改善的并发症。

正方：你不知道这份文件是什么时候签署的，是否有更新版本，患者当时的情况如何。他曾与谁讨论过这个问题？这份文件是谁写的？他是否得到准确的预后信息？他从来没有和我讨论这些，所以我认为他不知道自己在说什么。

反方：这份文件是上星期签署的。我推测他和家庭医师及心脏病专家谈过。这两位给出的资料中有很多关于他情况的记录。他们指出患者当时处于"最佳状态"，但即便如此他的整体情况还是非常虚弱。我估计这两位医师的"许可"，是希望他能活下来。我将他评为 ASA Ⅳ级，我确实觉得我们必须一起和他谈谈，才能知道他的真正意愿。

正方：是的，你确实做得很好。毕竟你就是那个将他带到死亡边缘的人，给他肌松药，为他通气，可能把他的血压降至无法耐受的程度，或者让血压高到引起出血，术后让他剧烈疼痛，或是呕吐得头晕目眩……除非你用药过量，使患者永远依靠呼吸机维持生命并导致肺部感染。又或许因为你担心影响循环而不给他足够的麻醉深度，导致术中知晓。无论如何，你才是他最应该害怕的人。

反方：麻醉是一种可控的意识消失状态。我可以运用各种仪器，确保他充分并且适当地进入麻醉状态。但是如果遇到无法撤离体外循环、心肌功能无法满足心脏自动复跳的情况呢？你必须向他解释风险，了解他的理解程度，以及超过常规治疗后多久方可停止用药，包括长时间输注升血压药物等，也就是说我们需要清楚他想要抢救到什么程度。

正方：正如你刚才所述，手术室（operating room，OR）管理与病房治疗有较大差异。我们有维持患者生命或至少维持心跳的所有药物、技术和培训。你有没有考虑过患者在 OR 内死亡会是什么样子？正如 Ewanchuk 和 Brindley 指出的那样，OR 内死亡意味着抢救时机的延误，工作人员冗长的事后情况说明，无法让亲属见患者最后一面，以及宗教权利的忽视[1]。因此，我们绝对清楚……无论如何都要维持他的生命，然后把他送往重症监护病房（intensive care unit，ICU），由 ICU 医师以可控的方式撤除生命支持。这样的话，他死亡的原因是药物无效，而非手术造成。而且他有可能会奇迹般地醒来并康复。

反方：ICU 工作人员不喜欢接收濒临死亡或脑死亡的患者，这对他们来说甚至更痛苦，因为他们觉得自己被利用了。了解患者需求后，我们必须与其亲属沟通，确保他们意见一致，理解我们的治疗方案并接受可能发生的后果。如果他愿意的话，也可以在等待区与牧师会面（译者注：可能出现死亡，提前与牧师交流以做好准备）……他们随时待命。

正方：很难相信还有医院允许 DNR 的政策……我在其他地方工作时从来没有遇到这样的窘境。

反方：这家医院确实有这项政策，几年前由麻醉科和外科提出，伦理委员会草拟，并得到了医院董事会批准。但我知道你在说什么。遗憾的是，Hardin 和 Yusufaly 研究发现，68% 的内科医师做出了与患者放弃抢救指引不一致的决定[3]。上述结果已被 Byrne 等学者证实，他们发现，许多家庭保健医生并未认识到 DNR 的复杂性和重要性[4]。此外，Maxwell 等也发现，DNR 状态仅仅与你今天计划的手术类型的不良后果相关[5]。

正方：但他们的所有指令都不一样，是吗？我们还能忽略这个吗？

反方：亦真亦假。放弃抢救告知指引是患者在患病或手术前书面或口头发出的指示。可能包括医疗保健委托、DNR 指令和生前遗嘱，并且必须在术中遵循。只要患者清醒，他就有决定权。DNR 指令要求医务人员不要试图在患者心搏骤停时进行抢救。所有成年人签署相关文件时，均要有 2 名证人在场，某些情况下上述要求可能也适用于未成年人。也可由已被医疗保健中介机构任命为医疗保健委托人、并赋予签署权利的人签署。医疗保健委托人必须通过申请表上的签字进行识别。如果患者病情严重，无法进行沟通，关于特殊治疗的书面说明也可作为代表其意愿的证据。这种情况不需要医疗保健委托，但也必须在围手术期遵守。

正方的让步：经过与患者及其家人沟通，患者非常清楚麻醉的影响及其所需的必要步骤。他告诉外科医师，如果在 3 次尝试后仍然无法成功撤离体外循环，则无须进行进一步治疗。至于麻醉和持续气管插管，患者强调，如果 36 小时后仍需要辅助通气，则可以拔除气管导管，放弃抢救。在下一个 36 小时，气管导管只能被更换 1 次，然后就要拔管。这些说明在放弃抢救告知指引中有详细说明。患者不希望文件的任何部分被废止。他的家人也一致同意。上述情况被完整地记录在病历上，并由外科医师、麻醉医师和护士签字确认。

总结

尽管实施的指南和政策、通过的法律已经承认患者的自主决策权，但医务人员仍然难以坚持这些原则，让自己基本上"什么都不做"。虽然外科医疗团队原则上同意放弃治疗，但理论付诸实践仍很困难。对于麻醉医师而言，界定何时结束麻醉和开始复苏的时点尤其困难。只有患者本人才能评价自己的生活质量，明确哪些对他来说是适合的。

（赖露颖　黄轩轩　译，

叶靖　张鸿飞　校）

参考文献

［1］Ewanchuk M, Brindley PG. Ethics review: Perioperative do-not-resuscitate orders-doing "nothing" when "something" can be done. Crit Care. 2006; 10(4): 219 – 223.

［2］American Society of Anesthesiologists. Ethical guidelines for the anesthesia care of patients with do-not-resuscitate orders or other directives that limit treatment. Approved by the ASA House of Delegates on October 17 2001 and last amended on October 16, 2013. http://www.asahq.org/~/media/Sites/ASAHQ/Files/Public/Resources/standards-guidelines/ethical-guidelines-for-the-anesthesia-care-of-patients. pdf. Accessed 26 Mar 2015.

［3］Hardin SB, Yusufely YA. Difficult end-of-life decisions: do other factors trump advance directives? Arch Intern Med. 2004; 164(14): 1531 – 1533.

［4］Byrne SM, Mulcahy S, Torres M, Catlin A. Reconsidering do-not-resuscitate orders in the perioperative setting. J Perianesth Nurs. 2014; 29(5): 354 – 360.

［5］Maxwell BG, Lobato RL, Cason MB, Wong JK. Perioperative morbidity and mortality of cardiothoracic surgery in patients with a do-not-resuscitate order. Peer J. 2014; 22(2): e245.

是否允许规培生在转移麻醉药品和可疑成瘾后重返麻醉科？

120.

科里·S.谢尔

病例

几个住院医师在男更衣室发现另一名住院医师通过左侧大隐静脉输液管的"肝素帽"注射药物，之前就有该住院医师可能在给自己使用麻醉药品的传闻，看到这种情况立即证实传闻非虚。该住院医师承认正在注射芬太尼，并请求目击的同学不要举报他。虽然同学们当面答应了他，但有 2 人立即前往主任办公室报告了这一情况。主任邀请了一名高年资主治医师和我作为证人，一起去找该住院医师对质。显然，主任之前经历过类似事件。虽然我在美国南部诸州做了多年的规培项目主任，但在我的职业生涯中还从未遇到过这种事情。

我们到达更衣室时，那名住院医师正含泪抽泣，请求同学们不要揭发他。主任到达后简单地说："你可以选择直接去戒毒所或者作为重罪犯去警察局承认这些行为。"

为了防止事态恶化，他们通知了医院保安。

那名住院医师从主任办公室出来后，等待医院车辆，直接去宾夕法尼亚州的一个开放式戒毒康复中心，需要 2 小时车程。另一名高年资主治医师询问对这名住院医师有什么长期计划。主任说，他需要住院治疗 1 年，然后过渡到门诊治疗，逐步重新回归住院医师规培计划。主任的计划正确吗？

问题

规培生在转移麻醉药品和可疑成瘾后能否重返麻醉科？

* 译者注：从英文翻译而来——药物转移是一种医疗和法律概念，涉及将任何法定处方受控物质从其处方的个人转移给另一个人进行任何非法使用。

正方：主任指出，在美国麻醉医师委员会的指导下，按照医学院章程和毕业后医学教育认证委员会（Accreditation Council for Graduate Medical Education，ACGME）的规定，住院医师有可能重返麻醉科。

反方：我尽量掩饰对该住院医师重返麻醉科继续培训的怀疑。

我说："这好比让一个酒鬼进到酒吧里一样。"

我之所以对这个计划不太感冒，是因为麻醉学科有几个与众不同的特点。"没有一个专业的医师能像麻醉科医生这样轻易地接触到针头和注射器，也没有其他专业能如此娴熟的掌握静脉穿刺技术，也没有任何专业能像麻醉科一样有途径可以获得强效阿片类药物和其他与严重成瘾有关的管制药物。这个住院医师重返麻醉科继续培训的计划听起来像是一场灾难。如果这名住院医师是你的孩子，他从戒毒康复中心治疗后，你还希望他回到这个容易导致复吸甚至死亡的工作环境吗？因为一旦复吸，会由小剂量阿片类药物慢慢发展为大剂量复吸，最后导致过量服用。药物成瘾是一种容易复发的慢性疾病，很难治愈，需要终身治疗。"

这个计划毫无意义。"关于这个问题必须有数据支持，这种情况下我们应该仔细审查评估，才可能对住院医师的职业规划提出建议。"

正方：主任说，"我们应该根据具体情况，个性化对待每个药物滥用者，而不是针对所有人制订统一标准。"

反方：我控制不住自己的情绪。"我们为什么不给他提供一个药物滥用机会较低的职位，比如儿科或者神经内科等亚专科？这样的话，他仍会拥有一个有尊严和有意义的职业生涯，而再次滥用药物的诱惑会降低很多。"

我回到办公室，登录 PubMed 检索文献。根据 Collins 等[1]报道，复吸对重返麻醉培训项目的医师来说非常常见，概率可达 46%。由转移麻醉药品首次被发现即为过量服药导致的死亡，类似情况并非罕见[1]。这个可怕的结果坚定了我对这个敏感问题的态度。然而，文献检索的结果却令人沮丧，因为现有文献主要是针对住院医师，结果并无定论，且存在矛盾。经典观点认为"白人男性麻醉住院医师"是头号罪犯，对此文献也存在争议。

遗憾的是，滥用麻醉药品的主治医师们可以很容易在不承担什么后果的情况下重返手术室。经过一段时间的戒断治疗，主治医师可能会搬到其他地方，新雇主并不知道他之前存在滥用药物的情况。麻醉专业本身可能是使易感个体成为药物滥用者的因素之一。对这一领域开展研究比较困难，特别是那些选择戒断治疗的主治医师，因为无法追踪其远期疗效。最重要的是，我们不知道多数麻醉医师在成瘾后规培或规培结束后成瘾，会发生什么。几年前我们科有同事对哌替啶成瘾，被发现胳膊上扎着一根针躺在更衣室里。他醒来后兴奋地跑到停车场。5 年后有人看见他在华盛顿州执业。我们不知道他是否去过戒毒康复中心，也不知道他是否遇到过法律问题。简单地说，他以一种我认为并不罕见的方式消失了。

当主任认为重返麻醉学专业必须根据个案具体分析的时候，为什么会有困扰？如果药物滥用的复发很常见，为什么要允许这些人重返麻醉科而增加出现问题的概率？这完全是残忍的诱惑。

正方：主任走进我的办公室。他承认，半数成瘾风险由遗传决定，无法改变[2]，同时如我所说，文献报道的客观结果证据不足。但也表示，他的方法是基于证据，因为另一半成瘾风险是由可以治疗的原因造成，如抑郁、焦虑和应对能力差等[2]。他查阅了在过去 10 年里对芬太尼成瘾的住院医师及主治医师名单，10 名成瘾者戒毒后全部回到麻醉科，并且在麻醉领域取得了成功。因为复发通常发生在强化康复后的第一年，他将这部分住院医师纳入麻醉培训计划，让他们在医院工作（模拟教学、讲课）一年后再重返麻醉科。每一个繁忙的日子都让他们进一步远离复发。

反方：虽然这个结果很好，但样本量很小。如果接下来的 2 个成瘾者复发，就会有 1/6 的失败率，那就非常可怕了。

反方的让步：尽管这是个案，但主任的意见确实是一种独到而值得称赞的解决方法。

总结

虽然这是个一直严重影响我们专业领域的热门话题，但不太可能通过数据来指导解决。随着麻醉专业特点的变化，对于那些具有慢性疾病遗传易感性如成瘾性的个体，我们的职业压力会对其产生持续改进的积极影响。

虽然医学调查研究的利用率显著提高，但成瘾者是医学上最不可靠患者的代表，想从他们那里获得重要数据仍存在许多障碍。主任完全不同意我的观点，他坚持根据每个成瘾者的具体情况个性化治疗。这个问题我们很难达成共识。如果那些吸毒成瘾并"治愈"的人员回到容易接触药物的地方，则会增加复吸风险。我们只能寄希望于开发出一种有效和可靠的方法来收集大量的病例，以便给看似无法回答的问题一个真正的答案。

（赖露颖　黄轩轩　译，

叶靖　张鸿飞　校）

参考文献

[1] Collins GB，McAllister MS，Jensen M，Gooden TA. Chemical dependency treatment outcomes of residents in anesthesiology：results of a survey. Anesth Analg. 2005；101(5)：1457 - 1462.

[2] Schonwald G，Skipper GE，Smith DE，Earley PH. Anesthesiologists and substance use disorders. Anesth Analg. 2014；119(5)：1007 - 1010.

麻醉科人员是否应接受强制性药物检测?

121.

索尔·利达桑,朱迪·张

病例

A 医师是一名二年级住院医师,大家公认他非常优秀。他是医学院的尖子生,总是高分通过考试,并与住院医师和主治医师共事得很好。他对患者非常关心,治疗中时刻保持警惕,勤奋工作,一丝不苟。然而,人总有两面性,他是个瘾君子。

他对药物的依赖始于大学时代。哌甲酯和咖啡让他在那些考试前的漫漫长夜保持清醒。考试结束之后,处方药物唑匹旦(Ambien)帮助他从兴奋状态恢复,使他疲惫的身心得到休息。医学院的磨炼加深了他对兴奋剂和苯二氮䓬类药物药理作用的理解。作为一名医学生,解剖学、生理学和药理学是他最喜欢的课程。他认为麻醉学是他追求的职业方向和兴趣所在。

作为一名麻醉科住院医师,他觉得自己处于人生中要求最严格但最有价值的阶段。虽然工作时间漫长,但他热爱自己所做的工作。然而,学习新事物,照顾患者,以及每天在主治医师直接监督下的工作压力,逐渐对他的精神状态产生了负面影响。起初,他在周末喝酒并服用唑匹旦,使自己能从住院医师长时间的工作待命状态中恢复。但事实上,从不喜欢喝醉的他只能喝那么点酒。他想要的是能够入睡并醒来,就好像什么都未发生一样。

每次在麻醉诱导过程中看到患者逐渐入睡就让他想起过去苯二氮䓬类药物对他的帮助。这种回忆不断浮现在脑海里,他试图忘却,尽自己所能地应付住院医师生活。

有一天,当他清理洗手衣口袋时发现了一支芬太尼。他很清楚接下来他会有多欣快。他发现阿片类药效强大,比他以前接触过的药物都要强很多。就是从那天晚上他开始沉沦于毒品的世界。6 个月后,他被发现死于医院的值班房,床边有一个注射器和舒芬太尼空安瓿。同事们听到这个消息时都非常震惊。他们从未怀疑 A 医师在使用阿片类药物。他们每天和他一起工作,从未发现他滥用药物的任何迹象。

问题

麻醉科住院医师中药物滥用是否普遍? 麻醉从业人员发生药物相关死亡的最高风险在哪个阶段? 目前的措施对监察和预防麻醉培训医师药物滥用的效果如何? 麻醉从业人员是否应接受强制性药物测试?

正方:一项对 111 个麻醉科规培项目的调查显示,80% 的规培项目中存在麻醉科住院医师滥用阿片类药物[1]。上述规培项目中,19% 报告至少有 1 人死于药物过量或自杀[1]。据估计,麻醉科住院医师使用药物的比例为 1.6%[2]。这是一个相当令人担忧的统计学数据。试想一下,如果飞行员培训学校报告说,他们 80% 的项目中有飞行学员在学习飞行时在使用药物,还有 1.6% 的受训学员成为滥用药物的飞行员。你会作何反应? 飞行员、军人和邮政工作人员都会接受药物滥用的随机测试,难道麻醉科培训医师不应该接受测试吗？

反方：我承认，戒断康复项目中的麻醉科住院医师是其他专业项目的 7 倍；事实上，在一个监测医师用药情况的州，35％的滥用药物成瘾的住院医师是麻醉科住院医师[3]。不过，部分规培项目制订了强有力的药物滥用预防条款，以监察和识别可能转移药物的规培医师。例如，目前使用的自动化药物分配系统，能够分析麻醉医师对某种药物异常高的使用率，从而及时对转移药物的不当行为做出怀疑。没有研究表明随机、无疑点的药物检测可以阻止药物滥用。"因果关系"的药物检测具有更高的相关性和有效性。你是建议药物测试作为一种威慑手段还是预防药物滥用的解决方案呢？为什么只针对住院医师？为什么不对所有麻醉和医疗从业人员进行随机药物测试？

正方：为什么仅针对麻醉专业培训医师？我们可以看看以下研究。药物滥用最常见的类型是强效药物。芬太尼和舒芬太尼的半衰期短，在成瘾的疾病过程中造成早期身体机能恶化。还有一项研究表明，麻醉科住院医师药物相关死亡的特异性风险高峰期发生在其从医学院毕业后的 5 年内[4]。我建议在目前严格的药物管控和管制药品用药分析的基础上，增加随机药物筛查项目。目前预防措施不足。在被发现问题之前，麻醉医师可以有数月的药物转移时间。业已证明，在麻醉医师被发现处于功能损害的恶性循环状态时，之前已经转移麻醉药品数周或数月了。实施现行方案的同时，随机药物筛查应该是在住院医师药物滥用最高风险阶段监察药物转移的积极方法之一。这是目前多数学术机构所采用的"因果关系"药物测试策略的变化。此外，一项对麻醉科主任的调查显示，61％支持对培训学员进行随机药物筛查[5]。

反方：我的确同意必须采取强有力的措施来发现药物转移和医师身体机能损害。但是，你也应该保护 99％不太可能转移和滥用药物的住院医

师的隐私、尊严和职业道德。需要进行药物筛查仅仅是 1％的有较高药物滥用和机能损害风险的住院医师[6]。随机药物筛查适用于在 100％的都是已知药物滥用者的受试人群中，比如治疗监测计划。然而，在 99％不太可能是药物滥用者的人群中，很难实施这种方案[6]。我们还必须面对麻醉医师所特有的临床问题。例如，我们不能仅仅从测试人群中抽出一个麻醉医师来提供样本。接到通知后，住院医师需要多长时间才能提供样本？我们首先想到的是在实施过程中的麻醉人员安排问题。同时，如果你将提交样本的窗口期延长到 24～36 小时，将为希望测试结果阴性的人留出足够时间动手脚。受试人可以使用其他人的样本，可以添加杂质，甚至稀释尿液，使检测无效[6]。成功的药物检测项目取决于受试人群的依从性和药物检测方法的完整性。

正方：作为《防止药物滥用草案》的一部分，已启动的随机药物筛选项目会专门处理上述问题，并设法在其机构实施随机药物检测[7]。随机测试不只是用来识别阳性药物筛选，还可作为一种工具来提高住院医师和患者安全性。早期发现正在使用和滥用药物的麻醉医师，可以更好地保证患者和住院医师的安全，并能提前对已有机能损害的麻醉医师进行药物治疗。如果仅使用行为监测，约 20％已知药物依赖的个体难以发现[6]。通过随机药物筛查，可以更早识别出那些尚未表现出药物依赖行为迹象的个体。

反方：目前已经有一些系统可以及早发现药物转移和使用。电脑记录很容易获得，还能提供高损耗、高使用率药品和已删除药物使用记录的实时证据。管理者可以设计一个反馈性麻醉信息管理系统来分析药物转移的形式，能快速识别出有可疑记录的麻醉医师，并要求他们解释其记录的文件。这个管理系统还可以生成月度药物使用报告，并检查药物转移情况。如果麻醉医师不能充分解释其记录，则可以进行"因果关系"药物检

测。把某些人叫出手术室并提交尿液样本的随机药物测试与这种方法完全不同。这种方法应该是对一个事件或一系列事件的校准反应，而不是仅因为其药物使用数量上升而随机选择某个麻醉医师作药物审查。我们还必须考虑非药物滥用医师样本检验假阳性的可能性[8]。假阳性对个人的影响具有毁灭性，可能导致失业、吊销执照或蒙受耻辱。

正方：强制性随机药物测试中避免人为和技术错误不太可能。作为药物使用预防方案的一部分，包含随机药物测试的方案应该有适当的支持系统来应对假阳性和假阴性结果的可能性。样本的收集和测试应遵循最严格的标准。药物测试的结果还必须经过法庭的审查，因为它可能会作为证据，以防样本提供者对阳性结果提出质疑。该计划应为参与者提供保护措施，防止其失业或失去医师执照，并确保在初筛出现阳性结果需要复核时保护其隐私。

反方：所有医学专业中，麻醉专业的临床工作具有独特性，经常与强效、高度成瘾、易于获得的致命药物打交道。因为一时糊涂而错误地给自己使用麻醉药物可能会产生深远而破坏性的结果。因此，无论是正在培训还是已完成住院医师培训，麻醉医师均应该对成瘾问题保持高度警惕。应该在麻醉医师职业生涯的最早阶段，通过住院医师期间的课程教育、严格的用药记录保存、监测药物的使用/损耗，以及不断强化本专业药物使用的潜在危险等形式，培养这种警惕意识。

总结

戒断康复中心和各州医师健康委员会的数据显示，麻醉医师药物滥用较其他专业更频繁。药物成瘾作为一种疾病，不仅对备受压力折磨的医师造成巨大伤害，而且对于其监护的、信任他们的患者也可能带来巨大影响。这仍然是麻醉领域的一个重要问题，尽管药物信息系统在不断进步，对受管制药物的监控也越来越严格，仍然有医师死于药物滥用[4]。这并不令人感到意外。麻醉医师有获得高度成瘾药物的途径。药物成瘾的医师可以容易地转移少量管制药物供个人使用。高压工作环境使麻醉医师易患潜在疾患，若个人压力管理能力不佳，就会给自己使用唾手可得的药物。最近的临床研究也发现，暴露于麻醉药品的工作场所使大脑奖赏通路敏化，从而促进药物滥用[3]。

药物滥用是麻醉学领域最严重的职业安全问题。随机药物筛查作为预防该问题积极策略的一部分，其有效性仍有待证实。然而，对麻醉科而言更重要的是，预防和检测药物滥用的流程应始终优先考虑医护人员的安全，确保患者安全，同时提供最佳治疗。

（赖露颖 黄轩轩 译，

叶靖 张鸿飞 校）

参考文献

[1] Collins GB, McAllister MS, Jensen M, Gooden TA. Chemical dependency treatment outcomes of residents in anesthesiology: results of a survey. Anesth Analg. 2005; 101: 1457 - 1462.

[2] Booth JV, Grossman D, Moore J, Lineberger C, Reynolds JD, Reves JG, Sheffield D. Substance abuse among physicians: a survey of academic anesthesiology programs. Anesth Analg. 2002; 95: 1024 - 1030.

[3] Bryson EO, Silverstein JH. Addiction and substance abuse in anesthesiology. Anesthesiology. 2008; 109: 905 - 917.

[4] Alexander BH, Checkoway H, Nagahama SI, Domino KB. Cause-specific mortality risks of anesthesiologists. Anesthesiology. 2000; 93: 922 - 930.

[5] Bryson EO. Should anesthesia residents with a history of substance abuse be allowed to continue training in clinical anesthesia? The results of a survey of anesthesia residency program directors. J Clin

Anesth. 2009；21(7)：508 - 513.

［6］Brock MF，Roy CR. Random urine drug testing. Anesth Analg. 2009；108(2)：676 - 677.

［7］Fitzsimons MG，Baker KH，Lowenstein E，Zapol WM. Random drug testing to reduce the incidence of addiction in anesthesia residents：preliminary results from one program. Anesth Analg. 2008；107(2)：630 - 635.

［8］Fitzsimons MG，Ishizawa Y，Baker KH. Drug testing physicians for substances of abuse：case report of a false-positive result. J Clin Anesth. 2013；25：669 - 671.

成功戒毒的麻醉医师重返麻醉科工作是否弊大于利? 122.

朱迪·张,索尔·利达桑

病例

Edwards 是一位颇有天赋的麻醉医师,是所在医学院校的优秀毕业生,在一所大型医学中心完成住院医师培训后,成为该科室的低年资主治医师。他在工作中很受欢迎;经常加班并替换同事休息。然而,大家还不知道,他已经对芬太尼成瘾了。起初,他出现情绪波动和暴怒。随着时间的推移,爱德华兹医师需要那些药物的时间间隔越来越短。一次偶然的发现让同事开始怀疑他,那就是他的患者在恢复室出现强烈疼痛,但是患者的麻醉记录显示已经使用了大量镇痛药。终于,在一次换班过程中,爱德华兹医师被发现在锐器盒中寻找未使用的镇痛药。他承认采取过一些令人担心的做法,例如用生理盐水或艾司洛尔替换患者的镇痛药,并且单次注射用量高达 1 000 μg 的芬太尼缓解戒断症状。

这个年轻的医师在被发现后似乎松了一口气,并自愿立即进入药物治疗机构。完成为期 8 周的治疗计划时"合作性和依从性好",之后他接受了一项包括集体治疗和尿液监测的长期扩展治疗计划。

1 年后爱德华兹医师找到他的前任主任,希望能回归临床麻醉工作。虽然国家允许医师在住院治疗后重返工作岗位,但主任和科室其他几位同事表达了不同的看法。

问题

成功戒毒的麻醉医师重返麻醉科工作是否弊大于利?

正方: 积极性很强的人可以重返麻醉科工作。在我担任主任的过去 10 年间,我见过许多吸毒成瘾的住院医师和主治医师,他们在康复治疗后重返麻醉科,并取得了事业上的成功。事实上,住院医师重返麻醉科符合我们医学院的章程以及美国麻醉医师委员会指导的毕业后医学教育认证委员会(Accreditation Council for Graduate Medical Education, ACGME)的规定。然而,允许他们重新参与临床麻醉工作的决定仍然存在争议。2007 年对 ACGME 住院医师认证的项目主任调查显示,43%认为应该允许康复后的住院医师返回麻醉科工作,30%则持反对意见[1]。经历过住院医师成功康复的项目主任更有可能对此做出积极回应,而后者则相反。

即使忽略这些争议,也很少有研究去追踪药物成瘾麻醉医师康复治疗的预后情况[2,3]。多数完成治疗的麻醉医师被允许重返工作岗位,这是既往共识,也是成瘾医学和精神病学专业的推荐建议。

反方: 有成瘾前科的人重返临床麻醉工作会出现复发和死亡的高风险,令人无法接受。麻醉医师占医师总数的 5%,但接受药物成瘾治疗和监测的人数却达 13%~15%,比例惊人[4]。此外,当其他医师倾向于酗酒,麻醉医师更可能使用常见的阿片类药物(芬太尼,舒芬太尼,吗啡和其他可注射的镇痛药)[4]。麻醉科医师药物滥用比例较高,影响因素有:接近大量成瘾药物,相对容易转移药物,工作环境压力高,以及长期暴露于低水平的麻醉药品工作环境,使大脑奖赏通路敏化[5]。

虽然尚无证据表明药物成瘾治愈后重返临床的麻醉医师复发风险高于一般人群,但令人担忧的是,一旦复发,他们的死亡风险明显增加[6,7]。由于这些高风险,Berge 等认为麻醉学专业应该全程实施"一次吸毒就出局"的方法[8]。

正方: 事实证明死亡风险增加了吗?

反方: 2009 年 Menk 等对滥用阿片类药物的麻醉科住院医师进行跟踪调查,文章被广泛引用[7]。该研究显示,戒瘾后的住院医师重返麻醉科工作,毒瘾复发率高达 66%,亚组死亡率为 16%。不幸的是,该亚组复发的首发症状即为死亡。同样,Collins 等在 2005 年的报告也有类似结果,46% 的医师在重返麻醉科后能顺利完成住院医师培训,但死亡率为 9%[6]。如果你的孩子是麻醉科住院医师,你会希望他回到这样一个容易导致药物复吸和死亡的工作环境中吗?

正方: 这个关注点很好,但并非所有戒断康复的医师都会复发。在你的假设中,我的孩子可能是成功治愈的孩子之一。

反方: 有人认为,滥用药物的医师具有遗传或生物化学成瘾倾向。对小鼠的大量研究表明,成瘾存在遗传基础。既往研究假设许多基因对成瘾产生一定作用,但只有少数基因的机制被证实。

正方: 成瘾不能完全归咎于遗传学,还必须考虑其他环境因素。华盛顿医师健康计划(Physicians Health Program, PHP)总结了 10 年来的医师工作数据,指出存在几个影响因素[9]。经常使用阿片类药物、药物滥用家族史或伴有精神障碍时,复发率显著增加。研究发现,同时具有上述 3 种危险因素的患者复发风险增加 13.25 倍[9]。与其制定统一标准,不如根据每个人的具体情况进行评估。如果一个人存在容易复发的危

险因素,我们则会更加慎重考虑其重返麻醉科工作的可能性。

反方: 针对这个问题有什么治疗方法? 其中有没有一些更有效的方法?

正方: 对医务人员药物成瘾的治疗包括让他们到专门治疗医务人员的病区住院,之后进行长期戒断监测、给予受体拮抗剂、建立自助团体、进行专业行为观察,以及个人和团体心理治疗。他们要定期接受各种测试,包括尿液分析、毛发分析和纳曲酮测试(观察其对受体拮抗剂治疗的顺应性)。

PHP 组建的主动监控小组显著降低了复发率。值得注意的是,研究发现麻醉医师和其他专业医师结果相似[10]。

反方: 尽管治疗方法很多,但评估长期疗效非常困难,因为这些医师往往不会给我们随访机会。主治医师可能会搬到其他州,新雇主并不了解其以前的药物滥用情况。我们可为 Edwards 医师提供另一个药物滥用风险较低的职位,例如儿科或内科。他仍然可以保持有尊严和有意义的职业生活,又不太容易再次吸毒。不过这样做同样缺乏数据支持。没有人知道改行其他专业的麻醉医师复发可能性有多少,因为这部分人群几乎全部失访。

正方: 确实是这样,但我们也要注意,有联邦法律(如《美国残疾人法》)和州民权法,为积极参与药物依赖治疗计划以及戒毒的医师提供保护。这些法律要求在戒毒治疗期间为医师提供"合理的食宿"和工作保护。如果一个治疗成瘾的精神科医师建议其重新返回麻醉科工作,《美国残疾人法》规定雇主必须证明成瘾者不能履行职责,才可以拒绝其回到麻醉科。一般来说,雇主可以在重返工作合同中增加就业限制条款。

反方: 我明白你的所有观点,但我认为,允许一个有潜在隐患的医师去给患者进行麻醉,最终还是存在法律和伦理问题。任何判断失误都可能

导致严重后果。还有知情同意的问题。当然，我们所有人都想知道本科室的麻醉医师是否有药物滥用史。

总结

虽然这仍然是一个对我们专业领域产生巨大影响的热门话题，但通过数据指导不太可能。虽然医学研究调查的利用率有了显著提高，然而，成瘾者是医学上最不可靠的群体代表，想从他们那里获得重要数据还存在许多障碍。

此外，随着麻醉专业特点的变化，对于那些具有慢性疾病遗传易感性如成瘾性的个体，我们的职业压力会对其产生持续改进的积极影响。

麻醉科必须决定是对他们采用"具体情况具体分析"还是采用"一次吸毒就出局"的方法。我们很少就这个高度感性化问题达成共识。已经"康复"的成瘾者如果返回容易获得药物的专科工作，可能会增加他们重新吸毒和死亡的风险。我们唯一寄希望于探寻一种有效和可靠的手段来收集足够数量的病例，以指导我们回答这个看似无法解决的问题。

（赖露颖　黄轩轩　译，

叶靖　张鸿飞　校）

参考文献

［1］Bryson EO. Should anesthesia residents with a history of substance abuse be allowed to continue training in clinical anesthesia? The results of a survey of anesthesia residency program directors. J Clin Anesth. 2009；21：508 - 513.

［2］Oreskovich MR, Caldeiro RM. Anesthesiologists recovering from chemical dependency：can they safely return to the operating room? Mayo Clin Proc. 2009；84(7)：576 - 580.

［3］Schonwald G, Skipper GE, Smith DE, Earley PH. Anesthesiologists and substance use disorders. Anesth Analg. 2014；119(5)：1007 - 1010.

［4］Berge KH, Seppala MD, Schipper AM. Chemical dependency and the physician. Mayo Clin Proc. 2009；84(7)：625 - 631.

［5］Bryson EO, Silverstein JH. Addiction and substance abuse in anesthesiology. Anesthesiology. 2008；109：905 - 917.

［6］Collins GB, McAllister MS, Jensen M, Gooden TA. Chemical dependency treatment outcomes of residents in anesthesiology：results of a survey. Anesth Analg. 2005；101(5)：1457 - 1462.

［7］Menk EJ, Baumgarten RK, Kinsley CP, Culling RD, Middaugh R. Success of reentry into anesthesiology training programs by residents with a history of substance abuse. J Am Med Assoc. 1990；263(22)：3060 - 3062.

［8］Berge KH, Seppala MD, Lanier WL. The anesthesiology community's approach to opioid-and anesthetic-abusing personnel. Anesthesiology. 2008；109：762 - 764.

［9］Domino KB, Hombein TF, Polissar NL, et al. Risk factors for relapse in health care professionals with substance use disorders. J Am Med Assoc. 2005；293(12)：1453 - 1460.

［10］McLellan AT, Skipper GS, Campbell M, DuPont RL. Five year outcomes in a cohort study of physicians treated for substance use disorders in the United States. Br Med J. 2008；4(337)：a2038.

麻醉医师的破坏性行为是否会降低患者安全性?

123.

谢尔盖·皮斯科拉科夫

病例

过去几年麻醉学 Andrew 教授一直负责复杂手术的排班工作,经常需要在深夜打电话协调。他对同事、患者非常上心,对科室需求以及外科医师的要求也几乎有求必应。Andrew 外向活泼,与麻醉科和手术室(operating room,OR)人员关系也非常融洽。然而,两个月前,他多次身体不适并停止了对住院医师的指导。作为 OR 主任,你发现年轻的主治医师 Nicholas 经常对 Andrew 的临床能力和他与外科医师的关系做出羞辱性批评,其他人充当了看客,Andrew 很痛苦,情况变得更糟。

问题

Andrew 出了什么事?为什么他看起来那么沮丧?你见过工作倦怠或药物滥用、抑郁或人格障碍的症状吗?这只是他对充满敌意的工作环境做出的反应吗?

正方: 压力、家庭问题、与重要的人分离以及缺乏群体支持可能导致人格分裂、疲惫、效率低下,以及临床和学术表现不佳[1,2]。美国心理协会将破坏性行为定义为一种可引发痛苦的攻击性行为。施暴者和受害者之间往往存在权力或力量的差异。承受这些伤害性行为的个人难以逃离这些行为的影响[3]。

反方: 职业倦怠容易被误认为药物滥用、抑郁或人格障碍。抑郁和药物滥用的主要特征包括

持续悲伤,焦虑情绪,绝望,安静,冷漠,烦躁不安,感觉内疚和没有自我价值,对工作相关的活动不感兴趣,睡眠障碍和医疗失误。然而,职业倦怠的症状多与工作场所相关,更多是对现状不满意,而不是药物滥用和/或抑郁情况下的绝望和退缩。

问题

是否有可靠而专业的方法来解决成年人霸凌,特别是医师之间的问题?

正方: 工作场所的侵略性和破坏性行为推动了全国范围立法工作的起草和执行,旨在阻止这种行为[4]。破坏性行为是造成高成本、员工流失、保险索赔和阻碍生产力的罪魁祸首[5]。这是一个关乎患者安全的问题。预防方法包括为住院医师、工作人员和带教人员提供教育课程和沟通技能培训[6]。这些举措应该包括促进语言包容和文化融合,尊重所有教职员工和培训人员[7]。其他预防措施部分依赖于清晰的报告机制,一旦出现任何滥用或歧视性语言或行为,就可以立即得到解决。破坏性行为需要以教育和有组织的方法给予果断的干预和帮助[8]。对施暴者进行心理治疗,有助于他们认识到自己的敌对行为和欺凌背后的内在动机和原因。同时,还应该提升他们的自我意识和人际沟通技巧,以便他们可以探寻和采用其他行为方式[9]。

反方: 在得到进一步数据确认或否认本文所指出问题之前,我们应该保持警惕。近年来,人们对医学教育的专业性和医务人员在临床实践中的职业行为的普遍关注也将有助于我们根除这种难

以接受的行为[5]。

问题

科室是否应该介入？科室、主任或同事该扮演什么样的角色？

正方：好斗情绪是破坏性行为的基础。孩子们用躯体暴力来表现这一点，成年人会比较老练，他们往往采取间接和世故的方法掩盖欺凌行为，因此往往看不出来。未受控制的侵害行为和不良行为以牺牲他人为代价[9,10]。培训期间的破坏性行为也是许多初进职场的医师、医学生和住院医师的经历之一[11]。

解决方法既要有教育性，又要有组织性。对欺凌者采取的措施包括根据其欺凌或攻击性行为原因的心理疗法，并培训其人际交往和自我意识技能，使欺凌者能够探寻和采用其他行为方式[9]，同时改变他们的组织修养。许多商业公司已经制定了明确的书面政策，以防止工作中的欺凌和骚扰[10]，这些政策值得更高的评价。然而，为确保这些政策因监管不力而引发更多的欺凌行为，管理者需要保持警惕[12]。例如，"事故报告"旨在通过让领导了解问题以提高质量，却在部分医院被用作对付其他人员的武器。在执行这些政策时具有良好判断力的出色领导，是真正防止欺凌的必要条件。合理的政策与强势领导者出色的执行力相结合，可鼓励受害者挺身而出，从而发现欺凌者[13]。

反方：破坏性行为需要果断的干预和帮助[8,14]。受害者通常并不报告这些事件，因为他们并未认识到自己正在遭受破坏性行为。一个人缺乏自尊时可能觉得被欺凌是正常的，尽管这个人可能因此而承受抑郁和工作表现不佳等负面后果[13,15,16]。医院、科室和个人需要提高认识水平。受害者应该联系他们的上级或人力资源部门。他们也可以向专业协会寻求建议和支持[9]。

我们对如何触发以及如何预防破坏性行为和

欺凌行为知之甚少[17]。与此同时，在得到进一步数据确认或否认本文所指出问题之前，我们应该保持警惕。近年来，人们对医学教育的专业性和医务人员在临床实践中职业行为的普遍关注，也将有助于我们根除这种难以接受的行为。

总结

经历破坏性行为的医师往往看不到他们的情况能向积极方向改变的希望。2009年1月，联合委员会［以前的联合医疗机构认证委员会（Joint Commission on Accreditation of Healthcare Organizations，JCAHO）］执行了一项新标准，强制医院"定义一个可接受的、破坏性或不恰当员工行为的准则"，强制"领导必须建立并实施对破坏性和不恰当员工行为的管理流程。领导必须处理各级［组织］工作人员的破坏性行为，包括管理人员、临床医护人员和行政人员、持有执照的独立实习人员和管理机构成员"。包括"不合作的态度"和"傲慢的语言或语调和对问题不耐烦"都是需要解决的问题。

解决方案可以是以更完善的系统去发现问题，对患者投诉积极回应，或加强员工培训，使他们能够专业而又富有同情心地应对困难的患者或员工情况[18,19]。对破坏性和侵略性行为听之任之可能导致严重后果，因为有些事件不仅构成欺凌，而且还构成性骚扰和歧视[20]。医务人员的恐吓、傲慢、推卸责任或打击别人信心的行为会影响团队合作的积极性。团队中任何成员包括医师、护士或领导的破坏性行为，都会损害治疗质量，危及患者安全。医院需要制订工作场所行为规范，禁止破坏性和侵略性行为、欺凌或骚扰。除了为所有医务人员提供全面的培训课程[21]外，还必须有英明和强大的领导，独立评估每个成员存在的问题，并根据整体情况做出对患者和员工最有利的决策。

破坏性行为发生在许多类型的工作人员之间。然而由于医师在医疗团队成员的权威地位，他们的行为可能影响最大[11,20]。当团队成员看到潜在的危险情况时，由于害怕受到恐吓，他们可能会犹豫要不要说出来[5]。

（赖露颖 黄轩轩 译，

叶靖 张鸿飞 校）

参考文献

[1] Campbell D, Sonnad S, Eckhauser F, Campbell K, Greenfield LJ. Burnout among American surgeons. Surgery. 2001; 130: 696 - 702 (discussion 702 - 705).

[2] Ramirez A, Graham J, Richards M, Cull A, Gregory W. Mental health of hospital consultants: the effects of stress and satisfaction at work. Lancet. 1996; 347: 724 - 728.

[3] Einharsen S, Raknes BI, Mathiesen SB. Bullying and harassment at work and their relationships to work environment quality: an exploratory study. Eur Work Organ Psychol. 1994; 4(4): 381 - 404.

[4] Yamada DC. Workplace bullying and American employment law: a ten-year progress report and assessment. Comp Labor Law J. 2010; 32 (1): SSRN. http://ssm. com/abstract＝1908465.

[5] Rosenstein A, O'Daniel M. Disruptive behavior and clinical outcomes: Perceptions of nurses and physicians. Am J Nurs. 2005; 105: 54 - 64.

[6] Baldwin D, Daugherty S, Eckenfels E. Student perceptions of mistreatment and harassment during medical school: a survey of ten U. S. schools. West J Med. 1991; 155: 140 - 145.

[7] Quine L. Workplace bullying in NHS community trust: staff questionnaire survey. Br Med J. 1999; 318: 228 - 232.

[8] Cohen J, Leung Y, Fahey M. The happy docs study: a Canadian Association of Interns and Residents well-being survey examining resident physician health and satisfaction within and outside of residency training in Canada. BMC Res Notes. 2008; 1: 105.

[9] Houghton A. Tips on dealing with bullies. Br Med J Career Focus. 2005; 330: 201 - 202.

[10] Paice E, Aitken E, Houghton A, Firth-Cozens J. Bullying among doctors in training: cross sectional questionnaire survey. Br Med J. 2004; 329: 658 - 659.

[11] Quine L. Workplace bullying in junior doctors: questionnaire survey. Br Med J. 2002; 324: 878 - 879.

[12] Duffy M. Preventing workplace mobbing and bullying with effective organizational consultation, policies, and legislation. Consult Psychol J Pract Res. 2009; 61(3): 242 - 262.

[13] Bosk C. Forgive and remember: managing medical failure. Chicago: University of Chicago Press; 1979.

[14] Stratton T, McLaughlin M, Witte F. Does students' exposure to gender discrimination and sexual harassment in medical school affect specialty choice and residency program selection? Acad Med. 2005; 80: 400 - 408.

[15] Kozlowska K, Nunn K. Adverse experiences in psychiatric training. Aust N Z J Psychiatry 1997; 31: 641 - 652.

[16] Firth Cozens J. Depression in doctors. In: Katona C, Robertson MM, editors. Depression and physical illness. Chichester: Wiley; 1997. pp. 95 - 111.

[17] Farrell G. Aggression in clinical settings: nurses' views: a follow-up study. J Adv Nurs. 1999; 29: 532 - 541.

[18] The Joint Commission. Accreditation requirements. 2009. http://www. jointcommission. org/NR/rdonlyres. Accessed 9 Jan 2009.

[19] Joint Commission. Sentinel Event Alert — behaviors that undermine a culture of safety. Issue 40, 9 July 2008.

[20] Porto G, Lauve R. Disruptive clinician behavior: a persistent threat to patient safety, http://www. psqh. com/julaug06/disruptive. html. Accessed 8 Feb 2009.

[21] Institute for Safe Medication Practices (ISMP): Survey on workplace intimidation. 2003. http://ismp. org/Survey/surveyresults/Survey0311. asp. Accessed 5 Feb 2009.

麻醉医师的职业倦怠是假的还是真的？

谢尔盖·皮斯科拉科夫

病例

Nicholas 是麻醉学系的教员。最近两个月他多次称病。大家都知道他热爱山地滑雪和户外活动，但他近半年内几乎没有提及这些活动。他中断了住院医师教学，研究项目也停滞不前。手术室（operating room，OR）团队的几位成员都看见 Nicholas 与外科医师和护士发生过激烈争论。他甚至表示对自己的职业选择不满意，并且"考虑永久性辞去现有工作，转岗至医疗管理部门"，他有时还抱怨不受患者重视，因为患者只记得外科医生。

主任 D 医师请你研究 Nicholas 的问题。你发现 Nicholas 的麻醉记录保存完好，患者的麻醉剂使用无异常。你与 Nicholas 见面，探讨他的问题并希望能提供帮助。Nicholas 告诉你，他的生活中并没有特别的压力。他几年前就觉得山地滑雪很无聊，所以对此失去了兴趣。他说他非常疲惫，尽管坚称自己仍然对麻醉学和重症治疗兴趣浓厚，但抱怨工作已经成为他的日常，他"极度渴望改变"。

问题

Nicholas 怎么了？他的专业工作出了什么问题？他只是累和疲倦了吗？又或者他的异常是由于药物滥用、抑郁，甚至是精神问题？

正方：当一个人感到不堪重负并且无法满足持续的需求时，就会出现职业倦怠。持续的压力使人失去兴趣或动力[1]。职业倦怠是许多大公司和企业非常关注的问题，可导致员工转岗甚至辞职。职业倦怠已经成为一种流行病，卫生保健行业也受到了影响，尤其是重症治疗专业。急诊科医师、麻醉科医师和产科医师中也出现显著的职业倦怠率。近期研究报道在麻醉科住院医师和学科主任中倦怠发生率较高[2~6]。个人因素、压力、家庭问题、与重要的人分离以及缺乏群体支持均可能引起人格分裂、职业倦怠，最终导致工作效率低下，临床及学术表现不佳[4,6]。

反方：职业倦怠可能会被误认为是药物滥用、抑郁或人格障碍。抑郁症和药物滥用的主要特征包括长时间忧郁、焦虑情绪、绝望、安静、冷漠、烦躁易怒、内疚和无价值感、对工作兴趣降低、睡眠问题和医疗失误。职业倦怠也可能出现同样的体征和症状[7]。然而，后者症状多与工作有关，更多是不满意，而不是药物滥用和/或抑郁症中出现的绝望和戒断症状。职业倦怠意味着感觉空虚、缺乏动力和无兴趣。经历破坏性行为的医师往往看不到他们的情况能向积极方向改变的希望。如果把压力过度比喻为被责任感淹没，那么职业倦怠就像是责任感被榨干。压力和职业倦怠还有另外一个区别：你能意识到自己受到了很大压力，却往往感受不到自己发生了职业倦怠[8,9]。

问题

我们能帮他吗？科室应该扮演何种角色？主任或同事能帮助他吗？还是两者都可以？

正方：可以与职业倦怠的同事面谈，进行非正式的一对一评估,了解其需求,也表明科室的需求。可以通过一系列精心设计的问题,充分知晓他或她目前的处境。只有这样的初步评估才能为其设计压力管理的帮助形式。我们可以让职业倦怠的医师学习压力管理的基本要素,例如获得社会支持,实现积极的自我对话,降低对自己的要求等,同时展示能够帮助他们应对压力、使其易于管理的技巧,从而提高他们的部门绩效和价值[10]。

反方:预防情感耗竭可能是防止倦怠的最佳方法。我们可以根据最初为商业飞行员和空勤人员[1]制订、经过修改后适用于急诊医师的建议,为Nicholas提出建议。锻炼、爱好以及重要的人陪伴等平常事,是预防职业倦怠最好的方法[11]。科室的职责是在工作场所营造互相尊重、安全和公正的环境,并保护科室成员免受不公平对待和他人攻击。每当有破坏性行为干扰科室人员的工作绩效、满意度和人身安全时,对这些行为进行制止并保护其成员就是科室的最大利益和责任。

问题

我们能做些什么来预防职业倦怠吗?

正方:为了减轻和防止进一步的职业倦怠,我们对Nicholas建议如下:

1. 平衡压力并恢复到最佳状态:感到情感耗竭时,将自己的阈值提高到最大限度之上,然后采用合理方法来恢复状态。这样,你就可以提升自己的极限。就像体育锻炼一样,如果你每次增加一点运动量,你的耐力就会增长[11]。

2. 构建断开与外界联系的生活方式:智能手机和社交网站等技术使我们联络更加容易但并未真正的交流。人们经常在度假时携带工作电话和笔记本电脑,以便能随时接听及查询电子邮件。这是社会常态,但"像长跑运动员那样生活"的逻辑其实是错误的[11]。

3. 形成健康呼吸、饮食、睡眠和锻炼的习惯。

呼吸是一种可以防止倦怠发生的简单放松方式。养成吸气3秒而呼气6秒的习惯并持续数分钟。

每天5～6次的少量多餐,有饱腹感但不会过饱或饥饿[11]。

每晚睡眠至少7～8小时(有些人可能需要更多的睡眠)。

规律锻炼,并在日常生活中增加或保持某种形式的运动或训练。

"运动,爱好,以及重要的人陪伴等平常事,是预防职业倦怠最好的方法"[11]。

反方:许多大公司制订了专门流程预防职业倦怠,并为那些深受其害的员工提供帮助。但在麻醉学领域似乎没有这样的项目。在部分科室,类似项目由临床实践委员会主导。

作为职业倦怠的刺激因素,欺凌和侮辱在其中的作用不容低估。侮辱的特点是对同事缺乏尊重,有时显而易见,但也可以掩饰得很好。不被觉察的欺凌形式造成的伤害往往最大,可能导致旷工和辞职增多,造成员工不满,缺乏动力和相互信任,团队合作不佳。这种情况下,科室有责任倾听和主动干预[12]。

科室、主任和/或同事出面干预最明显的效果是提高了麻醉医师的工作效率,使他可以将注意力集中在患者治疗上。

总结

长时间的过大压力会导致职业倦怠,定义为精神、心理和身体上的精疲力竭。多年来,雇主和企业家都意识到,职业因素会显著影响工人正确履行职责的能力,从而影响其工作效率和成功率。及时预防是防止倦怠的最好方法。科室需要对其员工承担一定责任,并通过建立公平的手术排班、值班和假期分配制度,以及加强员工之间的相互尊重和营造良好的学术环境来对员工提供帮助。

(赖露颖 黄轩轩 译,

叶靖 张鸿飞 校)

参考文献

[1] Freudenberger H. The staff burn-out syndrome in alternative institutions. Psychother Theory Res Pract. 1975；12(1)：73 - 82.

[2] Hall K，Wakeman M，Levy R，Khoury J. Factors associated with career longevity in residency-trained emergency physicians. Ann Emergy Med. 1992；21：291 - 297.

[3] Fields A，Cuerdon T，Brasseux C，Getson P，Thompson A，Orlowski J，Youngner S. Physician burnout in pediatric critical care medicine. Crit Care Med. 1995；23：1425 - 1429.

[4] Hyman S，Michaels D，James M，Schildcrout J，Mercaldo N，Weinger M. Risk of burnout in perioperative clinicians：a survey study and literature review. Anesthesiology. 2011；114：194 - 204.

[5] De Oliveira G，Ahmad S，Stock M，Harter R，Almeida M，Fitzgerald P，McCarthy R. High incidence of burnout in academic chairpersons of anesthesiology：should we be taking better care of our leaders？ Anesthesiology. 2011；114（1）：181 - 193.

[6] Campbell D，Sonnad S，Eckhauser F，Campbell K，Greenfield L. Burnout among American surgeons. Surgery. 2001；130：696 - 702（discussion 702 - 705）.

[7] Ramirez A，Graham J，Richards M，Cull A，Gregory W. Mental health of hospital consultants：the effects of stress and satisfaction at work. Lancet. 1996；347：724 - 728.

[8] Spickard A，Gabbe S，Christensen J. Mid-career burnout in generalist and specialist physicians. JAMA. 2002；288：1447 - 1450.

[9] Brooke D，Edwards G，Taylor C. Addiction as an occupational hazard：144 doctors with drug and alcohol problems. Br J Addict. 1991；86：1011 - 1016.

[10] McCray L，Cronholm P，Bogner H，Gallo J，Neill R. Resident physician burnout：is there hope？ Fam Med. 2008；40：626 - 632.

[11] Nyssen A，Hansez I. Stress and burnout in anaesthesia. Curr Opin Anaesthesiol. 2008；21：406 - 411.

[12] Kivimaki M，Elovainio M，Vahtera J，Ferrie J. Organizational justice and health of employees：prospective cohort study. Occup Environ Med. 2003；60：27 - 33.

肿瘤无法手术切除：由我们告诉患者还是交给外科医师解释？ **125.**

伊丽莎白·A. M. 弗罗斯特

病例

由于在美甲店见过那位女士几次，你和她有过一些交往。她大概 40 多岁，你们的孩子年龄相仿，在同一所学校不同年级上学。你告诉她你是一名麻醉医师，有时手术较晚，她会帮你接孩子并带到她家，直到你回家。所以，当她向你询问消化不良、腹胀和定位不明的疼痛也就不足为奇了。你建议她可以服用抗酸药和非甾体抗炎药。上述药物没有效果，你推荐了一位胃肠病学专家给她。

大约 3 周后你又见到她了，她说那位医师没有发现任何东西，建议她去看普通外科，也许还要做一个腹腔镜检查术。出于对你的信任，她想去你的医院，这样你也可以照顾她。你推荐了一个你认为不错的普通外科医师给她。就诊后外科医师认为应该进行腹腔镜检查的日间手术。

1 周之后你在术前等待区看到她很紧张，但因为有你在她就放心了。麻醉诱导平稳，此时外科医师说怀疑患者得了某种肿瘤，但是他真的不知道哪里出了问题，考虑到她这么年轻，应该比较乐观。为了让患者安心，他术前告诉她那天晚上应该可以回家。你使用七氟醚和瑞芬太尼维持麻醉。

外科医师一插入腹腔镜头，就清楚地发现问题很严重。为了更好地发现问题，手术中转开腹。主刀医生发现腹腔内大量腹水，全腹腔和肝脏均有病变，诊断可能是卵巢癌。他试图呼叫一位妇科医师过来会诊，但没有成功。鉴于病变范围较大，他决定进行多点活检并关腹。

患者很快苏醒并被送到术后恢复室（postoperative care unit，PACU）。由于那个外科医师在另一家医院还有几台手术，他开了术后医嘱，安慰她一切顺利后便离开了。患者很高兴看到你还在她身边，并立即问道："他们在术中发现了什么吗？"

手术护士还在你旁边，她马上对患者说："放心吧，你才刚醒来……外科医师晚点会来和你说的。"

她扭头问你，"我的肚子有点疼……他们做了什么？看时间我已经睡了 3 个多小时——手术只是看了看就花了这么长时间啊。"

护士再次告诉她，手术的时间并没有那么久；她只是睡着了，一旦她完全清醒，外科医师就会来看她。

你感觉非常抱歉，出去为她准备吗啡和患者自控镇痛泵（patient-controlled analgesia，PCA）。你打电话给外科医师，但他已经在距离不远的另一家医院洗手准备手术了。他通过巡回护士转告你不要对患者说得太清楚，他会在晚上回去解决。你问他是否为她安排了床位，结果他忘了这回事，就请你帮忙申请床位并告诉患者晚上需要在医院留观。你建议应该由他的医疗助理去完成这个工作，但助理因为重感冒回家了。

你回到患者床边，此时手术护士已经离开，PACU 护士告诉你患者一直在询问诊断。她说："你当然不能告诉她，那不是你的工作，应该由外科医师去解释出了什么问题！"

患者再一次抓住你的手问："告诉我发生了什

么事。你难道不知道吗？手术的时候你不在手术室吗？我什么时候可以回家？"

还是一名医学生时你就清楚诚实是最好的策略，但是你也被教导"首要策略是不伤害别人。"如果你告诉她真相，会伤害到她吗[1]？要是你搞错了，这不是无法手术的癌症怎么办？但你看过术野，知道外科医师对病情非常绝望，他也曾试图找一位更有经验的外科医师来协助。病历记录显示手术的意义只有病理活检而已。

但她是你的朋友，而且很信任你。你有没有因为现在帮不上她而让她难过？你能帮助她吗？是否感到内疚和伤心？她的 3 个女儿怎么办？一个在初中，两个刚上高中。

但你真的知道她想听到什么吗？即使你没有给她任何苯二氮䓬类药物，她也仍然处于麻醉状态吗？你要不要先和她的家人谈谈还是让他们和你一起陪伴她？但那样的话会侵犯患者隐私吗？这个时候她希望家人在身边吗？如果是你遇到这种情况，你想听到什么呢？

是否可以选择和你的朋友一起，握住她的手说："我们发现手术不能解决你的问题。外科医师取了几个标本并将它们送到其他专家那里，这样我们就能找出最适合你的治疗方法，之前已经有几种治疗方案了。我们认为你今晚最好留在医院，我们希望明天可以给你更多的信息。你想让我去联系你的家人吗？"

问题

你该说什么呢？

正方：以诚相待应该是医患关系的保证。患者是你的朋友，更需要信任。你对她承诺过，手术团队也很清楚诊断和手术过程。手术报告在病历中，患者有权查看。

反方：一般情况下代替别人转达不好的信息比较容易。术后一般由外科医师向患者告知手术情况。他们通常不在 PACU 告知，因为患者可能还处于麻醉作用下，不能理解甚至会误解医师所说的话。组织学检测可能会证明我们之前怀疑的诊断错误。患者对不想听到的消息的理解和反应也无法预测。

寻找解决方案比较困难。

（赖露颖　黄轩轩　译，

叶靖　张鸿飞　校）

参考文献

[1] Drane JF, Reich GH. Honesty in medicine: should doctors tell the truth? Am J Bioeth. 2002；2：14－17.

疼痛医师在阿片类药物滥用中起什么作用？

126.

尼古拉斯·J.布雷默

病例

患者：男性，35 岁，是一名建筑工人，因工作期间背部扭伤 1 周后去找家庭医生就诊。患者双侧腰背疼痛，但疼痛已经蔓延到了右大腿和膝盖甚至脚趾，否认任何肠道或膀胱功能障碍、鞍区麻木或新发的局灶性神经功能缺损。

患者右下肢直腿抬高试验阳性，但下肢反射和运动肌力正常。家庭医生为他预约了腰椎磁共振成像（magnetic resonance imaging，MRI），并在查看了该州的阿片类药物处方监测网站记录后，开具了布洛芬及复方羟考酮/对乙酰氨基酚处方。

MRI 结果显示右侧 L4 至 L5 髓核突出。家庭医生告诉患者疼痛可能在几个月内自行消退，并把药物治疗方案改为：除了物理治疗，每日 2 次长效羟考酮 10 mg 作为基础剂量，出现爆发性疼痛时，每 4 小时一次短效羟考酮 5 mg。在为期 2 周的随访中，患者表示"唯一有助于缓解疼痛的是羟考酮"，并要求增加剂量，家庭医生认可并开具了处方。毕竟患者有意愿康复，参加了每一次预约好的物理治疗，并决心要迅速回归工作以养家糊口。

接下来的 2 个月，每 2 周 1 次的复诊时类似情况都会发生，患者的剂量增加至每天服用 40 mg 长效羟考酮 2 次，每 4 小时服用 1 次 20 mg 短效羟考酮。每次复诊时家庭医生也再未访问该州的阿片类药物处方监测网站，因为他觉得自己现在很了解患者的情况。

1 周后，家庭医师接到急诊科（emergency department，ED）的电话，患者因阿片类药物服用过量出现呼吸抑制而入院。他迅速检查了该州的阿片类药物监测网站，发现他所信任的患者还从该州其他 2 名医师那里获得阿片类药物。他打电话给镇上新开设的介入性疼痛小组以建立合作关系，并希望他们就如何处理这种情况以及对如何正确开具阿片类药物处方提供指导。

问题

疼痛医师在阿片类药物滥用中起什么作用？

正方： 在讨论此病例时，家庭医师指出患者有明确、因工受伤导致的组织损伤性疼痛，他认为使用阿片类药物是合理的。他强调说信任患者，因此没有在每次复诊时进行必要的检查。他认为阿片类药物没有封顶效应，在疼痛得到控制前可以逐渐递增剂量，同时指出，疼痛是"第五生命体征"，若无法缓解患者疼痛，他可能会被起诉。

反方（疼痛专科医师）： 我很高兴家庭医师联系了我，但我意识到我要做的工作非常艰巨。我借此机会向家庭医生简要介绍了疼痛医学的现状。我同意这位患者的疼痛通过时间和物理治疗可能会改善。即使非常严重的椎间盘突出也可以保守治疗，预期在 2 年内 87% 的患者能够完全或逐渐恢复[1]。

"这个病例可能不需要联合使用阿片类药物，"我告诉家庭医师，"我会给患者进行硬膜外腔注射类固醇（epidural steroid injections，ESIs），可在一定程度上缓解疼痛，使其愿意接受物理治疗。

一项重要的临床试验甚至表明,ESIs 降低了患者脊柱手术的必要[2]。这种类型的疼痛有时可通过一次或多次注射即可治愈,尤其是年轻、健康、积极的患者。我在临床中很少开阿片类药物处方,不管任何理由。"

正方: 家庭医师说:"哪类疼痛医师不开阿片类药物处方!? 我真希望你能接管我正在治疗并使用阿片类药物维持的所有患者!"

反方: 我意识到还需要对这位家庭医师做很多工作。我很有礼貌地指出,所有阿片类药物处方最大的来源是家庭医生,也与过量用药致死的高发生率密切相关[3]。我解释了由于风险随着时间推移而逐渐显现,疼痛医学领域是如何逐渐抛弃"阿片类药物没有封顶效应"这一模式。

我告诉家庭医生:"1999—2007 年是这个模式被吹捧的黄金时期,合法阿片类药物处方的致死率上升了 127%[4]。近期研究还表明,许多病例是在对慢性疼痛患者开具合法处方后的继发剂量依赖性死亡[5]。目前,临床标准做法是将门诊阿片类药物限定为每天 100 mg 吗啡(或等效剂量的其他药物)。现代疼痛医学更重视以患者的功能状态作为'第五生命体征',而不是数字疼痛评定量表('疼痛评分')。为了获得更好的住院患者镇痛方法,美国疼痛学会(1996)[6]和关节委员会(2000)[7]提倡在住院患者中使用'第五生命体征',结果意外地导致门诊者非预期阿片类药物用量的增加。同样值得注意的是,数字'疼痛评分'对慢性疼痛而言从来都不实用。"

正方: 他说,"ESIs 的风险怎么样? 会不会造成感染和神经损伤? 他们真的有效吗?"

反方: "虽然所有的疼痛介入治疗都存在风险,但它们的发生率很低。对于 ESIs 的患者,文献报道因为硬膜穿破而头痛的风险为 1%(我通常采用硬膜外血液填充治疗,但至少要 24 小时后),这明显高于 1/100 000 的出血、感染或神经损伤的风险[8]。"

"2011 年,疾病控制中心(Centers for Disease Control, CDC)报道了 16 917 例阿片类药物死亡[9]。相比之下,20 年来所有疼痛介入性治疗导致的死亡仅为 131 例(不包括多态真菌暴发)。导致超过 130 人死亡的多态真菌性脑膜炎爆发是由一家药物合成公司的疏忽造成的。ESIs 得到了北美脊柱协会的认可[10]。颈椎/胸椎/腰椎节段的 ESIs 风险低、疗效好;经椎间孔腰椎 ESIs 风险中等,疗效好;颈椎椎间孔 ESIs 风险高且无效[11]。"

正方: "这听起来很有意思,但我的患者疼痛没有缓解,怎么办? 就像我那些使用阿片类药物长达 10 年的患者一样,我转诊给脊柱外科医师的多数患者最终接受了椎间盘切除及多节段融合的开放手术。这些患者康复时间很长,有的最终能够痊愈,有的比术前更糟,可能需要脊柱外科医师施行多次手术才能缓解疼痛。我开始求助于另一位号称不做任何手术治疗的脊柱外科医师。由于患者可选择的治疗有限,为此我感到无能为力,也很沮丧。你又能为他们做些什么呢?"

反方: "脊髓神经刺激是一种成熟的治疗方法,神经外科多项高质量研究发现,它的效果优于二次手术,从而避免了越来越多的手术需求[12~14]。事实上,当手术成功的概率不确定时(总的费用为 89 000 美元),脊髓神经刺激可以作为主要的治疗选择[15]。我们可在门诊埋植经皮导线,无须住院,如果患者无法达到预期效果,也可以拔除。由于手术风险明显,还有麻醉问题,且患者需要住院、经历疼痛和长时间门诊康复治疗,所以对于那些不希望手术的患者而言,脊髓神经刺激可能很有意义。疼痛治疗的研究在不断深入。"

总结

使用多模式和多机制的方法和技术,结合多

学科治疗可达到缓解疼痛的最终目的。疼痛医师经常降低或停用其他医师的阿片类药物处方剂量。因为疼痛医师可以说是对阿片类药物了解最深刻的医师，所以疼痛医师会因人而异、谨慎、恰当地使用阿片类药物。因此，疼痛医师显然是解决阿片类药物滥用问题的一员。

（赖露颖　黄轩轩　译，

叶靖　张鸿飞　校）

参考文献

［1］Benson RT，Tavares SP，Robertson SC，Sharp R，Marshall RW. Conservatively treated massive prolapsed discs：a 7 - year follow-up. Ann R Coll Surg Engl. 2010；92(2)：147 - 153.

［2］Radcliff K，Hilibrand A，Lurie JD，Tosteson TD，Delasotta L，Rihn J. The impact of epidural steroid injections on the outcomes of patients treated for lumbar disc herniation：a subgroup analysis of the SPORT trial. J Bone Joint Surg Am. 2012；94(15)：1353 - 1358.

［3］Porucznik CA，Johnson EM，Rolfs RT，Sauer BC. Specialty of prescribers associated with prescription opioid fatalities in Utah，2002 - 2010. Pain Med. 2014；15(1)：73 - 78.

［4］Dunn KM，Saunders KW，Rutter CM，Banta-Green CJ，Merrill JO，Sullivan MD，et al. Opioid prescriptions for chronic pain and overdose：a cohort study. Ann Intern Med. 2010；152(2)：85 - 92.

［5］Bohnert ASB，Valenstein M，Bair MJ，Ganoczy D，McCarthy JF，Ilgen MA，et al. Association between opioid prescribing patterns and opioid overdose-related deaths. JAMA. 2011；305 (13)：1315 - 1321.

［6］The American Pain Society and the National Pharmaceutical Council. Section II：assessment of pain. http://americanpainsociety.org/uploads/education/section_2.pdf. Accessed 14 March 2016.

［7］The Joint Commission on Accreditation of Healthcare Organizations (JCAHO) and the National Pharmaceutical Council. Improving the quality of pain management through measurement and action. March 2003. http://www. npcnow. org/system/files/research/download/Improving-the-Quality-of-Pain-Management-Through-Measurement-and-Action. pdf. Accessed 14 March 2016.

［8］Turnbull DK，Shephard DB. Post-dural puncture headache：pathogenesis，prevention and treatment. Br J Anaesth. 2003；91：718 - 729.

［9］Chen LH，Hedegaard H，Warner M. Drug-poisoning deaths involving opioid analgesics：United States，1999 - 2011. NCHS Data Brief，vol 166. September 2014. http://www. cdc. gov/nchs/data/databriefs/db 166. pdf. Accessed 14 March 2016.

［10］Cervical epidural steroid injections. Review and recommendation statement. North American Spine Society. March 2011. https://www. spine. org/Documents/ResearchClinicalCare/CESIReviewRecStatement. pdf. Accessed 14 March 2016.

［11］Cohen SP，Bicket MC，Jamison D，Wilkinson I，Rathmell JP. Epidural steroids. A comprehensive，evidence-based review. Reg Anesth Pain Med. 2013；38(3)：175 - 200.

［12］North RB，Ewend MG，Lawton MT，Kidd DH，Piantadosi S. Failed back surgery syndrome：5 - year follow-up after spinal cord stimulator implantation. Neurosurgery. 1991；28(5)：692 - 699.

［13］North RB，Campbell JN，James CS，Conover-Walker MK，Wang H，Piantadosi S，et al. Failed back surgery syndrome：5 - year follow-up in 102 patients undergoing repeated operation. Neurosurgery. 1991；28(5)：685 - 690 (discussion 690 - 691).

［14］North RB，Kidd DH，Farrokhi F，Piantadosi SA. Spinal cord stimulation versus repeated lumbosacral spine surgery for chronic pain：a randomized，controlled trial. Neurosurgery. 2005；56 (1)：98 - 106.

［15］North RB，Kidd D，Shipley J，Taylor RS. Spinal cord stimulation versus reoperation for failed back surgery syndrome：a cost effectiveness and cost utility analysis based on a randomized，controlled trial. Neurosurgery. 2007；61(2)：361 - 368.